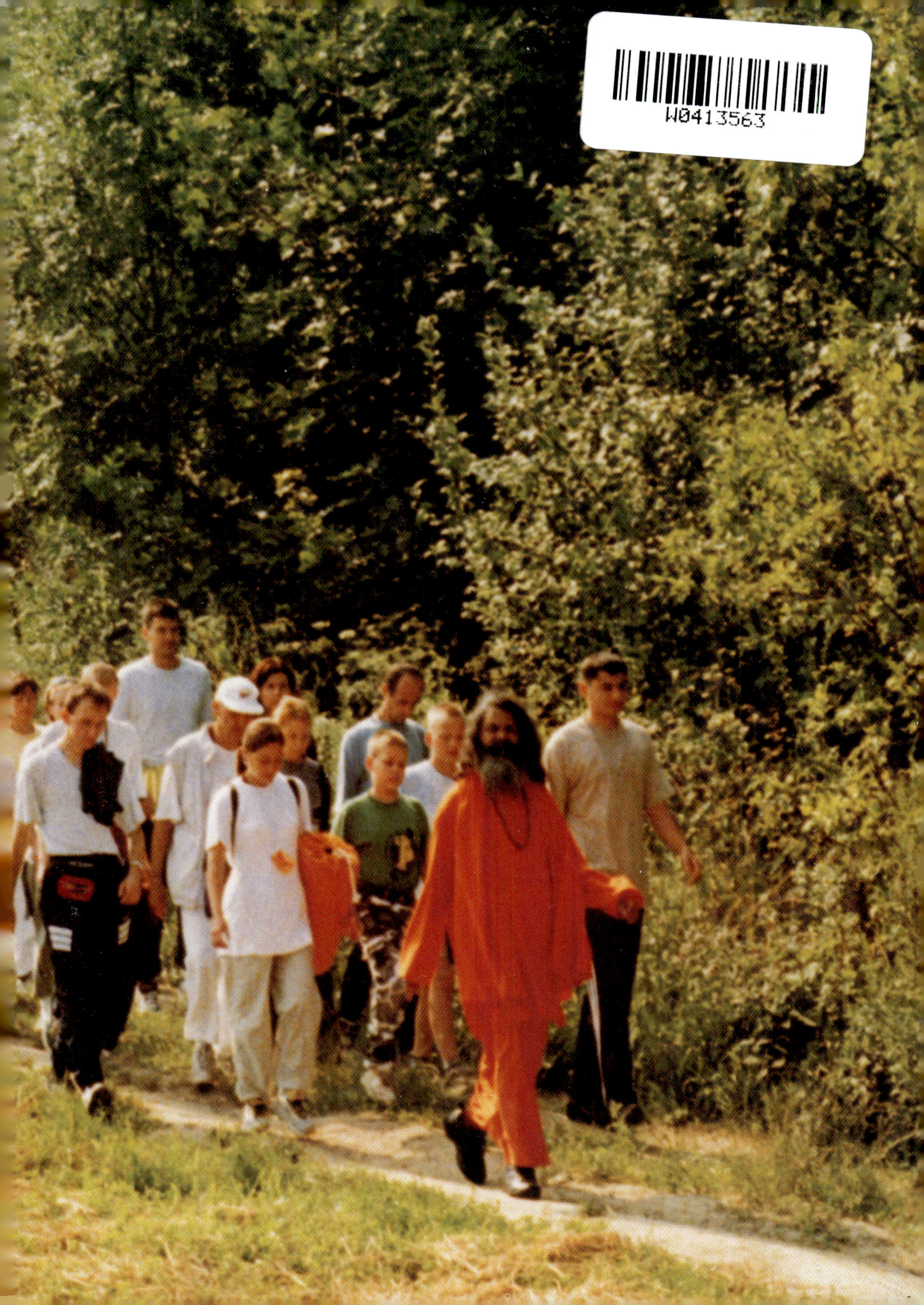

Paramhans Swami Maheshwarananda

Das System »Yoga im täglichen Leben«

Dieses Buch ist meinen verehrten Meistern Paramyogeshwar Sri Devpuriji, Bhagwan Sri Deep Narayan Mahaprabhuji und Seiner Heiligkeit Paramhans Swami Madhavanandaji sowie allen Yogafreunden gewidmet.

Paramhans Swami
Maheshwarananda

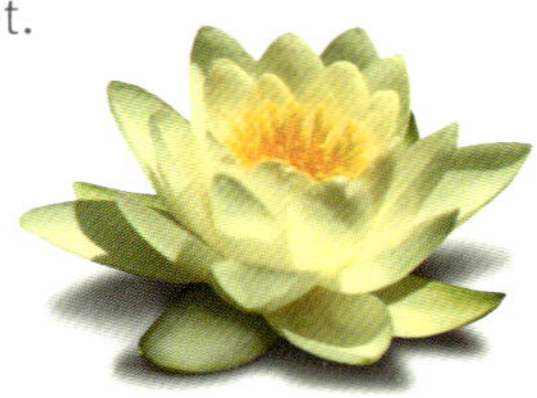

Paramhans Swami Maheshwarananda

Das System »Yoga im täglichen Leben«

Mein Dank gilt den zahlreichen Helfern, die an diesem Buch mitgewirkt haben. Insbesonders danken möchte ich Dipl. Physiotherapeutin Harriet Bucher (Hemlata), Nicole Kapolnek (Saroj) und Dr. Renate Lavicka (Radha) für das Lektorat.

2. Auflage

1. Auflage

Redaktionelle Betreuung: Dr. Renate Lavicka (Radha)
Graphik & Design: Boris Bonev (Bhaktanand)
Chakrabilder: Petar Ristič (Prakash)
Fotos: Swami Chidanand & Yogagruppe Novi Sad
Hergestellt in der EU
ISBN: 3-85052-009-9

Inhalt

Zum Geleit

Über den Autor und das Buch

Das vorliegende Buch stellt ein umfassendes Werk dar – das Werk eines ganzen Lebens, dessen tiefgründiger und umfangreicher Inhalt vom Autor Paramhans Swami Maheshwarananda (Swamiji) während eines Zeitraumes von über dreißig Jahren zu einem vollendeten Mosaik zusammengefügt wurde. Der Ansatz des Buches ist ein ganzheitlicher, daher ist dem Titel das Wort »System« vorangesetzt. Dieses Wort wird gewöhnlich benutzt, wenn der Autor sicher ist, seinen Lesern wertvolle Zusammenhänge zu vermitteln, und dieses Buch bietet wahrlich einen Schatz an Wissen, Erkenntnis und Erfahrung.

In einem seiner zahlreichen Bücher hat Swamiji seinen persönlichen Leitsatz wie folgt beschrieben: **»Ich habe nur ein Ziel im Leben: die Menschen zu lehren, sich selbst und die anderen zu verstehen und zu akzeptieren; sie anzuleiten, das Leid und die Schmerzen anderer mitzuempfinden und zu lindern, und ihnen zu der Erkenntnis zu verhelfen, warum sie geboren sind und was der Sinn des Lebens ist.«**

Dies stellt ein gewaltiges und schwieriges Unterfangen für einen spirituellen Meister dar, wobei nur selten die Kluft zwischen den Worten des Lehrers und den Taten der Schüler tatsächlich überbrückt werden kann. Große Worte sind leicht gesprochen und niedergeschrieben; um diesen Worten gemäß zu leben und sie in die Praxis umzusetzen, bedarf es jedoch außerordentlicher Willenskraft und Disziplin.

Einer unter den Tausenden von Swamijis Schülern, die dieser weltweit betreut, beschrieb die Beziehung von Meister und Schüler folgendermaßen: »Liebe, Glauben und Übung sind die drei Dinge, die dem Schüler zum Erfolg verhelfen. Der Lehrer aber wird nicht nur nach seinen eigenen Taten beurteilt, sondern auch nach den Taten seiner Schüler.« Diese Aussage illustrierte er durch folgendes Sinnbild: »Es gibt den Wind, der mit den Booten spielt; und es gibt Boote, die im Wind spielen – sie beide trennt der Ozean der Unwissenheit.« So sollte bei der Betrachtung von Swamijis Lebenswerk und seines Systems »Yoga im täglichen Leben« auch der Nutzen und Erfolg, den jeder einzelne Schüler daraus zieht, mitberücksichtigt werden.

Wenn ich nun mein Augenmerk auf das Buch – oder besser gesagt, das Lehrbuch selbst richte, ist daran folgendes bemerkenswert:

1.
Das außergewöhnliche pädagogische und didaktische Feingefühl und Verständnis für die spirituelle Sichtweise des westlichen Lesers.

2.
Die humanitäre Gesinnung des Autors, die ein aufmerksamer Leser aus dem Text herauslesen kann: Liebe und Hilfe für alle Lebewesen, Respekt vor dem Leben, Frieden – um den wir uns alle mehr bemühen sollten –, Schutz der Natur und Erhaltung der Umwelt, Toleranz zwischen Menschen, Ländern, Kulturen und besonders zwischen den Religionen sowie die Wichtigkeit einer positiven Denkweise und Lebensführung.

Der Autor ist überzeugt (und wir können ihm nur aus vollem Herzen beipflichten), daß das System, welches er präsentiert, von jedermann im täglichen Leben ausgeübt werden kann, ungeachtet des Alters, Bildungsstands, Berufs, Familienstands, Geschlechts sowie des Gesundheitszustands (in dieser Hinsicht werden spezielle Instruktionen gegeben) und der kulturellen und religiösen Zugehörigkeit des Übenden.

Als Dekan der Fakultät für Leibeserziehung der Universität Ljubljana, Slowenien, studiere ich, gemeinsam mit meinen Kollegen und Mitarbeitern, laufend die gegenwärtige Entwicklung des Sports sowie die Perspektiven und Ideen für die nächsten Jahrzehnte. In der großen Anzahl von Artikeln und Studien liegen uns zahlreiche repräsentative statistische Daten aus der slowenischen Bevölkerung vor.

Diese zeigen unter anderem, daß mehr als 60.000 der erwachsenen Bürger Sloweniens Yoga üben – individuell oder in einer Institution – und daß das Interesse für Yoga weiter im Wachsen begriffen ist (so wie es generell für jene Sportarten anwächst, die nicht ausschließlich wettbewerbsorientiert sind). Ähnlich ist es in den anderen Ländern Europas, wo 1,0% – 1,5% der Bevölkerung Yoga ausüben.

Sport wird für immer mehr Menschen zu einem festen Bestandteil ihres persönlichen Gesundheitsprogramms, weil er das Leben bereichert, Körper und Geist verbindet, den kulturellen Horizont erweitert sowie neue Möglichkeiten der Kommunikation und zwischenmenschlichen Beziehungen eröffnet.

Mag sein, daß eine Persönlichkeit gewürdigt werden kann durch Aufzählung der Dankesschreiben, Medaillen und Ehrenzeichen, die ihr verliehen wurden – und dem Autor dieses Buches wurden zahlreiche außerordentlich hohe Auszeichnungen in Indien und vielen anderen Ländern der Welt zuteil. Meist jedoch verdecken solche Ehrenbezeugungen die Sicht auf eine Person eher, als ihre humanitäre Bedeutung aufzuzeigen.

Unter all den Ehrungen, Auszeichnungen und Anerkennungen, die Swamiji in verschiedenen Ländern von deren Staatsmännern zuteil wurden, möchte ich jedoch zumindest eine hervorheben, nämlich jene, die er von dem Schriftsteller und jetzigen Präsidenten der Tschechischen Republik, Václav Havel, aufgrund seiner außergewöhnlichen Persönlichkeit und seines bedeutsamen Wirkens erhielt. Václav Havel fügte dem formellen Dankesschreiben einen persönlichen Brief hinzu, in dem er Swamiji für zwei Jahrzehnte selbstloser Arbeit und die hohen spirituellen Werte dankte, die er dem Land durch seine Botschaft vermittelt hat.

Dies und die Tatsache, daß mehr und mehr Spitzenathleten wie auch Hobbysportler »Yoga im täglichen Leben« in ihr Trainingsprogramm aufnehmen, sowie meine eigene Erfahrung, die ich in meiner Arbeit mit Sportlern gewonnen habe, sind die Gründe, daß ich mich gerne bereit erklärte, dieses Buch im Rahmen meiner Kompetenz zu würdigen.

Ljubljana, Mai 2000
Univ.Prof. Dr.phil. Krešimir Petrović
Dekan der Fakultät für Sport
Universität Ljubljana, Slowenien

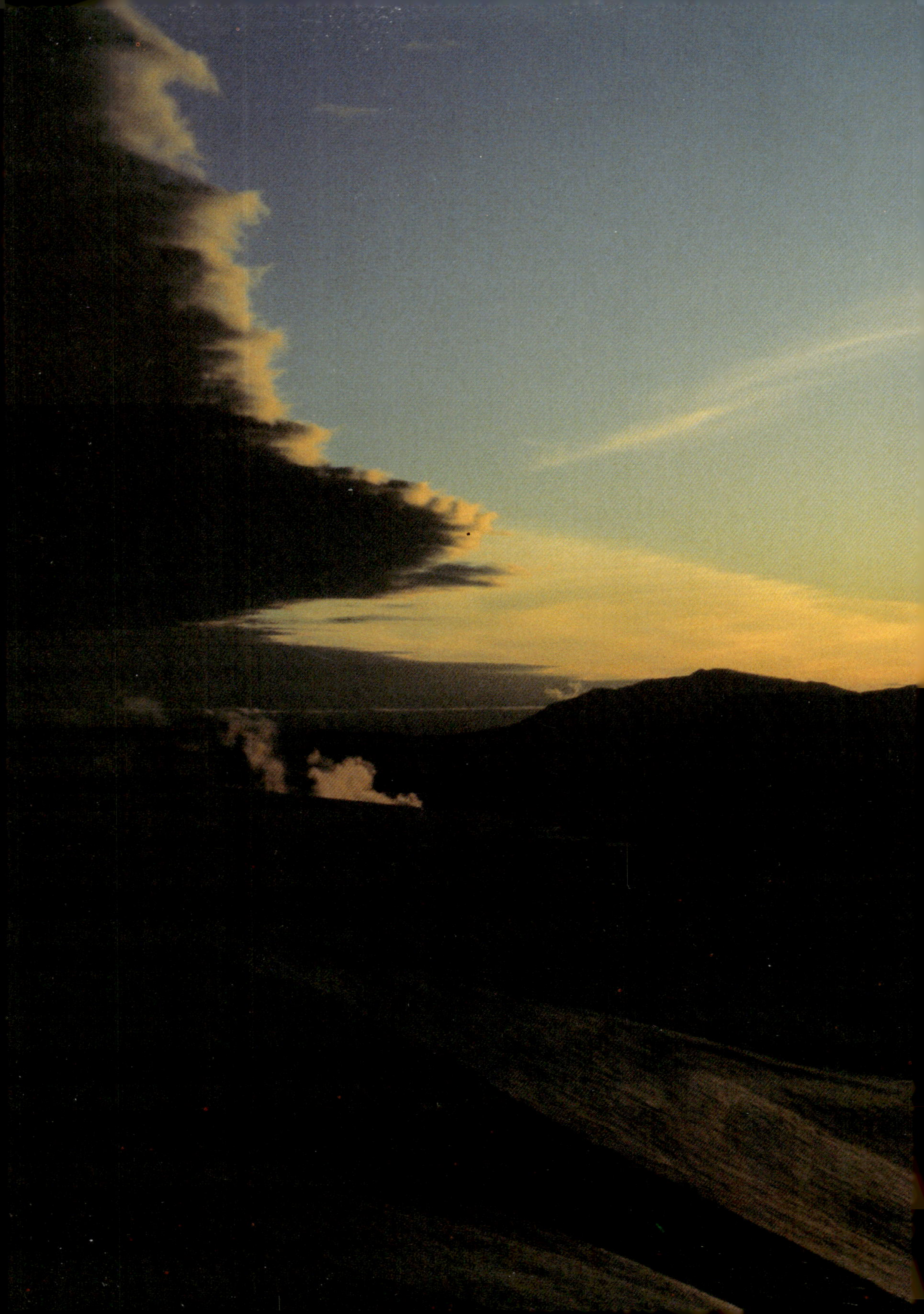

Das System »Yoga im täglichen Leben«

Eine Wissenschaft von Körper, Geist, Bewußtsein und Seele

ॐ सह नाववतु । सह नौ भुनक्तु ।

सह वीर्य करवावहै । तेजस्वि नावधितमस्तु ।

मा विद्विषावहै । ॐ शान्तिः शान्तिः शान्तिः ॥

OM SAHA NĀVAVATU
SAHA NAU BHUNAKTU
SAHA VĪRYA KARVĀV-HAI
TE-JASVI NĀVADHITAM-ASTU
MĀ VIDVIṢĀV-HAI
OM ŚĀNTIḤ ŚĀNTIḤ ŚĀNTIḤ

OM Paramātmā, beschütze und segne uns.
Gib uns die Kraft, den Weg zum ewigen
Wissen zu vollenden. Hilf uns,
daß wir uns nicht entzweien und für ewig
verbunden den Weg gemeinsam gehen.
OM Frieden, Frieden, Frieden.

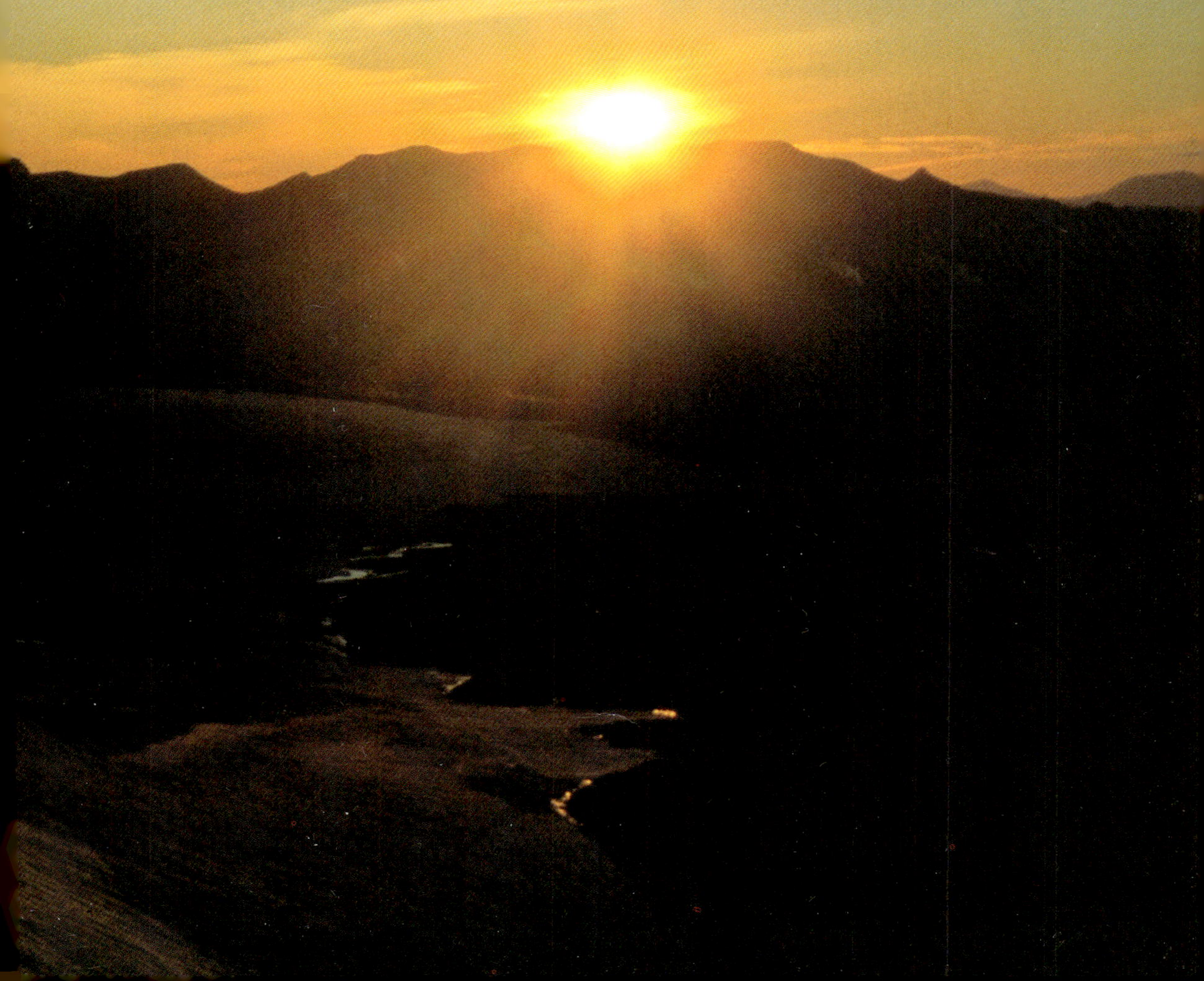

In Harmonie mit sich selbst und der Umwelt zu leben, ist ein Wunsch jedes Menschen. In der heutigen Zeit werden jedoch in vielen Bereichen des Lebens immer höhere physische und psychische Anforderungen an uns gestellt. Die Folge: Immer mehr Menschen leiden unter körperlichen und geistigen Spannungen, wie Streß, Nervosität, Schlaflosigkeit, und an den Folgen von einseitiger körperlicher Belastung und Bewegungsmangel. Gerade in der heutigen Zeit kommt daher Methoden und Techniken zur Erlangung und Verbesserung der Gesundheit sowie körperlicher, geistiger und seelischer Harmonie besonders große Bedeutung zu, und gerade in dieser Hinsicht bietet »Yoga im täglichen Leben« eine umfassende Hilfe zur Selbsthilfe an.

Durch meine lange Tätigkeit in westlichen Ländern wurde ich mit dem Lebensstil und den physischen und psychischen Problemen der Menschen der modernen Zivilisation vertraut. Auf diesen Erfahrungen und Erkenntnissen aufbauend, entwickelte ich das System »Yoga im täglichen Leben« als eine systematische und stufenweise aufbauende Methode, die alle Lebensbereiche integriert und Wertvolles für jeden Lebensabschnitt bietet. Es eröffnet allen Menschen, ungeachtet ihres Alters und ihrer körperlichen Konstitution, einen Zugang zum klassischen Weg des Yoga. Dabei wurde auf die Gegebenheiten der heutigen Zivilisation Rücksicht genommen und die uralte Lehre – ohne Verlust ihrer Originalität und Wirkung – den Bedürfnissen der Menschen unserer Zeit angepaßt.

Das Wort »Yoga« stammt aus dem Sanskrit und bedeutet »Verbindung, Vereinigung«. Yogaübungen wirken ganzheitlich und bringen Körper, Geist, Bewußtsein und Seele ins Gleichgewicht. Auf diese Weise hilft Yoga bei der Bewältigung der alltäglichen Anforderungen, Probleme und Sorgen. Durch Yoga entwickeln wir ein höheres Verständnis unserer selbst, des Sinns unseres Lebens und unserer Beziehung zu Gott.

Auf dem spirituellen Weg führt Yoga zu höchstem Wissen und immerwährender Glückseligkeit in der Vereinigung des individuellen Selbst mit dem universellen Selbst. Yoga ist das höchste kosmische Prinzip. Es ist das »Licht des Lebens«, das universelle schöpferische Bewußtsein, das immer wacht und niemals schläft, das ewig war, ist und sein wird.

In Indien erforschten vor vielen Jahrtausenden Rishis (Weise und Heilige) in ihrer Meditation die Natur und den Kosmos. Sie ergründeten die Gesetze der materiellen und geistigen Ebenen und gewannen Einblick in die Zusammenhänge im Universum. Sie erforschten die kosmischen Gesetze, die Naturgesetze und Elemente, das Leben auf der Erde und die im Universum wirkenden Kräfte und Energien – sowohl in der äußeren Welt als auch in den geistigen Ebenen. Die Einheit von Materie und Energie, die Entstehung des Universums und das Wirken der Elementarkräfte werden bereits in den Veden beschrieben und erklärt. Zahlreiche dieser Erkenntnisse wurden in der modernen Wissenschaft wiederentdeckt und bestätigt.

Aus diesen Erfahrungen und Einsichten entstand ein weitreichendes und allumfassendes System, das **YOGA** genannt wird und uns wertvolle, praktische Anleitungen für Körper und Atem, Konzentration, Entspannung und Meditation gibt. Die Übungen, die dieses Buch anbietet, haben sich also bereits durch Jahrtausende hindurch bewährt und für Millionen von Menschen als hilfreich erwiesen.

Das System »Yoga im täglichen Leben« wird weltweit in Yogazentren, Volkshochschulen, Gesundheitsinstituten, Fitness- und Sportvereinen, Rehabilitationszentren und Kurhäusern unterrichtet. Es ist für jede Altersstufe geeignet – es erfordert keine »akrobatischen« Fähigkeiten und gibt auch untrainierten sowie behinderten, kranken und rekonvaleszenten Personen die Möglichkeit zur Yogapraxis. Der Name selbst weist darauf hin, daß Yoga im täglichen Leben angewendet werden kann und soll.

Die Übungsstufen dieses Systems wurden unter beratender Mitwirkung von Ärzten und Physiotherapeuten ausgearbeitet und können daher – bei Beachtung der angegebenen Regeln und Vorsichtsmaßnahmen – von jedem auch selbständig zu Hause geübt werden. »Yoga im täglichen Leben« ist eine ganzheitliche Methode, das heißt, sie berücksichtigt nicht nur den körperlichen, sondern auch den geistigen und spirituellen Aspekt. Positives Denken, Ausdauer, Disziplin, Ausrichtung auf das Höchste, Gebet sowie Güte und Verständnis bilden den Weg zu Selbsterkenntnis und Selbstverwirklichung.

Die Ziele von »Yoga im täglichen Leben« sind:

- Physische Gesundheit
- Geistige Gesundheit
- Soziale Gesundheit
- Spirituelle Gesundheit
- Selbstverwirklichung und Verwirklichung des Göttlichen in uns

Diese Ziele sind erreichbar durch:

- Liebe und Hilfe für alle Lebewesen
- Achtung des Lebens, Schutz der Natur und Umwelt
- Friedvolle Geisteshaltung
- Vollwertige vegetarische Nahrung
- Reine Gedanken und positive Lebensführung
- Körperliche, geistige und spirituelle Übungen
- Toleranz gegenüber allen Nationen, Kulturen und Religionen

Physische Gesundheit

Gesundheit des Körpers ist eine der wichtigsten Grundlagen unseres Lebens. Paracelsus sagte ganz richtig: »Gesundheit ist nicht alles, aber ohne Gesundheit ist alles nichts«. Zur Erhaltung und Wiederherstellung der Gesundheit gibt es Körperübungen (Āsanas), Atemübungen (Prāṇāyāmas) und Entspannungstechniken.

In »Yoga im täglichen Leben« sind die klassischen Āsanas und Prāṇāyāmas in ein achtstufiges System eingeteilt, das mit den »Sarva Hitta Āsanas« (= »Übungen, die für alle gut sind«) beginnt. Nach der ersten, vorbereitenden Stufe folgen sieben weitere Teile, die in aufbauender Weise zu fortgeschrittenen Āsanas und Prāṇāyāmas hinführen. Aus den Grundübungen wurden mehrere Spezialprogramme entwickelt: »Yoga gegen Rückenschmerzen«, »Yoga für Gelenke«, »Yoga für Senioren«, »Yoga für Manager«, »Yoga für Kinder«. Weitere wertvolle Übungen aus »Yoga im täglichen Leben« für die Erhaltung unserer Gesundheit sind die Reinigungstechniken des Hatha Yoga, Tiefenentspannung (Yoga Nidrā), Konzentrationsübungen (z.B. Trāṭaka) sowie Mudrās und Bandhas (spezielle Yogatechniken).

Ein wichtiger Faktor für unsere Gesundheit ist die Nahrung, die wir zu uns nehmen. Was wir essen, beeinflußt sowohl unseren Körper als auch unsere Psyche, Gewohnheiten und Eigenschaften – kurz gesagt, unsere Nahrung wirkt auf unser gesamtes Dasein ein. Die Nahrung ist die Quelle unserer körperlichen Energie und Vitalität. Eine ausgewogene und gesunde Ernährung umfaßt Getreide, Gemüse, Hülsenfrüchte, Obst, Nüsse, Milch und Milchprodukte sowie Honig, Keimlinge, Salat, Samen, Kräuter und Gewürze – als Rohkost oder frisch zubereitet. Zu vermeiden sind alte, aufgewärmte und denaturierte Nahrungsmittel, Fleisch (auch alle Fleischprodukte sowie Fisch) und Eier. Ebenso zu meiden sind Alkohol, Nikotin und Drogen, da sie die Gesundheit zerstören.

Geistige Gesundheit

Häufiger werden wir von Geist und Sinnen gelenkt, anstatt diese unter unserer Kontrolle zu haben. Um den Geist zu kontrollieren, bedarf es zuerst der Selbstanalyse und inneren Reinigung. Negative Gedanken und Ängste bewirken eine Dysbalance der körperlichen und nervlichen Funktionen und werden zur Ursache zahlreicher Krankheiten und Leiden. Klarheit des Denkens, innere Freiheit, Zufriedenheit und ein gesundes Selbstbewußtsein sind Grundlagen des geistigen Wohlbefindens. Daher streben wir danach, allmählich unsere negativen Eigenschaften und Gedanken zu überwinden und positives Denken und Handeln zu entwickeln.

Auch dafür bietet »Yoga im täglichen Leben« zahlreiche Möglichkeiten an. Mantra-Übung*, Beachtung ethischer Prinzipien, gute Gesellschaft und inspirierende Bücher reinigen und befreien unseren Geist. Ein wichtiges Instrument unserer Selbsterforschung und Selbsterkenntnis ist die »Self-Inquiry-Meditation«, eine stufenweise aufbauende Meditationstechnik der Selbstbefragung und Selbstanalyse. In dieser Meditationsübung kommen wir in Kontakt mit unserem Unterbewußtsein, dem Ursprung unserer Wünsche, Komplexe, Verhaltensmuster und Vorurteile. Diese Übung führt uns vom Kennenlernen des eigenen Wesens – wie wir sind und warum wir so geworden sind – über die Selbstakzeptanz zur Selbstverwirklichung. Sie ermöglicht uns, schlechte Eigenschaften und Gewohnheiten zu überwinden, und hilft uns so, die Probleme des Lebens besser zu meistern.

Soziale Gesundheit

Mit sozialer Gesundheit ist die Fähigkeit gemeint, selbst glücklich zu sein und auch andere glücklich machen zu können. Sie bedeutet, den Kontakt und die Kommunikation mit anderen Menschen zu pflegen, Verantwortung in der Gesellschaft zu übernehmen und für die Gemeinschaft zu arbeiten, ebenso wie die Fähigkeit, sich zu entspannen und das Leben in seiner Schönheit zu erfahren.

Drogenabhängigkeit zum Beispiel – um ein brennendes Problem unserer Zeit zu nennen – ist ein Zeichen sozialer Krankheit. Mit Hilfe von »Yoga im täglichen Leben« kann dieses Leiden überwunden und dem Leben ein neuer Sinn und ein positives Ziel gegeben werden. Gute Gesellschaft beeinflußt und formt Persönlichkeit und Charakter und ist daher von allergrößter Bedeutung für die geistige Entwicklung.

* Mantra = spirituelles Wort oder Hymne

Gemäß »Yoga im täglichen Leben« zu leben bedeutet, für sich selbst und für andere zu arbeiten. Wertvolle und aufbauende Arbeit für sich selbst, für den Nächsten, für die Gesellschaft, zur Erhaltung von Natur und Umwelt sowie für den Frieden in der Welt zu leisten. Yoga zu praktizieren heißt, im positivsten Sinn aktiv zu sein und zum Wohle der ganzen Menschheit zu wirken.

Spirituelle Gesundheit

Das höchste Prinzip des spirituellen Lebens und oberste Gebot der Menschheit ist:

AHIMSĀ PARAMO DHARMA
Nicht-Verletzen ist das höchste Prinzip.

Dies umfaßt das Nicht-Verletzen durch Handlungen, durch Worte, Gedanken und Gefühle. Gebet, Meditation, Mantra, positive Gedanken und Toleranz führen zur spirituellen Gesundheit.

Der Mensch soll Beschützer, nicht Zerstörer sein. Geben, Verstehen und Verzeihen sind jene Eigenschaften, die uns wahrlich zu Menschen machen. Alle Formen des Lebens zu schützen und in ihrer Eigenart und Eigenständigkeit zu achten, ist ein Hauptaspekt der Yogalehre. Damit wird eine breite Basis für gegenseitige Liebe und Hilfe, Verständnis und Toleranz eröffnet – nicht nur zwischen einzelnen Personen, sondern zwischen allen Menschen, Nationen und Glaubensrichtungen.

Ein Grundprinzip von »Yoga im täglichen Leben« ist die Glaubensfreiheit. Yoga ist keine Religion; es ist die Quelle der Spiritualität und Weisheit. Indem es die religiösen Grenzen transzendiert und überbrückt, weist Yoga uns den Weg zur Einheit.

Für den spirituellen Aspiranten bietet »Yoga im täglichen Leben« Anleitung auf dem Weg des Mantra Yoga und Kriyā Yoga. Der Mensch als das am höchsten entwickelte Wesen auf Erden ist fähig, sein wahres Wesen und inneres Selbst – Gott – zu erkennen.

Das spirituelle Ziel des Yoga ist Gottverwirklichung – die Verbindung zwischen der individuellen Seele und Gott. Die Erkenntnis, daß wir alle eins in unserer gemeinsamen Wurzel und Verbindung zu Gott sind, ist die erste Stufe dazu.

Die Entscheidung für deine Gesundheit, dein Wohlbefinden, für ein freies, glückliches Leben liegt in deinen Händen. Mit regelmäßiger Übung und fester Entschlossenheit ist dir der Erfolg sicher.

Ich wünsche allen Yogaübenden und jenen, die den Yogaweg beginnen, Glück, Erfolg, Gesundheit, Harmonie, Freude im Leben und Gottes Segen.

Paramhans Swami Maheshwarananda
Mahamandaleshwar

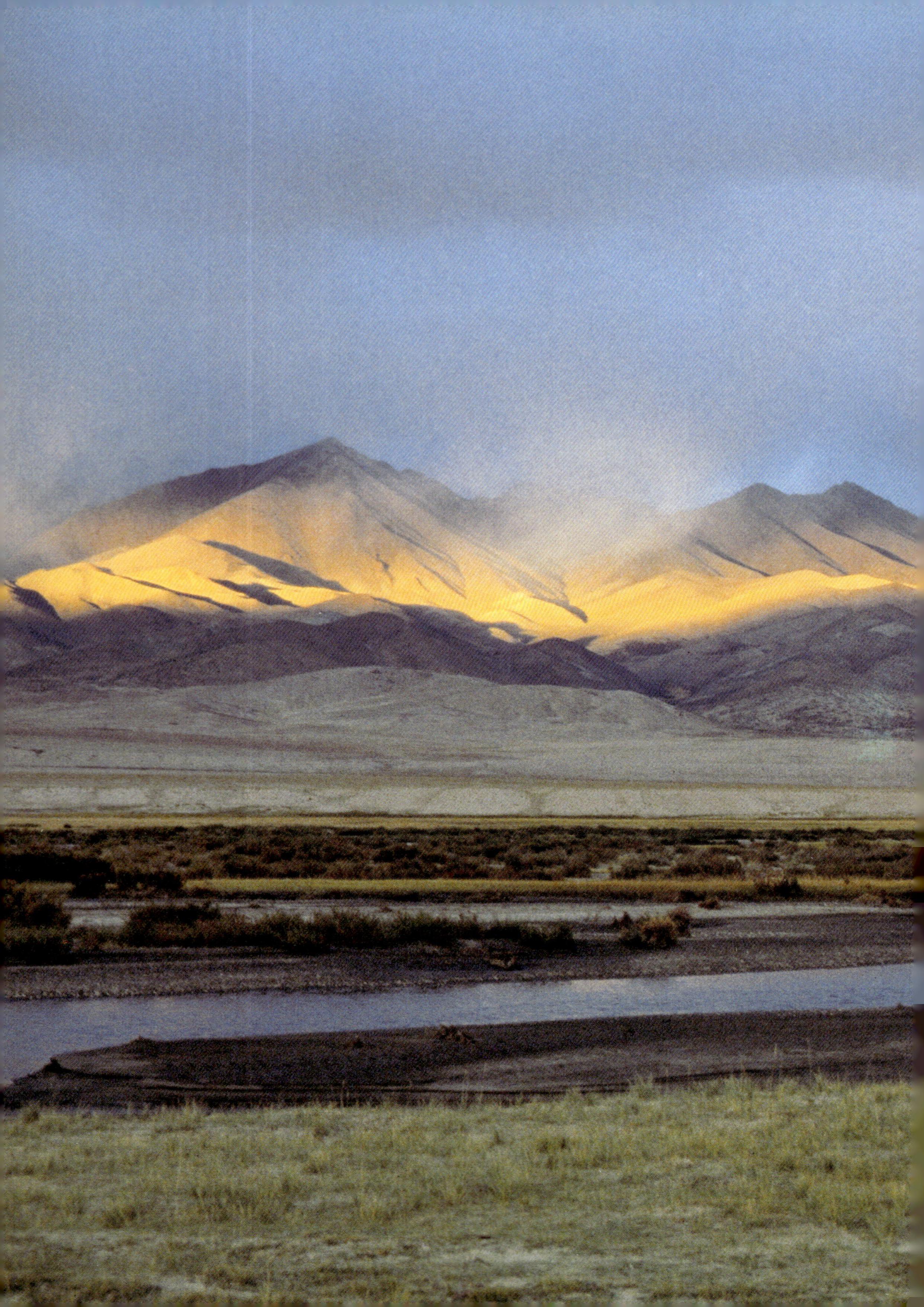

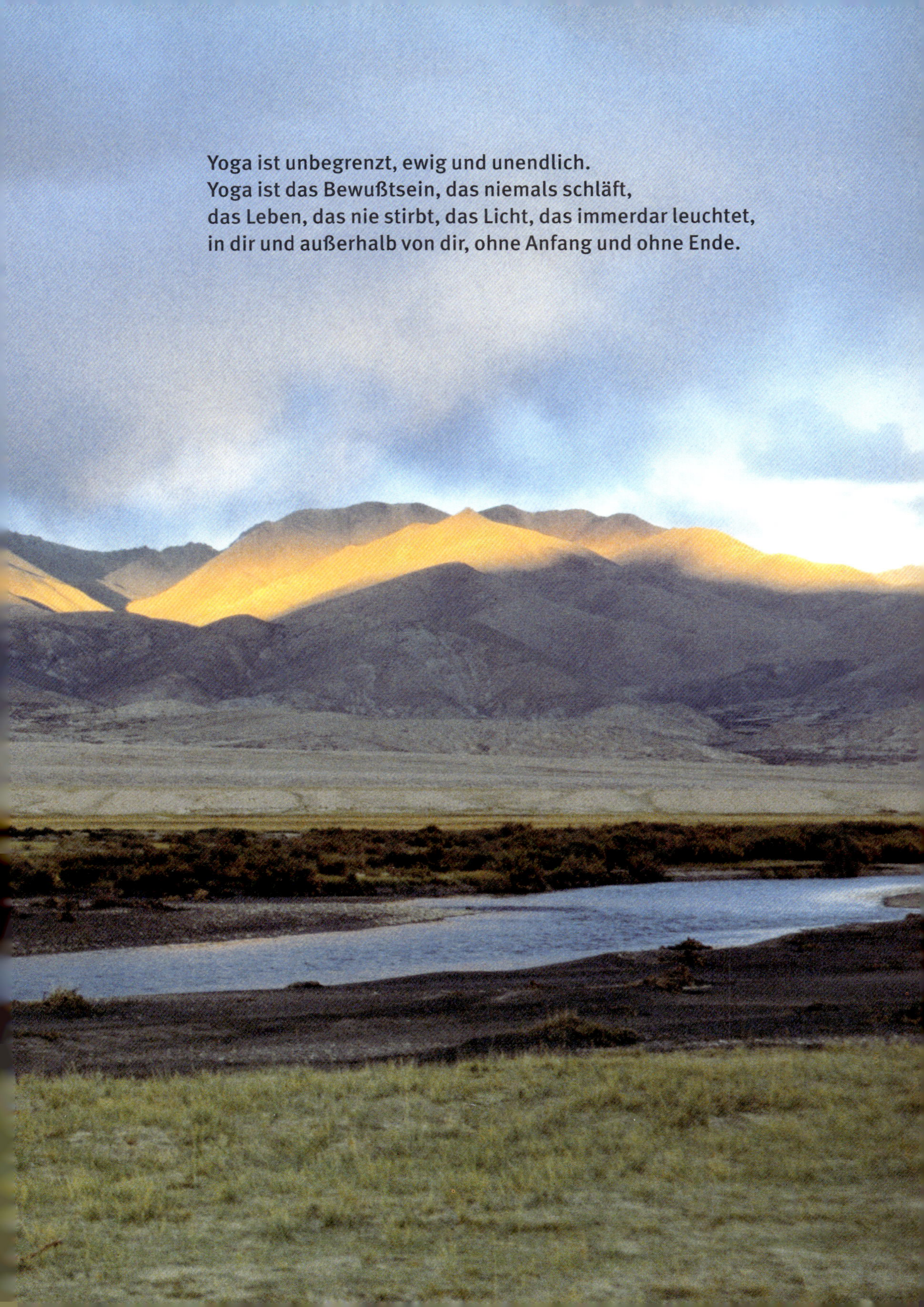

Yoga ist unbegrenzt, ewig und unendlich.
Yoga ist das Bewußtsein, das niemals schläft,
das Leben, das nie stirbt, das Licht, das immerdar leuchtet,
in dir und außerhalb von dir, ohne Anfang und ohne Ende.

Die Bedeutung und Wirkung von Āsanas und Prānāyāmas

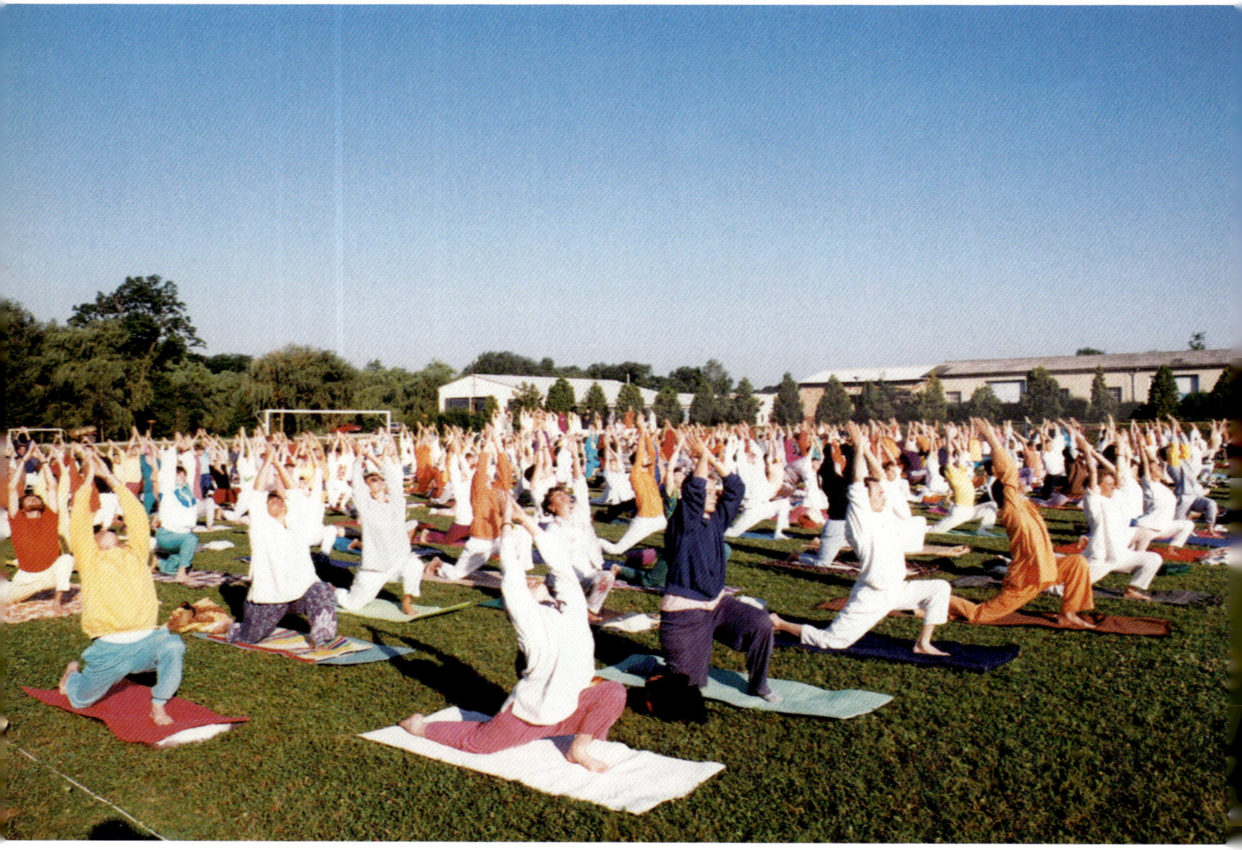

Sprache des Körpers

Āsanas

»Āsana« ist das Sanskrit-Wort für Sitz oder Körperhaltung. Allgemein ausgedrückt bedeutet Āsana, eine bestimmte Körperhaltung längere Zeit hindurch bequem und entspannt einzunehmen. Patanjali, der im 2. Jahrhundert v. Chr. die Prinzipien und Erkenntnisse des Yoga in den »Yoga Sūtras« (Lehrsätzen) niederschrieb, nannte nur die Meditationshaltung »Āsanam«, die Körperübungen hingegen »Yoga Vyayam«. Im normalen Sprachgebrauch werden jedoch auch die dynamischen Yogaübungen als Āsanas bezeichnet.

Viele Āsanas wurden von den natürlichen Bewegungen und Haltungen der Tiere abgeleitet und nutzen so das Vorbild der Natur. Zahlreiche Āsanas tragen Tiernamen wie »Katze«, »Reh«, »Tiger«, »Hase« usw. Durch die Übung von Āsanas werden die wohltuenden Wirkungen erzielt, welche die Tiere veranlassen, diese Haltungen instinktiv einzunehmen. Zum Beispiel: Mārjārī (Katze) zur Streckung des Körpers und der Wirbelsäule, Bhujangāsana (Kobra) zur Lösung von Aggression und Emotionen, Shashankāsana (Hase) zur Entspannung. Als höchste und »königliche« Āsanas gelten Shīrshāsana (Kopfstand) und Padmāsana (Lotus).

Āsanas haben eine tiefgreifende Wirkung auf Körper und Geist. Sie wirken auf Muskeln, Gelenke, Atmung, Herz, Kreislauf-, Nerven- und Lymphsystem, auf sämtliche Organe und Drüsen sowie auf Geist, Psyche und Chakras (Energiezentren). Āsanas sind psychosomatische Übungen, die eine stärkende und ausgleichende Wirkung auf das gesamte Nervensystem haben und die psychische Verfassung des Übenden harmonisieren und stabilisieren. Gelassenheit und geistige Ruhe, Entspannung und ein Gefühl von innerer Freiheit und Frieden sind die Wirkungen, die durch diese Übungen erzielt werden.

Das System »Yoga im täglichen Leben« ist so aufgebaut, daß der Körper schrittweise und systematisch, ausgehend von einfachen und vorbereitenden Übungen, auf die fortgeschrittenen und schwierigeren Āsanas vorbereitet wird. Am Beginn und am Ende jeder Übungsstunde sowie zwischen den einzelnen Übungen werden Entspannungsphasen eingehalten. Durch das Trainieren der Entspannungsfähigkeit wird das Gefühl für den eigenen Körper vertieft. Körperliche und geistige Entspannung sind Voraussetzung für die richtige Ausführung aller Yogaübungen, erst dadurch kommen die Wirkungen der Āsanas vollständig zur Entfaltung.

Eine bedeutende Rolle bei der Durchführung der Āsanas spielt die Atmung. Durch den Einklang von Atmung und Bewegung wird die Ausführung der Übungen harmonisch. Die Atmung vertieft sich, Kreislauf und Stoffwechsel werden angeregt. Mit Hilfe der Atmung kann die Muskelentspannung erheblich unterstützt werden, indem man sich auf die verspannten Körperteile konzentriert und diese bewußt mit jeder Ausatmung entspannt.

Da die meisten Menschen zu flach und unzureichend atmen, wird in »Yoga im täglichen Leben« die »Yoga-Vollatmung« geübt. Diese ist eine Voraussetzung für eine ausreichende Stoffwechselfunktion. Durch regelmäßiges Üben wird diese Atmungsform allmählich zur gewohnten und normalen Atmung. Die langsamere, vertiefte Atmung verbessert die Körperdurchblutung und die körperliche Kondition. Sie ist nicht nur für das körperliche Wohlbefinden von Bedeutung, sondern fördert auch die geistige und psychische Ausgeglichenheit.

Unterschiede zwischen Āsanas und Gymnastik

Im Gegensatz zu den meisten gymnastischen Übungen werden Āsanas langsam ausgeführt, um das bewußte Nachfühlen der Bewegung zu ermöglichen. Nicht die Anzahl der Übungen ist wichtig, sondern allein die Qualität der Durchführung. Vor, zwischen und nach den Übungen soll eine Phase bewußter körperlicher und geistiger Entspannung eingehalten werden.

Sinn und Zielsetzung der Āsanas ist nicht das Umsetzen aufgestauter Energie und Spannung in Bewegung, sondern eine Harmonisierung von Körper und Geist durch bewußte Wahrnehmung der körperlichen und geistigen Vorgänge sowie durch konzentrierte Bewegung und Entspannung. Durch Āsanas wird der Körper nicht ermüdet oder erschöpft, sondern im Gegenteil, er wird mit Energie aufgeladen, erholt und erfrischt.

Wichtige Prinzipien für die Durchführung von Āsanas:

1.

Āsanas werden stets in Koordination mit der Atmung durchgeführt:

- Bewegungen, die den Brust- und Bauchraum dehnen, werden stets mit der Einatmung verbunden.
- Bewegungen, die den Brust- und Bauchraum verengen, werden stets mit der Ausatmung verbunden.

2.

Zuerst wird eine Āsana ein- oder zweimal ohne längeres Anhalten durchgeführt, wobei Körperbewegung und Atem synchronisiert werden. Dabei ist genau festgelegt, bei welcher Bewegung ein- bzw. ausgeatmet wird. Diese Übungsweise beruhigt das Nervensystem, regt die Drüsen an, vergrößert die Atemkapazität und befreit von körperlichem und geistigem Streß. Der Geist wird entspannt, ruhig und klar.

3.

Erst nach dieser Vorübung soll die Āsana mit normalem Atem für längere Zeit eingehalten werden. Dabei konzentriert man sich auf jenen Teil des Körpers, auf den die Übung besonders wirkt. Auch das Atembewußtsein wird zu diesem Körperbereich gelenkt.

4.

Danach wird eine Gegenübung oder Ausgleichsstellung durchgeführt. Wird zum Beispiel ein Körperteil gebeugt oder komprimiert, so wird er durch eine darauffolgende Āsana gestreckt oder gedehnt.

Gesundheitliche Vorteile durch das regelmäßige Üben von Āsanas:

- die Elastizität der Wirbelsäule wird gesteigert
- die Gelenke werden beweglicher
- die Muskeln werden entspannt, gekräftigt und reichlich durchblutet
- die Organ- und Drüsentätigkeit wird angeregt und harmonisiert
- das Lymphsystem und der Stoffwechsel werden angeregt
- das Immunsystem wird gestärkt
- Kreislauf und Blutdruck werden normalisiert und stabilisiert
- die Nerven werden beruhigt und gestärkt
- die Haut wird klar und frisch

Die zweite »Säule« der Yogaübungen ist PRĀNĀYĀMA

Prānāyāma ist die bewußte und willentliche Lenkung der Atmung (Prāna= Atem, ayam = kontrollieren, regulieren). Mit jedem Atemzug nehmen wir nicht nur Sauerstoff auf, sondern auch Prāna. Prāna ist kosmische Energie, die Kraft im Universum, die erschafft, bewahrt und verändert – das Grundelement von Leben und Bewußtsein. Prāna befindet sich auch in der Nahrung, deshalb ist es so wichtig, eine gesunde und vollwertige vegetarische Nahrung zu sich zu nehmen.

Das zielgerichtete Lenken des Prāna im Körper kann zur Steigerung der Vitalität, körperlichen Entgiftung und Erhöhung der Immunabwehr sowie zur Erlangung innerer Ruhe, Entspannung und geistiger Klarheit eingesetzt werden.

In der Mythologie heißt es, daß jedem Wesen vorherbestimmt ist, wie viele Atemzüge lang sein Leben dauern wird. Der Yogi versucht nun, durch natürliche Verlangsamung seines Atems »Zeit zu sparen« und sein Leben zu verlängern.*

Wirkungen von Prānāyāma:

Körperliche Wirkungen

- Gesunderhaltung des Körpers
- Reinigung des Blutes
- Erhöhung der Sauerstoffaufnahme
- Stärkung von Lunge und Herz
- Normalisierung des Blutdrucks
- Harmonisierung und Stabilisierung des Nervensystems
- Unterstützung von Heilungsprozessen und Heilungstherapie
- Erhöhung der Widerstandsfähigkeit gegen Infektionen

Psychische Wirkungen

- Beseitigung von Streß, Nervosität, Depressionen
- Beruhigung von Gedanken und Gefühlen
- Innere Ausgeglichenheit
- Lösung von Energieblockaden

Geistige Wirkungen

- Vertiefung der Meditation
- Erweckung und Reinigung der Chakras (Energiezentren)
- Erweiterung des Bewußtseins

* Eine Ausnahme ist die Bhastrikā-Technik (Stufe 5).
Bei diesem Prānāyāma atmet man zwar während der Übung schneller, im Anschluß daran jedoch tiefer und langsamer.

Die Yoga-Vollatmung

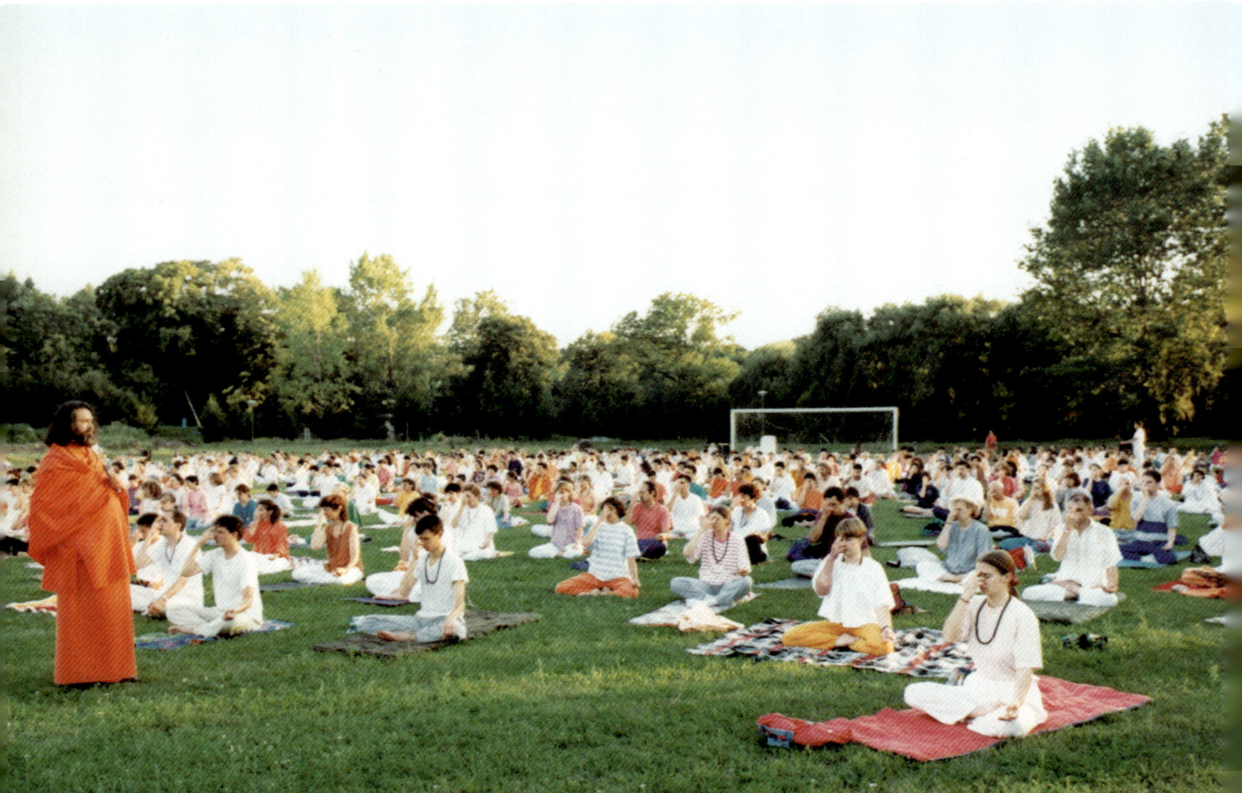

Quell des Lebens

Allgemeines zur Atmung

Um leben zu können und unseren Körper gesund zu erhalten, brauchen wir nicht nur Nahrung und Wasser, sondern auch Luft zum Atmen. Die Atemluft ist sogar wichtiger für uns als Essen und Trinken, denn: ohne zu essen können wir einige Wochen überleben; ohne zu trinken können wir einige Tage überleben; jedoch ohne zu atmen können wir nur wenige Minuten überleben. Unser Leben beginnt und endet mit der Atmung.

Grundsätzlich kann man bei einem Atemzug drei Phasen unterscheiden:*

1. Einatmung
2. Ausatmung
3. Atempause

Jede Phase geht fließend in die nächste über, wobei das Ausatmen ungefähr doppelt so lange wie das Einatmen dauern soll. Die Atempause entsteht auf natürliche Weise am Ende der Ausatemphase und dauert so lange, bis der Impuls zum Einatmen von selbst kommt. Die Einatmung bildet den aktiven Teil des Atemzuges. Dabei kommt es zur Anspannung der Atemmuskulatur. Die Ausatmung ist der passive Teil, die Phase der Entspannung.

Eine ruhige und gleichmäßige, tiefe Atmung ist für unsere Gesundheit maßgeblich. Sie wirkt harmonisierend und beruhigend auf Körper und Geist. Umgekehrt wirkt sich eine zu rasche und flache Atmung negativ aus, weil sie Nervosität, Streß, Verspannungen und Schmerzen steigern kann.

Ein sehr häufiger Fehler bei der Atmung ist, daß sich bei der Einatmung zwar der Brustkorb erweitert, aber der Bauch eingezogen wird, statt sich nach vorn zu wölben. Die Bauchatmung wird dadurch erheblich beeinträchtigt. Oft kommt es aus modischen Gründen zu dieser Fehlatmung, durch Einziehen des Bauches oder einengende Kleider.

Im Yoga sollen alle Übungen, also auch die Atemübungen, langsam und ohne unnötige Spannungen durchgeführt werden – ohne Ehrgeiz und Wetteifer. Der Atem soll unhörbar sein. Man atmet grundsätzlich durch die Nase** und versucht, seine Atmung durch Übungen schrittweise zu verlangsamen und zu verlängern. Erst durch die richtige Atmung kommen die Wirkungen der Yogaübungen zu ihrer vollen Entfaltung.

Bei allen Übungen ist es sehr wichtig, sie in einem körperlich und geistig entspannten Zustand durchzuführen. Ein körperlich entspannter Zustand ist deshalb wesentlich, weil nur dann die Muskulatur, die bei der jeweiligen Āsana gedehnt wird, die volle Bewegung zulassen kann, ohne dagegenzuspannen. Ein geistig entspannter Zustand ist notwendig, damit die Āsanas mit voller Konzentration auf Spannung, Entspannung und Atmung geübt werden können. Durch bewußtes Ausatmen kann man die Entspannung der Muskulatur erheblich unterstützen, da das Ausatmen mit Muskelentspannung verbunden ist.

Yoga zeigt uns, wie wir durch verschiedene Atemtechniken Körper und Geist beeinflussen können. Unsere gewohnte Atmung hat sich leider von der natürlichen und richtigen Atmung weit entfernt. Eine grundsätzliche Bedingung zur Wiederherstellung der gesunden Atmung ist das Einüben der Yoga-Vollatmung.

---

* Die Sanskritbezeichnungen für die drei Atemphasen sind:
Pūraka – Einatmung, Rechaka – Ausatmung
Kumbhaka – Atemanhaltung

** Weil die Luft in der Nase gereinigt, befeuchtet und erwärmt wird.

Yoga-Vollatmung

Zum Erlernen dieser Atmung hilft die Unterscheidung der folgenden drei Atmungstypen:

1.

Bauch- oder Zwerchfellatmung

Beim Einatmen bewegt sich das Zwerchfell nach unten und komprimiert die Bauchorgane, sodaß sich die Bauchdecke nach vorn wölbt. Beim Ausatmen kehrt das Zwerchfell nach oben zurück, und die Bauchdecke wird wieder flach. Das Ausatmen ist im Gegensatz zum Einatmen ein passiver Vorgang.

Die Bauchatmung bildet die Basis der Atmung. Sie ermöglicht die volle Ausnutzung der Lungenkapazität, verlangsamt und vertieft auf natürliche Weise die Atmung und fördert die Entspannung.

2.

Brustatmung

Beim Einatmen heben sich die Rippen, sodaß der Brustkorb sich erweitert, beim Ausatmen kehren die Rippen wieder in die ursprüngliche Stellung zurück. Die Atemluft strömt in die mittleren Partien der Lungen. Die Lungen werden weniger gefüllt als bei der Bauchatmung, und die Atmung ist schneller und flacher.

Zu dieser Atmung kommt es automatisch in Streßsituationen, bei Nervosität und Anspannung. Durch die unbewußt einsetzende raschere Atmung wird dieser erhöhte Spannungszustand weiter verstärkt oder bleibt zumindest erhalten. Um diesen ungünstigen Regelkreis zu unterbrechen, ist die tiefe und langsame Bauchatmung eine gute Hilfe.

3.

Schlüsselbeinatmung

Bei dieser Art der Atmung strömt die Luft in die Lungenspitzen. Beim Einatmen hebt sich der obere Teil des Brustkorbs mit den Schlüsselbeinen, beim Ausatmen senkt er sich wieder. Die Atmung ist sehr flach und rasch.

Zu dieser Form der Atmung kommt es in hochgradigen Streß-, Angst- und Atemnotsituationen.

Bei einer gesunden und natürlichen Atmung kommen alle drei Variationen in einem Atemzug vor. Sie vereinigen sich zu einer »fließenden Welle«, die beim Einatmen von unten nach oben und beim Ausatmen von oben nach unten verläuft. Beim Einatmen wölbt sich der Bauch nach vorn und der Brustkorb wird weiter; beim Ausatmen kehren Brustkorb und Bauch wieder in ihre ursprüngliche Lage zurück. Indem man diese Atmung so durchführt, daß auf natürliche Weise und ohne zu forcieren die volle Lungenkapazität ausgenützt wird, praktiziert man die **Yoga-Vollatmung**.

Übung zu den drei Atemformen

Grundstellung: Rückenlage
Konzentration: auf den ganzen Körper und den Atemvorgang
Dauer: 2–3 Minuten

Durchführung: Lege dich auf den Rücken. Die Arme liegen locker neben dem Körper; die Handflächen sind nach oben gerichtet. Die Beine sind ausgestreckt oder gebeugt mit den Fußsohlen auf dem Boden. Schließe die Augen und entspanne den Körper.

Variation A

- Lege die Hände auf den Bauch und beobachte die Bewegung der Bauchdecke bei der Ein- und Ausatmung.
- Lege nun die Hände seitlich auf die Rippen (Finger zum Brustbein gerichtet) und beobachte, ob und wie weit sich die Rippen unter den Händen heben und wieder senken.
- Lege die Hände knapp unter das Schlüsselbein und beobachte die Bewegung des Brustkorbs in diesem Bereich.

Variation B

- Atme mehrere Male ruhig und etwas tiefer ein und aus und nimm alle mit dem Atem verbundenen Empfindungen wahr.
- Atme in gleicher Weise weiter und bewege nun die gestreckten Arme auf dem Boden in Richtung Kopf. Bei jeder Veränderung der Lage der Arme nimm wahr, wie die mit der Atmung verbundenen Empfindungen sich ändern und wie das Atemvolumen zunimmt.

1.

Bewege die gestreckten Arme auf dem Boden etwa 45° zur Seite. Halte inne und beobachte bewußt deinen Atemvorgang.

2.

Bewege die Arme auf dem Boden um weitere 45°, sodaß sie nun in Schulterhöhe zur Seite ausgestreckt sind. Halte wieder kurz inne und nimm deinen Atemvorgang wahr.

3.

Setze die Bewegung der Arme fort, bis sie neben dem Kopf auf dem Boden liegen.

- Ausatmend führe die gestreckten Arme langsam über dem Boden zurück neben den Körper. Strecke die Beine aus und bleibe noch einige Zeit entspannt liegen.

Einübung der Yoga-Vollatmung

Grundstellung: Rückenlage
Konzentration: auf den ganzen Körper und den Atemvorgang
Wiederholungen: 5–10 Runden

Durchführung: Lege dich auf den Rücken. Die Beine fallen locker auseinander. Die Arme liegen entspannt mit nach oben gerichteten Handflächen neben dem Körper. Entspanne den ganzen Körper. Schließe die Augen.

Variation A

- Einatmend bewege die gestreckten Arme auf dem Boden langsam zur Seite und hinauf, bis die Arme neben dem Kopf liegen. Die Übung beginnt mit der Bauchatmung und geht fließend, entsprechend der Bewegung der Arme, zur Brustatmung und Schlüsselbeinatmung über.
- Ausatmend bringe die Arme langsam wieder neben den Körper. Die Ausatmung erfolgt umgekehrt: Beginne mit dem Ausatmen bewußt im Schlüsselbeinbereich, setze den Vorgang im Brustkorb fort und laß zum Schluß die Bauchdecke entspannt nach unten sinken.

Dies ist eine Runde. Wiederhole die Übung 5–10 x. Fühle den Atemvorgang bewußt, sodaß die Atmung möglichst tief und vollkommen ist.

Variation B

- Einatmend hebe die Arme parallel in einem hohen Bogen nach oben und lege sie neben den Kopf auf den Boden. Die Handflächen sind nach oben gerichtet.
- Ausatmend führe die Arme in derselben Weise neben den Körper zurück. Die Handflächen liegen auf dem Boden.
- Spüre und beobachte bewußt alle drei Atmungsarten (Bauch-, Brust- und Schlüsselbeinatmung).

Wiederhole die Übung 5–10 x. Du wirst bemerken, daß sich bereits nach den ersten Runden dieser Atemübung dein Atemvolumen vergrößert.

Entspannung

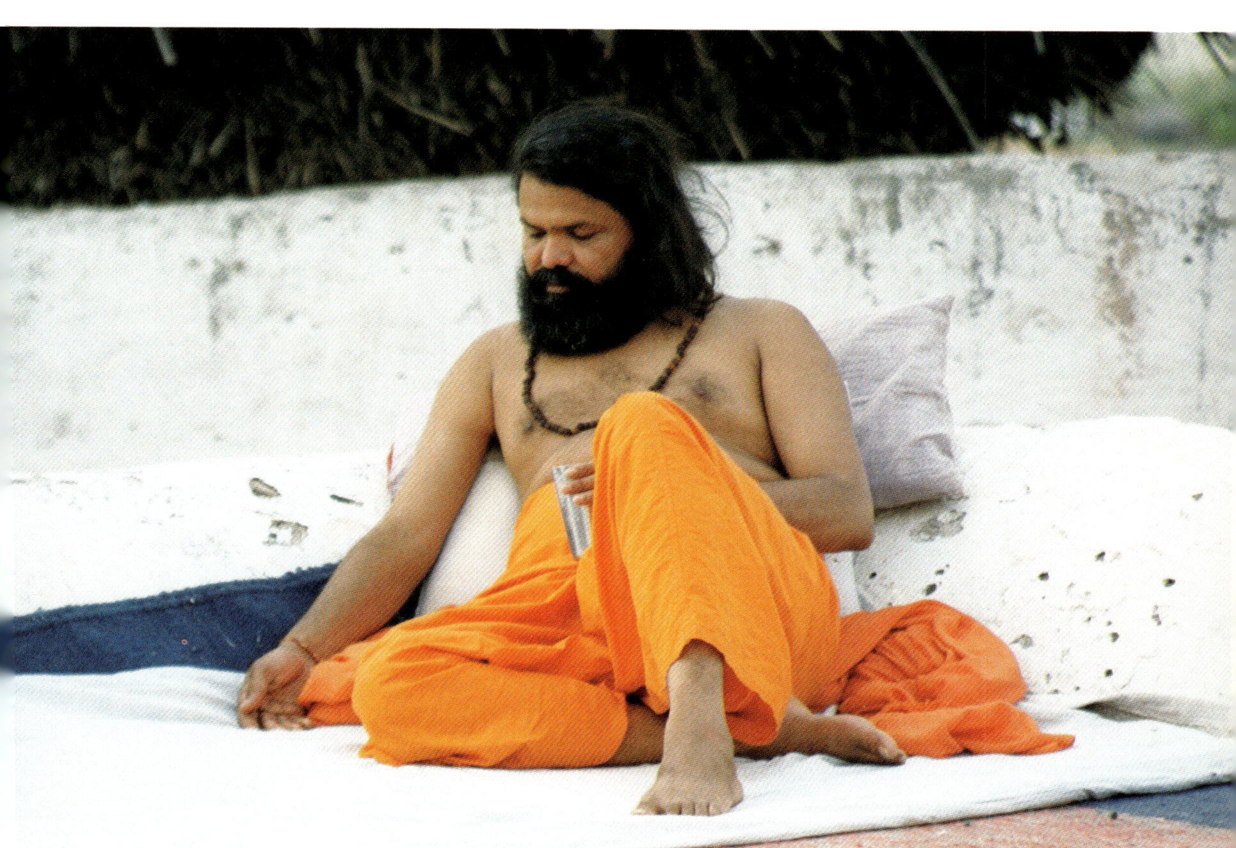

Augenblicke des Friedens

Damit die Yogaübungen ihre volle Wirkung erzielen können, ist es nötig zu lernen, wie man sich vor und zwischen den einzelnen Übungen richtig entspannt. Deshalb werden an dieser Stelle einige Entspannungslagen und -techniken vorgestellt. Manche Techniken entspannen den ganzen Körper und führen auch zur geistigen Entspannung, andere werden gezielt auf bestimmte Teile des Körpers gerichtet. Mit der Zeit wirst du selbst beurteilen können, welche Entspannungslage dir nach welcher Übung am angenehmsten ist.

Übungen zur Entspannung

Grundstellung: Rückenlage
Konzentration: auf den ganzen Körper
Atmung: normaler Atem
Dauer: 2–5 Minuten

Durchführung: Lege dich bequem auf den Rücken. Die Füße fallen locker nach außen. Die Arme liegen entspannt neben dem Körper; die Handflächen sind nach oben gerichtet. Bei Bedarf kannst du ein Kissen unter den Kopf oder die Knie geben. Schließe die Augen; die Augenlider sind entspannt. Spüre deinen ganzen Körper von den Zehen bis zum Kopf.

Variation A

- Richte deine Aufmerksamkeit auf den natürlichen Atemvorgang:
  - Einatmend führe das Atembewußtsein vom Nabel bis zur Kehle.
  - Ausatmend führe das Atembewußtsein von der Kehle bis zum Nabel.
- Spüre die Einheit von Körper und Atem:
  - wie sich mit der Einatmung die Bauchdecke nach oben wölbt und der Brustkorb dehnt.
  - wie sich bei der Ausatmung Brustkorb und Bauch wieder zurückbewegen.
  - Beobachte, wie sich mit jeder Ausatmung die Entspannung des Körpers vertieft.

Variation B

- Hebe den rechten Arm gestreckt einige Zentimeter (nicht höher!) vom Boden ab.
- Halte den Arm für kurze Zeit in dieser Stellung.
- Laß den Arm ganz passiv, nur durch sein eigenes Gewicht zu Boden sinken und vergleiche den vorherigen Spannungszustand mit der jetzigen Entspannung.

Wiederhole die Übung 3–5 x mit jedem Arm.
Führe dasselbe mit den Beinen durch.
Mache anschließend einige tiefe Atemzüge und entspanne den Körper mit jeder Ausatmung tiefer.

Variation c

- Atme 3 x tief ein und aus.
- Einatmend bilde mit der rechten Hand eine Faust mit dem Daumen innen.
  - Drücke den ganzen Arm bis zur Schulter gegen den Boden.
  - Halte kurz die Spannung mit angehaltenem Atem.
  - Ausatmend öffne die Faust und löse die Anspannung langsam wieder.
  - *Wiederhole diese Übung 3 x und führe sie dann 3 x mit dem linken Arm durch.*
- Einatmend richte die rechte Fußspitze nach oben, ziehe die Zehen zusammen und drücke die Kniekehle zum Boden.
  - Halte kurz die Spannung mit angehaltenem Atem.
  - Ausatmend lockere die Zehen und löse die Anspannung langsam wieder.
  - *Wiederhole diese Übung 3 x und führe sie dann 3 x mit dem linken Bein durch.*
- Einatmend drücke Arme, Nacken, Schultern, Rücken, Becken und Beine zum Boden.
  - Spanne auch die ganze Gesichtsmuskulatur an.
  - Halte kurz die Spannung mit angehaltenem Atem.
  - Ausatmend löse die Anspannung langsam wieder.
  - *Wiederhole diese Übung 3 x.*
- Atme anschließend einige Male tief ein und aus und fühle die angenehme Entspannung im ganzen Körper.

Wie können wir erkennen, was Gott von uns will? Gott will gar nichts von uns; stets aber wollen wir etwas von Ihm. Alles, was du erhältst, kommt von Gott. Alles, was geschieht, geschieht durch Gottes Gnade. Nimm dankbar und zufrieden an, was immer du im Leben erhältst. Gott ist Liebe, Glück, Schönheit, Gnade und Frieden – dies ist »Gottes Wille« für dich und alle Lebewesen.

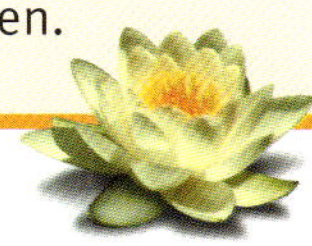

Sitzhaltungen für Prāṇāyāma und Meditation

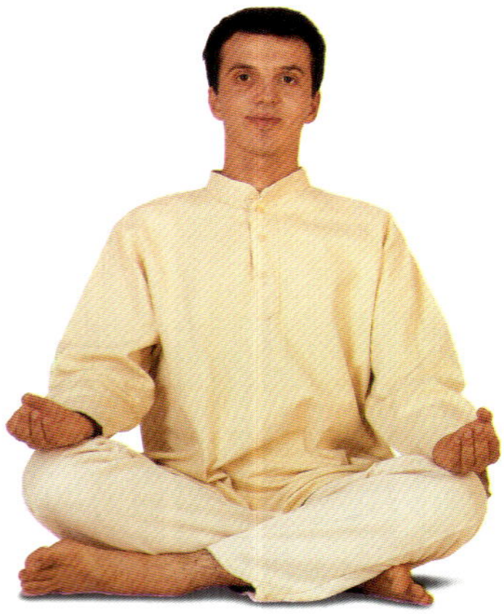

1

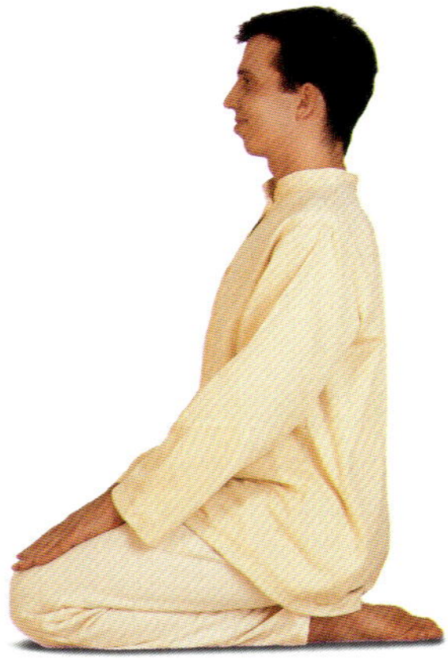

3

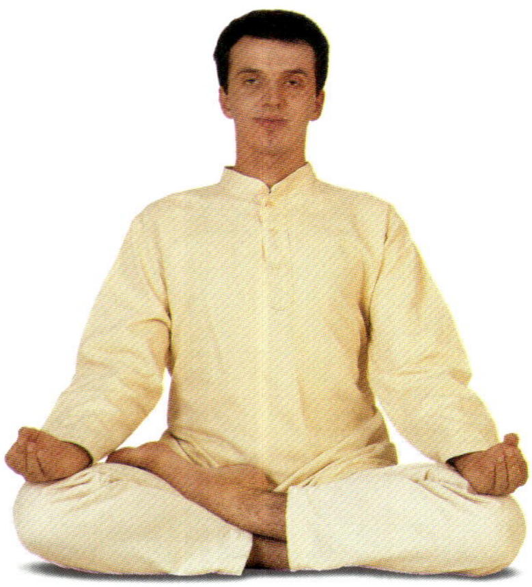

4

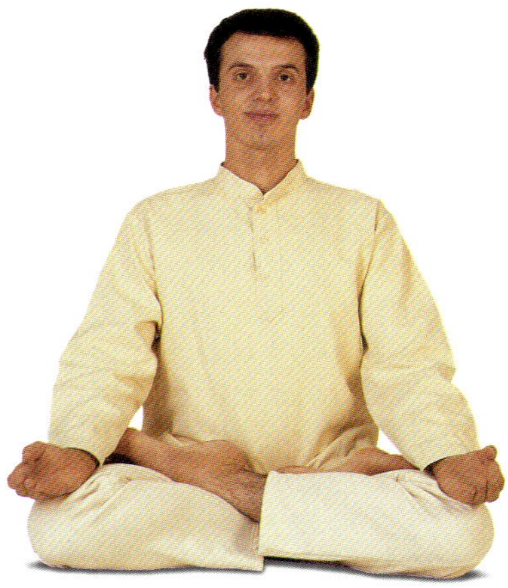

5

Im Yoga existieren fünf klassische Sitzpositionen:

1. Sukhāsana – Bequemer Sitz
2. Siddhāsana – Vollkommener Sitz (ohne Abb.)
3. Vajrāsana – Fersensitz
4. Ardha Padmāsana – Halblotus
5. Padmāsana – Lotus

Bei allen für die Meditation und für Prānāyāma geeigneten Sitzhaltungen ist zu beachten:

- der Oberkörper ist gerade und aufrecht
- Kopf, Nacken und Rücken bilden eine Linie
- Schultern und Bauchmuskeln sind entspannt
- die Hände ruhen auf den Knien
- die Augen sind geschlossen
- der Körper bleibt während der Übung bewegungslos

SUKHĀSANA – Bequemer Sitz

Diese Sitzhaltung ist bei Prānāyāma und Meditation für all jene Personen günstig, denen es Schwierigkeiten bereitet, längere Zeit in Siddhāsana, Vajrāsana oder Padmāsana zu verbleiben.

Durchführung: Setze dich in den Langsitz. Beuge beide Beine; lege den rechten Fuß unter den linken Oberschenkel und den linken Fuß unter oder vor den rechten Unterschenkel auf den Boden. Wenn es dir angenehmer ist, kannst du die Beine auch umgekehrt kreuzen. Kannst du den Oberkörper nicht aufrichten, so setze dich auf ein entsprechend hohes Kissen.

Falls du auch in Sukhāsana nicht bequem und schmerzfrei sitzt, kannst du die Atem- und Meditationsübungen auch auf einem Sessel sitzend durchführen. Wichtig ist vor allem, daß der Oberkörper gerade ist und der Sitz entspannt und unbeweglich während der ganzen Übung eingehalten werden kann.

SIDDHĀSANA – Vollkommener Sitz

Siddhāsana beruhigt das Gemüt, wirkt ausgleichend auf die Nādīs (Nerven) und aktiviert die spirituelle Energie der Chakras. Diese Sitzhaltung ist daher sehr gut geeignet für Prānāyāma und Meditation.

Durchführung: Setze dich in den Langsitz. Beuge das rechte Bein und lege den Fuß ganz nahe am Körper auf den Boden. Nun beuge das linke Bein und lege den linken Fuß auf den rechten Unterschenkel. Die Fußsohle berührt den rechten Oberschenkel. Ziehe die Zehen des rechten Fußes zwischen dem Oberschenkel und der Wade des linken Beins nach oben, und die Zehen des linken Fußes zwischen dem Oberschenkel und der Wade des rechten Beins nach unten. Kannst du den Oberkörper nicht aufrichten oder die Knie nicht zum Boden bringen, so setze dich auf ein entsprechend hohes Kissen.
Du kannst die Position auch so einnehmen, daß du zuerst das linke Bein beugst und den rechten Fuß auf den linken Unterschenkel legst.

VAJRĀSANA – Fersensitz

Vajrāsana wirkt beruhigend und harmonisierend auf Körper und Geist. Diese Körperhaltung wirkt außerdem anregend auf die Verdauung. Es ist daher empfehlenswert, nach einer Mahlzeit 5–10 Minuten lang Vajrāsana einzunehmen.

Durchführung: Nimm den Kniestand ein. Die Beine sind geschlossen. Die großen Zehen berühren einander; die Fersen weisen leicht nach außen. Beuge den Oberkörper etwas nach vorn und setze dich zwischen die Fersen. Richte den Oberkörper gerade auf. Lege die Hände auf die Oberschenkel.

ARDHA PADMĀSANA – Halblotus

Diese Sitzhaltung kannst du wählen, wenn du Padmāsana noch nicht oder nicht für längere Zeit einnehmen kannst.

Durchführung: Setze dich in den Langsitz. Beuge das rechte Bein und lege den Fuß ganz nahe am Körper auf den Boden. Nun beuge das linke Bein und lege den Fuß ganz nahe zum Körper auf den rechten Oberschenkel. Der Oberkörper ist gerade.
Beide Knie sollen auf dem Boden aufliegen. Um den Oberkörper leichter aufrichten und die Knie auf den Boden bringen zu können, setze dich auf ein entsprechend hohes Kissen. *Du kannst die Position auch so einnehmen, daß du zuerst das linke Bein beugst und den rechten Fuß auf den linken Oberschenkel legst.*

PADMĀSANA – Lotus

Padmāsana ist neben Shīrshāsana (Kopfstand) die höchste und »königliche« Āsana. Der Lotus wirkt aktivierend und ausgleichend auf die Chakras und beruhigt die Gedanken. Er ist eine ideale Sitzhaltung für Prānāyāma und Meditation.

Durchführung: Setze dich mit gestreckten Beinen auf den Boden (= Langsitz). Beuge das rechte Bein und lege den Fuß ganz nahe zum Körper auf den linken Oberschenkel. Nun beuge das linke Bein und lege den Fuß ganz nahe zum Körper auf den rechten Oberschenkel. Der Oberkörper soll gerade sein; die Knie sollen den Boden berühren. Um den Oberkörper leichter aufrichten und die Knie auf den Boden bringen zu können, setze dich auf ein entsprechend hohes Kissen. *Du kannst die Position auch so einnehmen, daß du zuerst das linke und dann das rechte Bein beugst.*

Die Haltung der Hände

Bei der Atemübung, Konzentration und Meditation werden bestimmte **MUDRĀS** eingenommen: Eine Mudrā ist eine Haltung oder Geste, die eine besondere Bedeutung hat und die Aufnahme oder Übertragung von Energie bewirkt.

CHIN MUDRĀ – Haltung der Finger während der Meditation

Durchführung: Lege im Meditationssitz die Hände auf die Knie. Die Handflächen weisen nach oben. Daumen und Zeigefinger berühren einander; die drei anderen Finger sind locker ausgestreckt.

Chin Mudrā stellt die Vereinigung des kosmischen mit dem individuellen Bewußtsein dar. Der Zeigefinger repräsentiert das individuelle Bewußtsein, der Daumen das kosmische Bewußtsein. Die drei übrigen Finger symbolisieren die drei Gunas, die drei grundlegenden Eigenschaften der Welt.* Ziel des Yogi ist es, über den Gunas zu stehen und sich mit dem kosmischen Selbst zu vereinigen.

PRĀNĀYĀMA MUDRĀ – Haltung der Hand bei Atemübungen

Durchführung: Lege Zeigefinger und Mittelfinger der rechten Hand auf das Augenbrauenzentrum in der Mitte der Stirn. Der rechte Daumen wird zum Verschließen des rechten Nasenloches und der Ringfinger zum Verschließen des linken Nasenloches verwendet.

Wenn der rechte Arm ermüdet, kannst du auch mit dem linken Arm üben.

Bei längeren Atemübungen empfiehlt es sich, einen Prānāyāma-Stock (Yoga-Danda) zu verwenden.

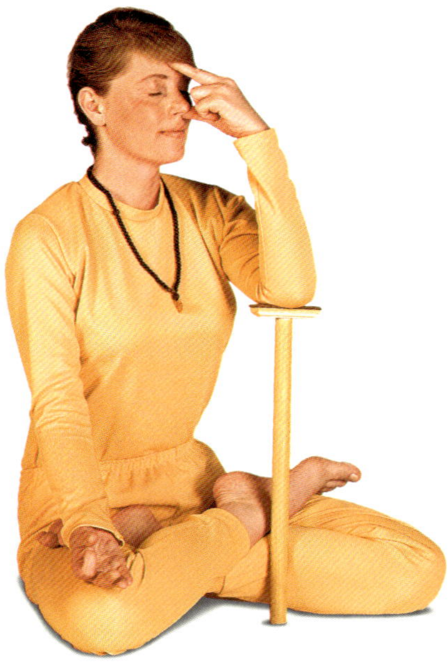

* Die drei Gunas sind:
Rajas Guna – Aktivität, Unruhe
Tamas Guna – Trägheit, Unwissenheit
Sattva Guna – Harmonie, Klarheit

Erläuterungen zu den Übungsstufen

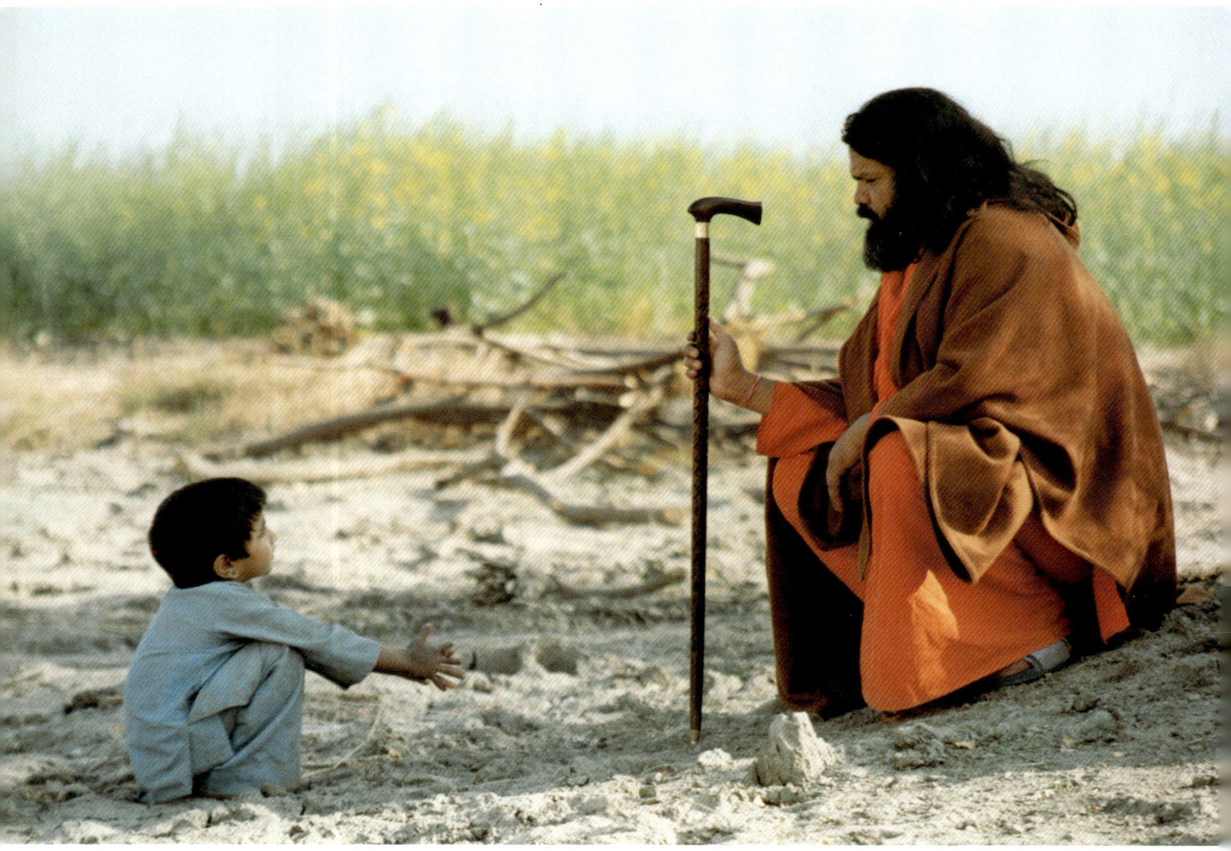

Wissen ist unbegrenzt

»Yoga im täglichen Leben« ist ein ideal abgestimmtes achtstufiges System. Die Übungen sind methodisch angeordnet, sodaß eine optimale Wirkung für Körper, Geist und Seele gegeben ist. Es wird daher empfohlen, Stufe für Stufe durchzuführen und keine Übung auszulassen, es sei denn aus gesundheitlichen Gründen.

Jene Übungen, die Schmerzen verursachen oder zu anstrengend sind, sollten vermieden werden. Bei Unklarheiten, Beschwerden oder Krankheiten sollte zuvor ein Yogalehrer, Therapeut oder Arzt um Rat gefragt werden.

Der erste Übungsteil beinhaltet die Sarva Hitta Āsanas, Übungen, die »allen gut tun«.* Diese Vorübungen zu den klassischen Yoga-Āsanas bieten einen leichten Einstieg in das System »Yoga im täglichen Leben«, sie sind für jeden geeignet und schenken unserem Körper Entspannung und Wohlbefinden. Jeder der sechs Abschnitte der Sarva Hitta Āsanas soll zumindest zwei Wochen lang geübt werden.

Die Übungen der Stufen 2–8 sind jeweils mindestens 12 Wochen lang täglich durchzuführen, ebenso die dazugehörigen Prānāyāmas (Atemübungen) und Meditationen. Die Übungen sind so beschrieben und illustriert, daß sie auch im Selbststudium leicht zu erlernen sind. Der 8. Teil (mit Lotus und Kopfstand) sollte jedoch mit einem Lehrer von »Yoga im täglichen Leben« eingeübt werden.

Jede Übung stellt eine Vorbereitung für die nächste Stufe dar. Nur indem von Teil 1 an jede Āsana wie beschrieben praktiziert wird, können die vielfachen wohltuenden Wirkungen erfahren und die nächsten Stufen leichter gemeistert werden. Nachdem du die achte Stufe von »Yoga im täglichen Leben« beendet hast, hast du zwei Möglichkeiten, mit dem Üben fortzusetzen:

1. Du beginnst wieder mit der ersten Stufe, nun aber mit tieferer Konzentration und Entspannung.
2. Du wählst jene Übungen aus, die dir besonders gut tun, da sie deinem momentanen geistigen und körperlichen Zustand entsprechen. Übe aber trotzdem von Zeit zu Zeit die ganze Übungsserie wieder durch. **Mit den Yogaübungen verhält es sich genau wie im Leben: In Wahrheit hört man nie auf zu lernen!**

Bei allen Āsanas sind sowohl die Sanskrit-Bezeichnung als auch die deutsche Übersetzung angegeben. Leider geht in der Übersetzung viel von der Bedeutung und der Schwingung, die dem Namen innewohnt, verloren. Wissenschaftler haben festgestellt, daß Sanskrit eine der wenigen Sprachen ist, die ganzheitlich auf beide Gehirnhälften einwirken und somit Geist und Körper harmonisch beeinflussen. Versuche daher, dir den Sanskritnamen der Āsanas einzuprägen und in der Übung zu vergegenwärtigen.

Wer Yoga praktiziert, gewinnt Lebensfreude, Kraft und Mut. Zwei der wichtigsten Pfeiler für die Gesundheit und ein langes Leben bilden Āsanas und Prānāyāmas (Körper- und Atemübungen). Die Atemübungen sind noch wesentlich wirksamer als die Körperübungen und sollten daher Bestandteil jedes Übungsprogrammes sein.

* Sarva bedeutet »alle«, Hitta heißt »wohltuend«.

Eine ideale Kombination bilden Körper- und Atemübungen sowie Entspannung. Körperliche und geistige Entspannung sind die Voraussetzung für die richtige Ausführung aller Yogaübungen, denn dadurch kommen die Wirkungen der Āsanas erst vollständig zur Entfaltung. Es genügt, wenn du für einige Minuten die Augen schließt und dich äußerlich und innerlich entspannst. So wird die Yogastunde zur schönsten, ruhigsten Stunde des Tages, nach der du dich rundherum besser und frischer fühlst.

Die Nahrung spielt für die körperliche und geistige Gesundheit sowie für die spirituelle Entwicklung eine besonders wichtige Rolle. Die von Yoga empfohlene Form der Ernährung ist die lakto-vegetabile Vollwertkost. Sie ist vollwertig, denn sie enthält alle lebenswichtigen Baustoffe, Mineralien, Vitamine und Spurenelemente. Diese Ernährungsform bewahrt bestehende Gesundheit, bringt Linderung bei Erkrankungen (Rheumatismus, Arteriosklerose, Herzinfarkt, Krebs, ...) und verhütet das Entstehen neuer Störungen.

Empfehlungen für das Praktizieren von »Yoga im täglichen Leben«

1.
Plane täglich 40–60 Minuten für deine Yogaübungen ein. Für den Erfolg sind festgelegte Zeiten sowie regelmäßiges und sorgfältiges Üben sehr wichtig. Am besten geeignet sind die Morgenstunden, es kann aber auch jede andere Tageszeit gewählt werden.

2.
Führe die Yogaübungen keinesfalls mit vollem Magen durch; die letzte Mahlzeit sollte 3–4 Stunden zurückliegen.

3.
Trage eine bequeme, nicht einengende Kleidung (beispielsweise Jogging- oder Trainingsanzug). Gürtel, Schmuck und Schuhe sollen abgelegt werden.

4.
Die Übungen sollen an einem ruhigen Platz durchgeführt werden. Nimm eine Matte oder Decke als Unterlage.

5.
Versuche bei der Yogaübung bewußt »abzuschalten«. Lege dich am Beginn der Übung einige Minuten in Ānandāsana (Entspannungshaltung) und entspanne deinen Körper und den Atemvorgang.* Beobachte deine Ein- und Ausatmung und versuche dich von allen Gedanken loszulösen.

6.
Übe jede Āsana mit voller Aufmerksamkeit und Konzentration. Halte bei der Übung die Augen offen, außer wenn ausdrücklich vermerkt ist, daß die Augen geschlossen werden sollen. Nimm die Wirkung der einzelnen Übungen bewußt wahr und entspanne zwischendurch immer wieder einige Atemzüge lang den ganzen Körper.

* Wenn du die Übungen am Morgen durchführst, ist es besser, die Entspannung am Beginn wegzulassen, da du sonst leicht wieder einschlafen könntest.

7.

Um »Yoga im täglichen Leben« erfolgreich zu üben und die Wohltaten dieses Systems in seiner ganzen Fülle zu erfahren, solltest du die vorgegebene Reihenfolge der Übungen einhalten. Führe die Übungen stets gemäß der originalen Beschreibung durch. Sie sollen weder abgeändert noch mit anderen Techniken vermischt werden.

8.

Ist es dir aufgrund körperlicher Einschränkungen (beispielsweise Steifheit) oder Beschwerden nicht möglich, bestimmte Übungen durchzuführen, dann laß diese aus.

9.

Kannst du aus besonderen Gründen – auf einer Reise, bei Platzmangel, bei Müdigkeit, bei Krankheit, einem Spitalsaufenthalt usw. – deine täglichen Übungen nicht wie gewohnt durchführen, so übe im Geist, sitzend oder liegend in entspannter Haltung.

10.

Ist die korrekte Durchführung einer Übung für dich nicht möglich, resigniere nicht. Bleibe einige Zeit in der Stellung, so gut es dir gelingt, und versuche es weiter. Alles braucht seine Zeit.

11.

»Yoga im täglichen Leben« führt uns dahin, auch Lebensgewohnheiten zu überdenken und – wenn nötig – zu verändern. Besonderes Gewicht liegt auf der richtigen Ernährungsweise. Die empfohlene yogische Kost ist die lakto-vegetabile Vollwertkost.*

Spirituell zu leben bedeutet nicht, Tag und Nacht nur zu meditieren und zu beten, sondern aktiv und kreativ zu sein, zu arbeiten, Gutes zu tun und zu helfen. Helfende Hände haben mehr Gewicht vor Gott als betende Hände.

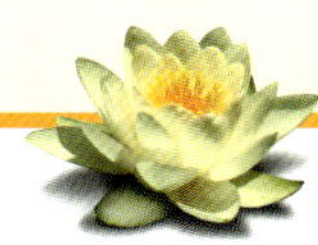

* Siehe Kapitel: »Die Ernährung«

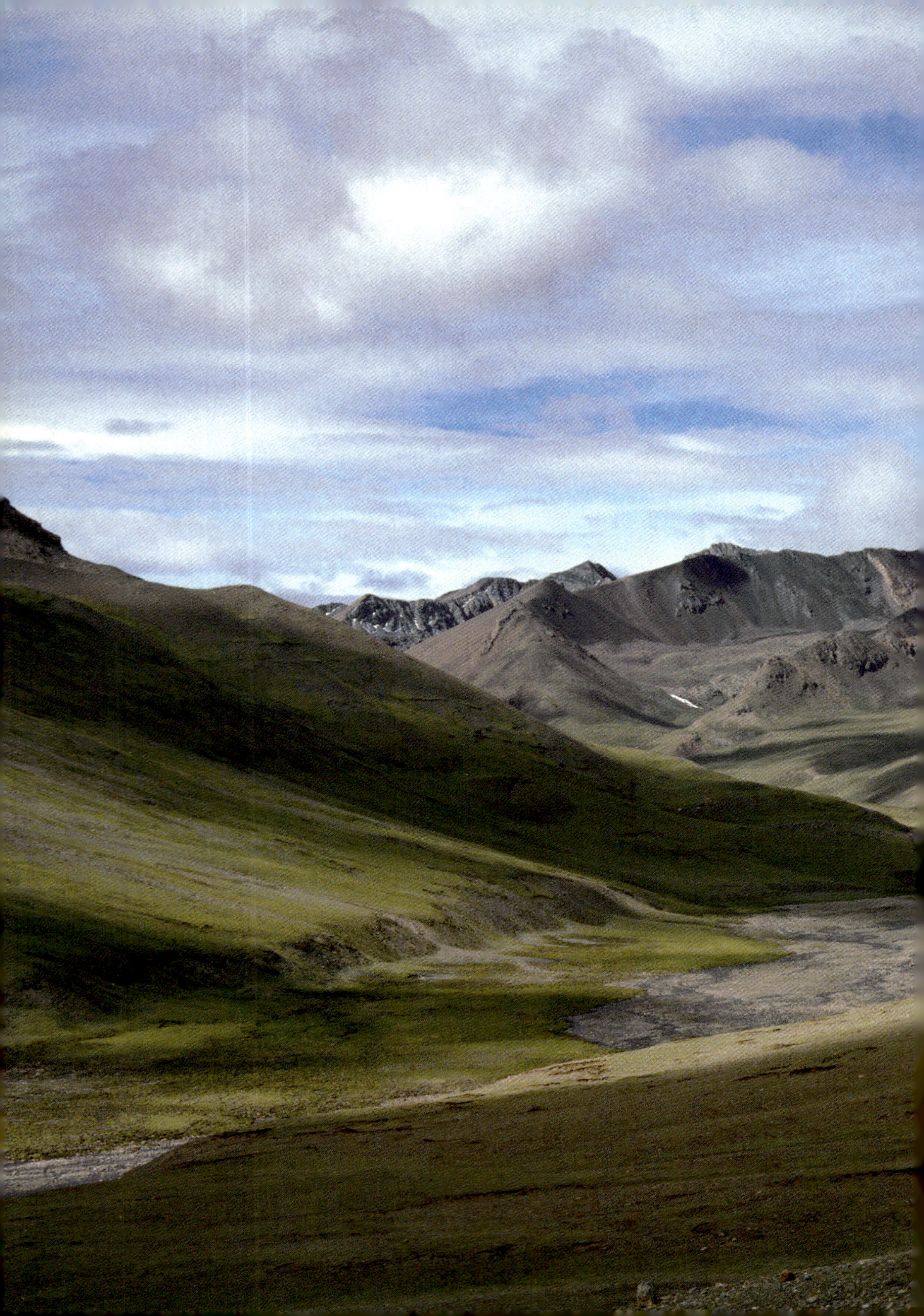

Es braucht Zeit, bis der Keim zum Baum heranwächst. Gottverwirklichung heißt, daß dein ganzes Wesen – jede Zelle des Körpers, jeder Atemzug, jeder Winkel des Bewußtseins, jeder Funke deiner Gedanken – erfüllt ist von Gottes Anwesenheit.

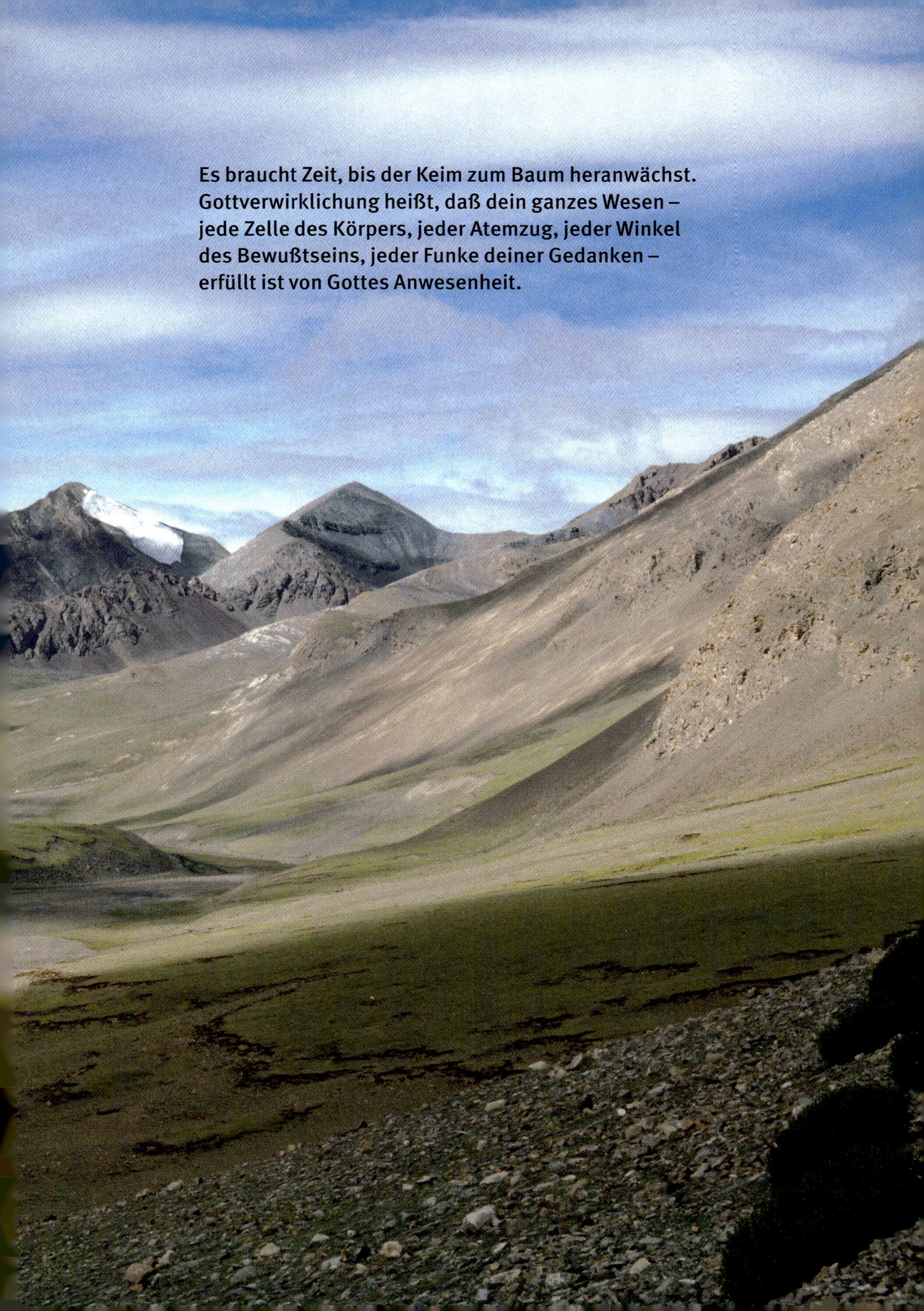

Die Übungen der ersten Stufe des Systems »Yoga im täglichen Leben« werden **SARVA HITTA ĀSANAS** (= »gut für alle«) genannt, da diese Übungen allen Menschen und allen Bereichen des Körpers gut tun. Die Sarva Hitta Āsanas verhelfen uns zu ganzheitlichem Wohlbefinden, indem sie Körper, Geist und Seele ins Gleichgewicht bringen. Jeder kann diese Übungen durchführen, in jedem Lebensalter und unabhängig von der körperlichen Kondition.

Welches Ziel auch immer du durch Yoga anstrebst (Erhaltung der Gesundheit, innere Ruhe und Ausgeglichenheit, erhöhte Konzentrationsfähigkeit, Meditation, spirituelle Verwirklichung), du solltest mit den Körper- und Atemübungen beginnen. Diese bilden die Basis für das weitere Yogastudium.

Um eine sichere Grundlage für schwierigere Übungen zu schaffen, gehe systematisch vor und beginne mit den Sarva Hitta Āsanas. Dadurch lernst du von Grund auf, die Yogaübungen korrekt durchzuführen und in der richtigen Weise zu atmen. Der Körper wird beweglich, die Muskeln werden gekräftigt und damit die Gelenke gefestigt. Die Übungen sind auch wertvoll für alle, die meditieren möchten, weil sie beruhigend und harmonisierend auf Geist und Nerven wirken, die Atmung vertiefen und den Körper für das längere, bewegungslose Sitzen in der Meditationshaltung vorbereiten.

Das Übungsprogramm der Sarva Hitta Āsanas dauert drei Monate. Es ist in sechs Abschnitte unterteilt, wobei jeder Teil zwei Wochen lang geübt wird. Das Programm beinhaltet Körper-, Atem- und Entspannungsübungen. Im Anschluß daran können die Übungen der 1. Stufe der Self-Inquiry-Meditation durchgeführt werden.

सर्वे भवन्तु सुखिनः सर्वे सन्तु निरामयाः ।
सर्वे भद्राणि पश्यन्तु मा कश्चिद् दुःखभाग् भवेत् ॥

SARVE BHAVANTU SUKHINAḤ	Mögen alle glücklich sein.
SARVE SANTU NIRĀMAYĀḤ	Mögen alle frei von Leid sein.
SARVE BHADRĀṆI PAŚYANTU	Mögen alle vom Glück begünstigt sein.
MĀ KAŚCID DUḤKHABHĀG BHAVET	Möge niemand unglücklich sein.

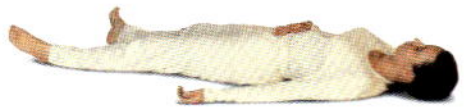
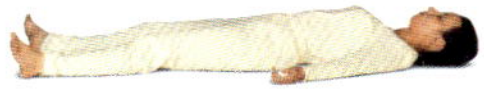
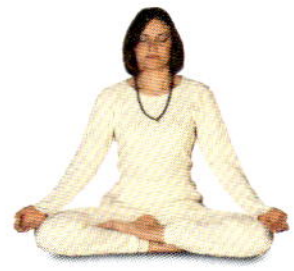

Stufe 1

SARVA HITTA ĀSANAS

Teil 1

1. und 2. Woche

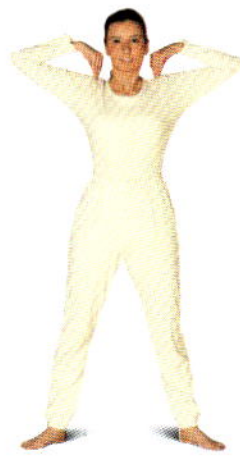
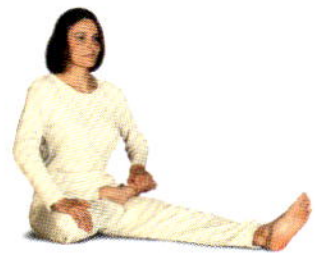

1–1/1 **ĀNANDĀSANA – Entspannung**
1–1/2 **Bauchatmung**
1–1/3 **Körper strecken**
1–1/4 **Drehen des Kopfes**
1–1/5 **Torsion mit aufgestellten Beinen**
1–1/6 **Seitliches Rollen mit angezogenen Beinen**
1–1/7 **Hochziehen der Schultern**
1–1/8 **Schulterkreisen**
1–1/9 **Schulterkreisen mit gebeugten Armen**
1–1/10 **Arme über dem Kopf kreuzen**
1–1/11 **Arme beugen und strecken**
1–1/12 **Gewicht verlagern**
1–1/13 **Unterschenkel anspannen**
1–1/14 **ĀNANDĀSANA – Entspannung**
1–1/15 **PAVANA MUKTĀSANA – Knie zum Kopf ziehen – Variation**
1–1/16 **Halber Schmetterling**
1–1/17 **MĀRJĀRĪ – Katze**
1–1/18 **KHATU PRANĀM – Gruß an Khatu**
1–1/19 **ĀNANDĀSANA – Entspannung**
1–1/20 **NĀDĪ SHODHANA PRĀNĀYĀMA – Nervenreinigung / Stufe 1**
1–1/21 **SELF-INQUIRY-MEDITATION – Stufe 1/1**

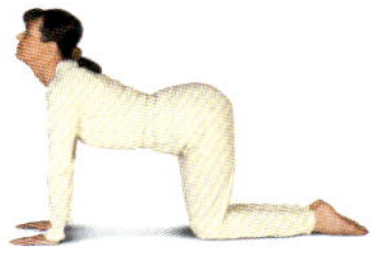
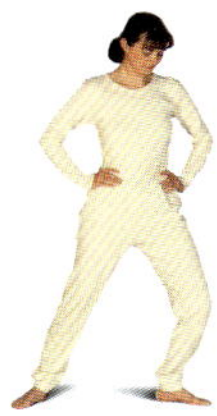
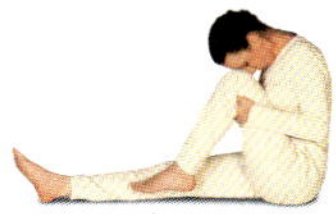
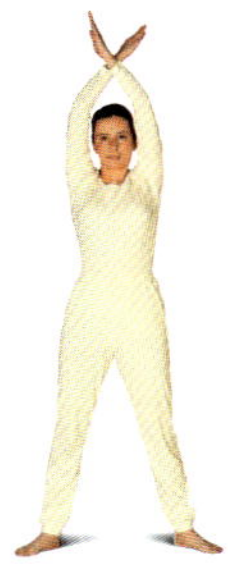
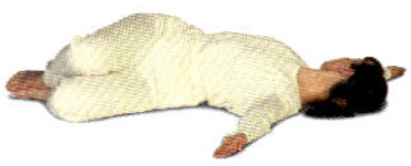
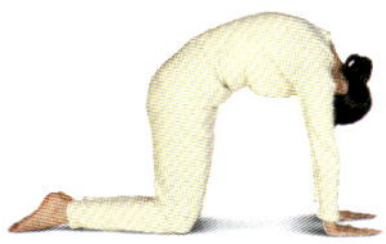
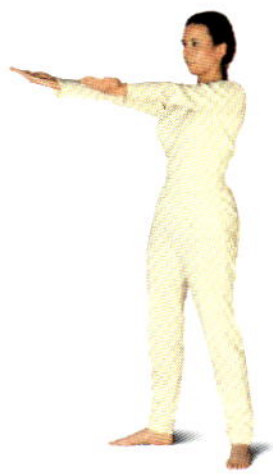
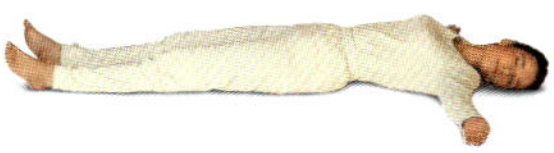
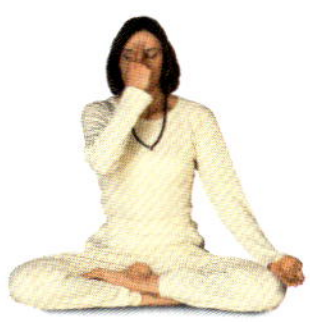
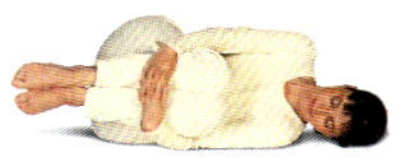
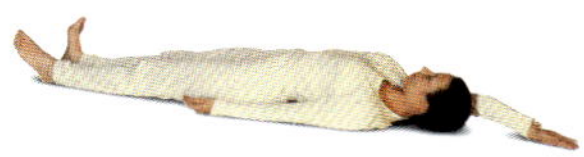

1 | 1.1 ĀNANDĀSANA – Entspannung

Grundstellung: Rücken- oder Bauchlage
Konzentration: auf den ganzen Körper
Atmung: normaler Atem
Dauer: 2–5 Minuten
Durchführung: Lege dich bequem auf den Rücken. Die Füße fallen locker nach außen. Die Arme liegen entspannt neben dem Körper; die Handflächen sind nach oben gerichtet. Bei Bedarf kannst du ein Kissen unter Kopf oder Knie geben. Schließe die Augen; die Augenlider sind entspannt. Spüre deinen ganzen Körper von den Zehen bis zum Kopf. ···> Lenke die Aufmerksamkeit zu jedem Teil des Körpers und entspanne schrittweise und bewußt den ganzen Körper. Fühle innere Ruhe und Frieden. ···> Falls es dir angenehmer ist, kannst du dich auch in Bauchlage entspannen.

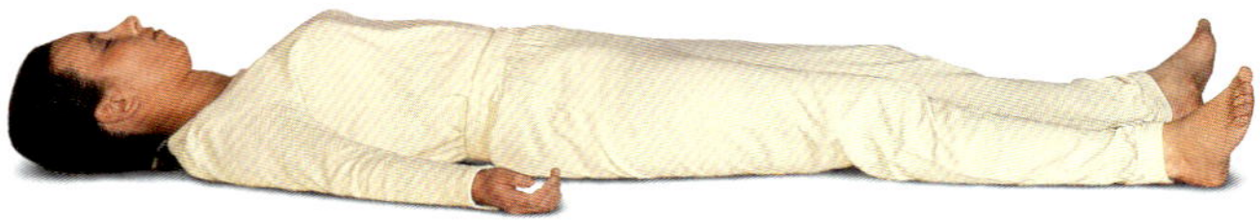

Gut für
Körperliche Entspannung führt auch zur geistigen Entspannung. Entspannung ist eine wichtige Voraussetzung für eine optimale Durchführung und Wirkung der Yogaübungen. Daher wird Ānandāsana am Beginn und am Ende jeder Übungsstunde sowie zwischen den Übungen durchgeführt.

1 | 1.2 Bauchatmung

Grundstellung: Rückenlage
Konzentration: auf die Bauchatmung
Atmung: etwas tiefere und entspannte Atmung
Wiederholungen: 10 x ein- und ausatmen
Durchführung: Liege entspannt auf dem Rücken und lege eine Hand auf den Bauch. Nimm wahr, wie sich der Bauch mit der Einatmung hebt und mit der Ausatmung wieder senkt. ···> Beobachte, wie bei zunehmender Entspannung die Atembewegungen allmählich langsamer und besonders die Ausatmung länger wird. ···> Lege die Arme wieder neben den Körper und beobachte deinen normalen Atem.

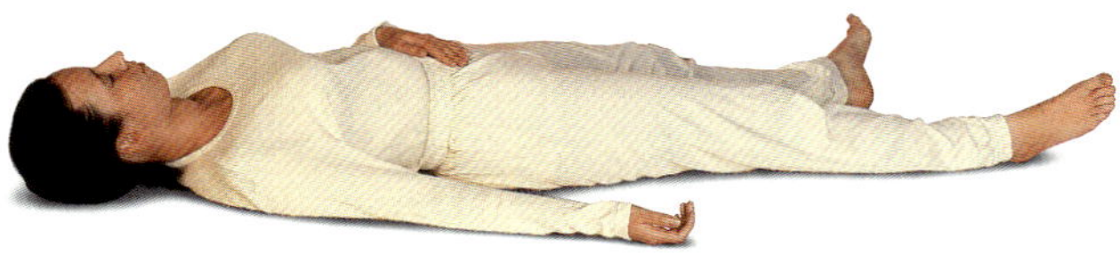

Gut für
Die bewußte Durchführung der Bauchatmung führt zu einer körperlichen und geistigen Entspannung. Es kommt zu einer verbesserten Durchblutung im ganzen Körper sowie zu einer Anregung des Stoffwechsels.

1 | 1.3 Körper strecken

Grundstellung: Rückenlage
Konzentration: auf die Körperstreckung
Atmung: mit der Bewegung koordiniert
Wiederholungen: 3 x mit jedem Arm

Durchführung: Liege entspannt auf dem Rücken; die Arme sind neben dem Körper. ···› Einatmend strecke den rechten Arm über den Kopf. Dehne die rechte Körperseite, indem du die rechte Hand und die rechte Ferse in entgegengesetzte Richtungen bewegst. Drücke gleichzeitig das Becken nach unten. ···› Ausatmend lege den Arm wieder neben den Körper. ···› Einatmend strecke den linken Arm über den Kopf. Dehne nun die linke Körperseite, indem du die linke Hand und die linke Ferse in die entgegengesetzte Richtung bewegst. ···› Ausatmend lege den Arm wieder neben den Körper. Führe die Übung 3 x durch.

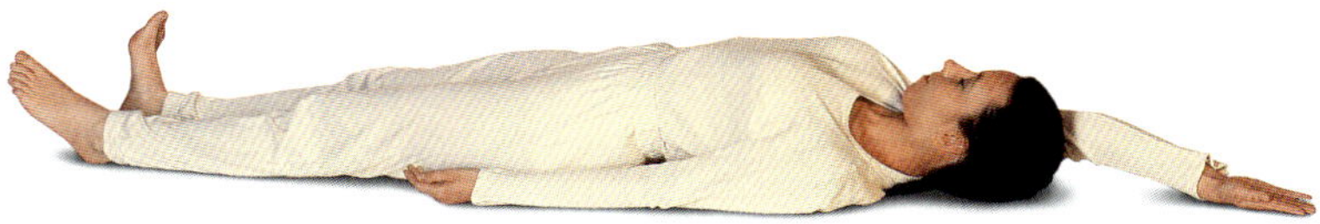

Gut für

Durch die Streckung lösen sich körperliche Verspannungen, die während des Tages oder im Schlaf durch verkrampfte Haltungen entstanden sind. Die Atmung wird vertieft und harmonisiert. Die Übung erfrischt den ganzen Körper.

1 | 1.4 Drehen des Kopfes

Grundstellung: Rückenlage
Konzentration: auf den Nacken
Atmung: normaler Atem
Wiederholungen: 5 x zu jeder Seite

Durchführung: Liege entspannt auf dem Rücken und gib die Beine etwas auseinander. ···› Strecke die Arme seitlich in Schulterhöhe aus und drehe den Kopf langsam nach rechts und links. ···› Führe die Drehbewegung 5 x zu jeder Seite durch. Lege dann die Arme wieder neben den Körper.

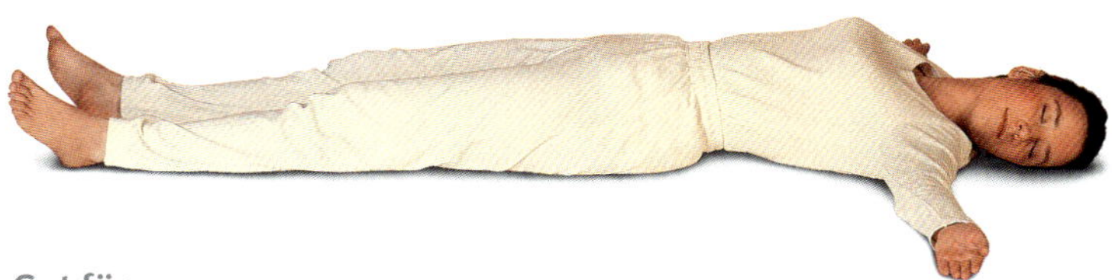

Gut für

Entspannt den Nacken- und Schulterbereich.

1 | 1.5 Torsion mit aufgestellten Beinen

Grundstellung: Rückenlage
Konzentration: auf die Drehung der Wirbelsäule
Atmung: mit der Bewegung koordiniert
Wiederholungen: 3 x zu jeder Seite
Durchführung: Liege mit geschlossenen Beinen auf dem Rücken. Strecke die Arme seitlich in Schulterhöhe aus; die Handflächen weisen nach oben. Beuge die Beine und stelle die Fußsohlen auf den Boden. ···› Atme tief ein. ···› Ausatmend neige beide Knie langsam nach rechts bis zum Boden und drehe den Kopf gleichzeitig nach links. In der Endposition liegt das linke Bein auf dem rechten. ···› Einatmend führe mit Hilfe der Bauchmuskeln die Beine und auch den Kopf wieder zur Mitte. ···› Ausatmend neige die Beine langsam nach links und drehe den Kopf gleichzeitig nach rechts. ···› Einatmend komme wieder zur Mitte zurück. ···› Die Arme bleiben während der Drehung auf dem Boden liegen. Kopf und Beine drehen langsam und gleichzeitig in Gegenrichtung. ···› Kehre nach der Übung wieder in die Ausgangsposition zurück.

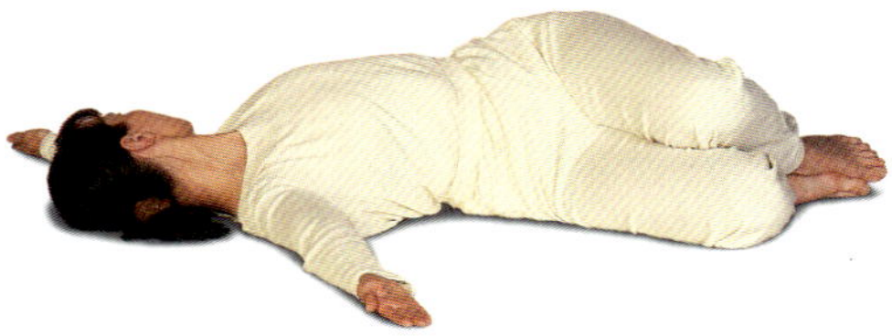

Gut für
Entspannt den Nacken und den ganzen Rücken und fördert die Beweglichkeit der Wirbelsäule. Wirkt vertiefend und harmonisierend auf die Atmung.
Achtung
Bei akuten Bandscheibenschäden darf die Übung nicht durchgeführt werden.

1 | 1.6 Seitliches Rollen mit angezogenen Beinen

Grundstellung: Rückenlage
Konzentration: auf den Rücken
Atmung: mit der Bewegung koordiniert
Wiederholungen: 5 x zu jeder Seite
Durchführung: Liege mit geschlossenen Beinen auf dem Rücken. Beuge die Beine, umfasse mit den Händen die Knie und ziehe sie zum Körper. ···› Ausatmend rolle den Körper langsam nach links. ···› Einatmend komme zur Mitte. ···› Ausatmend rolle den Körper langsam nach rechts. ···› Einatmend komme zur Mitte. Rolle dich 5 x nach links und rechts und kehre wieder in die Ausgangslage zurück.

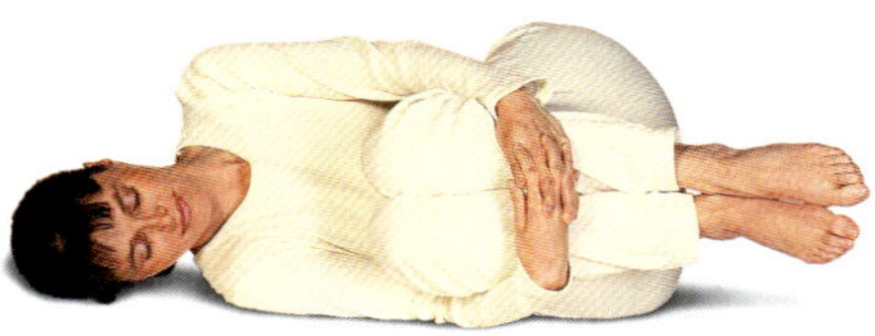

Gut für
Entspannt und durchblutet den ganzen Rücken und regt die Nierentätigkeit an.

1 | 1.7 Hochziehen der Schultern

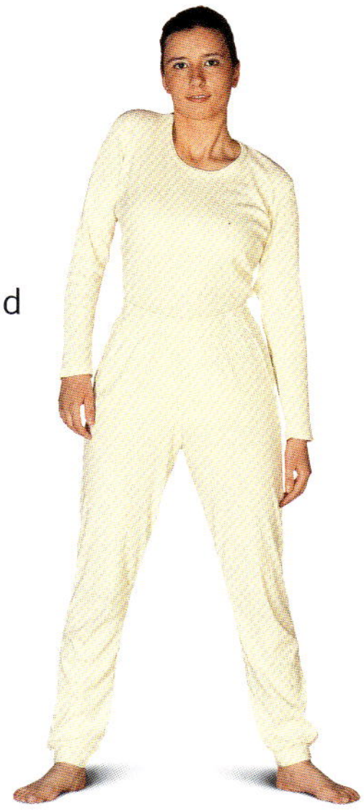

Grundstellung: Stand
Konzentration: auf den Schultergürtel
Atmung: mit der Bewegung koordiniert
Wiederholungen: 5 x mit jeder Schulter
Durchführung: Stehe gerade und entspannt mit leicht gegrätschten Beinen; lenke die Aufmerksamkeit auf deine Schultern. ···› Einatmend hebe die rechte Schulter. ···› Ausatmend laß die rechte Schulter wieder sinken. ···› Einatmend hebe die linke Schulter. ···› Ausatmend laß die linke Schulter wieder sinken. ···› Normal atmend nimm nach der Übung wieder die Ausgangsposition ein.

Gut für
Entspannt die Muskeln im Bereich des Nackens und Schultergürtels.

1 | 1.8 Schulterkreisen

Grundstellung: Stand
Konzentration: auf die Schultern
Atmung: normaler Atem
Wiederholungen: 5 x in jede Richtung
Durchführung: Stehe mit leicht gegrätschten Beinen. Lenke die Aufmerksamkeit auf deine Schultern. ···› Führe langsam und konzentriert mit beiden Schultern große kreisende Bewegungen durch. Laß die Arme dabei locker neben dem Körper hängen. ···› Mache 5 Kreisbewegungen vorwärts und 5 Kreisbewegungen rückwärts. ···› Laß die Arme sinken und nimm wieder die Ausgangsposition ein.

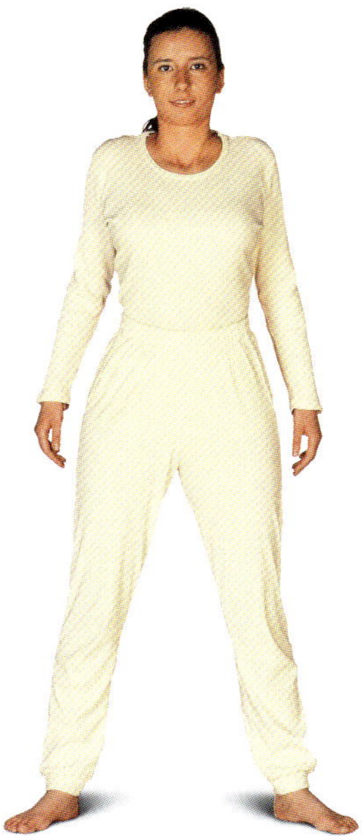

Gut für
Entspannt und kräftigt den Schultergürtel, den Brustkorb und den Nacken.

1 | 1.9 Schulterkreisen mit gebeugten Armen

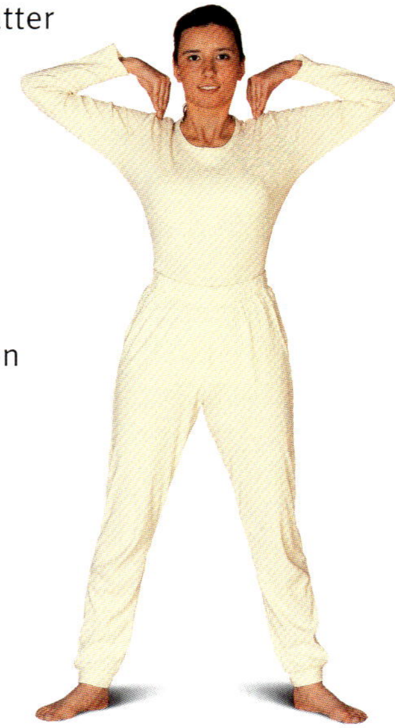

Grundstellung: Stand
Konzentration: auf die Schultergelenke und Schulterblätter
Atmung: mit der Bewegung koordiniert
Wiederholungen: 5 x in jede Richtung
Durchführung: Stehe mit leicht gegrätschten Beinen. Lege die Fingerspitzen auf die Schultern und führe mit den Ellbogen große kreisende Bewegungen durch. ···› Einatmend bewege die Ellbogen in einem Halbkreis nach hinten. ···› Ausatmend setze die Kreisbewegung nach vorn fort, bis die Ellbogen einander berühren. ···› Mache 5 Kreisbewegungen vorwärts und 5 Kreisbewegungen rückwärts. Laß die Arme sinken und kehre in die Ausgangsposition zurück.

Gut für

Wirkt vorbeugend gegen Rundrücken. Entspannt und kräftigt den Schultergürtel und dehnt die Muskeln auf der Vorderseite des Brustkorbs. Vertieft die Atmung und fördert die Beweglichkeit der Schultergelenke.

1 | 1.10 Arme über dem Kopf kreuzen

Grundstellung: Stand
Konzentration: auf die Arme und die Dehnung des Brustkorbs
Atmung: mit der Bewegung koordiniert
Wiederholungen: 5 x
Durchführung: Stehe mit leicht gegrätschten Beinen.

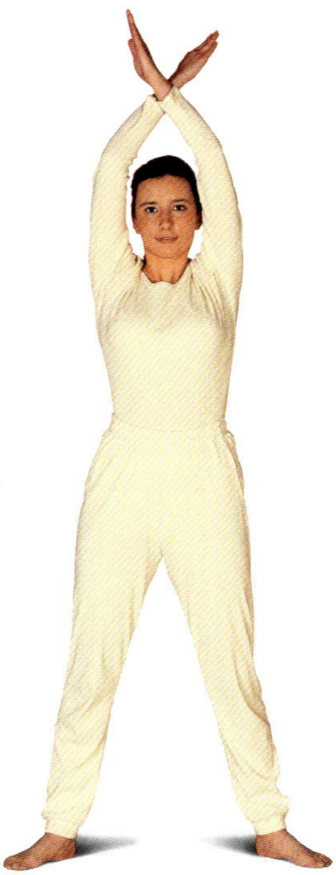

···› Einatmend hebe die Arme seitlich hoch und kreuze sie über dem Kopf. ···› Ausatmend führe die Arme wieder neben den Körper. ···› Kreuze die Arme so, daß sich abwechselnd der linke und der rechte Arm vorn befindet. Nach der Übung laß die Arme sinken und kehre in die Ausgangsposition zurück.

Gut für

Wirkt entspannend und beruhigend auf Körper, Atem und Geist. Entspannt und kräftigt die Rückenmuskulatur und macht die Schultergelenke beweglich. Fördert die Atmung in die seitlichen Bereiche des Brustkorbs.

1 | 1.11 Arme beugen und strecken

Grundstellung: Stand
Konzentration: auf die Bewegungen der Arme
Atmung: mit der Bewegung koordiniert
Wiederholungen: 5 x nach vorn und 5 x zur Seite
Durchführung: Stehe mit leicht gegrätschten Beinen.

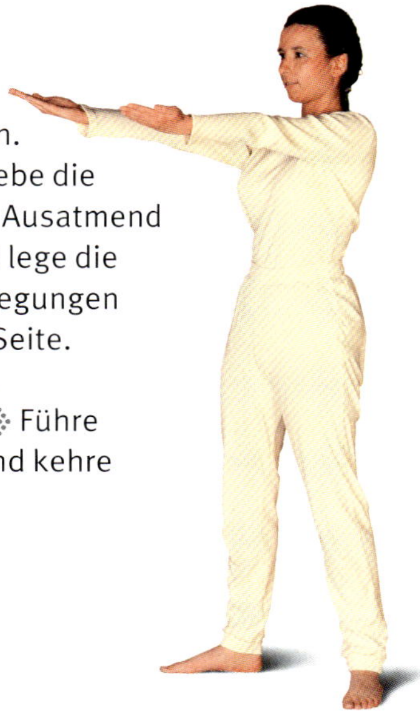

···› Einatmend lege die Fingerspitzen auf die Schultern. Hebe die Ellbogen bis in Schulterhöhe und richte sie nach vorn. ···› Ausatmend strecke die Arme waagrecht nach vorn aus. ···› Einatmend lege die Fingerspitzen wieder auf die Schultern. ···› Führe die Bewegungen 5 x durch. ···› Normal atmend richte nun die Ellbogen zur Seite. ···› Ausatmend strecke die Arme waagrecht zur Seite aus. ···› Einatmend lege die Finger wieder auf die Schultern. ···› Führe die Bewegungen 5 x durch. Laß die Arme wieder sinken und kehre in die Ausgangsposition zurück.

Gut für

Kräftigt Rücken, Schultern und Arme und fördert die Beweglichkeit der Ellbogengelenke.

1 | 1.12 Gewicht verlagern

Grundstellung: Stand
Konzentration: auf die Muskeln des Oberschenkels
Atmung: mit der Bewegung koordiniert
Wiederholungen: 5 x zu jeder Seite
Durchführung: Stehe mit leicht gegrätschten Beinen und richte die Fußspitzen nach außen. Stütze die Hände in die Taille. Beide Fußsohlen bleiben während der Übung auf dem Boden.···› Ausatmend beuge das linke Knie und verlagere das Körpergewicht so weit auf das linke Bein, daß das rechte Bein fast vollständig entlastet ist. Das rechte Bein bleibt gestreckt. Fühle bewußt die Anspannung der Oberschenkelmuskulatur. ···› Einatmend komme wieder zur Mitte. Wiederhole die Übung 5 x und führe sie dann 5 x auf die andere Seite durch. ···› Laß die Arme sinken und kehre in die Ausgangsposition zurück.

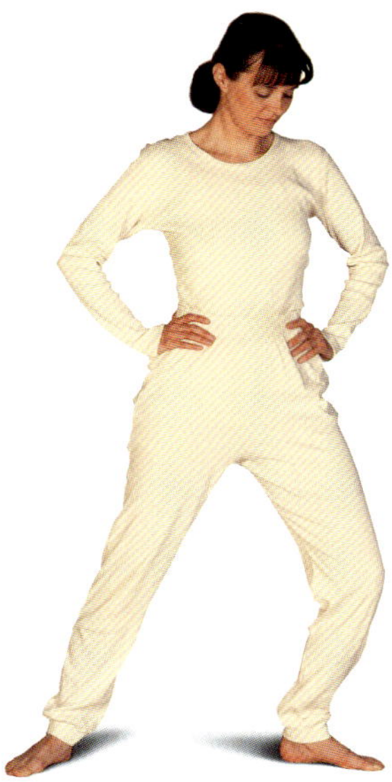

Gut für

Kräftigt die Beinmuskulatur und schult das Gefühl für die Standfestigkeit auf einem Bein. Fördert die Konzentrationsfähigkeit und den Gleichgewichtssinn.

1 | 1.13 **Unterschenkel anspannen**

Grundstellung: Stand
Konzentration: auf die Wadenmuskulatur
Atmung: mit der Bewegung koordiniert
Wiederholungen: 5 x zu jeder Seite
Durchführung: Stehe mit leicht gegrätschten Beinen. Die Fußspitzen weisen etwas nach außen. Stütze die Hände in die Taille. ···› Ausatmend hebe die linke Ferse und verlagere das Körpergewicht so weit auf den Zehenballen, daß das rechte Bein fast vollständig entlastet ist. Spüre dabei die Anspannung der Wadenmuskulatur. ···› Einatmend komme wieder zur Mitte. Wiederhole die Übung 5 x und führe sie dann 5 x auf die andere Seite durch. ···› Laß die Arme sinken und kehre in die Ausgangsposition zurück.

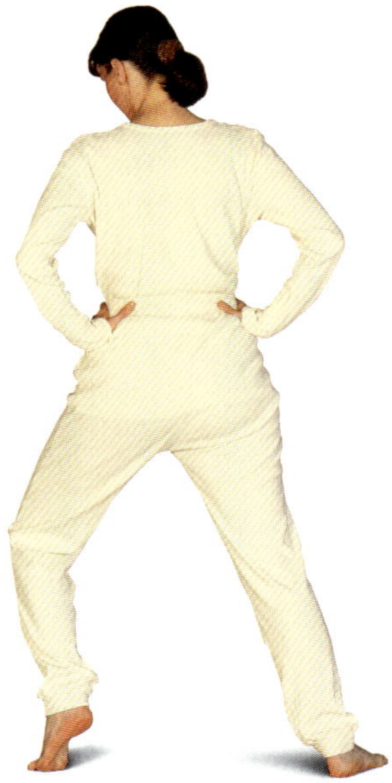

Gut für
Kräftigt die Fuß- und Unterschenkelmuskulatur, schult den Gleichgewichtssinn und das Bewußtsein der Fuß- und Beinbelastung. Wirkt gegen Krampfadern und fördert die Durchblutung der Beine.

1 | 1.14 **ĀNANDĀSANA – Entspannung**

Grundstellung: Rücken- oder Bauchlage
Konzentration: auf den ganzen Körper
Atmung: normaler Atem
Dauer: 2–5 Minuten
Durchführung: Lege dich bequem auf den Rücken. Die Füße fallen locker nach außen. Die Arme liegen entspannt neben dem Körper; die Handflächen sind nach oben gerichtet. Bei Bedarf kannst du ein Kissen unter Kopf oder Knie geben. Schließe die Augen; die Augenlider sind entspannt. Spüre deinen ganzen Körper von den Zehen bis zum Kopf. ···› Lenke die Aufmerksamkeit zu jedem Teil des Körpers und entspanne schrittweise und bewußt den ganzen Körper. Fühle innere Ruhe und Frieden. ···› Wenn es dir angenehmer ist, kannst du dich auch in Bauchlage entspannen.

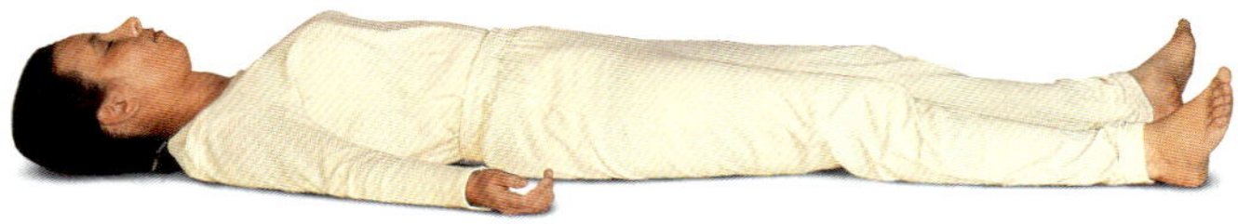

Gut für
Körperliche Entspannung führt auch zur geistigen Entspannung. Entspannung ist eine wichtige Voraussetzung für eine optimale Durchführung und Wirkung der Yogaübungen. Daher wird Ānandāsana am Beginn und am Ende jeder Übungsstunde sowie zwischen den Übungen durchgeführt.

1 | 1.15 PAVANA MUKTĀSANA – Knie zum Kopf ziehen - Variation

Grundstellung: Langsitz
Konzentration: auf Rücken und Hüftgelenke
Atmung: mit der Bewegung koordiniert
Wiederholungen: 5 x mit jedem Bein
Durchführung: Setze dich in den Langsitz. Der Rücken ist gerade und entspannt. Verschränke die Finger unter dem rechten Knie und hebe das rechte Bein etwas vom Boden ab. ···> Atme tief ein. ···> Ausatmend beuge das rechte Bein und ziehe den Oberschenkel zum Körper. Achte darauf, daß der Rücken gerade bleibt. Beuge den Kopf nach vorn und berühre mit der Stirn oder der Nase das Knie; der Rücken kann dabei leicht gebeugt werden. ···> Einatmend hebe den Kopf, richte den Oberkörper wieder auf und strecke das Bein aus. Berühre mit dem Fuß nicht den Boden. ···> Führe die Übung 5 x mit dem rechten und 5 x mit dem linken Bein durch. ···> Kehre dann in die Ausgangsposition zurück.

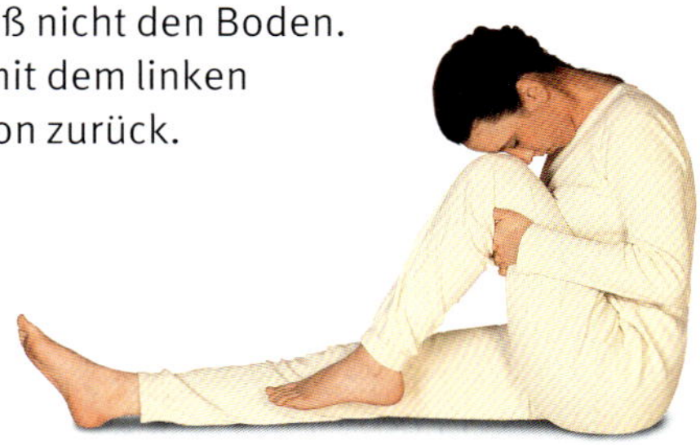

Gut für
Dehnt die Rücken- und Gesäßmuskulatur. Fördert die Beweglichkeit der Wirbelsäule und Hüftgelenke und entspannt den Nacken. Diese Āsana kräftigt und durchblutet alle Gelenke des Körpers. Sie wirkt besonders gegen Kreuz- und Ischiasbeschwerden, unterstützt eine gute Körperhaltung und regt die Verdauung an.

1 | 1.16 Halber Schmetterling

Grundstellung: Langsitz
Konzentration: auf die Hüftgelenke
Atmung: normaler Atem
Wiederholungen: 10 x mit jedem Bein
Durchführung: Sitze mit geradem Rücken im Langsitz. ···> Normal atmend lege den rechten Fuß mit der Fußsohle nach oben auf den linken Oberschenkel möglichst nahe zum Hüftgelenk. Falls diese Beinstellung Schwierigkeiten bereitet, kannst du den Fuß auch nahe am Körper auf den Boden legen. ···> Halte mit der linken Hand die Zehen des rechten Fußes. ···> Mit leichtem Druck der rechten Hand bewege das Knie 10 x auf und ab. ···> Komme in die Ausgangsposition zurück und führe die Übung mit dem linken Bein durch.

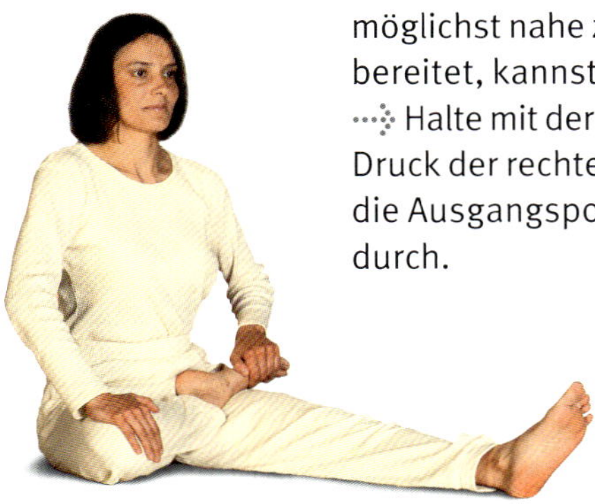

Gut für
Dehnt die innere Hüftmuskulatur und die Muskulatur der Oberschenkel; fördert die Durchblutung der Hüftgelenke. Vorbereitung für den Meditationssitz.

Achtung
Bei Beschwerden in den Fuß-, Knie- oder Hüftgelenken soll diese Übung nicht durchgeführt werden.

1.17 MĀRJĀRĪ – Katze

Grundstellung: Vajrāsana (Fersensitz)
Konzentration: auf die Wirbelsäule
Atmung: mit der Bewegung koordiniert
Wiederholungen: 3 x

Durchführung: Setze dich in Vajrāsana. Die Hände ruhen auf den Oberschenkeln. Der Rücken ist gerade und entspannt. ⇢ Einatmend hebe die gestreckten Arme mit nach unten gerichteten Handflächen bis in Schulterhöhe und komme mit geradem Rücken in den Kniestand. ⇢ Ausatmend beuge dich nach vorn und stütze die Hände auf den Boden, sodaß Arme und Beine einen rechten Winkel zum Boden bilden. Mache einen »Katzenbuckel«, indem du den Rücken nach oben wölbst. Beuge gleichzeitig den Kopf und richte den Blick zum Nabel. Die ganze Wirbelsäule ist gebeugt. ⇢ Einatmend bewege den Rücken in die Gegenrichtung und hebe den Kopf. Die Wirbelsäule ist durchgestreckt; die Bauchmuskeln sind entspannt. Richte den Blick möglichst weit nach oben, sodaß die Vorderseite des Brustkorbs gedehnt wird. Führe diese Bewegung des Rückens noch 3 x im Atemrhythmus durch. ⇢ Einatmend richte dich in den Kniestand auf und strecke die Arme nach vorn. ⇢ Ausatmend nimm wieder die Ausgangsposition ein.

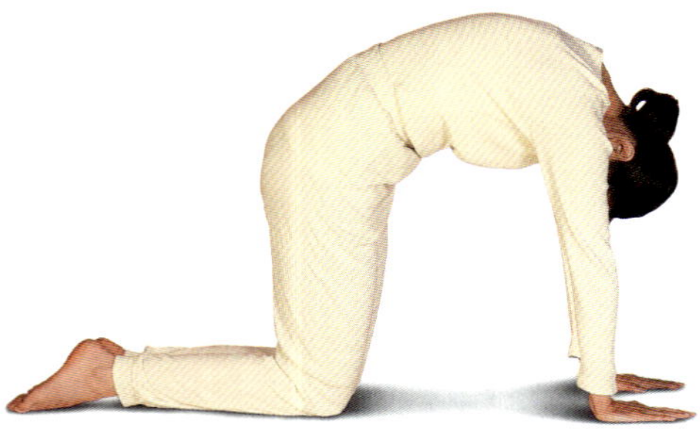

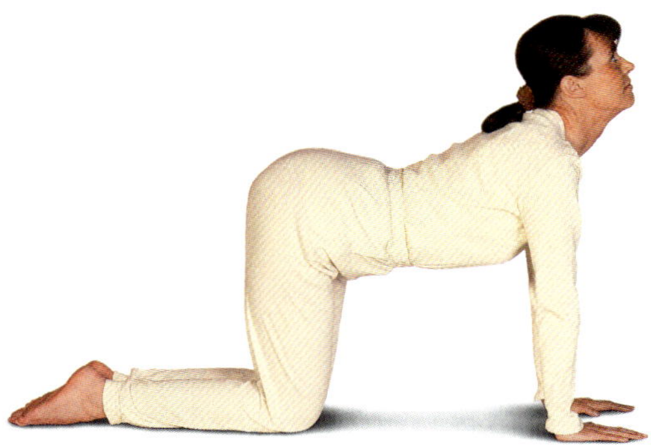

Gut für

Entspannt die Muskulatur entlang der Wirbelsäule und macht sie dadurch geschmeidig und elastisch. Fördert die Verdauung, lindert Menstruationsbeschwerden und eignet sich zum Erlernen der tiefen Atmung in Bauch und Rücken.

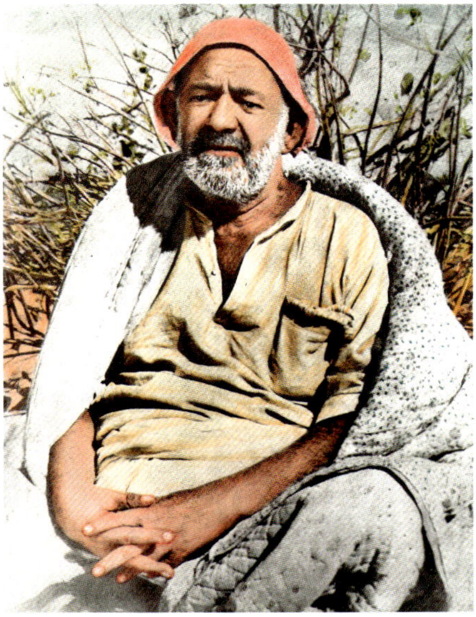

Diese Übungsreihe ist **BHAGWAN SRI DEEP NARAYAN MAHAPRABHUJI** gewidmet und nach dem Ort Bari Khatu am Rande der Wüste Thar im Westen Rajasthans benannt, in dem dieser weithin verehrte Heilige 135 Jahre lang lebte.

Diese Übung, die in meisterhafter Weise gleichermaßen Seele, Geist und Körper harmonisiert, ist das Ergebnis eines jahrelangen Forschungs- und Erfahrungsprozesses. Zu Beginn lenken wir unser Augenmerk vor allem auf die körperlichen Wohltaten, die uns diese Übung bereitet.

KHATU PRANĀM kräftigt, dehnt und entspannt die Muskulatur des ganzen Körpers, fördert die Beweglichkeit der Wirbelsäule und reguliert die Drüsentätigkeit. Es kräftigt das Immunsystem und erhöht damit unsere Widerstandskraft gegen Infektionskrankheiten. Außerdem wirkt es harmonisierend und stärkend auf das gesamte Nervensystem. Einige Runden, täglich durchgeführt, helfen gegen Haltungsschäden, Rückenschmerzen, Streß und Verdauungsbeschwerden.

In der fortgeschrittenen Stufe wird Khatu Pranām mit Konzentration auf die Energiezentren (**CHAKRAS**) und mit Atemregulation durchgeführt; dies wird in Stufe 7 ausführlich beschrieben.

Wegen der besonders harmonisierenden und zugleich belebenden Wirkung dieser Übungsfolge auf Körper, Geist und Psyche ist es vorteilhaft, sie bereits ab der 1. Stufe in das tägliche Übungsprogramm einzubeziehen und zusätzlich zu den Übungen der jeweiligen Stufe durchzuführen.

Gut für

Eine ausführliche Beschreibung der Wirkungen jeder Position findet sich in Stufe 7.

Achtung

Bei sehr hohem Blutdruck oder bei Schwindel soll die Übung nicht durchgeführt werden.

10
Hebe den Oberkörper gleichzeitig mit den gestreckten Armen von der Hüfte aus hoch. Lege die Handflächen aneinander. Blicke auf die Hände.

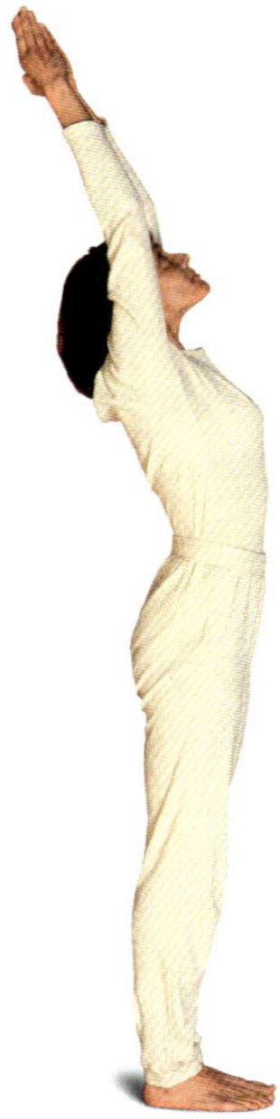

9
Stelle nun den linken Fuß neben den rechten und strecke die Knie durch. Laß den Oberkörper entspannt hängen.

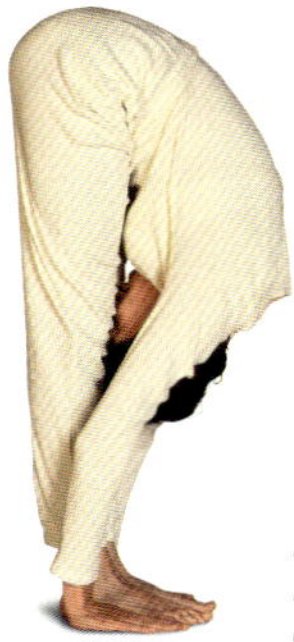

Die Āsana setzt sich nun in umgekehrter Reihenfolge fort.

11
Beuge dich wieder nach vorn und laß den Oberkörper hängen, wie in Position 9.

8
Nimm wieder Position 6 ein.

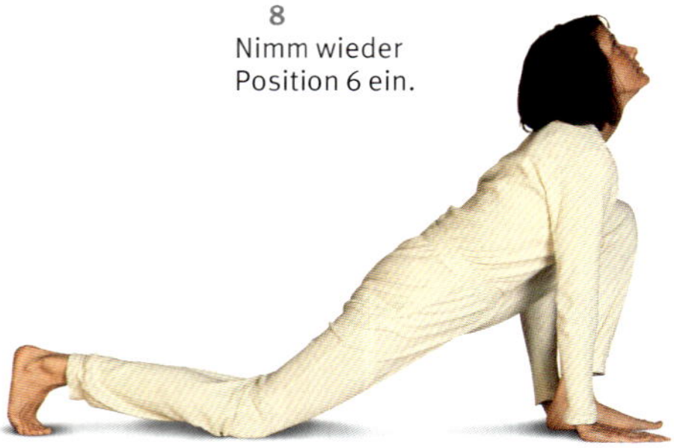

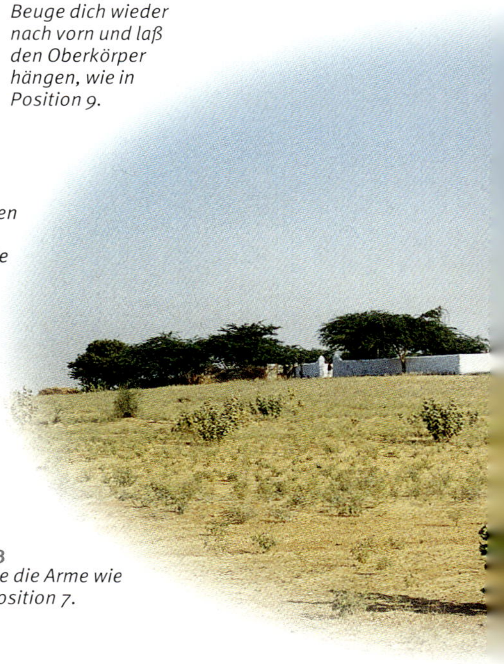

12
Stelle den rechten Fuß zurück und stütze das rechte Knie auf den Boden, wie in Position 8. (Beinstellung umgekehrt)

7
Hebe die Arme über den Kopf und lege die Handflächen aneinander. Richte den Blick auf die Hände. Drücke das Becken etwas nach vorn und ziehe den Oberkörper nach oben.

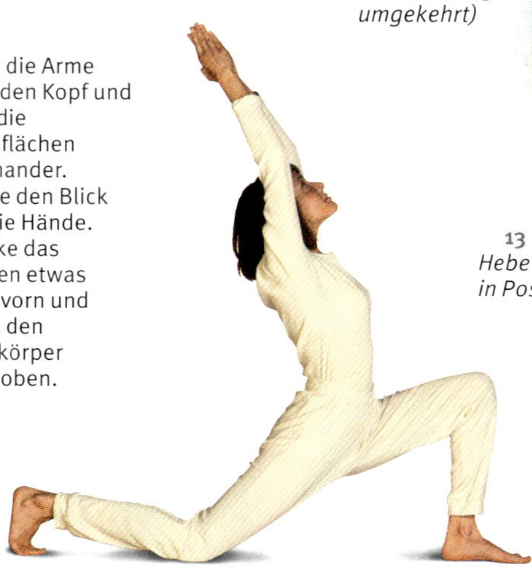

13
Hebe die Arme wie in Position 7.

14
Senke die Arme und stütze die Hände neben dem Fuß auf den Boden, wie in Position 6 bzw. 12.

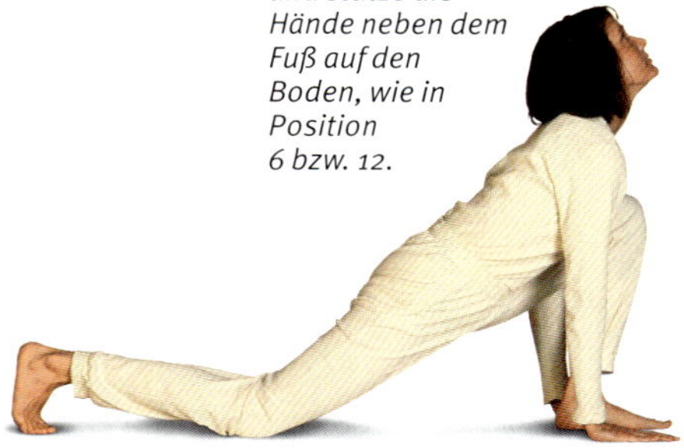

6
Stelle den rechten Fuß zwischen die Hände und stütze das linke Knie auf dem Boden ab. Die Handflächen oder Finger berühren den Boden. Hebe den Kopf und richte den Blick nach vorn.

1 | 1.18 KHATU PRANĀM – Gruß an Khatu

Grundstellung: Vajrāsana
Konzentration: auf den ganzen Körper
Atmung: normaler Atem
Wiederholungen: 2-4 x

Stelle in der 2. Runde in Position 6 den linken Fuß zwischen die Hände und in Position 12 wieder nach hinten, in der 3. Runde wieder den rechten Fuß usw.

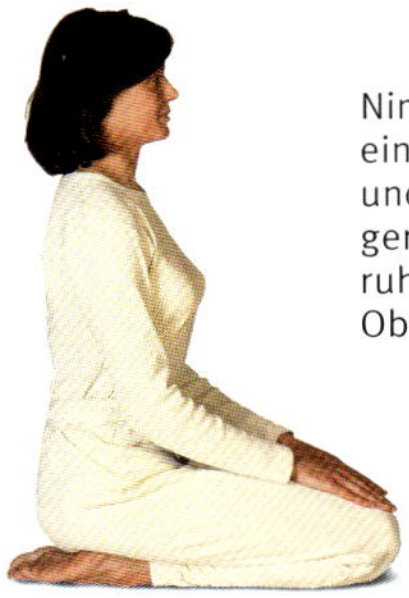

Nimm Vajrāsana ein. Oberkörper und Kopf sind gerade. Die Hände ruhen auf den Oberschenkeln.

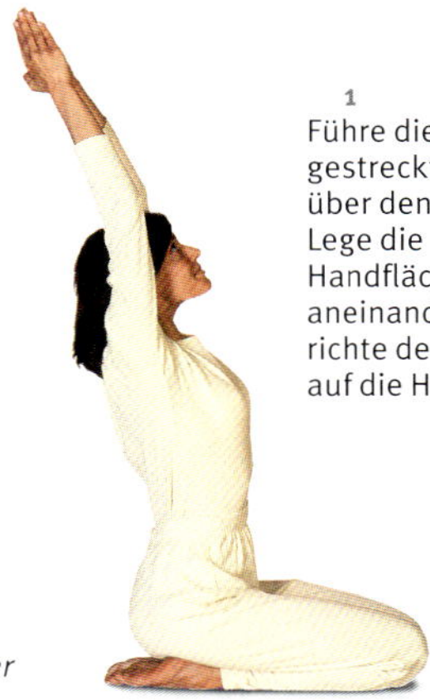

1
Führe die gestreckten Arme über den Kopf. Lege die Handflächen aneinander und richte den Blick auf die Hände.

2
Drehe die Handflächen nach vorn und beuge dich von der Hüfte aus mit geradem Oberkörper nach vorn, bis Arme und Stirn den Boden berühren.

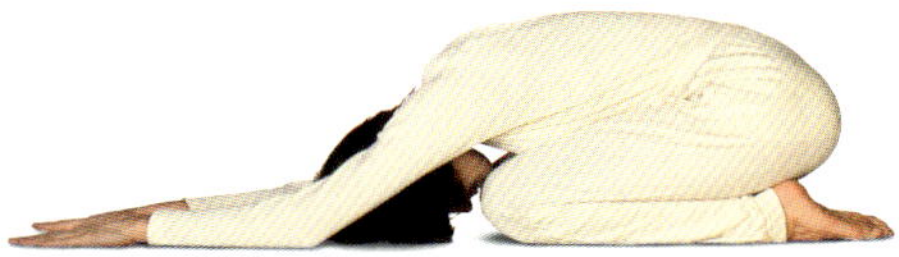

20
Senke die Arme und komme in die Ausgangsstellung zurück.

19
Hebe Oberkörper und Arme gleichzeitig hoch, wie in Position 1.

18
Ziehe den Oberkörper zurück und komme in Position 2.

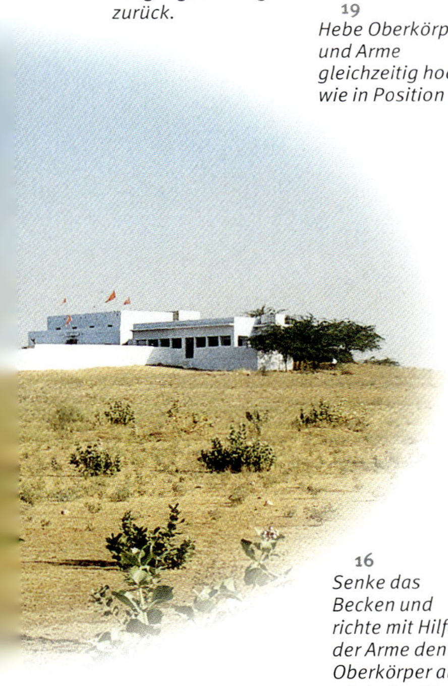

3
Ziehe den Oberkörper nach vorn, bis sich die Schultern zwischen den Händen befinden. Stütze das Kinn auf den Boden. Die Zehen sind aufgestellt, das Becken vom Boden abgehoben.

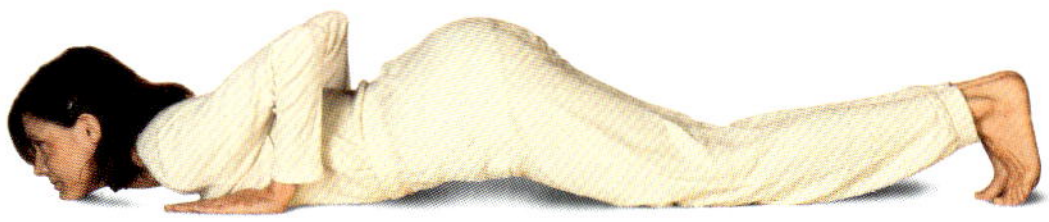

17
Stütze Kinn und Brust auf den Boden und hebe das Becken leicht an, wie in Position 3.

16
Senke das Becken und richte mit Hilfe der Arme den Oberkörper auf, wie in Position 4.

4
Senke das Becken zum Boden und richte den Oberkörper mit Hilfe der Arme so weit auf, daß das Becken noch auf dem Boden aufliegt. Richte den Blick nach oben. Achte darauf, daß die Wirbelsäule gleichmäßig gestreckt ist.

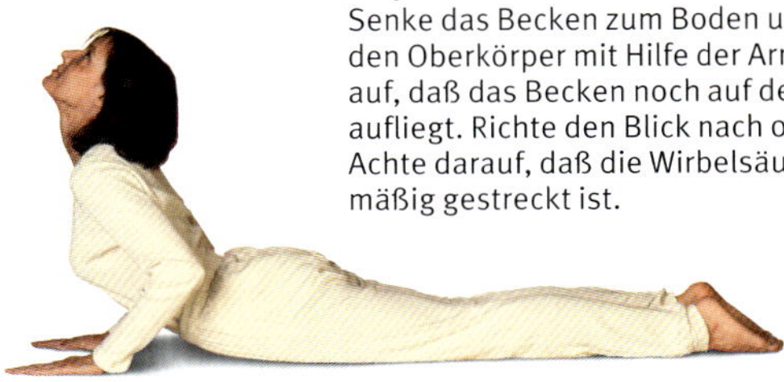

15
Stelle den linken Fuß neben den rechten Fuß und hebe das Becken hoch, wie in Position 5.

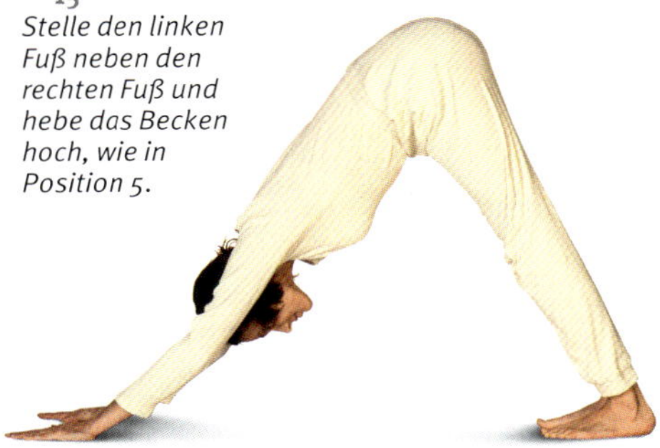

5
Hebe das Becken hoch und halte die Beine gestreckt. Oberkörper und Arme bilden eine Linie. Die Fußsohlen sollen ganz auf dem Boden aufliegen. Der Kopf hängt locker zwischen den gestreckten Armen.

1 | 1.19 ĀNANDĀSANA – Entspannung

Grundstellung: Rücken- oder Bauchlage
Konzentration: auf den ganzen Körper
Atmung: normaler Atem
Dauer: 2–5 Minuten
Durchführung: Lege dich bequem auf den Rücken. Die Füße fallen locker nach außen. Die Arme liegen entspannt neben dem Körper; die Handflächen sind nach oben gerichtet. Bei Bedarf kannst du ein Kissen unter Kopf oder Knie geben. Schließe die Augen; die Augenlider sind entspannt. Spüre deinen ganzen Körper von den Zehen bis zum Kopf. ⇢ Lenke die Aufmerksamkeit zu jedem Teil des Körpers und entspanne schrittweise und bewußt den ganzen Körper. Fühle innere Ruhe und Frieden.
⇢ Falls es dir angenehmer ist, kannst du dich auch in Bauchlage entspannen.

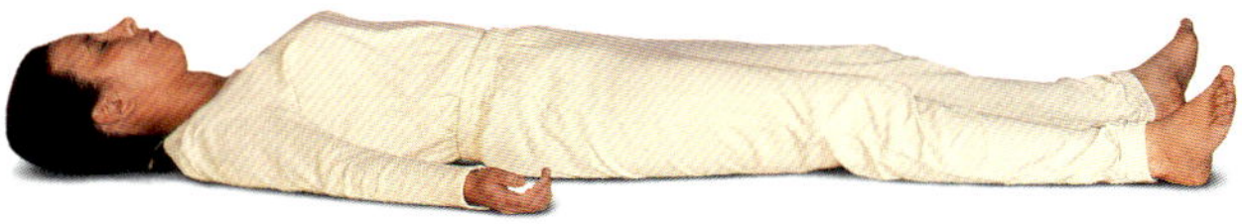

Gut für
Körperliche Entspannung führt auch zur geistigen Entspannung. Entspannung ist eine wichtige Voraussetzung für eine optimale Durchführung und Wirkungsweise der Yogaübungen.

1 | 1.20 NĀDĪ SODHANA PRĀNĀYĀMA – Nervenreinigung / Stufe 1

Grundstellung: entspannte, aufrechte Sitzhaltung
Konzentration: auf den Atemvorgang
Wiederholungen: 20 x mit jedem Nasenloch
Durchführung: Sitze entspannt und konzentriere dich einige Minuten lang auf deinen normalen Atem. ⇢ Lege Zeige- und Mittelfinger der rechten Hand auf das Augenbrauenzentrum (Prānāyāma Mudrā) und verschließe mit dem Daumen das rechte Nasenloch. ⇢ Atme durch das linke Nasenloch 20 x etwas tiefer in den Bauch ein und wieder aus. ⇢ Öffne das rechte Nasenloch wieder und verschließe mit dem Ringfinger das linke Nasenloch. ⇢ Atme nun durch das rechte Nasenloch 20 x etwas tiefer in den Bauch ein und wieder aus. ⇢ Lege danach die Hand wieder auf das Knie und beobachte deinen normalen Atem.

Gut für
Nādī Shodhana reinigt das Blut und das Atemsystem. Durch die vertiefte Atmung wird das Blut mit Sauerstoff angereichert. Dieses Prānāyāma wirkt kräftigend auf die Atmungsorgane und ausgleichend auf das Nervensystem, hilft gegen Nervosität und lindert Kopfschmerzen.

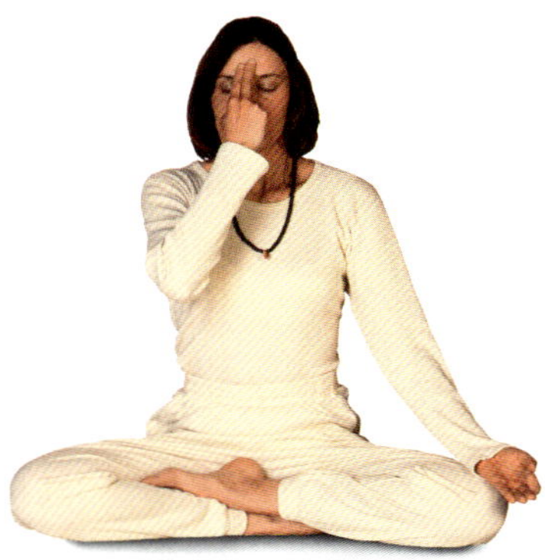

 SELF-INQUIRY-MEDITATION – STUFE 1/1

Grundstellung: Meditationssitz
Atmung: normaler Atem
Dauer: anfangs 10–20 Minuten, später 30–60 Minuten
Durchführung: Die 8 Stufen der Self-Inquiry-Meditation sind im Anschluß an die 8 Übungsteile der Āsanas und Prānāyāmas beschrieben.

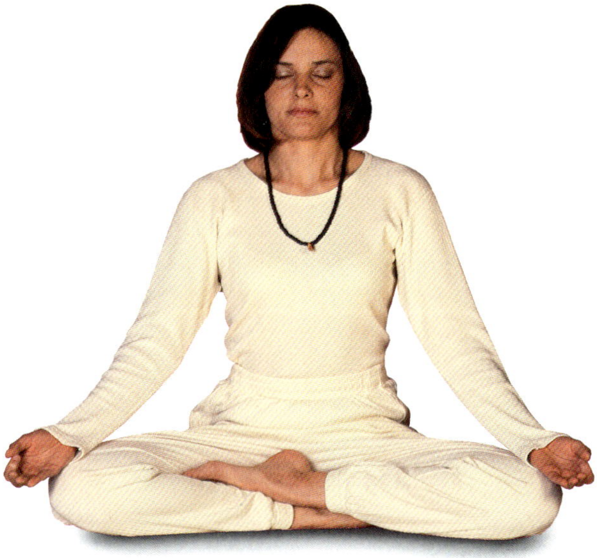

NĀDĪ SODHANA PRĀNĀYĀMA umfaßt 4 Stufen, von denen jede 3 Monate lang geübt werden soll. Daher wird in allen 6 Teilen der 1. Stufe dieselbe Technik von Nādī Shodhana praktiziert. Die weiteren Techniken dieses Prānāyāma folgen in den Übungsstufen 2, 3 und 4. Nādī Shodhana entfaltet seine Wirkung am besten, wenn es im Siddhāsana geübt wird. Man kann jedoch auch eine andere Sitzhaltung wählen, in der man längere Zeit entspannt und bewegungslos verbleiben kann.

Es liegt an dir, ob du dich glücklich oder traurig fühlst.
Eifersucht, Gier, Neid und Zorn machen das Herz traurig und schwer.
Mit Gedanken der Liebe und Güte indes fühlst du dich glücklich und wohl.
Warum also nicht die guten Gedanken wählen?
Jene Denkweise, die dich selbst froh macht und andere ebenso.

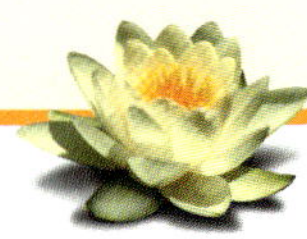

Stufe 1

SARVA HITTA ĀSANAS

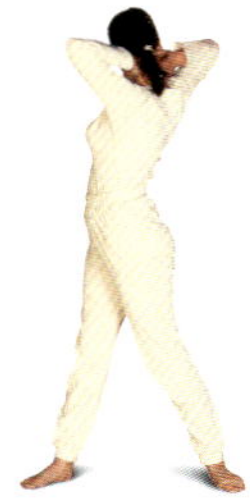

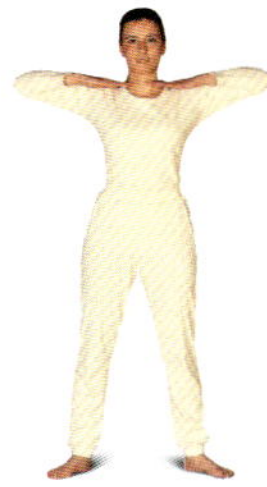

Teil 2

3. und 4. Woche

1–2/1 **ĀNANDĀSANA – Entspannung**
1–2/2 **Yoga-Vollatmung**
1–2/3 **Atemübung mit gestreckten Armen**
1–2/4 **Körper strecken - Variationen**
1–2/5 **Körper rollen**
1–2/6 **Torsion mit gestreckten Beinen**
1–2/7 **Kopf heben**
1–2/8 **PAVANA MUKTĀSANA – Knie zum Körper ziehen - Variation**
1–2/9 **Wirbelsäulenstreckung**
1–2/10 **Wirbelsäulenbeugung**
1–2/11 **MĀRJĀRĪ – Katze**
1–2/12 **Mahlen**
1–2/13 **Dehnen des Brustkorbs**
1–2/14 **Schwimmbewegungen**
1–2/15 **Drehen des Oberkörpers**
1–2/16 **Seitliches Beugen des Oberkörpers**
1–2/17 **ĀNANDĀSANA – Entspannung**
1–2/18 **NĀDĪ SHODHANA PRĀNĀYĀMA – Nervenreinigung / Stufe 1**
1–2/19 **SELF-INQUIRY-MEDITATION – Stufe 1/2**

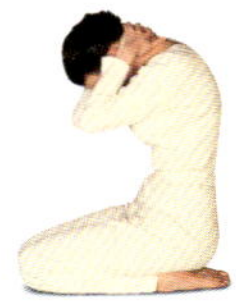

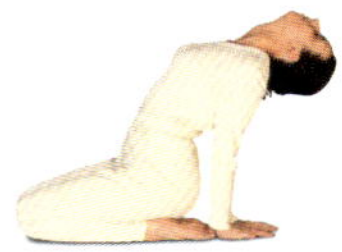

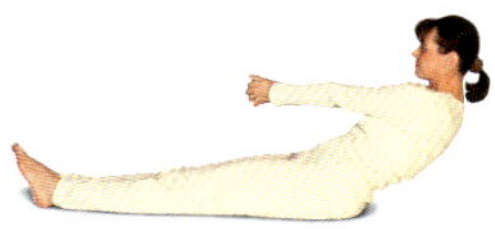

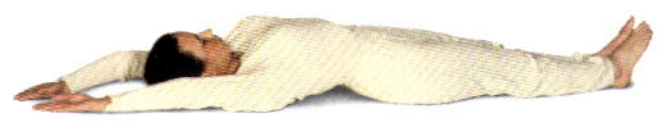

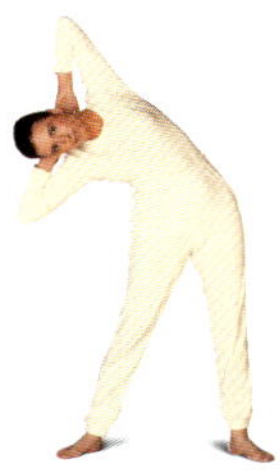

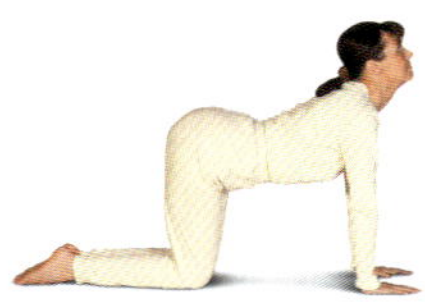

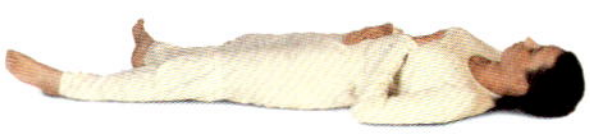

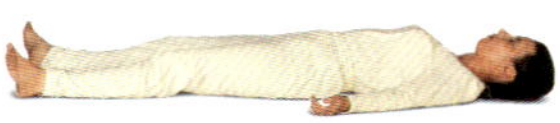

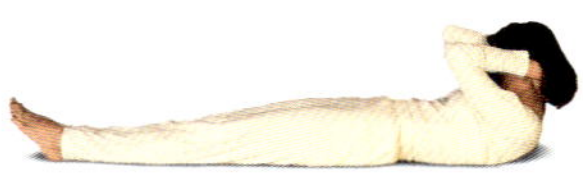

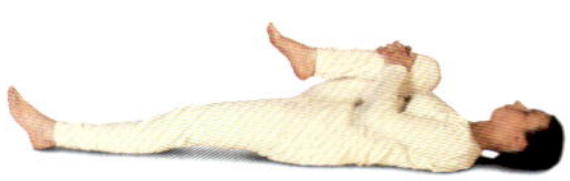

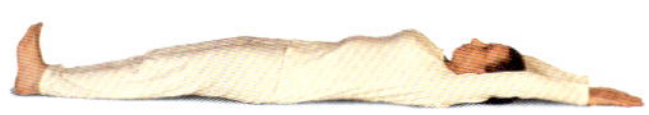

1 | 2.1 ĀNANDĀSANA – Entspannung

Grundstellung: Rücken- oder Bauchlage
Konzentration: auf den ganzen Körper
Atmung: normaler Atem
Dauer: 2–5 Minuten
Durchführung: Lege dich bequem auf den Rücken. Die Füße fallen locker nach außen. Die Arme liegen entspannt neben dem Körper; die Handflächen sind nach oben gerichtet. Bei Bedarf kannst du ein Kissen unter Kopf oder Knie geben. Schließe die Augen; die Augenlider sind entspannt. Spüre deinen ganzen Körper von den Zehen bis zum Kopf. ···> Lenke die Aufmerksamkeit zu jedem Teil des Körpers und entspanne schrittweise und bewußt den ganzen Körper. Fühle innere Ruhe und Frieden. ···> Falls es dir angenehmer ist, kannst du dich auch in Bauchlage entspannen.

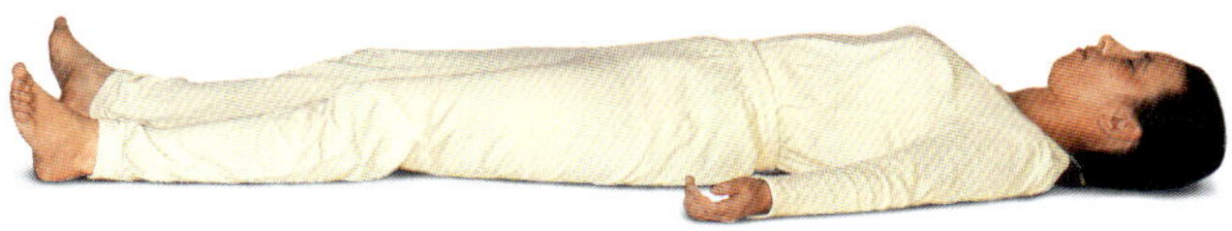

Gut für
Körperliche Entspannung führt auch zur geistigen Entspannung.
Entspannung ist eine wichtige Voraussetzung für eine optimale Durchführung und Wirkung der Yogaübungen. Daher wird Ānandāsana am Beginn und am Ende jeder Übungsstunde sowie zwischen den Übungen durchgeführt.

1 | 2.2 Yoga-Vollatmung

Grundstellung: Rückenlage
Konzentration: auf die Atmung
Atmung: normaler Atem
Wiederholungen: 10 x
Durchführung: Lege nun eine Hand auf den Bauch und die andere Hand auf den Brustkorb. ···> Einatmend spüre, wie sich zuerst der Bauch und dann der Brustkorb leicht hebt. ···> Ausatmend spüre, wie sich zuerst der Brustkorb und dann der Bauch wieder senkt. ···> Atme 10 x ruhig und entspannt ein und aus. Beobachte, wie bei zunehmender Entspannung die Atembewegungen allmählich langsamer und besonders die Ausatmung länger wird. ···> Lege die Hände wieder neben den Körper, bleibe noch 1-2 Minuten entspannt liegen und beobachte deinen normalen Atemvorgang.

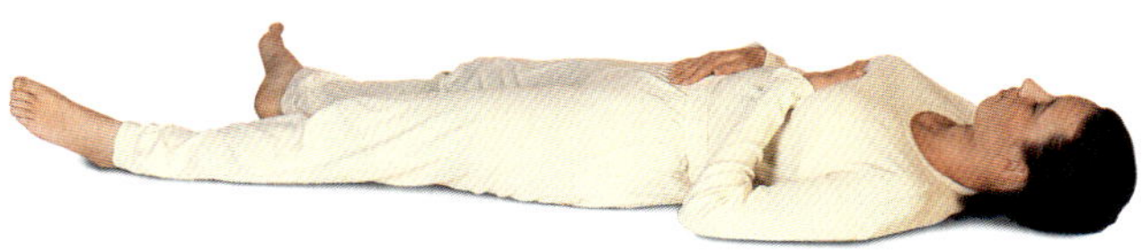

Gut für
Vertieft die Atmung und führt zur körperlichen und geistigen Entspannung. Beruhigt und erfrischt den ganzen Körper.

1 | 2.3 Atemübung mit gestreckten Armen

Grundstellung: Rückenlage
Konzentration: auf die Koordination von Bewegung und Atmung
Atmung: mit der Bewegung koordiniert
Wiederholungen: 3 x
Durchführung: Bleibe entspannt und mit geschlossenen Augen auf dem Rücken liegen. Lenke die Aufmerksamkeit auf deinen Atem. ···> Einatmend hebe die Arme über den Kopf, bis sie den Boden berühren. ···> Ausatmend führe die Arme wieder zurück neben den Körper.

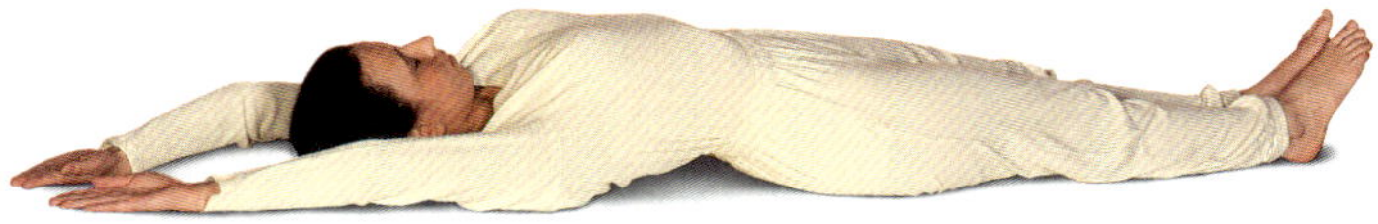

Gut für
Wirkt entspannend auf Körper und Geist und sorgt für eine tiefere Atmung. Schult das Bewußtsein für Körper und Atem und macht ihre wechselseitige Beeinflussung deutlich.

1 | 2.4 Körper strecken – Variationen

Grundstellung: Rückenlage
Konzentration: auf die Streckung des Körpers
Atmung: mit der Bewegung koordiniert
Wiederholungen: 3 x je Variation
Durchführung: Liege entspannt auf dem Rücken.

Variation A: Einseitige Streckung
Einatmend strecke den rechten Arm über den Kopf. Dehne die rechte Körperseite, indem du die rechte Hand und die rechte Ferse in entgegengesetzte Richtungen streckst. Drücke gleichzeitig das Becken nach unten. ···> Ausatmend lege den Arm wieder neben den Körper. ···> Einatmend strecke den linken Arm über den Kopf. Dehne nun die linke Körperseite, indem du die linke Hand und die linke Ferse in entgegengesetzte Richtungen streckst. ···> Ausatmend lege den Arm wieder neben den Körper. Führe die Übung 3 x auf jeder Seite mit jedem Arm durch.

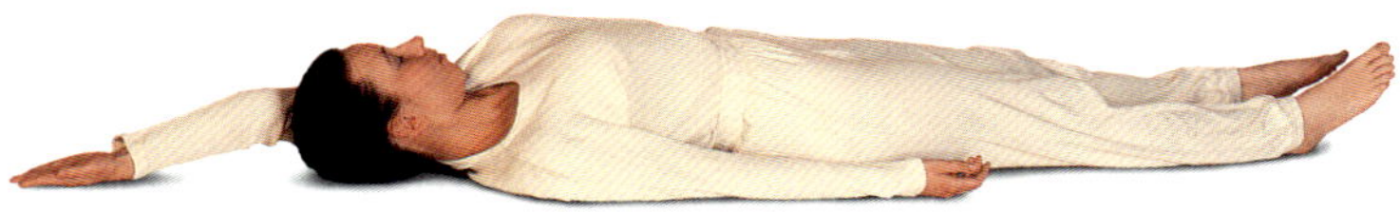

Variation B: Diagonale Streckung (ohne Abb.)
Führe beide Arme über den Kopf. ···> Einatmend dehne den Körper diagonal, indem du die rechte Hand und die linke Ferse in entgegengesetzte Richtungen streckst. ···> Ausatmend entspanne dich. ···> Einatmend dehne den Körper diagonal, indem du die linke Hand und die rechte Ferse in entgegengesetzte Richtungen streckst. ···> Ausatmend entspanne dich. Führe die Übung 3 x in jeder Diagonale durch. Kehre dann wieder in die Ausgangsposition zurück.

Variation c: Beidseitige Streckung

Einatmend hebe beide Arme über den Kopf. Dehne den ganzen Körper, indem du Hände und Fersen gleichzeitig in entgegengesetzte Richtungen streckst. Drücke dabei die Lendenwirbelsäule nach unten. ··· Ausatmend kehre in die Grundstellung zurück und entspanne dich. Führe die Übung 3 x durch.

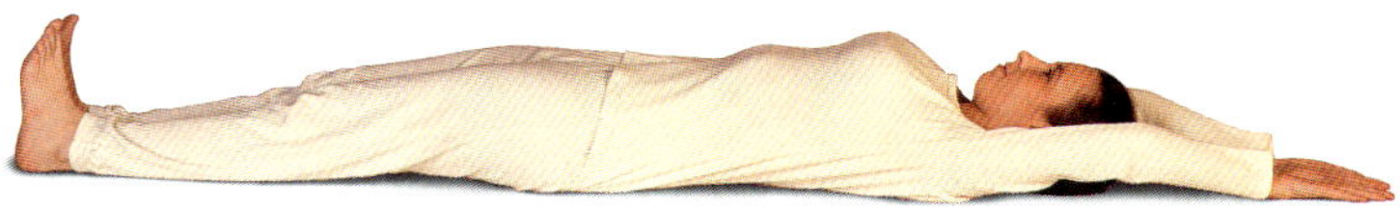

Gut für

Dehnt und entspannt den ganzen Körper und vertieft die Atmung. Unterstützt ein freies Fließen der Lebensenergie.

1 | 2.5 Körper rollen

Grundstellung: Rückenlage

Konzentration: auf den ganzen Körper

Atmung: normaler Atem

Wiederholungen: 3 x zu jeder Seite

Durchführung: Du liegst entspannt auf dem Rücken. ··· Einatmend strecke die Arme über den Kopf, bis sie den Boden berühren. ··· Normal atmend rolle den gestreckten Körper nach links und rechts. Kehre dann in die Ausgangsposition zurück.

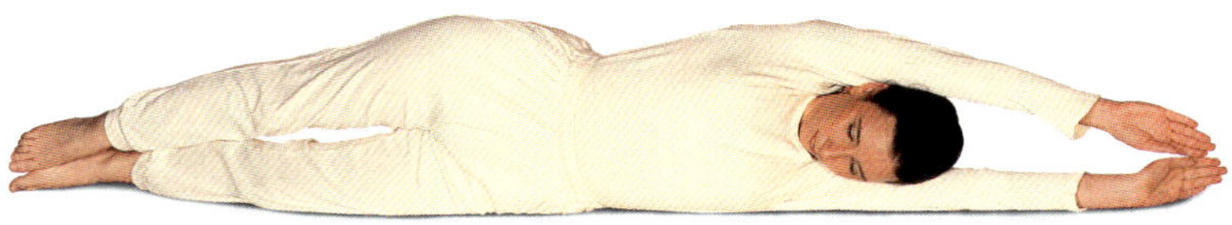

Gut für

Erfrischt den ganzen Körper.

1 | 2.6 Torsion mit gestreckten Beinen

Grundstellung: Rückenlage
Konzentration: auf die Drehung der Wirbelsäule
Atmung: mit der Bewegung koordiniert
Wiederholungen: 3 x zu jeder Seite
Durchführung: Liege entspannt auf dem Rücken und strecke die Arme seitlich in Schulterhöhe aus. ···› Einatmend stelle die linke Ferse zwischen die große und die zweite Zehe des rechten Fußes. Die Beine sind gestreckt. ···› Ausatmend drehe beide Füße nach rechts, bis sie den Boden berühren, und wende gleichzeitig den Kopf nach links. Arme und Schultern bleiben auf dem Boden. ···› Einatmend komme wieder zur Mitte. Wiederhole diese Bewegung 3 x. ···› Wechsle die Fußstellung und führe 3 x die Drehung der Beine und des Kopfes auf die jeweils andere Seite durch. ···› Kehre dann in die Ausgangslage zurück.
Achte auf eine langsame, kontinuierliche Durchführung der Drehung im Einklang mit der Atmung und auf die gleichzeitige Drehung des Kopfes und der Beine in entgegengesetzter Richtung.

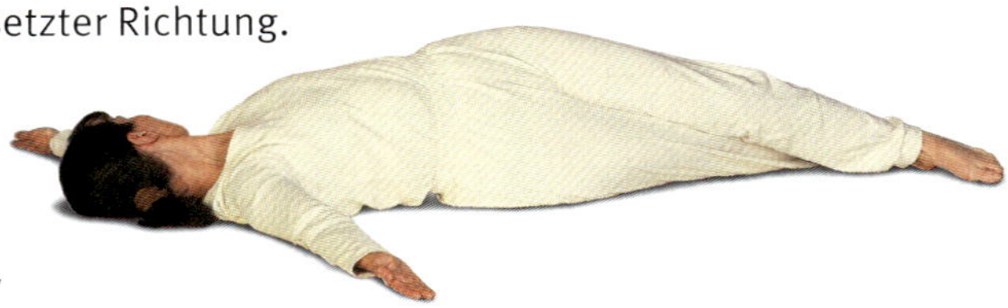

Gut für
Entspannt und aktiviert die gesamte Muskulatur im Bereich der Wirbelsäule. Besonders die tiefen Schichten der Rückenmuskeln werden durchblutet und entspannt. Verhilft zu einer harmonischen, tiefen Atmung.

Achtung
Bei akuten Rückenschmerzen soll diese Übung nicht durchgeführt werden.

1 | 2.7 Kopf heben

Grundstellung: Rückenlage
Konzentration: auf die Bauchmuskeln und die Dehnung des Nackens
Atmung: mit der Bewegung koordiniert
Wiederholungen: 5 x
Durchführung: Liege entspannt auf dem Rücken und verschränke die Finger unterhalb des Kopfes. ···› Atme tief ein und richte die Füße auf, sodaß die Zehen nach oben zeigen. ···› Ausatmend spanne die Bauchmuskeln an, drücke die Lendenwirbelsäule etwas nach unten und hebe gleichzeitig mit Hilfe der Hände den Kopf. Bringe die Ellbogen nach vorn und blicke zu den Zehen. ···› Einatmend komme in die Ausgangsposition zurück.

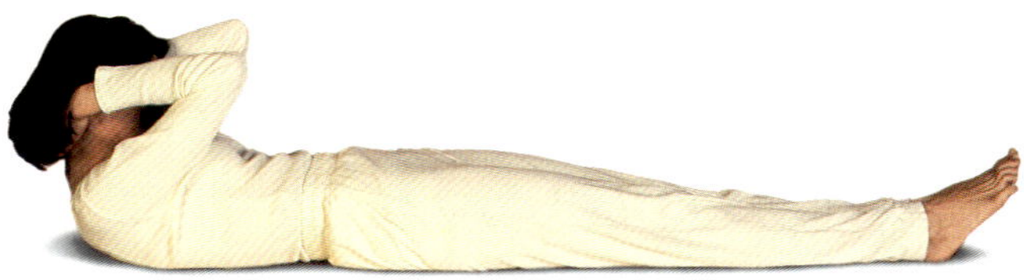

Gut für
Kräftigt die Bauchmuskulatur und dehnt die Nackenmuskeln. Vertieft die Atmung in den Bauch und Brustkorb.

1 | 2.8 PAVANA MUKTĀSANA – Knie zum Körper ziehen - Variation

Grundstellung: Rückenlage
Konzentration: auf die Dehnung des Rückens und der Hüftgelenke
Atmung: mit der Bewegung koordiniert
Wiederholungen: 3 x mit jedem Bein
Durchführung: Lege dich entspannt auf den Rücken. ⋯ Atme tief ein.
⋯ Ausatmend beuge das rechte Knie, umfasse es mit beiden Händen und ziehe es so nahe wie möglich zum Körper. Das linke Bein bleibt entspannt auf dem Boden liegen.
⋯ Einatmend lege die Arme neben den Körper, strecke das rechte Bein aus und lege es wieder auf den Boden.
Führe die Übung auch mit dem anderen Bein durch.

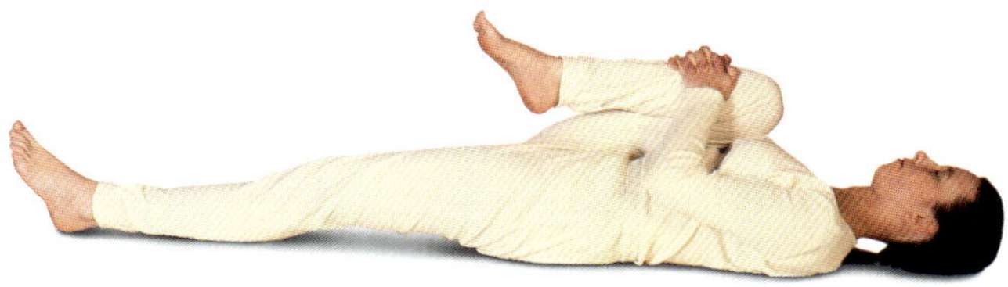

Gut für
Dehnt den unteren Rückenbereich und die Hüftmuskulatur. Hilft bei Verstopfung, Blähungen und anderen Verdauungsproblemen und beseitigt Müdigkeit.

1 | 2.9 Wirbelsäulenstreckung

Grundstellung: Vajrāsana
Konzentration: auf die Atmung in der gestreckten Position
Atmung: etwas tiefere Ein- und Ausatmung
Wiederholungen: 3 x
Durchführung: Setze dich in Vajrāsana. Knie und Fersen sind etwas auseinander; die großen Zehen berühren einander. Stütze die Hände hinter dem Körper auf dem Boden ab und lehne den Oberkörper etwas zurück. Laß den Kopf locker nach hinten hängen. ⋯ Entspanne dich und atme durch die Nase tief ein und aus.
Verweile in dieser Stellung ca. 1/2 Minute.
Komme dann wieder in die Ausgangsposition zurück.

Gut für
Entspannt den Nacken und fördert die Durchblutung des Kopfes. Dehnt die Halsmuskulatur, wirkt anregend auf die Schilddrüse und streckt die Wirbelsäule. Die Atmung wird besonders im vorderen Brustkorbabschnitt vertieft. Die Übung wirkt allgemein beruhigend.

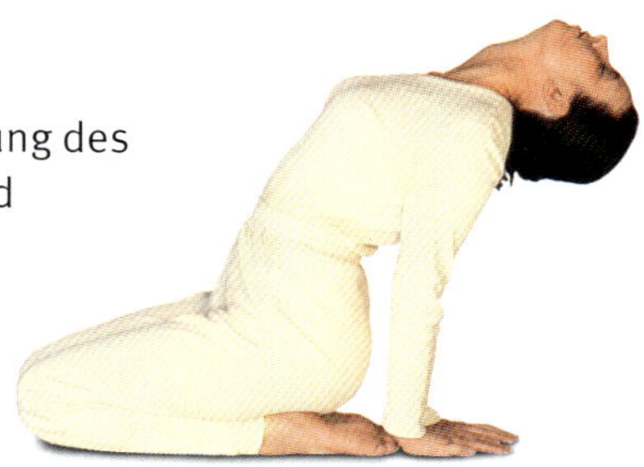

Achtung
Bei Beschwerden in den Fuß- und Kniegelenken oder in der Halswirbelsäule sowie bei Schwindelgefühl soll die Übung nicht durchgeführt werden.

1 | 2.10 Wirbelsäulenbeugung

Grundstellung: Vajrāsana
Konzentration: auf die Wirbelsäule
Atmung: mit der Bewegung koordiniert
Wiederholungen: 5 x
Durchführung: Sitze in Vajrāsana. Verschränke die Hände hinter dem Kopf. Drücke die Ellbogen leicht nach hinten. ⇢ Ausatmend bringe die Ellbogen nach vorn und beuge gleichzeitig den Kopf und die Wirbelsäule Wirbel für Wirbel, bis der Rücken ganz rund ist. Das Becken soll sich dabei nach hinten bewegen. ⇢ Einatmend richte, vom Becken beginnend, Wirbel für Wirbel Rücken und Kopf wieder auf, bis du ganz aufrecht bist; führe gleichzeitig die Ellbogen wieder zurück.

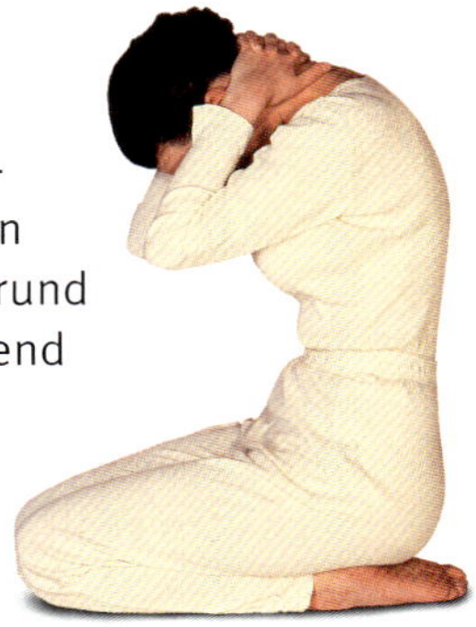

Gut für
Dehnt, kräftigt und durchblutet Nacken-, Rücken- und Schulterblattmuskulatur und fördert die Beweglichkeit der ganzen Wirbelsäule.

1 | 2.11 MĀRJĀRĪ – Katze

Grundstellung: Vajrāsana
Konzentration: auf die Wirbelsäule
Atmung: mit der Bewegung koordiniert
Wiederholungen: 3 x
Durchführung: Setze dich in Vajrāsana. Die Hände ruhen auf den Oberschenkeln. Der Rücken ist gerade und entspannt. ⇢ Einatmend hebe die gestreckten Arme mit nach unten gerichteten Handflächen bis in Schulterhöhe und komme mit geradem Rücken in den Kniestand. ⇢ Ausatmend beuge dich nach vorn und stütze die Hände auf den Boden, sodaß Arme und Beine einen rechten Winkel zum Boden bilden. Mache einen »Katzenbuckel«, indem du den Rücken nach oben wölbst. Beuge gleichzeitig den Kopf und richte den Blick zum Nabel. Die ganze Wirbelsäule ist gebeugt. ⇢ Einatmend bewege den Rücken in die Gegenrichtung und hebe den Kopf. Die Wirbelsäule ist durchgestreckt; die Bauchmuskeln sind entspannt. Richte den Blick möglichst weit nach oben, sodaß die Vorderseite des Brustkorbs gedehnt wird. Führe diese Bewegung des Rückens noch 3 x im Atemrhythmus durch. ⇢ Einatmend richte dich in den Kniestand auf und strecke die Arme nach vorn. ⇢ Ausatmend nimm wieder die Ausgangsposition ein.

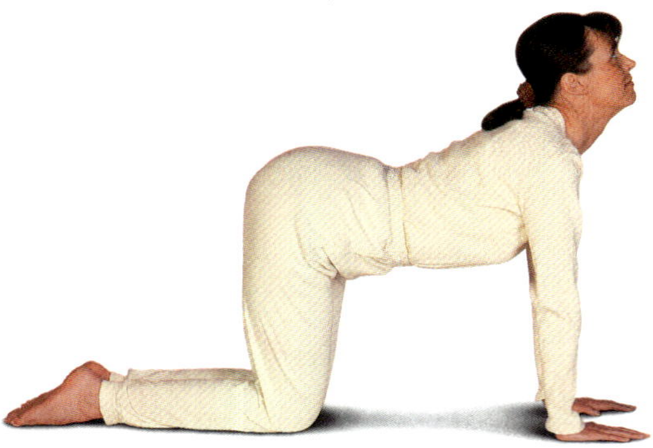

Gut für
Entspannt die Muskulatur entlang der Wirbelsäule und macht sie dadurch geschmeidig und elastisch. Fördert die Verdauung, lindert Menstruationsbeschwerden und eignet sich zum Erlernen der tiefen Atmung in Bauch und Rücken.

1 | 2.12 Mahlen

Grundstellung: Langsitz
Konzentration: auf die Bauchmuskeln
Atmung: mit der Bewegung koordiniert
Wiederholungen: 10 x in jede Richtung
Durchführung: Nimm den Langsitz ein. Die Hände liegen auf den Oberschenkeln. Richte den Oberkörper auf, strecke die Arme nach vorn und verschränke die Finger. Führe nun mit dem Oberkörper und den gestreckten Armen große horizontale Kreisbewegungen durch. ··· Ausatmend mache einen großen Halbkreis nach vorn, indem du dich von der Hüfte aus weit vorbeugst. Der Rücken soll möglichst gerade bleiben; der Blick ist stets zu den Händen gerichtet. ··· Einatmend setze den Halbkreis nach hinten fort, indem du dich so weit wie möglich rückwärts neigst. Die Arme bleiben nach vorn gestreckt, der Blick zu den Händen gerichtet. Führe die Kreisbewegungen 10 x von links nach rechts und 10 x von rechts nach links durch.
Kehre dann in die Ausgangsposition zurück.

Gut für

Macht die Hüftgelenke beweglich und kräftigt die Bauchmuskulatur. Wirkt wie eine Massage auf die Gesäßmuskeln. Aktiviert den Kreislauf und das Manipūra Chakra.

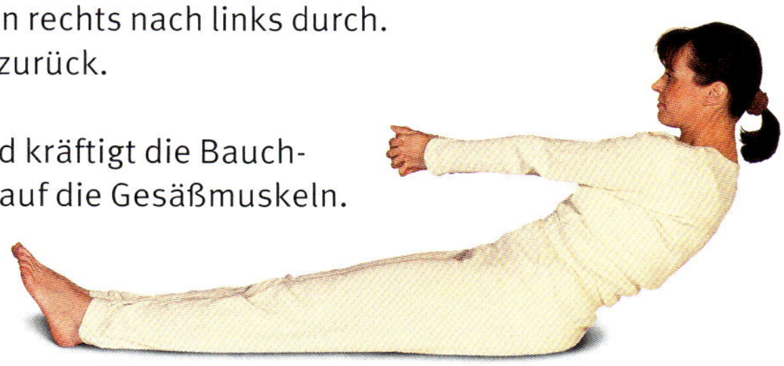

Achtung

Nach Bauchoperationen, bei Problemen mit den Bandscheiben, Anfälligkeit für Ischiasbeschwerden und in der Schwangerschaft soll die Übung nicht durchgeführt werden.

Nach dieser Übung entspanne dich in **ĀNANDĀSANA.**

1 | 2.13 Dehnen des Brustkorbs

Grundstellung: Stand
Konzentration: auf die Dehnung des Brustkorbs
Atmung: mit der Bewegung koordiniert
Wiederholungen: 5 x
Durchführung: Stehe mit leicht gegrätschten Beinen. Hebe die Arme vor dem Körper bis in Schulterhöhe und winkle die Ellbogen an. Schließe die Hände zu Fäusten, wobei die Daumen innen liegen. Drücke die Unterarme aneinander. ··· Einatmend drücke die Fäuste fest zusammen, spanne die Armmuskeln an und bewege die Arme seitwärts weit nach hinten. Die Oberarme bleiben in Schulterhöhe. ··· Ausatmend bewege die Arme wieder zueinander. Halte die Muskelspannung. Führe diese Bewegung 5 x langsam und konzentriert durch und kehre wieder in die Ausgangsstellung zurück.

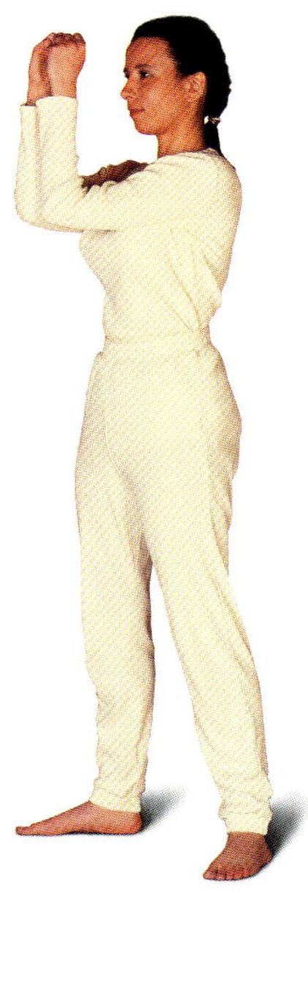

Gut für

Kräftigt die Hand-, Arm-, Schulter- und Rückenmuskulatur und hilft gegen Rundrücken. Dehnt die Brustmuskulatur und vertieft die Atmung besonders im Brustbereich.

1 | 2.14 Schwimmbewegungen

Grundstellung: Stand
Konzentration: auf die Bewegungen der Arme
Atmung: mit der Bewegung koordiniert
Wiederholungen: 5 x in jede Richtung
Durchführung: Stehe mit leicht gegrätschten Beinen. Lege beide Hände mit den Daumen zu den Schultern. Hebe die Ellbogen seitlich in Schulterhöhe hoch. ⇢ Ausatmend strecke die Arme waagrecht nach vorn. Die Handflächen weisen nach unten. ⇢ Einatmend wende die Handflächen nach außen, führe die Arme in einem weiten Bogen zur Seite und wieder zum Körper zurück, wie beim Brustschwimmen. Die Arme bleiben in Schulterhöhe. Wiederhole die Bewegung 5 x. ⇢ Einatmend strecke die Arme seitlich aus und führe die Übung 5 x in entgegengesetzter Richtung durch. Laß dann die Arme sinken und kehre in die Ausgangsposition zurück.

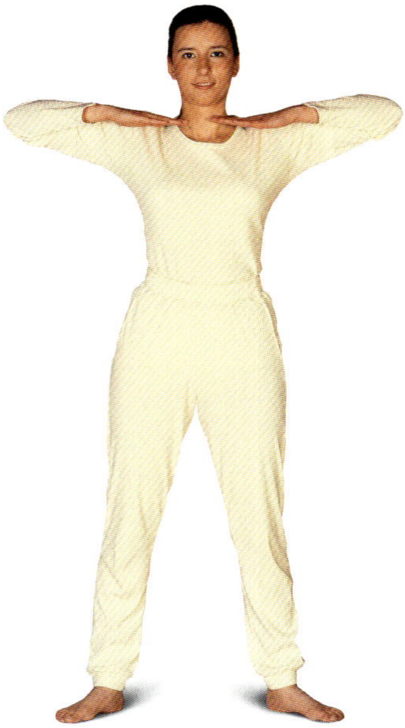

Gut für
Kräftigt die Arme, Schultern und die Brustwirbelsäule. Dehnt die Brustmuskeln und hilft gegen Rundrücken. Wirkt harmonisierend und vertiefend auf die Atmung.

1 | 2.15 Drehen des Oberkörpers

Grundstellung: Stand
Konzentration: auf die Drehung der Wirbelsäule
Atmung: mit der Bewegung koordiniert
Wiederholungen: 3 x zu jeder Seite
Durchführung: Stehe mit leicht gegrätschten Beinen. Verschränke die Finger hinter dem Kopf. Drücke die Ellbogen etwas nach hinten. Während der ganzen Übung bleiben die Fußsohlen auf dem Boden. Oberkörper und Kopf sind in einer Linie. Die Knie bleiben während der Drehung gestreckt. ⇢ Atme tief ein. ⇢ Ausatmend drehe den Oberkörper nach links. ⇢ Einatmend komme in die Mitte zurück. ⇢ Ausatmend drehe den Oberkörper nach rechts. ⇢ Einatmend komme in die Mitte zurück. Führe die Übung 3 x durch und komme wieder in die Ausgangsposition zurück.

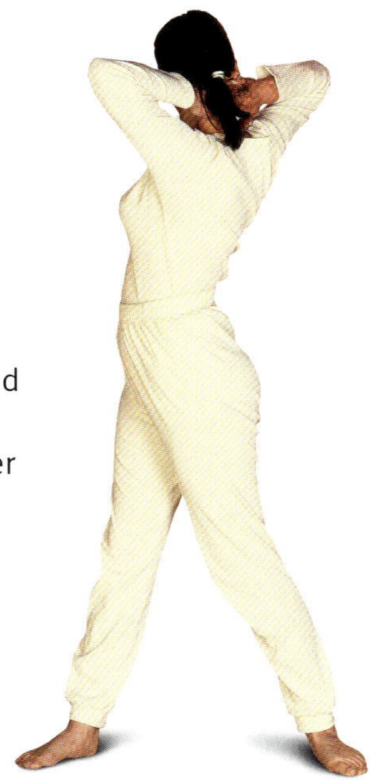

Gut für
Entspannt besonders die tiefe Rückenmuskulatur und fördert die Beweglichkeit der Wirbelsäule. Regt die Verdauung an und wirkt vertiefend auf die Atmung.

1 | 2.16 Seitliches Beugen des Oberkörpers

Grundstellung: Stand
Konzentration: auf die seitliche Dehnung
Atmung: mit der Bewegung koordiniert
Wiederholungen: 3 x zu jeder Seite
Durchführung: Stehe mit leicht gegrätschten Beinen. Verschränke die Finger hinter dem Kopf und drücke die Ellbogen etwas nach hinten. Oberkörper und Kopf sind in einer Linie. Das Körpergewicht bleibt während der Übung gleichmäßig auf beide Füße verteilt. Der Oberkörper wird nur zur Seite und nicht nach vorn gebeugt. ⇢ Ausatmend neige den Oberkörper seitlich nach links. ⇢ Einatmend komme in die Mitte zurück. ⇢ Ausatmend neige den Oberkörper seitlich nach rechts. ⇢ Einatmend komme in die Mitte zurück.

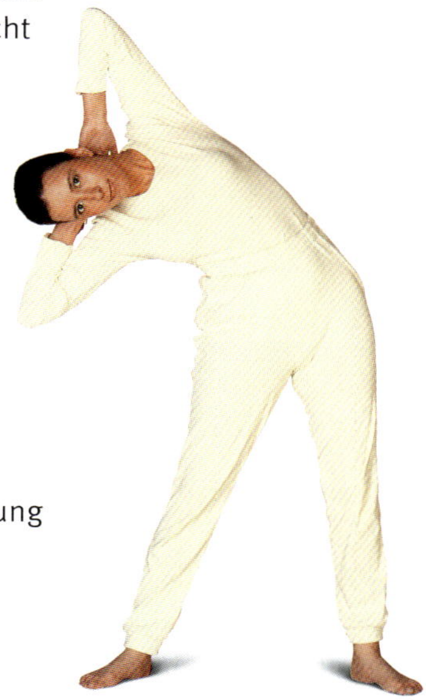

Gut für
Wirkt einer seitlichen Verkrümmung der Wirbelsäule und einem Rundrücken entgegen. Sie kräftigt und dehnt die seitlichen Bauch- und Rückenmuskeln und lenkt die Atmung vermehrt in die seitlichen Partien des Brustkorbs.

1 | 2.17–2.19 Endserie

Als fester Bestandteil des Übungsprogrammes der Stufe 1 werden am Ende jedes Teiles die folgenden Übungen durchgeführt:

- ⇢ **ĀNANDĀSANA – Entspannung**
- ⇢ **NĀDĪ SHODHANA PRĀNĀYĀMA – Nervenreinigung / Stufe 1**
- ⇢ **SELF-INQUIRY-MEDITATION – Stufe 1/2**

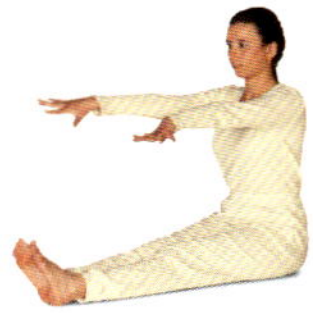

Teil 3

5. und 6. Woche

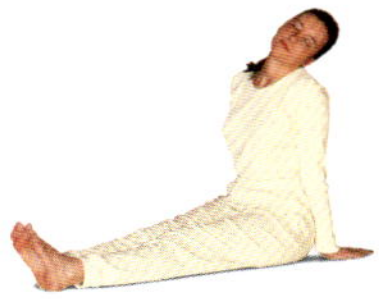

1–3/1 **ĀNANDĀSANA – Entspannung**
1–3/2 **Yoga-Vollatmung**
1–3/3 **Atemübung mit gestreckten Armen**
1–3/4 **Körper strecken - Variationen**
1–3/5 **Körper rollen**
1–3/6 **PAVANA MUKTĀSANA – Knie zum Kopf ziehen – Variation**
1–3/7 **Boot**
1–3/8 **MĀRJĀRĪ – Katze**
1–3/9 **Nackenentspannung**
1–3/10 **Seitliches Neigen**
1–3/11 **Drehübung**
1–3/12 **Arm- und Handübungen**
1–3/13 **Halber Schmetterling**
1–3/14 **Arme heben und senken**
1–3/15 **Knie zum Körper ziehen**
1–3/16 **Körper strecken**
1–3/17 **ĀNANDĀSANA – Entspannung**
1–3/18 **NĀDĪ SHODHANA PRĀNĀYĀMA – Nervenreinigung / Stufe 1**
1–3/19 **SELF-INQUIRY-MEDITATION – Stufe 1/3**

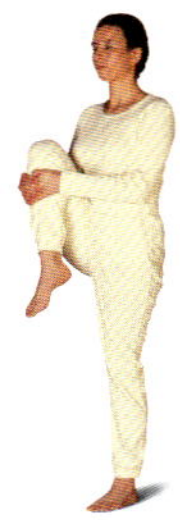

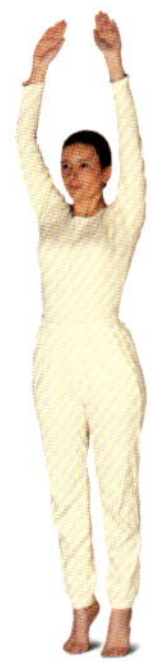

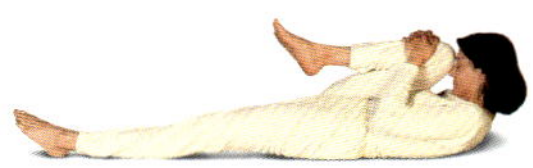

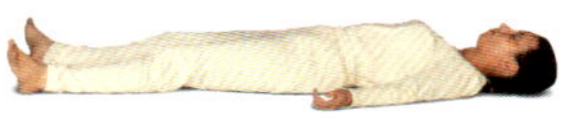

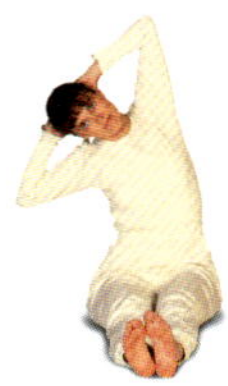

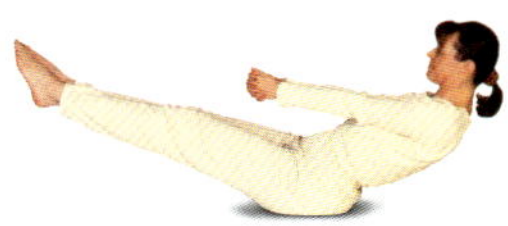

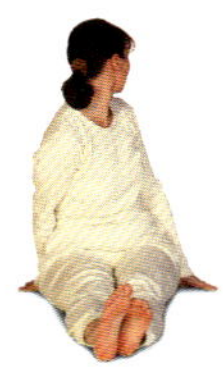

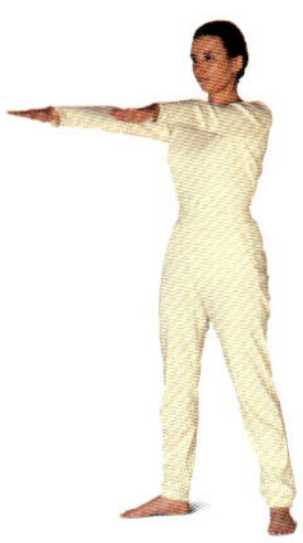

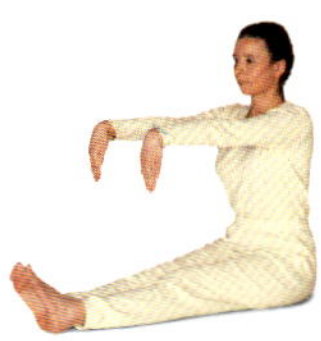

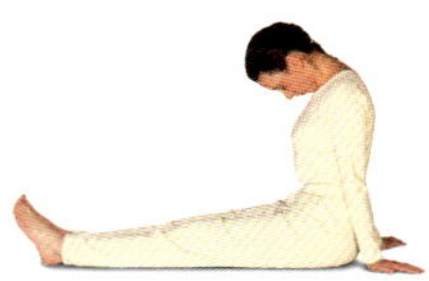

1 | 3.1–3.5 Anfangsserie

Als fester Bestandteil des Übungsprogrammes der Stufe 1 werden am Beginn dieses und der folgenden Teile die Übungen 1–2/1 bis 1–2/5 durchgeführt:

- **ĀNANDĀSANA – Entspannung**
- **Yoga-Vollatmung**
- **Atemübung mit gestreckten Armen**
- **Körper strecken - Variationen**
- **Körper rollen**

1 | 3.6 PAVANA MUKTĀSANA – Knie zum Kopf ziehen - Variation

Grundstellung: Rückenlage
Konzentration: auf den Rücken
Atmung: mit der Bewegung koordiniert
Wiederholungen: 3 x mit jedem Bein
Durchführung: Bleibe entspannt auf dem Rücken liegen. Die Arme liegen locker neben dem Körper; die Handflächen zeigen nach oben. ⇢ Einatmend beuge das rechte Bein und umfasse das Knie mit beiden Händen. ⇢ Ausatmend ziehe den Oberschenkel zur Brust, hebe den Kopf und berühre mit der Nase oder der Stirn das Knie. Das linke Bein bleibt ausgestreckt auf dem Boden liegen. ⇢ Einatmend laß den Kopf sinken. ⇢ Ausatmend löse die Hände, strecke das Knie durch und führe das gestreckte Bein zum Boden zurück.
Wiederhole die Übung mit dem anderen Bein.

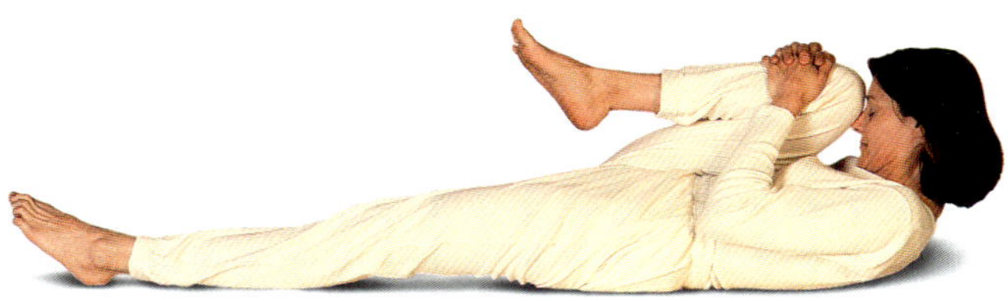

Gut für
Durchblutet die Unterleibsorgane und hilft gegen Menstruationsbeschwerden. Dehnt die Rücken- und Hüftmuskulatur und unterstützt eine gesunde Verdauung.

1 | 3.7 Boot

Grundstellung: Langsitz
Konzentration: auf die Bauchmuskeln
Atmung: normaler Atem
Wiederholungen: 3 x

Durchführung: Setze dich in den Langsitz. Strecke die Arme nach vorn und verschränke die Finger ineinander. Hebe die Beine gestreckt hoch und lehne den Oberkörper etwas zurück, sodaß du auf dem Gesäß balancierst und der Körper wie ein Boot aussieht. ···⁝ Normal atmend schaukle den Körper 10 x nach links und rechts. Komme danach in die Ausgangsposition zurück.

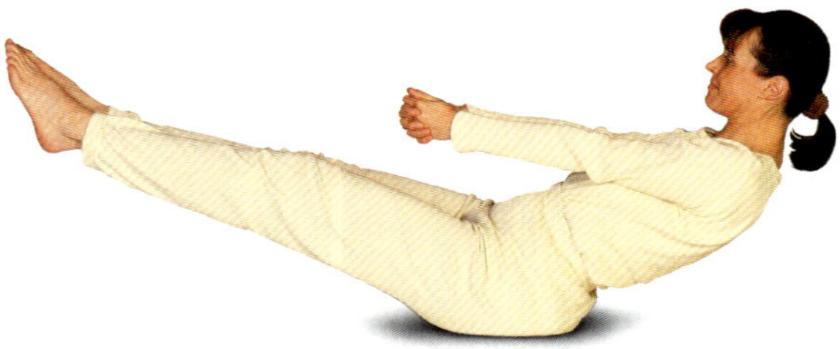

Gut für

Kräftigt die Bauch-, Rücken- und vordere Beinmuskulatur. Wirkt wie eine Massage auf die Gesäßmuskeln und hilft gegen Ischias- und Rückenschmerzen. Regt die Verdauung an.

Achtung

Nach Bauchoperationen soll diese Übung nicht durchgeführt werden. Bei Beschwerden im Bereich der Lendenwirbelsäule soll diese Übung mit gebeugten Beinen durchgeführt werden. Bereitet auch das Beschwerden, führe diese Übung nicht durch.

1 | 3.8 MĀRJĀRĪ – Katze

Grundstellung: Vajrāsana
Konzentration: auf die Wirbelsäule
Atmung: mit der Bewegung koordiniert
Wiederholungen: 3 x
Durchführung: Siehe Übung 1 – 1/17 aus dem ersten Teil.

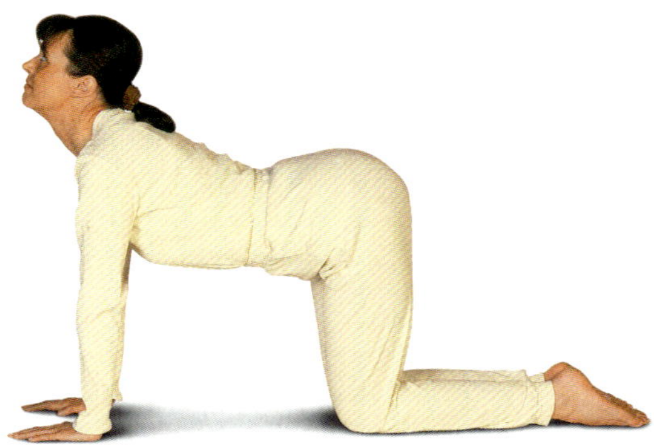

Nach dieser Übung entspanne dich in **ĀNANDĀSANA.**

3.9 Nackenentspannung

Grundstellung: Langsitz
Konzentration: auf den Nacken
Atmung: mit der Bewegung koordiniert
Wiederholungen: jede Variation 5 x
Durchführung: Nimm den Langsitz ein. Die Hände liegen auf den Oberschenkeln. Stütze die Hände hinter dem Körper ab. Die Fingerspitzen zeigen nach hinten. Die Arme bleiben während der Übung durchgestreckt. Die Schultern sind entspannt.

Variation A
Seitliches Neigen ··· Ausatmend laß den Kopf locker zur linken Schulter sinken. ··· Einatmend hebe den Kopf zur Mitte. ··· Ausatmend laß den Kopf locker zur rechten Schulter sinken. ··· Einatmend hebe den Kopf zur Mitte.

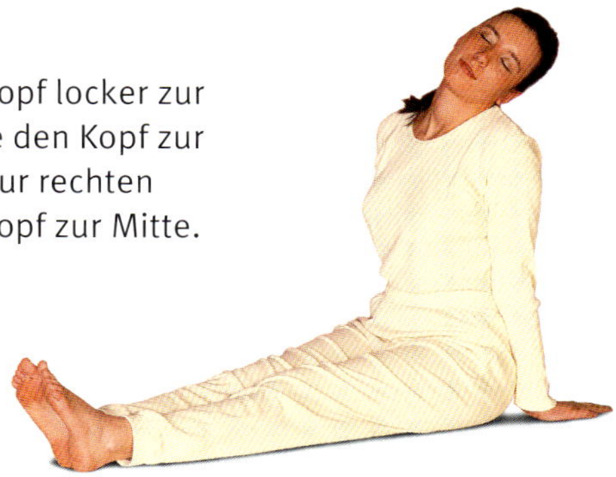

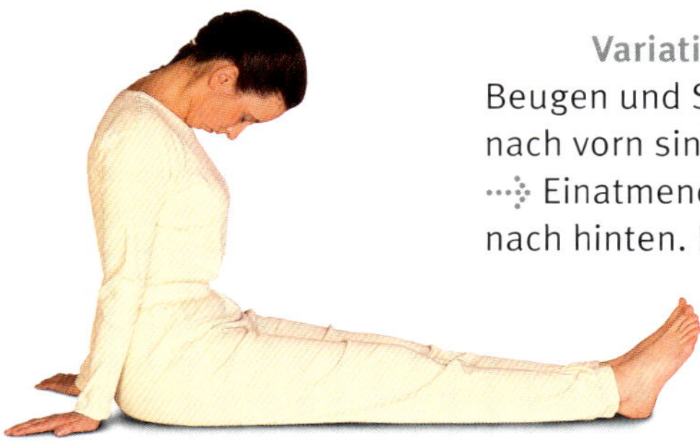

Variation B
Beugen und Strecken ··· Ausatmend laß den Kopf locker nach vorn sinken, bis das Kinn das Brustbein berührt. ··· Einatmend hebe den Kopf und bewege ihn langsam nach hinten. Blicke hinauf.

Variation C (ohne Abb.)
Kopf kreisen ··· Ausatmend kreise mit dem Kopf langsam nach vorn. ··· Einatmend setze das Kreisen des Kopfes nach hinten fort. ··· Führe die kreisende Bewegung 5 x durch und wechsle dann die Richtung.

Gut für
Entspannt den Nacken-, Hals- und Schulterbereich.

Achtung
Ist die Bewegung des Kopfes nach hinten schmerzhaft, dann soll der Kopf nur nach vorn bewegt werden. Bei Auftreten von Schwindelgefühl oder Beschwerden in der Halswirbelsäule Variation c nicht durchführen.

1 | 3.10 Seitliches Neigen

Grundstellung: Langsitz
Konzentration: auf die seitliche Rumpfmuskulatur
Atmung: mit der Bewegung koordiniert
Wiederholungen: 3 x
Durchführung: Verschränke im Langsitz die Hände hinter dem Kopf und drücke die Ellbogen leicht nach hinten. ···› Ausatmend neige den Oberkörper seitlich nach links. ···› Einatmend komme wieder zur Mitte. ···› Ausatmend neige den Oberkörper seitlich nach rechts. ···› Einatmend komme wieder zur Mitte. Bleibe stets mit beiden Beckenseiten auf dem Boden. Komme nach der Übung wieder in die Ausgangsposition zurück.

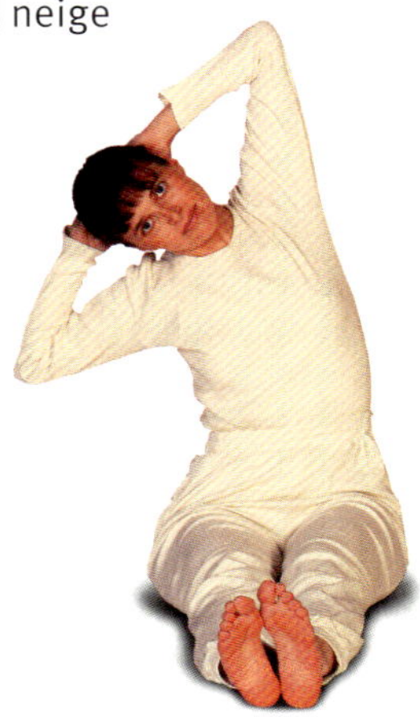

Gut für
Kräftigt die Rückenmuskulatur sowie die Muskulatur der Schulterblätter. Dehnt die seitliche Rumpfmuskulatur und wirkt einer seitlichen Wirbelsäulenverkrümmung (Skoliose) entgegen. Lenkt die Atmung in die seitlichen Bereiche des Brustkorbs.

1 | 3.11 Drehübung

Grundstellung: Langsitz
Konzentration: auf die Drehung der Wirbelsäule
Atmung: mit der Bewegung koordiniert
Wiederholungen: 3 x zu jeder Seite
Durchführung: Im Langsitz werden die Hände hinter dem Körper abgestützt. Die Fingerspitzen zeigen nach hinten. ···› Atme tief ein. ···› Ausatmend drehe den Oberkörper von der Taille aus nach links und blicke über die linke Schulter. Das Becken bleibt am Boden. ···› Einatmend komme wieder zur Mitte. ···› Ausatmend drehe den Oberkörper nach rechts und blicke über die rechte Schulter. ···› Einatmend komme wieder zur Mitte.

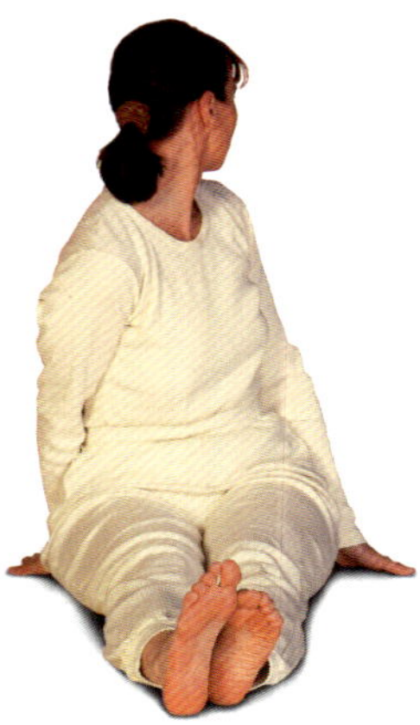

Gut für
Entspannt die tiefe Rückenmuskulatur und fördert die Beweglichkeit der Wirbelsäule. Vertieft die Atmung und unterstützt die Verdauung.

Arm- und Handübungen

Grundstellung: Langsitz
Konzentration: auf Arme, Handgelenke und Finger
Atmung: normaler Atem
Wiederholungen: jede Variation 5-10 x
Durchführung: Bleibe im Langsitz. Der Rücken ist aufrecht und entspannt. Die Hände ruhen auf den Oberschenkeln. Hebe die Arme bis in Schulterhöhe. Die Handflächen sind nach unten gerichtet. Die Arme bleiben während der ganzen Übung nach vorn gestreckt.

Variation A

Finger spreizen ⇢ Normal atmend schließe die Finger zuerst zur Faust mit dem Daumen innen und spreize sie dann weit auseinander. Führe diese Bewegung 10 x durch.

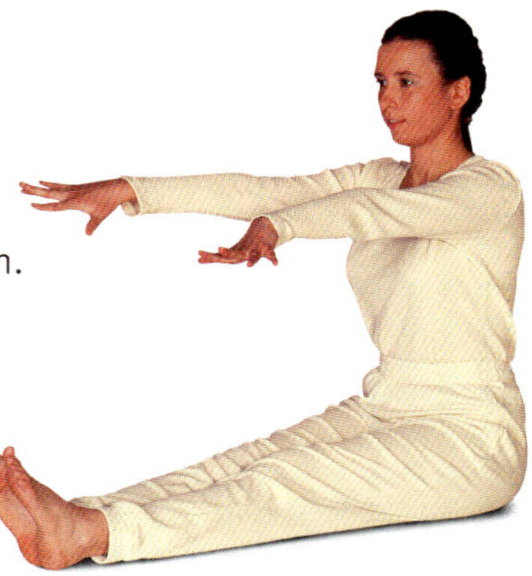

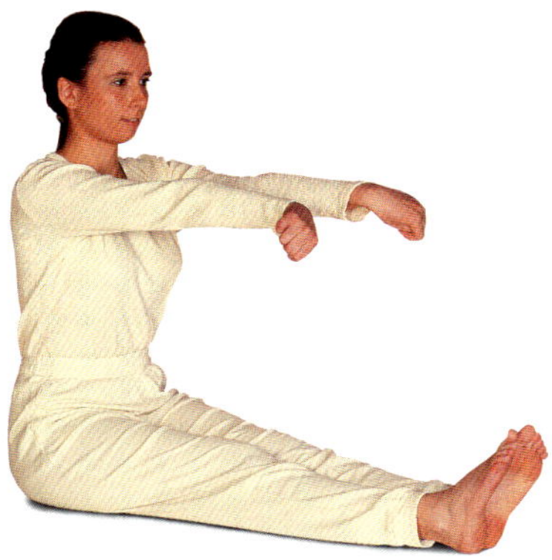

Variation B

Fäuste kreisen ⇢ Schließe die Finger zur Faust; die Daumen sind innen. Normal atmend führe mit den Fäusten kreisende Bewegungen durch.
Mache je 5 Kreisbewegungen in beide Richtungen.

Variation C

Handgelenke beugen und strecken ⇢ Normal atmend beuge vom Handgelenk aus die Hände mit gestreckten Fingern 5-10 x abwechselnd nach unten und oben.

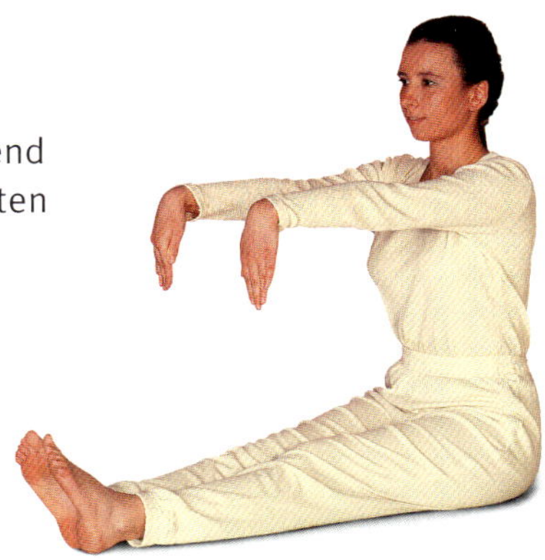

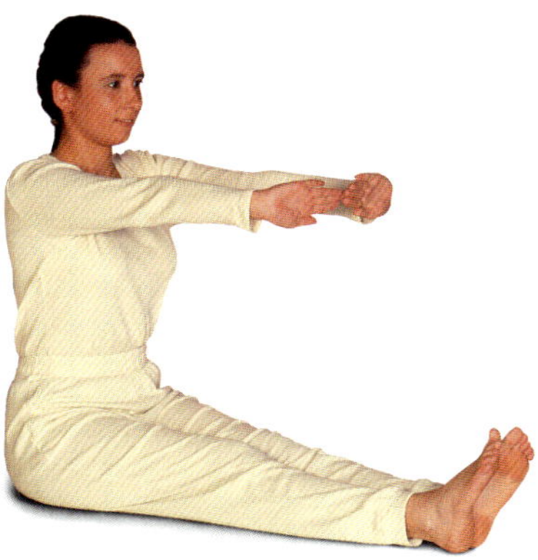

Variation D

Arme drehen ⇢ Die Finger sind geschlossen; die Handflächen zeigen nach vorn und die Fingerspitzen hinauf. Normal atmend drehe die Arme 5–10 x, sodaß die Fingerspitzen abwechselnd nach innen und außen weisen. Kehre nach der Übung in die Grundstellung zurück.

Gut für

Fördert die Beweglichkeit und Durchblutung der Finger, Hände und Arme. Kräftigt die Handgelenke und die Armmuskulatur sowie die Schulter- und Rückenmuskeln.

1 | 3.13 Halber Schmetterling

Grundstellung: Langsitz
Konzentration: auf die Hüftgelenke
Atmung: normaler Atem
Wiederholungen: 10 x mit jedem Bein
Durchführung: Sitze mit geradem Rücken im Langsitz. ⇢ Normal atmend lege den rechten Fuß mit der Fußsohle nach oben möglichst nahe zum linken Hüftgelenk. ⇢ Halte mit der linken Hand die Zehen des rechten Fußes. ⇢ Mit leichtem Druck der rechten Hand bewege das Knie 10 x auf und ab. ⇢ Komme in die Ausgangsposition zurück und führe die Übung mit dem linken Bein durch.
Variation: Strecke den linken Arm nach oben. Beuge den Oberkörper nach vorn und fasse mit der linken Hand die Zehen des linken Fußes, während du die Bewegung des rechten Beines fortsetzt.

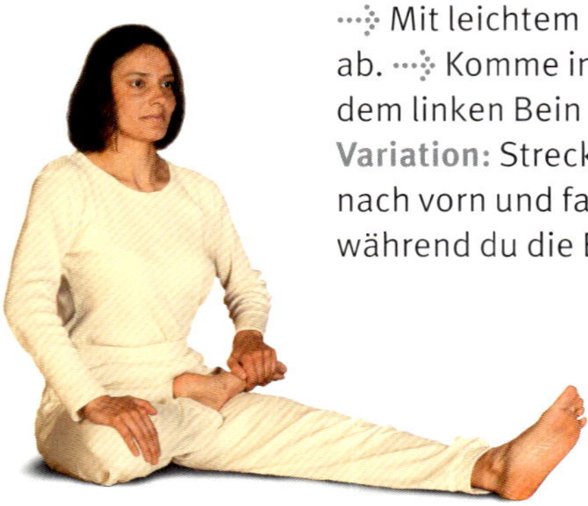

Gut für

Dehnt die innere Hüftmuskulatur und die Muskulatur der Oberschenkel; fördert die Durchblutung der Hüftgelenke. Vorbereitung für den Meditationssitz.

Achtung

Bei Beschwerden in den Fuß-, Knie- oder Hüftgelenken soll diese Übung nicht durchgeführt werden.

1 | 3.14 Arme heben und senken

Grundstellung: Stand
Konzentration: auf die Atmung
Atmung: mit der Bewegung koordiniert
Wiederholungen: 5 x
Durchführung: Stehe mit leicht gegrätschten Beinen. ⇢ Einatmend hebe die gestreckten Arme vor dem Körper bis in Schulterhöhe. ⇢ Ausatmend senke die Arme wieder und kehre in die Ausgangsstellung zurück.

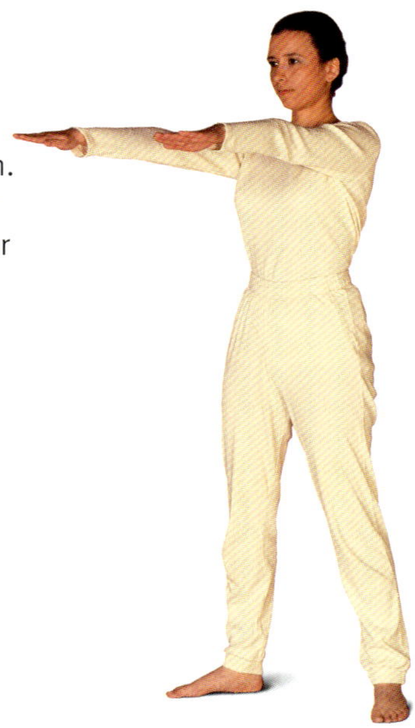

Gut für

Die Übung wirkt allgemein beruhigend. Sie vertieft und harmonisiert die Atmung.

1 | 3.15 Knie zum Körper ziehen

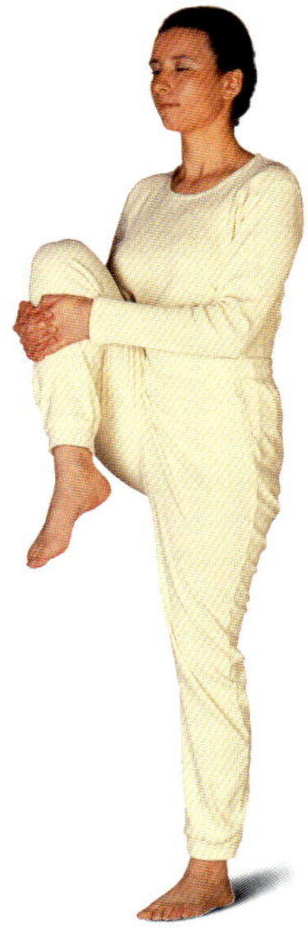

Grundstellung: Stand
Konzentration: auf das Gleichgewicht
Atmung: mit der Bewegung koordiniert
Wiederholungen: 3 x mit jedem Bein
Durchführung: Stehe mit geschlossenen Beinen. Entspanne den Körper. ⇢ Atme tief ein. ⇢ Ausatmend hebe das rechte Bein gebeugt hoch, umfasse mit den Händen das Knie und ziehe es zum Körper. Oberkörper und Kopf bleiben gerade. ⇢ Einatmend stelle das Bein wieder auf den Boden. Wiederhole die Übung mit dem linken Bein.

Gut für
Hilft gegen Verdauungsstörungen, Blähungen und Rückenschmerzen. Dehnt die Muskulatur im Bereich der Lendenwirbelsäule und der Hüftgelenke. Fördert die Beinstabilität, den Gleichgewichtssinn und die Konzentrationsfähigkeit.

1 | 3.16 Körper strecken

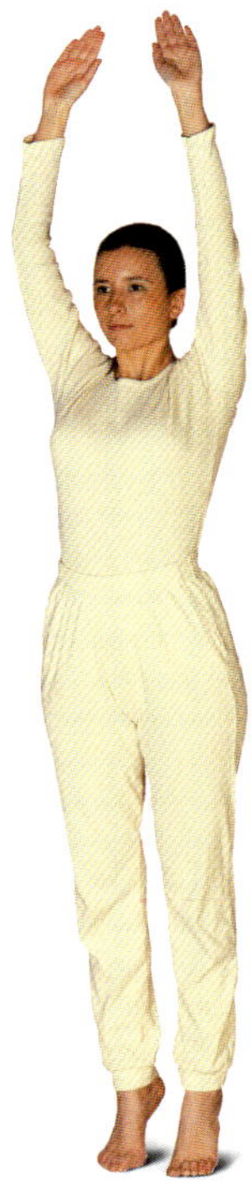

Grundstellung: Stand
Konzentration: auf den ganzen Körper
Atmung: mit der Bewegung koordiniert
Wiederholungen: 5 x
Durchführung: Stehe mit geschlossenen Beinen. ⇢ Einatmend stelle dich auf die Zehenspitzen, hebe gleichzeitig die Arme über den Kopf und strecke den ganzen Körper durch. ⇢ Ausatmend komme langsam in die Ausgangsstellung zurück.

Gut für
Dehnt, entspannt und harmonisiert den ganzen Körper und vertieft die Atmung.

1 | 3.17–3.19 Endserie

⇢ **ĀNANDĀSANA – Entspannung**

⇢ **NĀḌĪ SHODHANA PRĀṆĀYĀMA – Nervenreinigung / Stufe 1**

⇢ **SELF-INQUIRY-MEDITATION – Stufe 1/3**

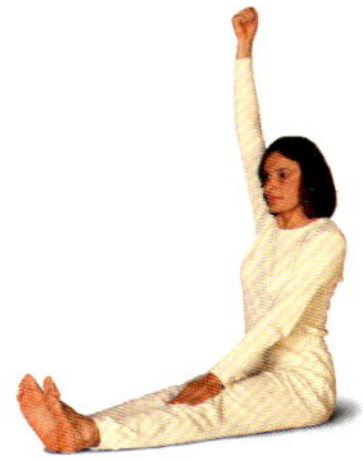

Teil 4
7. und 8. Woche

1–4/1 **ĀNANDĀSANA – Entspannung**
1–4/2 **Yoga-Vollatmung**
1–4/3 **Atemübung mit gestreckten Armen**
1–4/4 **Körper strecken - Variationen**
1–4/5 **Körper rollen**
1–4/6 **Drehen in Rückenlage**
1–4/7 **Radfahren**
1–4/8 **MĀRJĀRĪ – Katze**
1–4/9 **Halber Schmetterling**
1–4/10 **Schmetterling**
1–4/11 **Seil ziehen**
1–4/12 **Arme beugen und strecken**
1–4/13 **Schulterkreisen**
1–4/14 **Fuß- und Zehenübungen**
1–4/15 **Auf Zehen und Fersen gehen**
1–4/16 **ĀNANDĀSANA – Entspannung**
1–4/17 **NĀDĪ SHODHANA PRĀNĀYĀMA – Nervenreinigung / Stufe 1**
1–4/18 **SELF-INQUIRY-MEDITATION – Stufe 1/4**

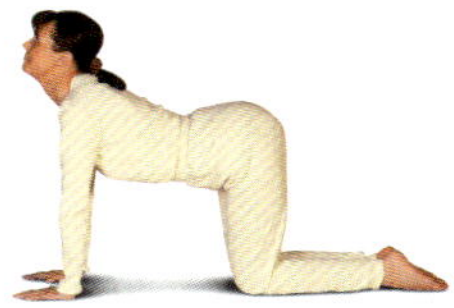

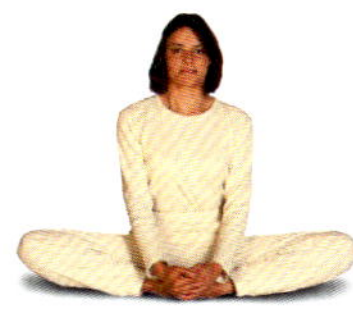

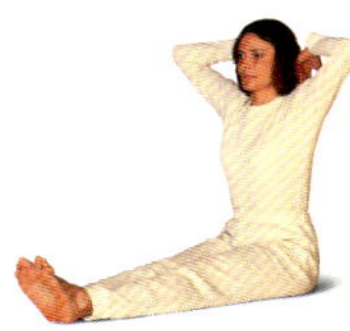

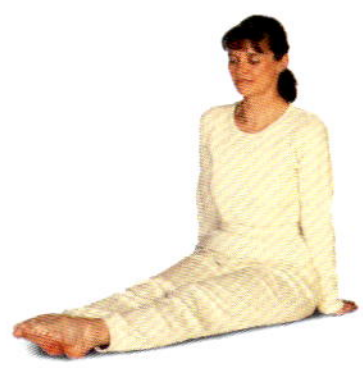

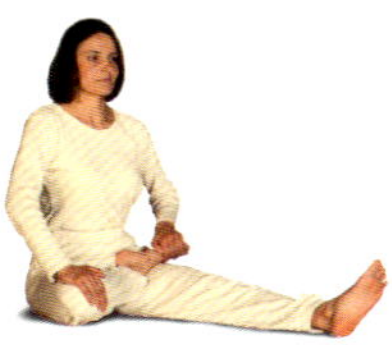

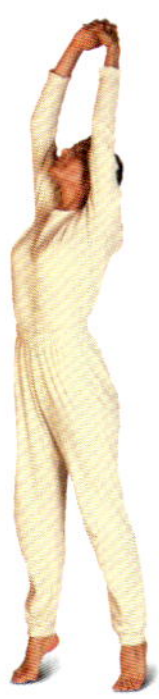

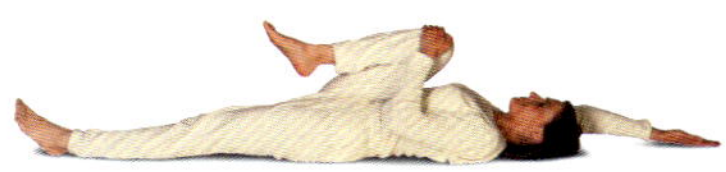

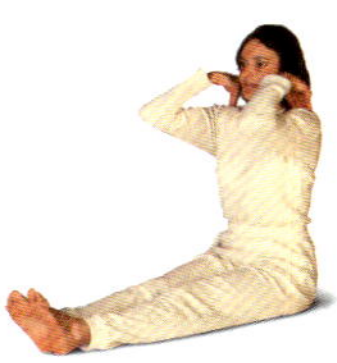

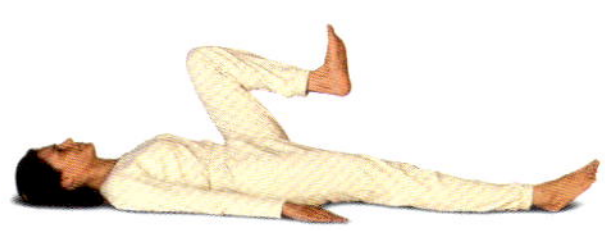

1 | 4.1–4.5 Anfangsserie

Übungen 1–2/1 bis 1–2/5 durchführen:

- ĀNANDĀSANA – Entspannung
- Yoga-Vollatmung
- Atemübung mit gestreckten Armen
- Körper strecken - Variationen
- Körper rollen

1 | 4.6 Drehen in Rückenlage

Grundstellung: Rückenlage
Konzentration: auf die Drehung der Wirbelsäule
Atmung: mit der Bewegung koordiniert
Wiederholungen: jede Variation 3 x
Durchführung: Liege entspannt auf dem Rücken.

Variation A

→ Einatmend lege den rechten Arm ausgestreckt neben dem Kopf auf den Boden und beuge das rechte Knie. → Ausatmend ziehe mit der linken Hand das rechte Knie möglichst weit in Richtung linke Schulter. Drehe gleichzeitig den Kopf nach rechts. → Einatmend komme wieder zur Mitte. Führe die Bewegung 3 x durch und komme dann in die Ausgangsposition zurück. Wiederhole die Übung mit der anderen Seite.

Gut für: Dehnt und entspannt den Lendenwirbel- und Hüftgelenksbereich. Hilft gegen Rückenbeschwerden und gegen Schmerzen im Ilio-Sakralgelenk.

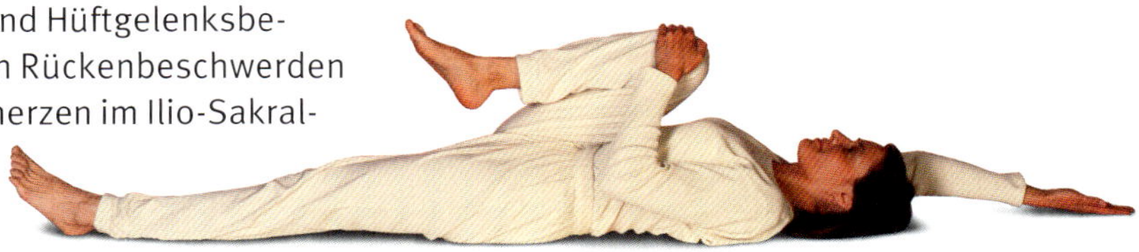

Variation B (ohne Abb.)

Strecke die Arme seitlich in Schulterhöhe aus. → Einatmend beuge das rechte Knie und stelle den Fuß an die Außenseite des linken Oberschenkels. Halte mit der linken Hand das Knie. Solltest du das Knie mit der Hand nicht erreichen, so hebe das Bein etwas an. → Ausatmend führe das rechte Knie nach links zum Boden und drehe gleichzeitig den Kopf nach rechts. → Einatmend komme wieder zur Mitte. Führe die Bewegung 3 x durch und nimm dann wieder die Grundstellung ein. Wechsle die Beinstellung und wiederhole die Übung.

Gut für

Wirkt günstig bei Rückenbeschwerden und Schmerzen im Ilio-Sakralgelenk. Entspannt die Muskulatur entlang der Wirbelsäule und fördert die Beweglichkeit der Hüftgelenke.

Achtung

Bei akuten Rückenbeschwerden sollst du diese Übung nicht durchführen.

Radfahren

Grundstellung: Rückenlage
Konzentration: auf die Beinbewegungen
Atmung: normaler Atem
Wiederholungen: je Variation 5-10 x in jede Richtung
Durchführung: Lege dich auf den Rücken.

Variation A

Mit einem Bein ···> Normal atmend hebe das rechte Bein und führe damit Radfahrbewegungen durch. Bewege dabei auch die Fußgelenke mit. 10 x vorwärts und 10 x rückwärts. Beschreibe mit dem Fuß langsame und möglichst große Kreise. Wiederhole die Übung mit dem anderen Bein. Kehre in die Ausgangsposition zurück.

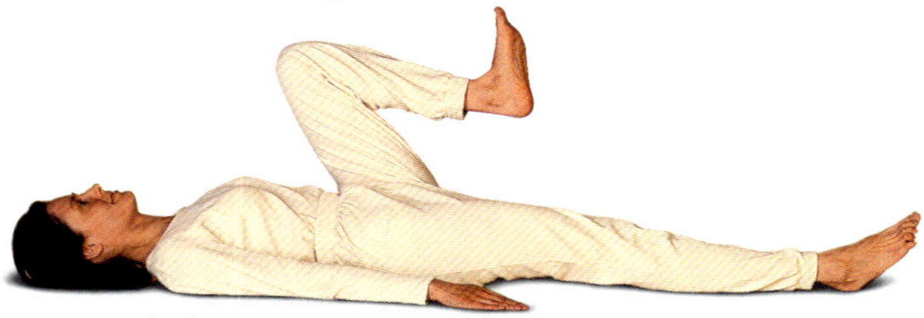

Variation B

Mit beiden Beinen abwechselnd ···> Normal atmend hebe die Beine und führe mit beiden Beinen abwechselnd Radfahrbewegungen durch. 10 x vorwärts und 10 x rückwärts. Kehre in die Ausgangsposition zurück.

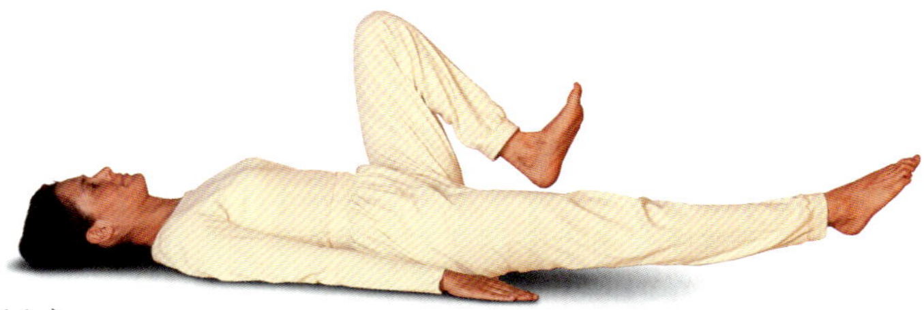

Variation C (ohne Abb.)

Mit beiden Beinen gleichzeitig ···> Normal atmend hebe die Beine und führe mit beiden Beinen gleichzeitig Radfahrbewegungen durch. 5 x vorwärts und 5 x rückwärts. Kehre in die Ausgangsposition zurück und entspanne den Körper.

Gut für

Kräftigt die Bauch- und Beinmuskulatur. Fördert die Beweglichkeit der Hüftgelenke und der Knie. Regt den Kreislauf besonders in den Beinen an und wirkt gegen Krampfadern und Thrombosen. Entspannt und durchblutet Hüft-, Knie- und Fußgelenke. Die Übung ist eine gute Vorbereitung für den Meditationssitz.

Achtung

Bei Beschwerden im Bereich der Lendenwirbelsäule lege die Hände unter das Becken.

Nach dieser Übung entspanne dich in **ĀNANDĀSANA.**

1 | 4.8 MĀRJĀRĪ – Katze

Grundstellung: Vajrāsana
Konzentration: auf die Wirbelsäule
Atmung: mit der Bewegung koordiniert
Wiederholungen: 3 x
Durchführung: Siehe Übung 1 – 1/17 aus dem ersten Teil.

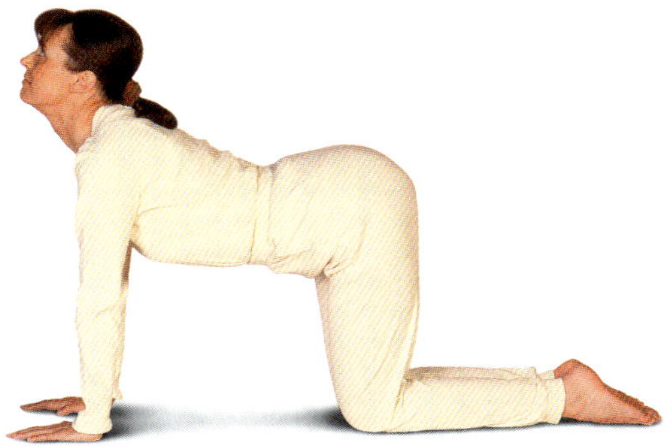

Gut für

Entspannt die Muskulatur entlang der Wirbelsäule und macht sie dadurch geschmeidig und elastisch. Fördert die Verdauung, lindert Menstruationsbeschwerden und eignet sich zum Erlernen der tiefen Atmung in Bauch und Rücken.

1 | 4.9 Halber Schmetterling

Grundstellung: Langsitz
Konzentration: auf die Hüftgelenke
Atmung: normaler Atem
Wiederholungen: 10 x mit jedem Bein
Durchführung: Sitze mit geradem Rücken im Langsitz. ⇢ Normal atmend lege den rechten Fuß mit der Fußsohle nach oben möglichst nahe zum linken Hüftgelenk. ⇢ Halte mit der linken Hand die Zehen des rechten Fußes. ⇢ Mit leichtem Druck der rechten Hand bewege das Knie 10 x auf und ab. ⇢ Komme in die Ausgangsposition zurück und führe die Übung mit dem linken Bein durch.

Variation: Strecke den linken Arm nach oben. Beuge den Oberkörper nach vorn und fasse mit der linken Hand die Zehen des linken Fußes, während du die Bewegung des rechten Beines fortsetzt.

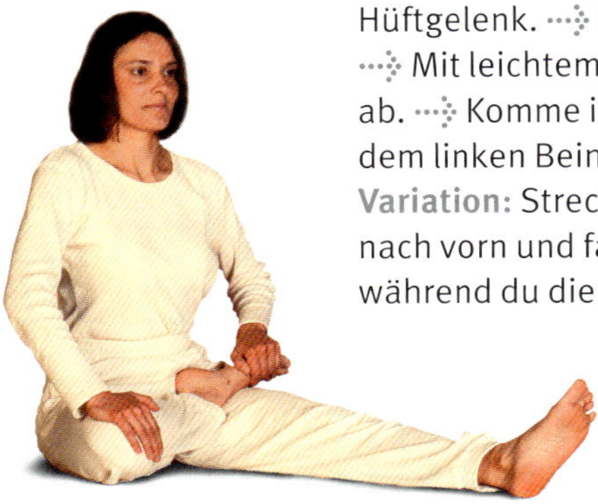

Gut für

Dehnt die innere Hüftmuskulatur und die Muskulatur der Oberschenkel; fördert die Durchblutung der Hüftgelenke. Vorbereitung für den Meditationssitz.

Achtung

Bei Beschwerden in den Fuß-, Knie- oder Hüftgelenken soll diese Übung nicht durchgeführt werden.

1 | 4.10 Schmetterling

Grundstellung: Langsitz
Konzentration: auf die Entspannung der Hüftgelenke
Atmung: normaler Atem
Dauer: ca. 1/2 Minute
Durchführung: Setze dich in den Langsitz. Beuge die Knie und lege die Fußsohlen aneinander. Umfasse mit den Händen die Fußspitzen und ziehe die Füße so nahe wie möglich zum Körper. ···› Normal atmend bewege die Knie auf und ab (gleich dem Flügelschlag eines Schmetterlings). Entspanne die Hüften und versuche, mit den Knien den Boden zu berühren. Kehre in die Ausgangsposition zurück.

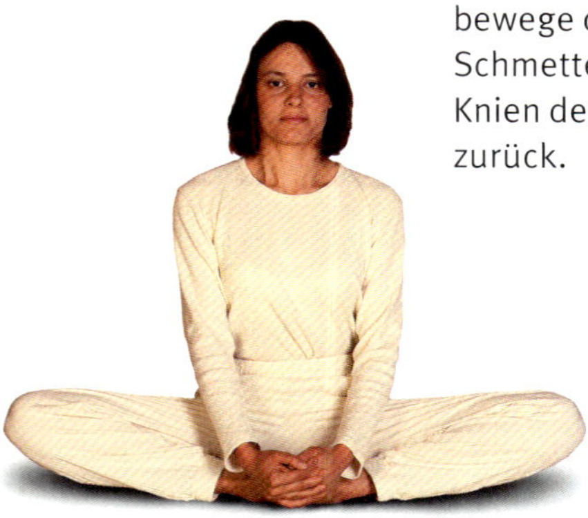

Variation
Lege die Hände auf die Knie und hilf mit leichtem Druck der Bewegung der Knie nach. Die Ellbogen sind zur Seite gerichtet. ···› Ausatmend beuge den Oberkörper vor und bringe den Kopf möglichst nahe zu den Zehen, während du die Knie fortwährend mit den Händen weiterbewegst.

Gut für
Gute Vorbereitung für den Meditationssitz. Entspannt und durchblutet die Hüftgelenke.

1 | 4.11 Seil ziehen

Grundstellung: Langsitz
Konzentration: auf die Hand- und Armmuskeln
Atmung: mit der Bewegung koordiniert
Wiederholungen: 5 x mit jedem Arm
Durchführung: Setze dich in den Langsitz. Der Rücken ist gerade, die Hände ruhen auf den Oberschenkeln. ···› Einatmend strecke den linken Arm hoch und schließe die linke Hand zur Faust; der Daumen liegt innen. ···› Ausatmend spanne den Arm an und senke ihn langsam gestreckt zum Knie, so als würdest du etwas Schweres herunterziehen. Entspanne den Arm danach wieder. Abwechselnd mit dem linken und dem rechten Arm üben.

Gut für
Die Übung kräftigt Arm-, Hand- und Rückenmuskulatur. Sie vertieft die Atmung und fördert die Beweglichkeit der Schultergelenke.

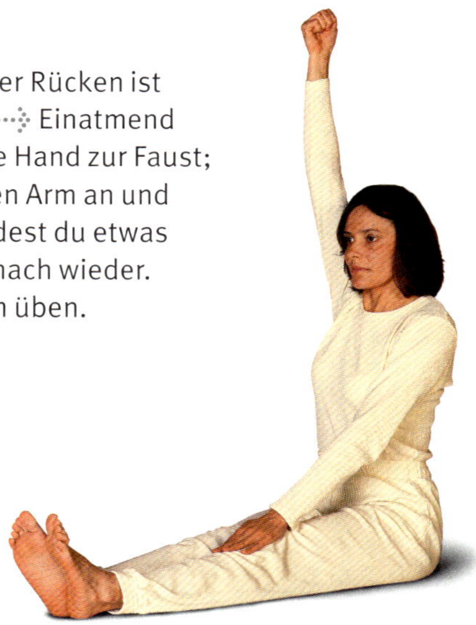

1 | 4.12 Arme beugen und strecken

Grundstellung: Langsitz
Konzentration: auf die Armbewegungen
Atmung: mit der Bewegung koordiniert
Wiederholungen: jede Variation 5 x
Durchführung: Setze dich in den Langsitz. Der Rücken ist gerade, die Hände ruhen auf den Oberschenkeln.

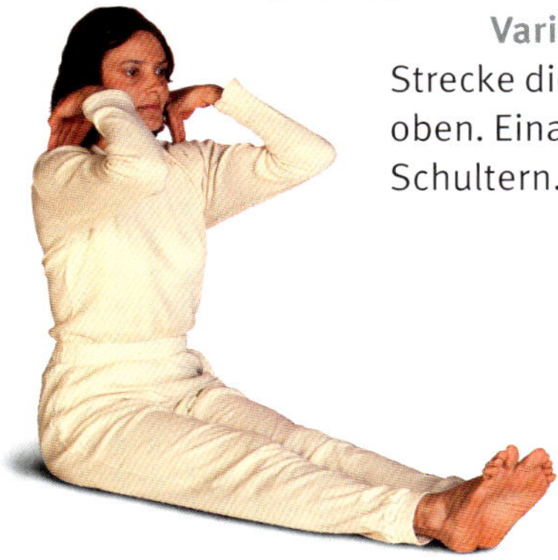

Variation A: Nach vorn
Strecke die Arme in Schulterhöhe nach vorn; die Handflächen zeigen nach oben. Einatmend beuge die Arme und berühre mit den Fingerspitzen die Schultern. Ausatmend strecke die Arme wieder aus.

Variation B: Zur Seite
Strecke die Arme in Schulterhöhe seitlich aus; die Handflächen zeigen nach oben. Einatmend beuge die Arme und berühre mit den Fingerspitzen die Schultern. Ausatmend strecke die Arme wieder aus.

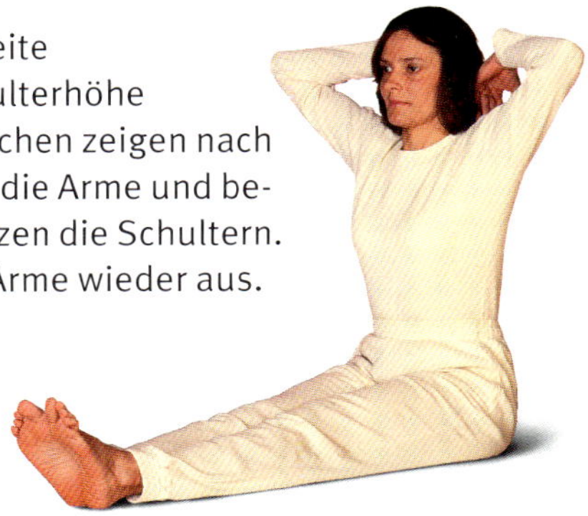

Variation C: Nach oben (ohne Abb.)
Hebe die Arme seitlich in Schulterhöhe und lege die Fingerspitzen auf die Schultern. Drücke die Ellbogen leicht nach hinten. ⇢ Einatmend strecke die Arme hoch, wobei die Handflächen zueinander zeigen. ⇢ Ausatmend senke die Finger wieder auf die Schultern.

Gut für
Kräftigt die Arm-, Schulter- und Rückenmuskulatur, fördert die Durchblutung und die Beweglichkeit der Ellbogen- und Schultergelenke. Vertieft und harmonisiert die Atmung.

1 | 4.13 Schulterkreisen

Grundstellung: Langsitz
Konzentration: auf die Schultern
Atmung: mit der Bewegung koordiniert
Wiederholungen: 5 x in jede Richtung
Durchführung: Bleibe im Langsitz. Der Rücken ist gerade und entspannt; die Hände ruhen auf den Oberschenkeln. Lege die Fingerspitzen auf die Schultern und führe mit den Ellbogen große kreisende Bewegungen durch. ⇢ Einatmend bewege die Ellbogen in einem Halbkreis weit nach hinten. ⇢ Ausatmend setze die Kreisbewegung nach vorn fort, bis die Ellbogen einander berühren. Mache 5 Kreisbewegungen vorwärts und 5 Kreisbewegungen rückwärts.

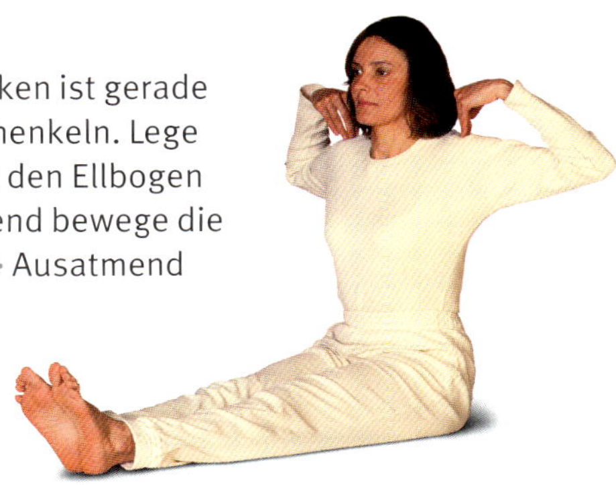

Gut für
Fördert die Beweglichkeit und Durchblutung der Schultergelenke und des gesamten Schultergürtels. Vertieft die Atmung und lockert Verspannungen im Bereich des Nackens.

Fuß- und Zehenübungen

Grundstellung: Langsitz
Konzentration: auf die Füße
Atmung: normaler Atem
Wiederholungen: jede Variation 5 x
Durchführung: Stütze im Langsitz die Arme hinter dem Körper auf; die Finger weisen nach hinten.

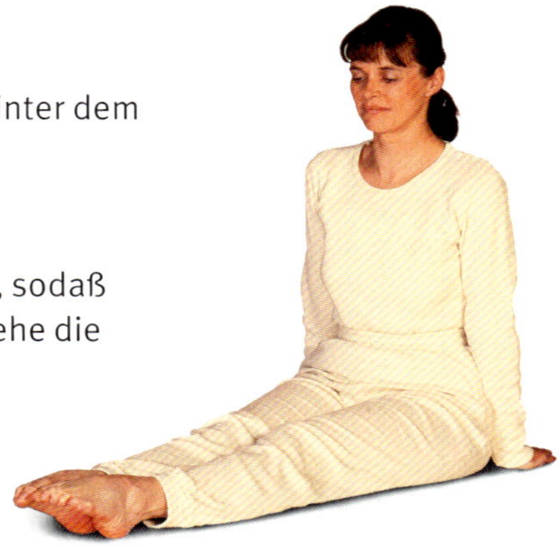

Variation A (ohne Abb.)
Zehen strecken und beugen ⇢ Richte die Füße auf, sodaß die Zehen nach oben weisen. ⇢ Normal atmend ziehe die Zehen abwechselnd zusammen und spreize sie.

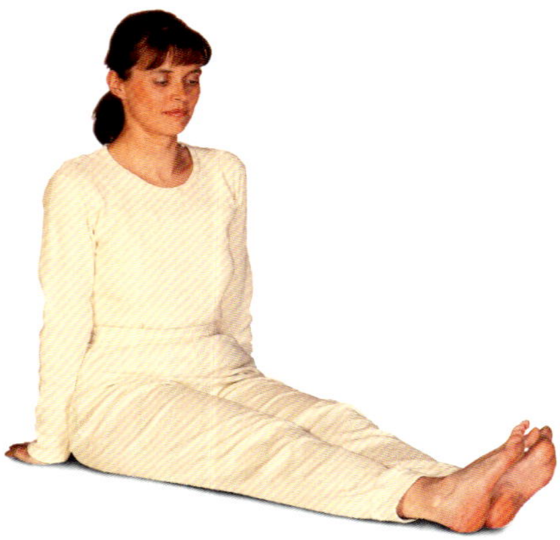

Variation B
Füße beugen und strecken ⇢ Normal atmend beuge und strecke die Füße. Führe die Bewegung langsam und bewußt durch. Bewege die Füße in beide Richtungen, so weit du kannst.

Variation C
Füße kreisen ⇢ Normal atmend führe mit beiden Füßen kreisende Bewegungen durch;
5 x im Uhrzeigersinn und 5 x in die Gegenrichtung.

Variation D (ohne Abb.)
Fußgelenke drehen ⇢ Beuge das linke Bein und lege den linken Fuß auf den rechten Oberschenkel. Halte mit der linken Hand das linke Bein oberhalb des Fußgelenkes und fasse mit der rechten Hand den linken Fuß. ⇢ Normal atmend drehe das Fußgelenk, in beide Richtungen je 5 x. Wechsle das Bein und wiederhole die Übung.

Gut für

- A Fördert die Zehenbeweglichkeit und regt die Durchblutung der Füße an. Dehnt die häufig verkürzte Fußsohlenmuskulatur und wirkt gegen Senk- und Plattfüße.
- B Dehnt die Unterschenkel- und Fußmuskulatur. Wirkt gegen Krampfadern, Müdigkeit und Schwellungen in den Beinen.
- C Kräftigt die Fußmuskulatur und fördert die Beweglichkeit der Fußgelenke. Regt die Durchblutung an.
- D Fördert die Durchblutung und Entspannung im Bereich der Fußgelenke und erhält ihre Beweglichkeit.

1 | 4.15 Auf Zehen und Fersen gehen

Grundstellung: Stand
Konzentration: auf den ganzen Körper
Atmung: normaler Atem
Wiederholungen: 50 Schritte auf den Fersen, 50 Schritte auf den Zehenballen
Durchführung: Stehe aufrecht und entspannt. Verschränke die Finger. ⇢ Einatmend hebe die Arme über den Kopf und strecke den ganzen Körper hoch. Blicke zu den Händen. ⇢ Normal atmend gehe 50 Schritte auf den Fersen und 50 Schritte auf den Zehenballen.

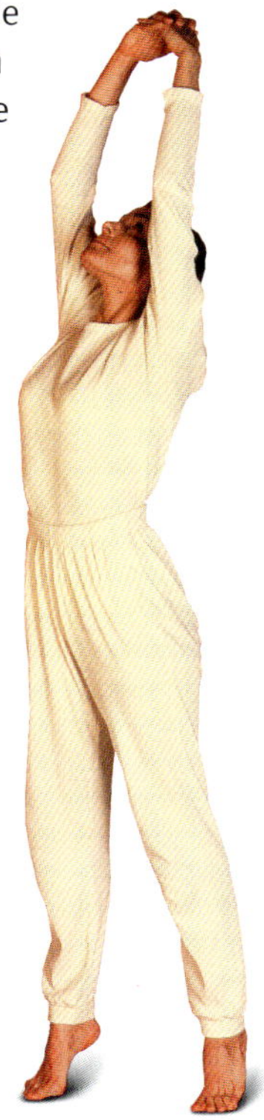

Gut für

Aktiviert, dehnt und entspannt den ganzen Körper und regt das Kreislaufsystem an. Kräftigt die Bein- und Fußmuskulatur und ist daher gut gegen Platt- und Senkfüße. Fördert den venösen Rückstrom in den Beinen. Das Fersengehen dehnt die Wadenmuskulatur und kräftigt die Fußstrecker. Das Zehengehen kräftigt die Wadenmuskulatur und dehnt die meist verkürzten Zehenbeuger.

1 | 4.16–4.18 Endserie

⇢ **ĀNANDĀSANA – Entspannung**

⇢ **NĀDĪ SHODHANA PRĀNĀYĀMA – Nervenreinigung / Stufe 1**

⇢ **SELF-INQUIRY-MEDITATION – Stufe 1/4**

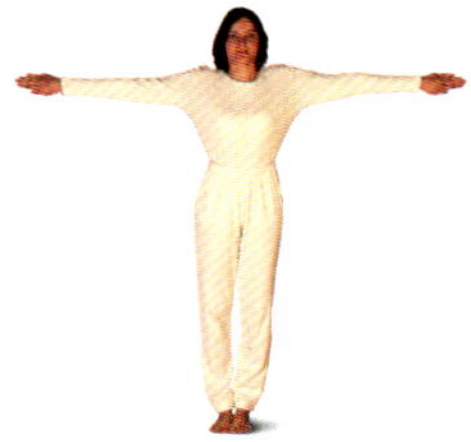

Teil 5

9. und 10. Woche

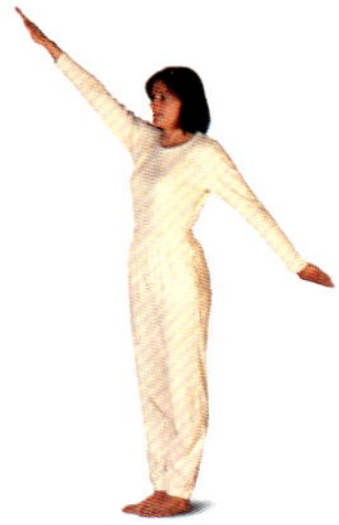

1–5/1 **ĀNANDĀSANA – Entspannung**
1–5/2 **Yoga-Vollatmung**
1–5/3 **Atemübung mit gestreckten Armen**
1–5/4 **Körper strecken - Variationen**
1–5/5 **Körper rollen**
1–5/6 **MĀRJĀRĪ – Katze**
1–5/7 **Waagrechte Armbewegungen**
1–5/8 **Kraulen**
1–5/9 **Vorbeugen mit gestreckten Beinen**
1–5/10 **Halber Schmetterling**
1–5/11 **Schmetterling**
1–5/12 **PAVANA MUKTĀSANA – Knie zum Kopf ziehen - Variationen**
1–5/13 **Entspannung in Bauchlage**
1–5/14 **Strecken in Bauchlage**
1–5/15 **Arme hinter den Rücken führen**
1–5/16 **Kopf heben mit gebeugten Beinen**
1–5/17 **Kopf und Beine heben**
1–5/18 **Entspannung in Tigerpose**
1–5/19 **NĀDĪ SHODHANA PRĀNĀYĀMA – Nervenreinigung / Stufe 1**
1–5/20 **SELF-INQUIRY-MEDITATION – Stufe 1/5**

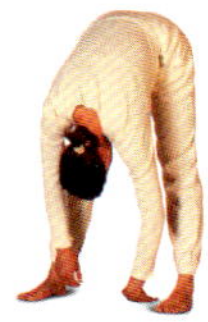

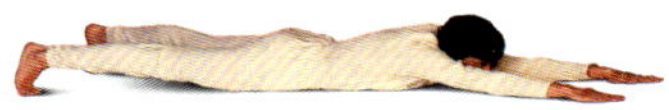

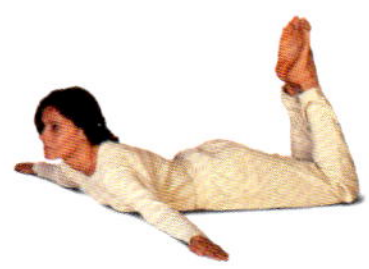

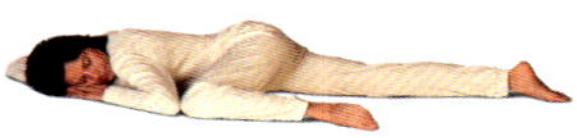

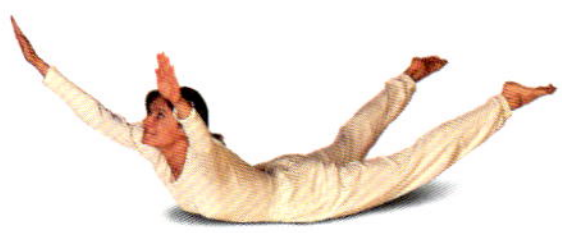

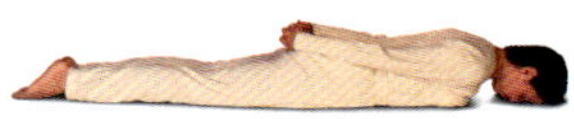

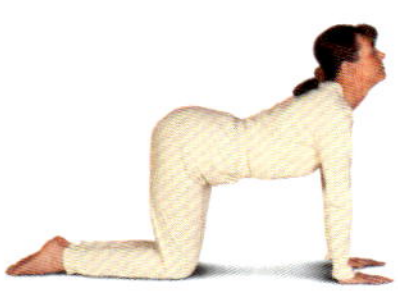

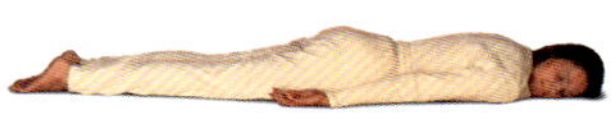

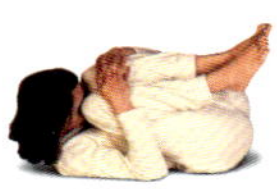

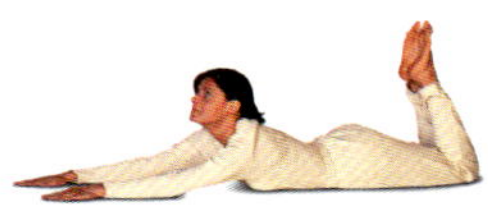

1 | 5.1–5.5 Anfangsserie

Übungen 1–2/1 bis 1–2/5 durchführen:

- ĀNANDĀSANA – Entspannung
- Yoga-Vollatmung
- Atemübung mit gestreckten Armen
- Körper strecken - Variationen
- Körper rollen

1 | 5.6 MĀRJĀRĪ – Katze

Grundstellung: Vajrāsana
Konzentration: auf die Wirbelsäule
Atmung: mit der Bewegung koordiniert
Wiederholungen: 3 x
Durchführung: Setze dich in Vajrāsana. Die Hände ruhen auf den Oberschenkeln. Der Rücken ist gerade und entspannt. → Einatmend hebe die gestreckten Arme mit nach unten gerichteten Handflächen bis in Schulterhöhe und komme mit geradem Rücken in den Kniestand. → Ausatmend beuge dich nach vorn und stütze die Hände auf den Boden, sodaß Arme und Beine einen rechten Winkel zum Boden bilden. Mache einen »Katzenbuckel«, indem du den Rücken nach oben wölbst. Beuge gleichzeitig den Kopf und richte den Blick zum Nabel. Die ganze Wirbelsäule ist gebeugt. → Einatmend bewege den Rücken in die Gegenrichtung und hebe den Kopf. Die Wirbelsäule ist durchgestreckt; die Bauchmuskeln sind entspannt. Richte den Blick möglichst weit nach oben, sodaß die Vorderseite des Brustkorbs gedehnt wird.
Führe diese Bewegung des Rückens noch 3 x im Atemrhythmus durch. → Einatmend richte dich in den Kniestand auf und strecke die Arme nach vorn. → Ausatmend nimm wieder die Ausgangsposition ein.

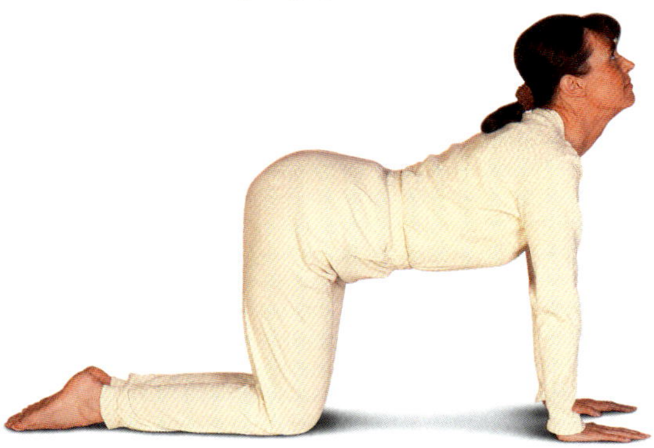

Gut für
Entspannt die Muskulatur entlang der Wirbelsäule und macht sie dadurch geschmeidig und elastisch. Fördert die Verdauung, lindert Menstruationsbeschwerden und eignet sich zum Erlernen der tiefen Atmung in Bauch und Rücken.

1 | 5.7 Waagrechte Armbewegungen

Grundstellung: Stand
Konzentration: auf die Schultern und den Brustkorb
Atmung: mit der Bewegung koordiniert
Wiederholungen: 5 x
Durchführung: Stehe mit leicht gegrätschten Beinen. Entspanne die Schultern. Strecke die Arme in Schulterhöhe nach vorn und führe die Handflächen zusammen. ···› Einatmend bewege die Arme seitwärts und drehe die Handflächen nach hinten. ···› Ausatmend führe die Arme wieder nach vorn und lege die Handflächen aneinander.

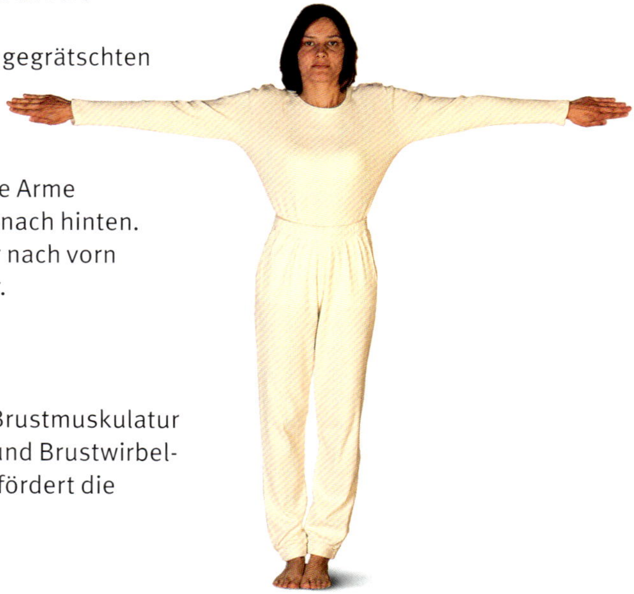

Gut für
Dehnt und kräftigt die Schulter- und Brustmuskulatur sowie die Muskeln im Schulterblatt- und Brustwirbelbereich. Hilft gegen Rundrücken und fördert die Brustatmung.

1 | 5.8 Kraulen

Grundstellung: Stand
Konzentration: auf die Armbewegungen
Atmung: normaler Atem
Wiederholungen: 10 x in jede Richtung
Durchführung: Stehe entspannt, mit leicht gegrätschten Beinen. ···› Normal atmend führe mit gestreckten Armen Kraulbewegungen durch. Während sich der eine Arm nach vorn und abwärts bewegt, bewegt sich der andere Arm nach hinten und hinauf. Führe die Bewegungen 10 x durch und mache anschließend 10 weitere Kraulbewegungen in die Gegenrichtung.
Halte den Oberkörper so ruhig wie möglich.

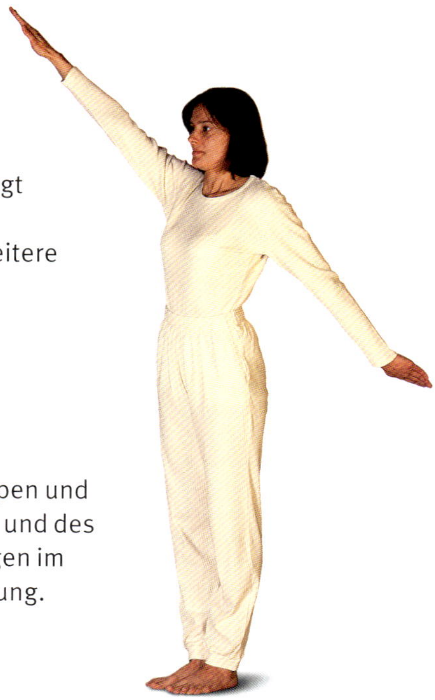

Gut für
Fördert die Beweglichkeit der Schultergelenke, der Rippen und der Brustwirbelsäule. Kräftigt die Muskulatur der Arme und des Schultergürtels. Vertieft die Atmung. Löst Verspannungen im Bereich der Schultern und fördert eine gute Körperhaltung.

1 | 5.9 Vorbeugen mit gestreckten Beinen

Grundstellung: Stand
Konzentration: auf die Entspannung des Rückens
Atmung: mit der Bewegung koordiniert
Wiederholungen: 5 x
Durchführung: Stehe mit leicht gegrätschten Beinen. Halte während der Übung die Knie gestreckt. ··➔ Atme tief ein. ··➔ Ausatmend beuge, vom Kopf beginnend, den ganzen Oberkörper langsam nach vorn und ziehe dabei abwechselnd die rechte und die linke Schulter in Richtung Boden. Kopf und Arme hängen während der Bewegung locker nach unten.
··➔ Einatmend richte dich langsam wieder auf.

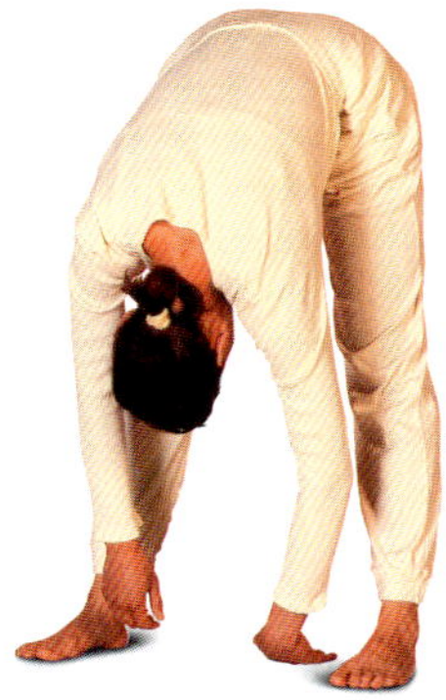

Gut für
Entspannt die Muskulatur des Rückens, des Schultergürtels, des Nackens und der Arme. Fördert die Durchblutung von Kopf und Nacken und hält die Wirbelsäule beweglich.

Achtung
Bei Bluthochdruck und Auftreten von Schwindel soll diese Übung nicht durchgeführt werden.

1 | 5.10 Halber Schmetterling

Grundstellung: Langsitz
Konzentration: auf die Hüftgelenke
Atmung: normaler Atem
Wiederholungen: 10 x mit jedem Bein
Durchführung: Sitze mit geradem Rücken im Langsitz. ··➔ Normal atmend lege den rechten Fuß mit der Fußsohle nach oben möglichst nahe zum linken Hüftgelenk. ··➔ Halte mit der linken Hand die Zehen des rechten Fußes. ··➔ Mit leichtem Druck der rechten Hand bewege das Knie 10 x auf und ab. ··➔ Komme in die Ausgangsposition zurück und führe die Übung mit dem linken Bein durch.
Variation: Strecke den linken Arm nach oben. Beuge den Oberkörper nach vorn und fasse mit der linken Hand die Zehen des linken Fußes, während du die Bewegung des rechten Beines fortsetzt.

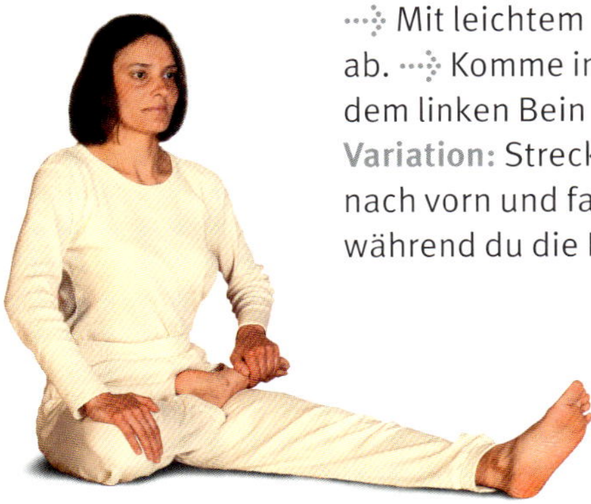

Gut für
Dehnt die innere Hüftmuskulatur und die Muskulatur der Oberschenkel; fördert die Durchblutung der Hüftgelenke. Vorbereitung für den Meditationssitz.

Achtung
Bei Beschwerden in den Fuß-, Knie- oder Hüftgelenken soll diese Übung nicht durchgeführt werden.

1 | 5.11 Schmetterling

Grundstellung: Langsitz
Konzentration: auf die Entspannung der Hüftgelenke
Atmung: normaler Atem
Dauer: ca. 1/2 Minute
Durchführung: Setze dich in den Langsitz. Beuge die Knie und lege die Fußsohlen aneinander. Umfasse mit den Händen die Fußspitzen und ziehe die Füße so nahe wie möglich zum Körper. ··· Normal atmend bewege die Knie auf und ab (gleich dem Flügelschlag eines Schmetterlings). Entspanne die Hüften und versuche, mit den Knien den Boden zu berühren. Kehre in die Ausgangsposition zurück.

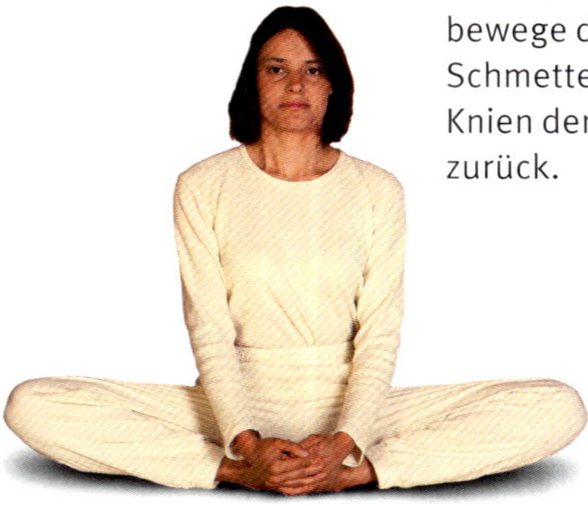

Variation
Lege die Hände auf die Knie und hilf mit leichtem Druck der Bewegung der Knie nach. Die Ellbogen sind zur Seite gerichtet. ··· Ausatmend beuge den Oberkörper vor und bringe den Kopf möglichst nahe zu den Zehen, während du die Knie fortwährend mit den Händen weiterbewegst.

Gut für
Gute Vorbereitung für den Meditationssitz. Entspannt und durchblutet die Hüftgelenke.

1 | 5.12 PAVANA MUKTĀSANA – Knie zum Kopf ziehen - Variationen

Grundstellung: Rückenlage
Konzentration: auf den Rücken
Atmung: Variation A mit der Bewegung koordiniert, bei Variation B normaler Atem
Wiederholungen: Variation A 3 x, Variation B 10 x in jede Richtung
Durchführung: Lege dich auf den Rücken.
Variation A: mit beiden Beinen (ohne Abb.)
··· Langsam tief einatmend beuge beide Knie und umfasse sie mit den Händen.
··· Ausatmend ziehe die Knie zum Körper, hebe den Kopf und berühre mit der Nase oder Stirn die Knie. ··· Einatmend senke den Kopf. ··· Ausatmend strecke die Beine wieder aus und kehre in die Ausgangsposition zurück. Führe diese Bewegung 3 x durch. Beim 3. Mal bleibe mit dem Kopf bei den Knien und führe Variation B durch.

Variation B
Rollen und Schaukeln ··· Normal atmend rolle den Körper 10 x nach links und rechts, anschließend schaukle 10 x vor und zurück. ··· Ausatmend kehre wieder in die Ausgangsposition zurück.

Gut für
Massiert den ganzen Rücken und fördert die Beweglichkeit und Durchblutung der Wirbelsäule. Regt die Nierentätigkeit an.

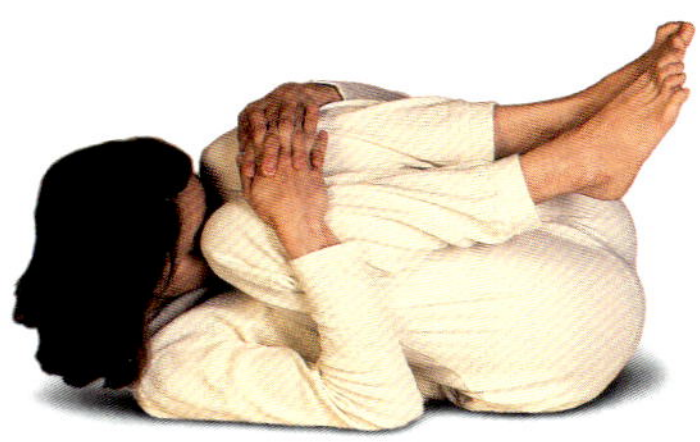

1 | 5.13 Entspannung in Bauchlage

Grundstellung: Bauchlage
Konzentration: auf den ganzen Körper
Atmung: normaler Atem
Dauer: ca. 1 Minute
Durchführung: Lege dich auf den Bauch. Wende den Kopf auf eine Seite. Die Arme liegen neben dem Körper; die Handflächen zeigen nach oben. Die Beine sind entspannt. Schließe die Augen. ⇢ Normal atmend spüre deinen ganzen Körper.

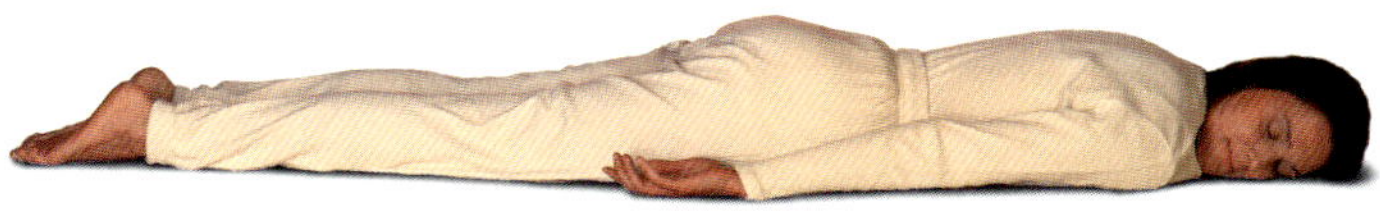

1 | 5.14 Strecken in Bauchlage

Grundstellung: Bauchlage
Konzentration: auf die Streckung des ganzen Körpers
Atmung: mit der Bewegung koordiniert
Wiederholungen: 5 x
Durchführung: In der Bauchlage strecke die Arme nach vorn aus. Stütze das Kinn oder die Stirn sowie die Zehen auf dem Boden auf. ⇢ Einatmend dehne den Körper, indem du Hände und Fersen in entgegengesetzte Richtungen streckst. Durch die Streckung heben die Knie etwas vom Boden ab. ⇢ Ausatmend entspanne dich wieder. Kehre nach 5 Streckbewegungen wieder in die Ausgangsposition zurück.

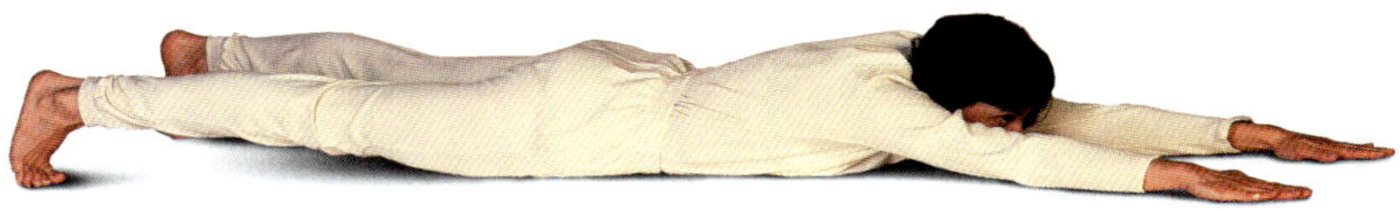

Gut für

Kräftigt und dehnt die Bein- und Rückenmuskulatur und beseitigt Verspannungen. Wirkt belebend auf den ganzen Körper und vertreibt Müdigkeit.

1 | 5.15 Arme hinter den Rücken führen

Grundstellung: Bauchlage
Konzentration: auf die Bewegung der Arme und Schulterblätter
Atmung: mit der Bewegung koordiniert
Wiederholungen: 5 x
Durchführung: Bleibe in der Bauchlage mit nach vorn ausgestreckten Armen. Stütze das Kinn oder die Stirn auf. Die Füße bleiben gestreckt. ⇢ Tief einatmend führe die Hände in einem weiten Bogen hinter den Rücken und verschränke die Finger. ⇢ Tief ausatmend kehre in die Ausgangsposition zurück.

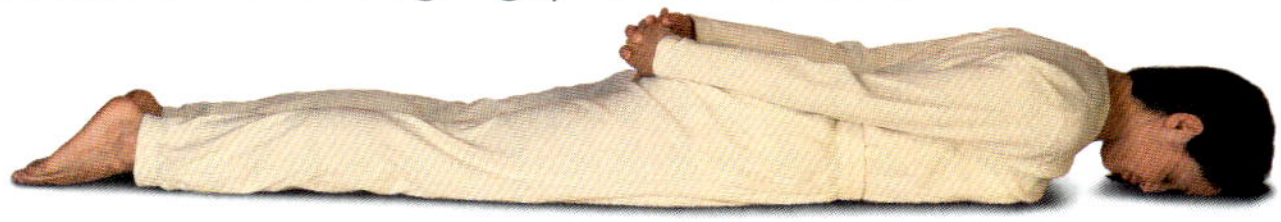

Gut für

Fördert die Streckung der Brustwirbelsäule und kräftigt die Muskulatur im Bereich der Schultern. Wirkt vertiefend auf die Atmung.

1 | 5.16 Kopf heben mit gebeugten Beinen

Grundstellung: Bauchlage
Konzentration: auf die Rückenmuskeln
Atmung: mit der Bewegung koordiniert und in der Position angehalten
Wiederholungen: 5 x jede Variation
Durchführung: Du befindest dich in Bauchlage, die Arme sind nach vorn ausgestreckt. Beuge die Knie und bringe die Fersen nahe zum Körper.

Variation A

⋯ Einatmend hebe Kopf und Schultern und blicke nach oben. Drücke die Hüftgelenke zum Boden. ⋯ Den Atem anhaltend bleibe so lange in dieser Stellung, wie es dir angenehm ist. ⋯ Ausatmend senke Kopf und Schultern und kehre in die Ausgangsposition zurück.

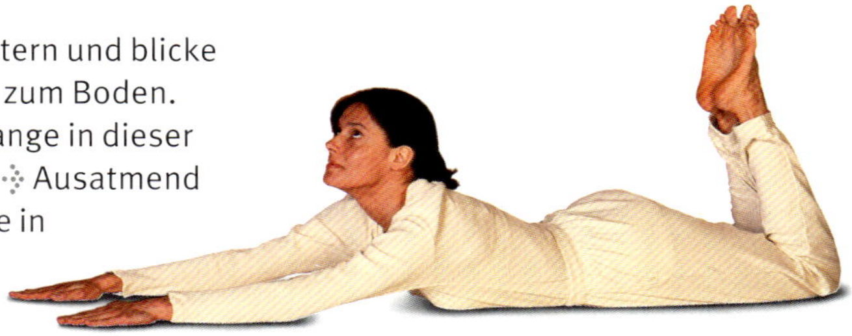

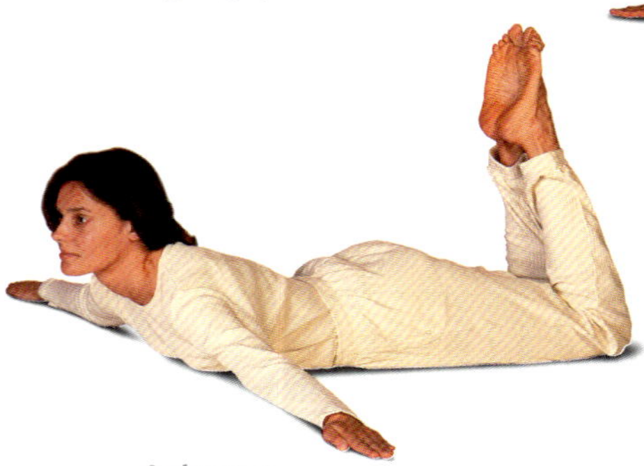

Variation B

Wie Variation A, aber mit seitlich ausgestreckten Armen.

Gut für

Kräftigt die Nacken-, Rücken- und Beinmuskulatur. Wirkt gut gegen Rundrücken und dehnt die Vorderseite des Körpers. Hilft gegen Müdigkeit.

Achtung

Bei Leistenbruch, Hüftgelenksarthrose und Beschwerden in der Hals- oder Lendenwirbelsäule soll diese Übung nicht durchgeführt werden.

1 | 5.17 Kopf und Beine heben

Grundstellung: Bauchlage
Konzentration: auf die Muskeln des Rückens
Atmung: mit der Bewegung koordiniert
Wiederholungen: 5 x
Durchführung: Bleibe in der Bauchlage. Strecke die Arme in Schulterhöhe seitlich aus. Die Beine liegen etwas auseinander. ⋯ Einatmend hebe Kopf, Arme und Beine gleichzeitig hoch. ⋯ Ausatmend laß Kopf, Arme und Beine langsam zu Boden sinken.

Gut für

Stärkt die Muskulatur des Rückens, der Arme und der Beine. Dehnt die Brustmuskulatur und aktiviert den ganzen Körper. Hilft bei niedrigem Blutdruck und bei Müdigkeit.

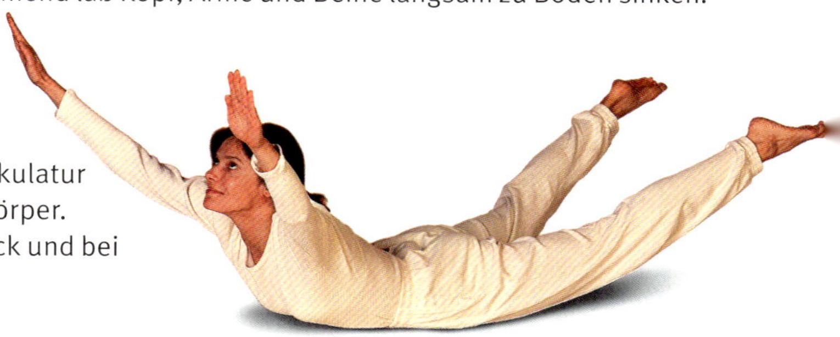

Achtung

Bei hohem Blutdruck, Leistenbruch und akuten Rückenbeschwerden führe diese Übung nicht durch.

1 | 5.18 Entspannung in Tigerpose

Grundstellung: Bauchlage
Konzentration: auf den ganzen Körper
Atmung: normaler Atem
Dauer: ca. 1/2 Minute zu jeder Seite
Durchführung: In der Bauchlage drehe den Körper etwas auf die linke Seite. Beuge den linken Arm und lege die linke Wange auf den linken Unterarm; der linke Ellbogen weist nach oben. Beuge den rechten Arm und lege die Hand auf den linken Handrücken; der rechte Ellbogen weist nach unten. Ziehe das rechte Knie an, bis es den rechten Ellbogen berührt. Das linke Bein bleibt gestreckt. Wenn die Spannung in der linken Schulter zu groß ist, kann der linke Arm hinter dem Körper auf den Boden gelegt werden. Wechsle nach einiger Zeit die Seite, sodaß der Kopf auf dem rechten gebeugten Arm liegt, das rechte Bein gestreckt bleibt und das linke Knie und der linke Ellbogen einander berühren.

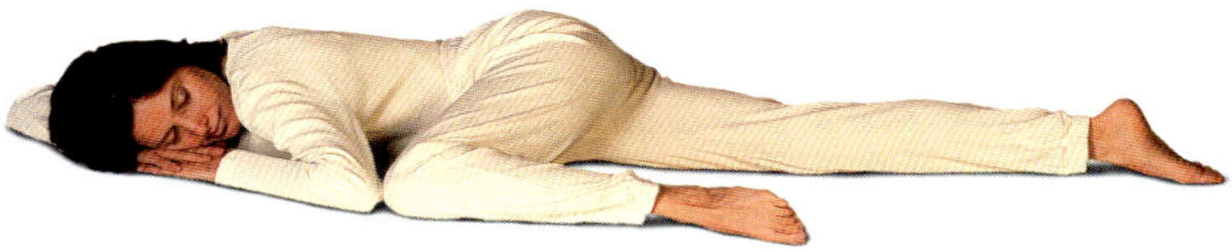

Gut für
Entspannt Körper und Geist. Vertieft die Atmung besonders im Rücken.

1 | 5.19–5.20 Endserie

- **NĀDĪ SHODHANA PRĀNĀYĀMA – Nervenreinigung / Stufe 1**
- **SELF-INQUIRY-MEDITATION – Stufe 1/5**

Wir sind Reisende, abgestiegen im »Hotel der Welt«. Bald müssen wir weiterziehen und alles bleibt hier zurück – außer unsere Taten.

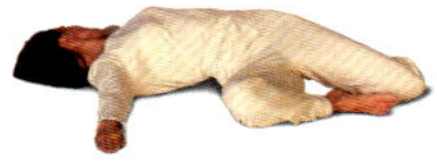

Teil 6

11. und 12. Woche

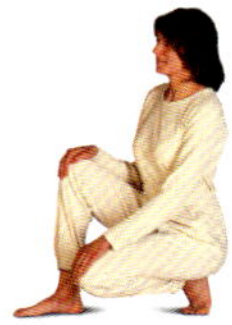

1–6/1 **ĀNANDĀSANA – Entspannung**
1–6/2 **Yoga-Vollatmung**
1–6/3 **Atemübung mit gestreckten Armen**
1–6/4 **Körper strecken - Variationen**
1–6/5 **Körper rollen**
1–6/6 **Torsion mit aufgestellten Beinen - Variationen**
1–6/7 **MĀRJĀRĪ – Katze**
1–6/8 **Rudern**
1–6/9 **Arme kreuzen**
1–6/10 **Oberschenkel anspannen**
1–6/11 **Vorbeugen im Sitzen**
1–6/12 **Halber Schmetterling**
1–6/13 **Schmetterling**
1–6/14 **MANDUKĪ ĀSANA – Frosch**
1–6/15 **Aufrichten aus der Hocke**
1–6/16 **Krähengang**
1–6/17 **ĀNANDĀSANA – Entspannung**
1–6/18 **NĀDĪ SHODHANA PRĀNĀYĀMA – Nervenreinigung / Stufe 1**
1–6/19 **SELF-INQUIRY-MEDITATION – Stufe 1/6**

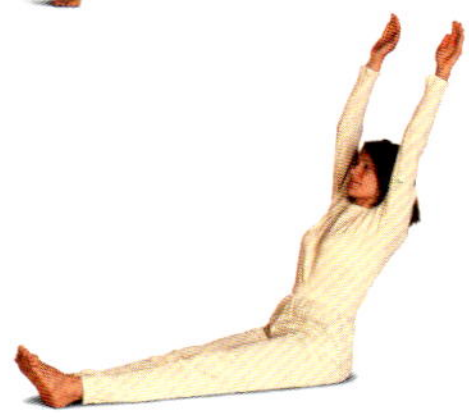

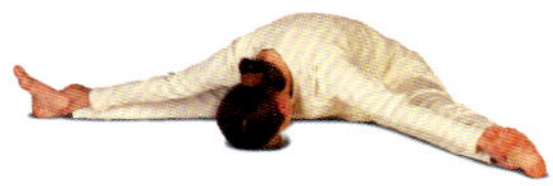

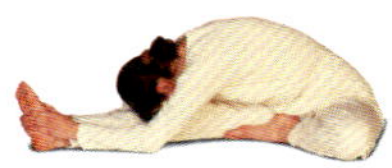

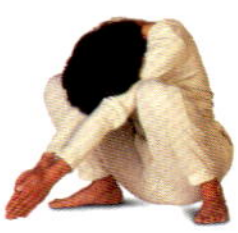

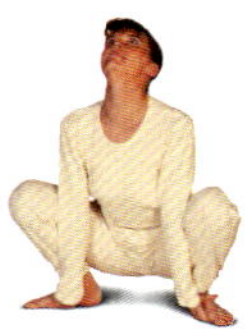

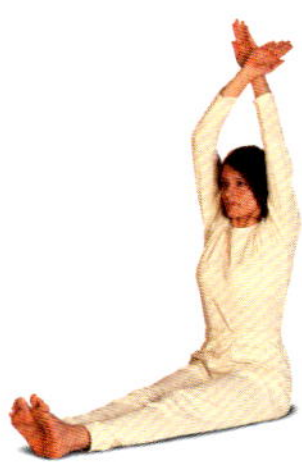

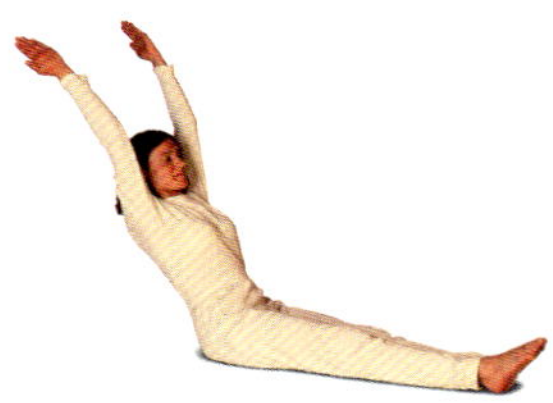

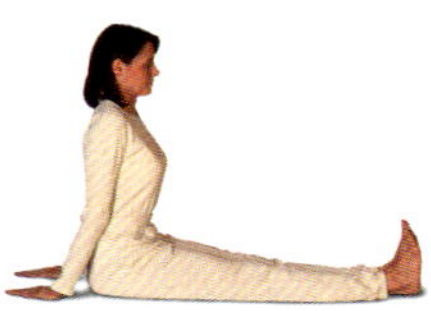

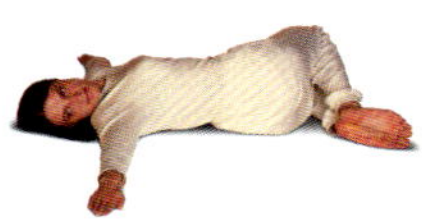

1 | 6.1–6.5 Anfangsserie

Übungen 1–2/1 bis 1–2/5 durchführen:

- **ĀNANDĀSANA – Entspannung**
- **Yoga-Vollatmung**
- **Atemübung mit gestreckten Armen**
- **Körper strecken - Variationen**
- **Körper rollen**

1 | 6.6 Torsion mit aufgestellten Beinen - Variationen

Grundstellung: Rückenlage
Konzentration: auf die Drehung der Wirbelsäule
Atmung: mit der Bewegung koordiniert
Wiederholungen: 3 x zu jeder Seite
Durchführung: Du liegst auf dem Rücken.
Achte bei dieser Übung:
auf eine langsame, kontinuierliche Durchführung der Drehung (wie in Zeitlupe), auf die gleichzeitige Drehung des Kopfes und der Beine in die entgegengesetzte Richtung, daß Schultern und Arme stets auf dem Boden bleiben, auf die Koordination der Bewegung mit dem Atem.

Variation A

Mit geschlossenen Beinen. Beuge beide Beine und stelle die Füße nebeneinander auf den Boden. Die Beine bleiben während der ganzen Übung geschlossen. Strecke die Arme seitlich in Schulterhöhe aus und drehe die Handflächen nach oben.
Ausatmend bewege den Kopf nach links und gleichzeitig die Knie nach rechts. In der Endstellung befindet sich das linke Bein auf dem rechten Bein; die linke Beckenseite ist vom Boden abgehoben. Einatmend bewege Knie und Kopf gleichzeitig wieder zur Mitte. Ausatmend führe die Drehung zur anderen Seite durch.

Gut für
Entspannt die tiefe Rückenmuskulatur und fördert die Beweglichkeit der Wirbelsäule.

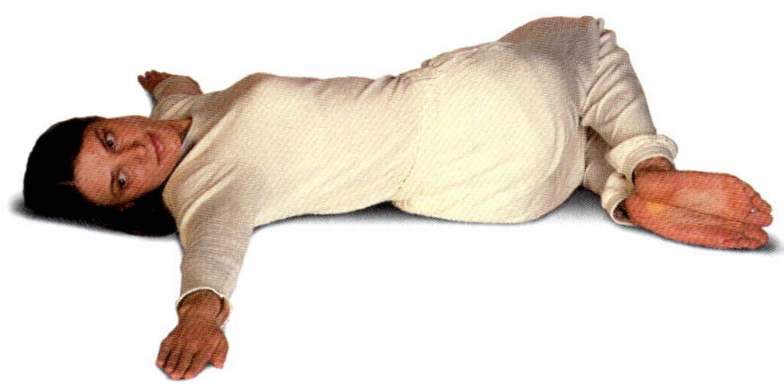

Achtung
Bei akuten Bandscheibenschäden soll diese Übung nicht durchgeführt werden.

Variation B

Mit geöffneten Beinen. ⇢ Beuge beide Beine, die Füße stehen im Abstand einer Oberschenkellänge voneinander entfernt auf dem Boden. Die Arme sind seitlich in Schulterhöhe ausgestreckt mit nach oben gerichteten Handflächen. ⇢ Ausatmend drehe gleichzeitig den Kopf nach links und die Knie nach rechts, sodaß das linke Knie nahe der rechten Ferse zu liegen kommt. ⇢ Einatmend komme gleichzeitig mit dem Kopf und den Beinen wieder zur Mitte. ⇢ Ausatmend führe die Drehung zur anderen Seite durch.

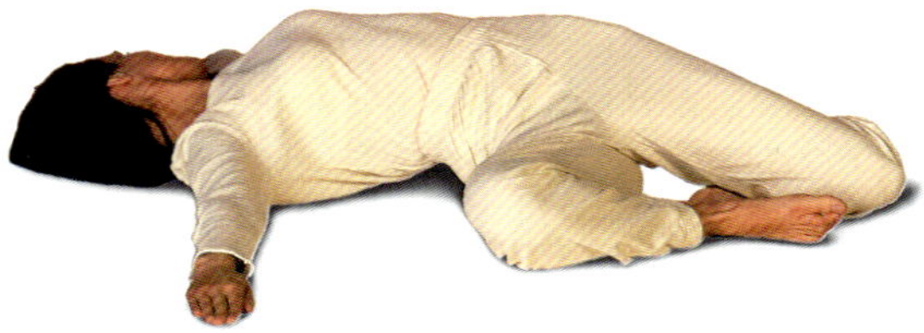

Gut für

Fördert die Beweglichkeit der Hüftgelenke und hilft bei Beschwerden im Ilio-Sakralgelenk.

1 | 6.7 MĀRJĀRĪ – Katze

Grundstellung: Vajrāsana
Konzentration: auf die Wirbelsäule
Atmung: mit der Bewegung koordiniert
Wiederholungen: 3 x
Durchführung: Siehe Übung 1 – 1/17 aus dem ersten Teil.

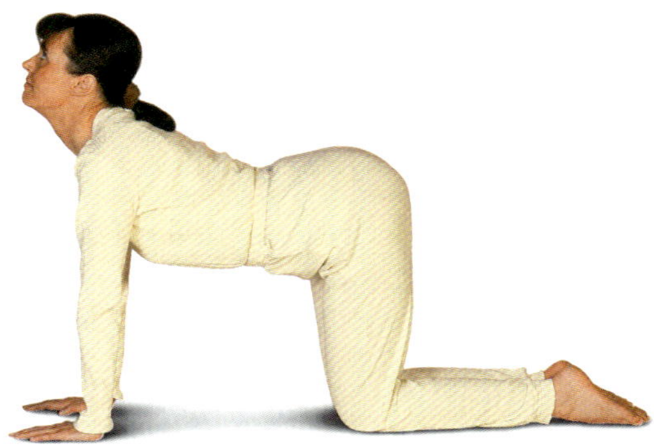

Gut für

Entspannt die Muskulatur entlang der Wirbelsäule und macht sie dadurch geschmeidig und elastisch. Fördert die Verdauung, lindert Menstruations-beschwerden und eignet sich zum Erlernen der tiefen Atmung in Bauch und Rücken.

Rudern

Grundstellung: Langsitz
Konzentration: auf die Bewegung des Rückens
Atmung: mit der Bewegung koordiniert
Wiederholungen: jede Variation 10 x
Durchführung: Nimm den Langsitz ein. Der Rücken ist gerade und entspannt; die Hände ruhen auf den Oberschenkeln.

Variation A

Vorwärts rudern ⇢ Lege die Hände mit nach unten gerichteten Handflächen neben die Knie. ⇢ Einatmend ziehe die Arme zurück, schließe die Hände zu Fäusten (die Daumen liegen innen) und lehne den Oberkörper weit zurück. Strecke die Arme hinauf und richte dabei den Oberkörper auf. Öffne die Fäuste. ⇢ Ausatmend beuge den Oberkörper mit den gestreckten Armen weit nach vorn. ⇢ Einatmend ziehe die Arme wieder zurück und setze die Ruderbewegung fort.

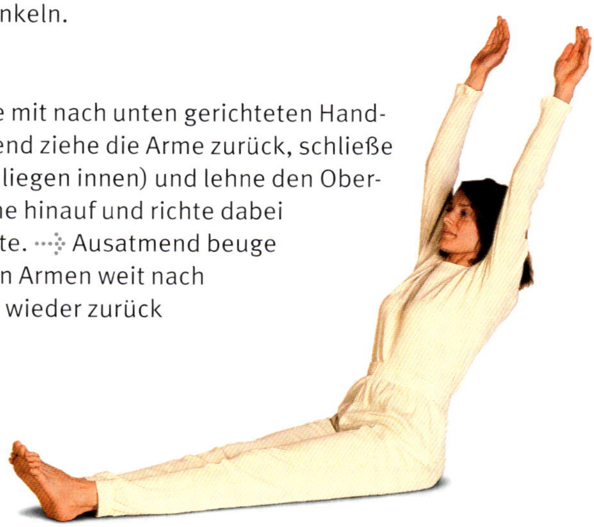

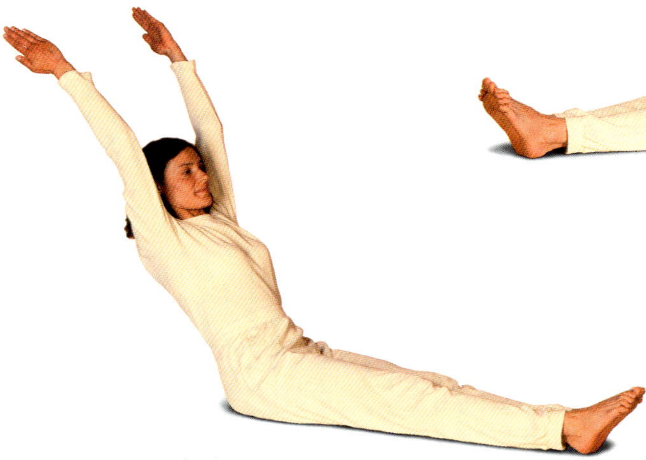

Variation B

Rückwärts rudern ⇢ Strecke die Arme aus und lege die Hände mit nach oben gerichteten Handflächen neben die Knie. ⇢ Ausatmend beuge den Oberkörper aus der Hüfte mit den gestreckten Armen weit nach vorn. ⇢ Einatmend strecke Oberkörper und Arme hoch und schließe die Hände zu Fäusten. Lehne den Oberkörper weit zurück, bringe die Hände zu den Schultern und zum Boden. Öffne die Fäuste mit den Handflächen nach oben. ⇢ Ausatmend beuge den Oberkörper mit den gestreckten Armen weit nach vorn. ⇢ Einatmend setze die Ruderbewegung fort.

Gut für

Regt den Kreislauf, den Stoffwechsel und das Verdauungssystem an. Vertieft und beschleunigt die Atmung, kräftigt Rücken-, Bauch- und Armmuskulatur und dehnt die Rücken- und die hintere Oberschenkelmuskulatur. Fördert die Beweglichkeit der Wirbelsäule und der Hüftgelenke.

Nach dieser Übung entspanne dich in **ĀNANDĀSANA.**

1 | 6.9 Arme kreuzen

Grundstellung: Langsitz
Konzentration: auf die Armbewegungen und den geraden Rücken
Atmung: mit der Bewegung koordiniert
Wiederholungen: 5 x
Durchführung: Nimm den Langsitz ein. Der Rücken ist gerade, die Hände ruhen auf den Oberschenkeln. Hebe die gestreckten Arme seitlich in Schulterhöhe, die Handflächen zeigen nach unten. ···> Einatmend hebe die gestreckten Arme hoch und kreuze sie über dem Kopf. Der Rücken ist ganz gerade und, ebenso wie die Schultern, entspannt. ···> Ausatmend bringe die gestreckten Arme wieder in die seitliche Position. Führe die Bewegung 5 x durch und kehre dann in die Ausgangsstellung zurück.

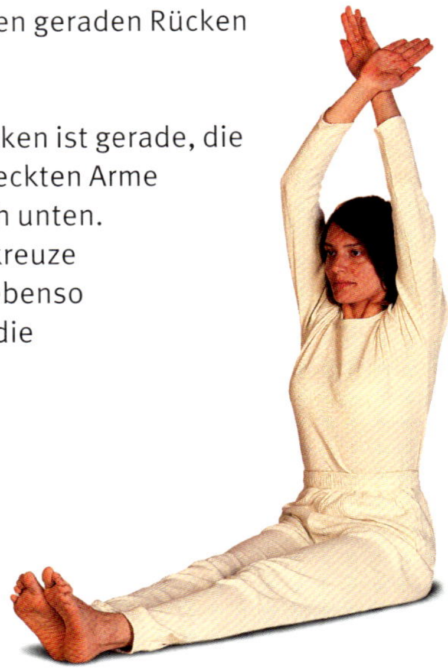

Gut für
Fördert die Beweglichkeit der Schultergelenke, kräftigt die Rücken- und Armmuskulatur und vertieft und harmonisiert besonders die Brustkorbatmung.

1 | 6.10 Oberschenkel anspannen

Grundstellung: Langsitz
Konzentration: auf die Oberschenkelmuskeln
Atmung: normaler Atem
Wiederholungen: 5 x
Durchführung: Stütze dich im Langsitz mit den Armen hinter dem Körper ab. Die Finger zeigen nach hinten. ···> Normal atmend richte die Füße auf. Ziehe die Fußspitzen zum Körper und drücke die Kniekehlen zum Boden. Fühle die Anspannung der Oberschenkelmuskulatur. Nach 5 Sekunden löse die Spannung wieder.

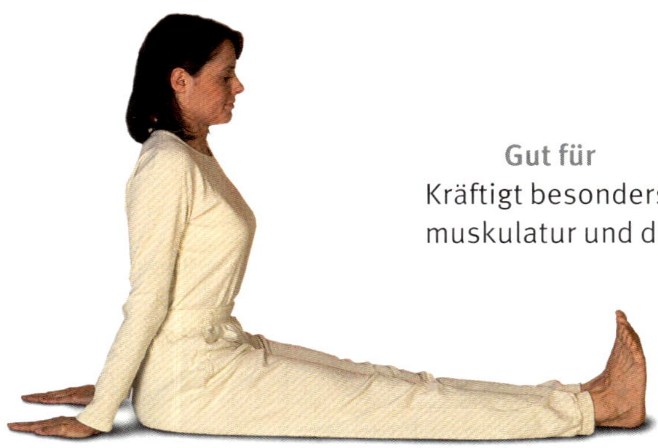

Gut für
Kräftigt besonders die vordere Oberschenkelmuskulatur und dehnt die Wadenmuskeln.

6.11 Vorbeugen im Sitzen

Grundstellung: Langsitz
Konzentration: auf den Rücken
Atmung: mit der Bewegung koordiniert
Wiederholungen: 5 x
Durchführung: Sitze mit ausgestreckten, gegrätschten Beinen; lege die Hände auf die Oberschenkel.

Variation A

Mit gestreckten Beinen ⇢ Atme tief ein. ⇢ Ausatmend gleite mit den Händen langsam entlang der Beine in Richtung Füße, sodaß sich der Oberkörper immer weiter vorbeugt. Die Beine bleiben gestreckt, der Rücken gerade. ⇢ Einatmend komme wieder in die Ausgangsstellung zurück. Richte den Rücken bewußt wieder ganz auf.
Führe den Bewegungsablauf 5 x durch.

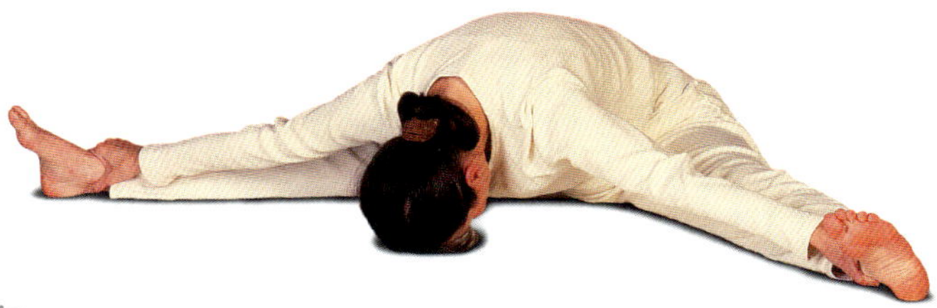

Gut für

Dehnt die Rücken-, Hüft- und hintere Beinmuskulatur und entspannt den ganzen Rücken.

Variation B

Mit gebeugtem Bein ⇢ Beuge das linke Bein und ziehe den Fuß zum Körper. Die linke Sohle berührt den rechten Oberschenkel, das linke Knie weist seitlich nach links. Lege beide Hände auf den rechten Oberschenkel. ⇢ Atme tief ein. ⇢ Ausatmend gleite mit den Händen langsam am gestreckten Bein entlang in Richtung des rechten Fußes, bis der Oberkörper so weit wie möglich nach vorn gebeugt ist. ⇢ Einatmend komme wieder in die Ausgangsposition zurück. Führe die Übung 5 x durch und wechsle dann die Beinstellung.

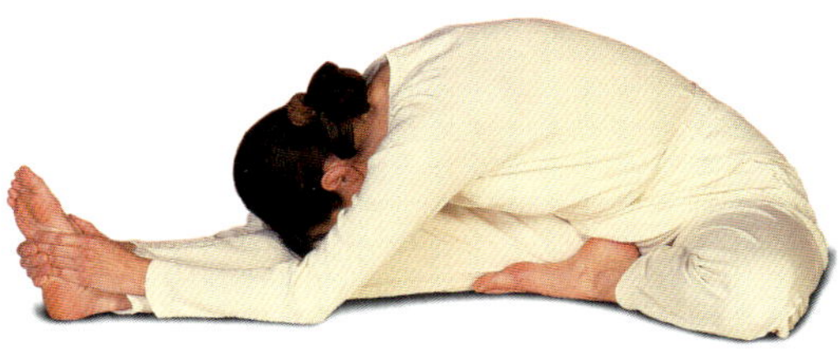

Gut für

Dehnt die Rücken- und die hintere Beinmuskulatur und fördert die Beweglichkeit der Hüftgelenke.

Achtung

Bei Beschwerden in den Kniegelenken soll diese Variation nicht durchgeführt werden.

1 | 6.12 Halber Schmetterling

Grundstellung: Langsitz
Konzentration: auf die Hüftgelenke
Atmung: normaler Atem
Wiederholungen: 10 x mit jedem Bein
Durchführung: Siehe Übung 1–1/16 aus dem ersten Teil.

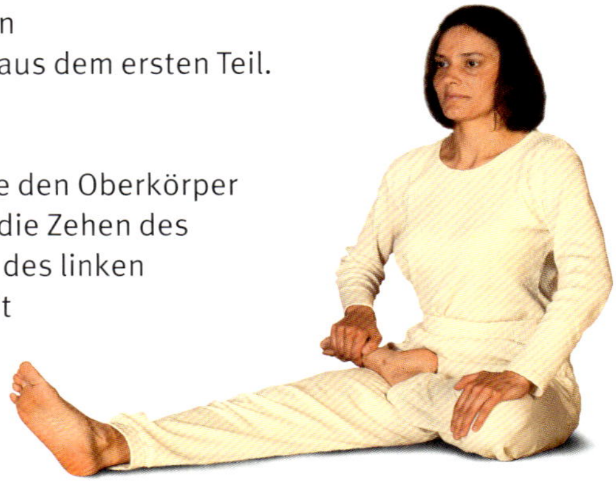

Variation

Strecke den rechten Arm nach oben. Beuge den Oberkörper nach vorn und fasse mit der rechten Hand die Zehen des rechten Fußes, während du die Bewegung des linken Beines fortsetzt. Wiederhole die Übung mit dem anderen Bein.

Gut für

Dehnt die innere Hüftmuskulatur und die Muskulatur der Oberschenkel; fördert die Durchblutung der Hüftgelenke. Vorbereitung für den Meditationssitz.

Achtung

Bei Beschwerden in den Fuß-, Knie- oder Hüftgelenken soll diese Übung nicht durchgeführt werden.

1 | 6.13 Schmetterling

Grundstellung: Langsitz
Konzentration: auf die Entspannung der Hüftgelenke
Atmung: normaler Atem
Dauer: ca. 1/2 Minute
Durchführung: Siehe Übung 1–4/10 aus dem vierten Teil.

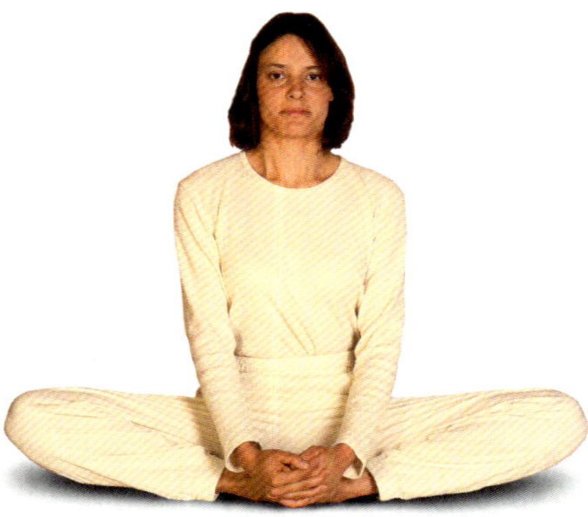

Variation

Lege die Hände auf die Knie und hilf mit leichtem Druck der Bewegung der Knie nach. Die Ellbogen sind zur Seite gerichtet. ⇢ Ausatmend beuge den Oberkörper vor und bringe den Kopf möglichst nahe zu den Zehen, während du die Knie fortwährend mit den Händen weiterbewegst.

Gut für

Gute Vorbereitung für den Meditationssitz. Entspannt und durchblutet die Hüftgelenke.

6.14 MANDUKĪ ĀSANA – Frosch

Grundstellung: Stand
Konzentration: auf die Bewegungen des Rückens und der Hüftgelenke
Atmung: mit der Bewegung koordiniert
Wiederholungen: 5 x

Durchführung: Stehe mit weit gegrätschten Beinen. Die Fußspitzen weisen nach außen. Gehe in die Hocke und strecke dabei die Arme mit aneinander gelegten Handflächen nach vorn aus. Die Fussohlen sollen ganz auf dem Boden bleiben.
··· Einatmend bewege die gefalteten Hände zur Brust und drücke mit den Ellbogen oder Oberarmen die Knie auseinander. Strecke den Kopf nach hinten und blicke nach oben. Der Rücken ist möglichst gerade. ··· Ausatmend drücke mit den Knien die Ellbogen zusammen, strecke die Arme wieder nach vorn und laß den Kopf zwischen die Arme sinken. Der Rücken ist gebeugt.
Führe die Bewegung 5 x durch und kehre wieder in die Ausgangsposition zurück.

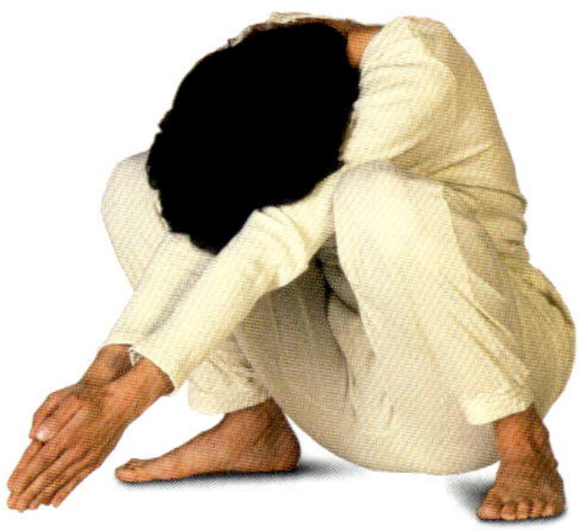

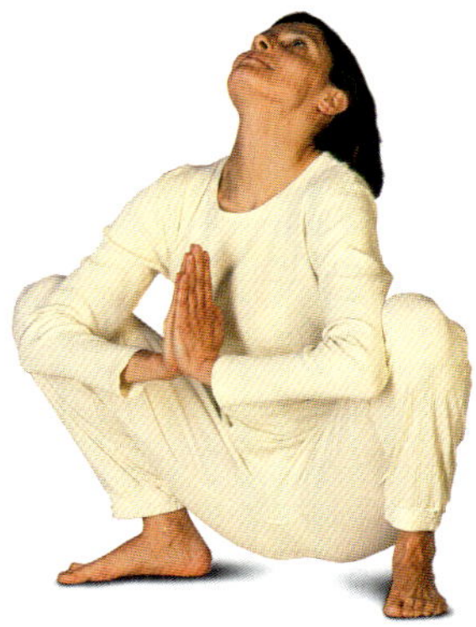

Gut für

Dehnt die innere Hüftmuskulatur, was eine gute Vorbereitung für den Meditationssitz ist. Kräftigt die Rückenmuskulatur besonders im Bereich der Schulterblätter und hilft gegen Rundrücken. Die Übung fördert die Beweglichkeit der Wirbelsäule und Hüftgelenke, außerdem unterstützt sie eine gute Atmung.

Achtung

Bei Schmerzen in den Knie- oder Hüftgelenken soll die Übung nicht durchgeführt werden.

Aufrichten aus der Hocke

Grundstellung: Stand
Konzentration: auf die Dehnung des Rückens und der hinteren Beinmuskeln
Atmung: mit der Bewegung koordiniert
Wiederholungen: 5 x
Durchführung: Stehe mit leicht gegrätschten Beinen. Gehe in die Hocke und schiebe die Hände von der Innenseite der Beine unter die Fußsohlen. ⇢ Einatmend lege den Kopf in den Nacken und strecke den Rücken. ⇢ Ausatmend strecke die Knie durch, wobei die Hände unter den Fußsohlen bleiben. Laß den Kopf locker nach unten hängen. ⇢ Einatmend gehe wieder in die Hocke und lege den Kopf in den Nacken. Führe die Übung 5 x durch und komme wieder in die Ausgangsposition zurück.

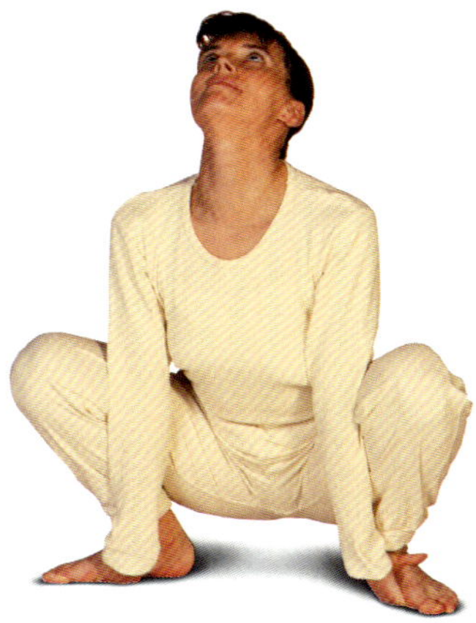

Gut für
Dehnt die hintere Beinmuskulatur sowie die Rückenmuskeln und entspannt Rücken, Nacken und Schultern. Fördert die Beweglichkeit der Wirbelsäule sowie der Knie- und Hüftgelenke und regt die Durchblutung des ganzen Körpers an. Wirkt vertiefend auf die Atmung.

Achtung
Bei Bluthochdruck, Schwindel und bei Schmerzen in den Knie- oder Hüftgelenken soll die Übung nicht durchgeführt werden.

1 | 6.16 Krähengang

Grundstellung: Hocke
Konzentration: auf den ganzen Körper
Atmung: normaler Atem
Wiederholungen: 2 x
Durchführung: Gehe in die Hocke und lege die Hände auf die Knie.
⇢ Normal atmend gehe in dieser Haltung um deine Decke herum.

Gut für
Dehnt und kräftigt die Fußmuskulatur und fördert die Durchblutung der Füße. Regt den Kreislauf an und steigert die Kondition.

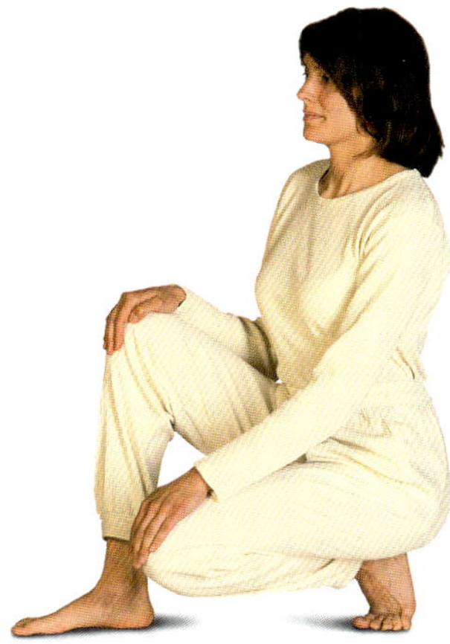

Achtung
Bei Beschwerden in den Kniegelenken soll die Übung nicht durchgeführt werden.

1 | 6.17–6.19 Endserie

⇢ **ĀNANDĀSANA – Entspannung**

⇢ **NĀDĪ SHODHANA PRĀNĀYĀMA – Nervenreinigung / Stufe 1**

⇢ **SELF-INQUIRY-MEDITATION – Stufe 1/6**

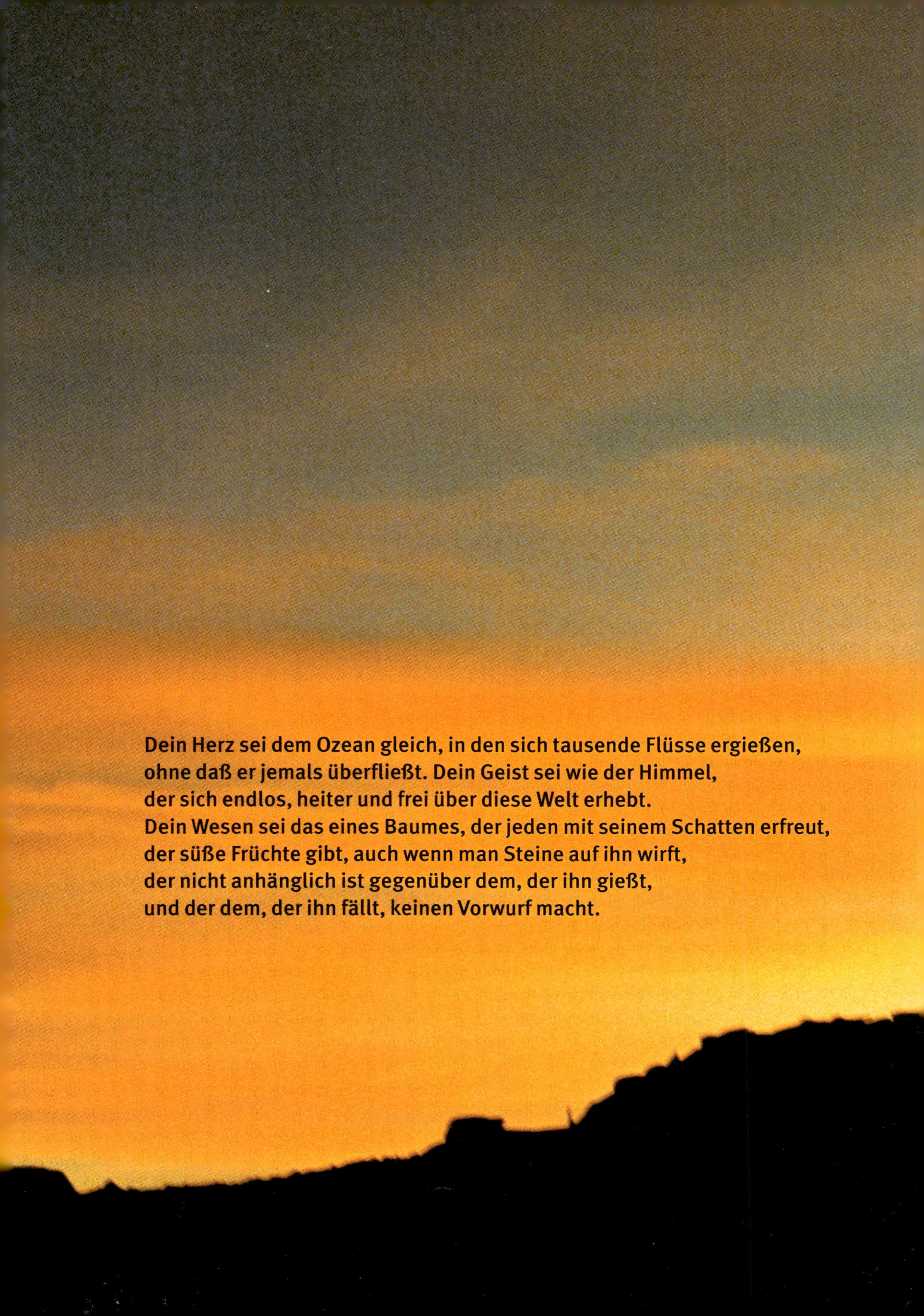

Dein Herz sei dem Ozean gleich, in den sich tausende Flüsse ergießen,
ohne daß er jemals überfließt. Dein Geist sei wie der Himmel,
der sich endlos, heiter und frei über diese Welt erhebt.
Dein Wesen sei das eines Baumes, der jeden mit seinem Schatten erfreut,
der süße Früchte gibt, auch wenn man Steine auf ihn wirft,
der nicht anhänglich ist gegenüber dem, der ihn gießt,
und der dem, der ihn fällt, keinen Vorwurf macht.

Nach der ersten Stufe von »**Yoga im täglichen Leben**« bist du nun für die Āsanas des klassischen Yoga gut vorbereitet.

Wie du bereits feststellen konntest, besteht ein großer Unterschied zwischen herkömmlicher Gymnastik, die hauptsächlich auf die Gelenke, Muskeln und den Kreislauf wirkt, und den Yogaübungen und -haltungen, die tiefgreifend alle Körperfunktionen und auch das Gemüt vorteilhaft beeinflussen und verändern.

Āsanas wirken nicht nur auf den Körper, sondern darüber hinaus auf die gesamte Persönlichkeit. Sie bewirken, daß Körper und Geist auf natürliche Weise gesund, ausgeglichen und ruhig werden, sodaß wir zugleich mit dem körperlichen Wohlgefühl innere Freude und Frieden erfahren.

Um im Yoga rasche und zugleich dauerhafte Erfolge verzeichnen zu können, ist es von größter Bedeutung, die Übungen regelmäßig und systematisch durchzuführen. Anfangs wird das vielleicht als unbequem und schwierig empfunden. Sobald jedoch Körper und Geist beginnen, die wohltuenden Wirkungen zu spüren, stellt sich ganz von selbst das Verlangen nach den Übungen ein.

Es gibt Āsanas, die leichter morgens und andere, die einfacher am Abend zu üben sind. Wer Schwierigkeiten mit dem Aufwachen hat, wird den Segen bestimmter Atemtechniken am Morgen nicht mehr missen wollen. Wer schlecht einschläft, wird sich schon bald jeden Abend nach der Entspannung durch Yoga sehnen und regelmäßig üben. Ebenso ist es mit den Beschwerden durch zu hohen oder zu niedrigen Blutdruck, bei Rückenschmerzen und anderen Beeinträchtigungen des Wohlbefindens.

So wie uns das Waschen ein Bedürfnis ist, wenn wir uns reinigen wollen, so werden wir nach einiger Zeit der Gewöhnung unsere täglichen Yogaübungen nicht mehr missen wollen.

Ablauf einer Yoga-Übungsstunde

- Beginne deine Yogastunde mit einer Entspannung und führe danach zum Aufwärmen und Entspannen der Gelenke und Muskeln und zur Anregung des Kreislaufes einige dynamische Übungen durch, wie Körperdehnung, Körperschaukeln, Torsionen sowie Grundübungen aus den »**Sarva Hitta Āsanas**«.

- Danach führe die **Āsanas** gemäß deiner Übungsstufe von »Yoga im täglichen Leben« durch. Anfangs führe jede Āsana 3 x ohne längeres Verweilen durch. Nachdem du sie auf diese Weise eingeübt hast, verharre für einige Minuten mit normalem Atem in der Position. Beschließe die Körperübungen mit einer kurzen Entspannung.

- Lüfte danach den Raum und übe **Prāṇāyāma** und anschließend daran eine **Meditation** gemäß der von dir durchgeführten Übungsstufe.

- Beende die Yogastunde mit dreimaligem OM-Singen und dem Friedens-Mantra:
OM ŚĀNTIḤ ŚĀNTIḤ ŚĀNTIḤ.

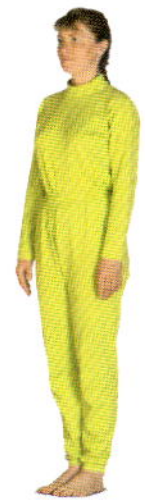
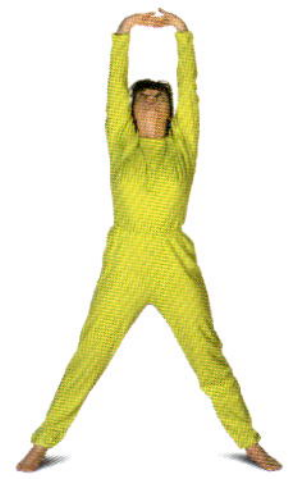

2–1 **SHASHANKĀSANA** – Hase
2–2 **MERU ĀKĀRANĀSANA** – Dehnung der Wirbelsäule
2–3 **BHŪNAMANĀSANA** – Erdengruß
2–4 **ASHVA SANCHALANĀSANA (A)**– Reiterübung
2–5 **UTTHĀNA PRISHTHĀSANA** – Oberkörper heben
2–6 **HASTA UTTHĀNĀSANA** – Arme über dem Kopf kreuzen
2–7 **UTTHITA LOLĀSANA** – Oberkörper schwingen
2–8 **ĀKARNA DHANURĀSANA** – Bogen spannen
2–9 **MERU PRISHTHĀSANA** – Oberkörper drehen
2–10 **CHATUSHPĀDĀSANA** – Vier-Beine-Übung
2–11 **KATICHAKRĀSANA** – Ziehbrunnen
2–12 **DVIKONĀSANA** – Zweifaches Dreieck
2–13 **UTTHĀNĀSANA** – Aufrichten aus der Hocke
2–14 **SETU ĀSANA** – Brücke
2–15 **HASTA PĀDANGUSHTHĀSANA** – Hand-Fuß-Streckung
2–16 **SUMERU ĀSANA** – Mount Everest-Stellung
2–17 **MERU VAKRĀSANA** – Einfacher Drehsitz
2–18 **NĀDĪ SHODHANA PRĀNĀYĀMA** – Nervenreinigung / Stufe 2
2–19 **SELF-INQUIRY-MEDITATION** – Stufe 2

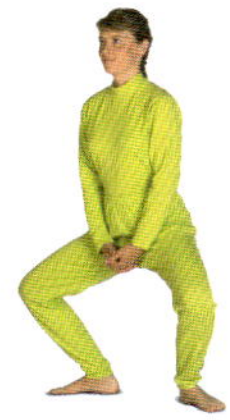
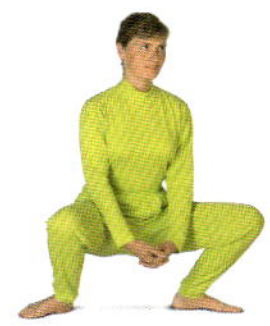
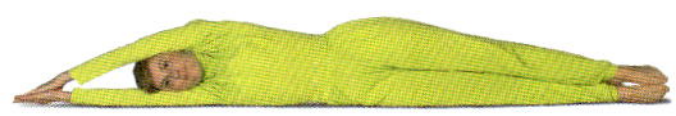
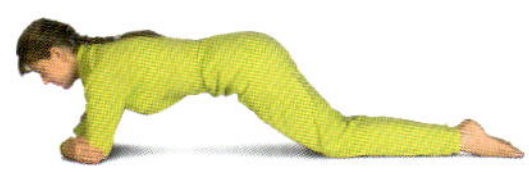
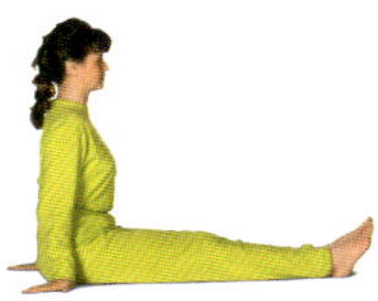
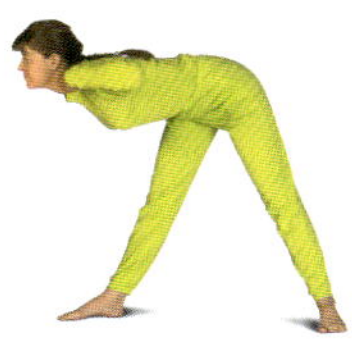
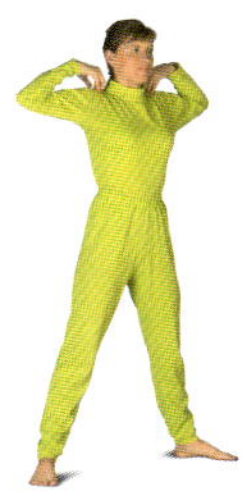
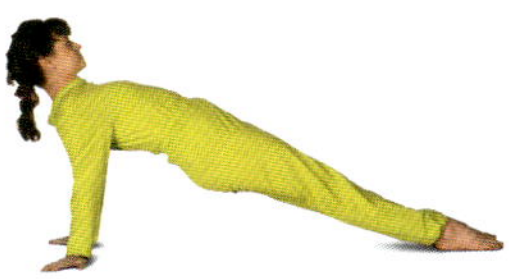
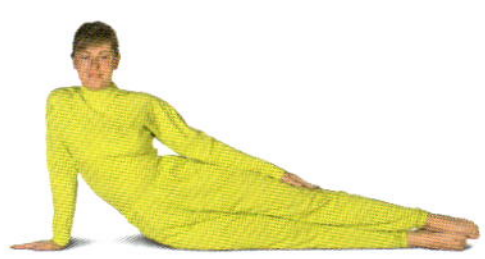
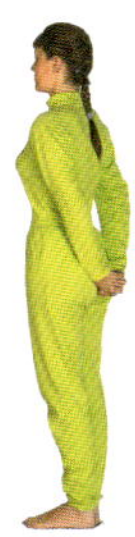
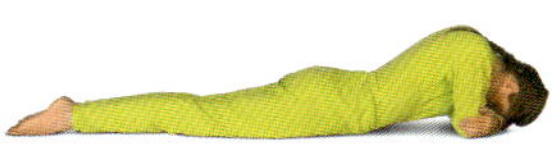
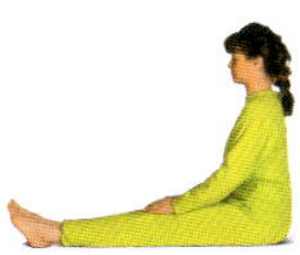

SHASHANKĀSANA – Hase

Grundstellung: Vajrāsana
Konzentration: auf den ganzen Körper
Atmung: mit der Bewegung koordiniert, in der Position normal atmen
Wiederholungen: 1-3 x

Durchführung: Nimm Vajrāsana ein und lege die Hände auf die Oberschenkel. Der Oberkörper ist gerade und entspannt. ⇢ Einatmend hebe beide Arme über den Kopf. ⇢ Ausatmend beuge Oberkörper und Arme von der Hüfte aus mit geradem Rücken nach vorn, bis Arme und Stirn den Boden berühren. Das Gesäß bleibt auf den Fersen. ⇢ Normal atmend bleibe eine Weile in dieser Position. Entspanne den ganzen Körper, besonders die Schultern, den Nacken und den Rücken. ⇢ Einatmend hebe von der Hüfte aus den geraden Rücken und die gestreckten Arme wieder hoch. ⇢ Ausatmend komme in die Ausgangsposition zurück.

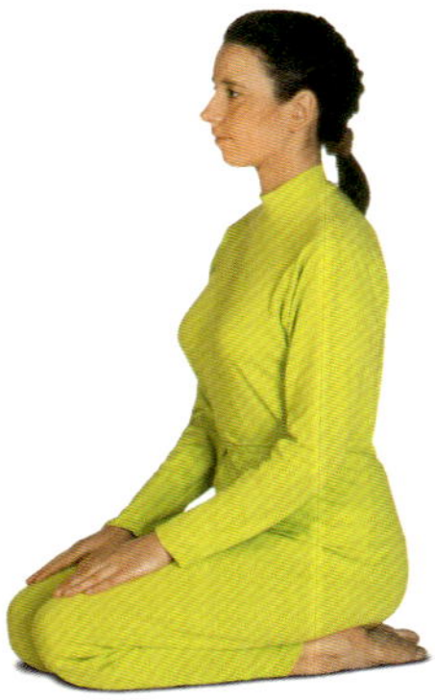

Führe die Übung insgesamt 3 x durch. Bei der letzten Durchführung verbleibe etwas länger in der vorgebeugten Stellung und spüre bewußt die Wirkung der Atembewegungen auf die Wirbelsäule.

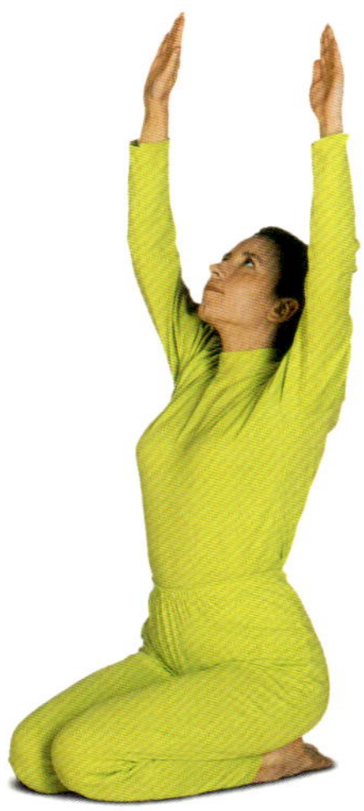

Gut für

Verbessert die Durchblutung des Kopfes und hat daher eine positive Wirkung auf die Augen und die Gehirntätigkeit. Hilft gegen Müdigkeit, Nervosität und Depressionen. Wirkt beruhigend und fördert die Konzentration. In dieser Position entspannt sich der ganze Rücken; die Atmung in den Rücken wird vertieft. Die Bauchatmung wirkt wie eine sanfte Massage der Verdauungsorgane.

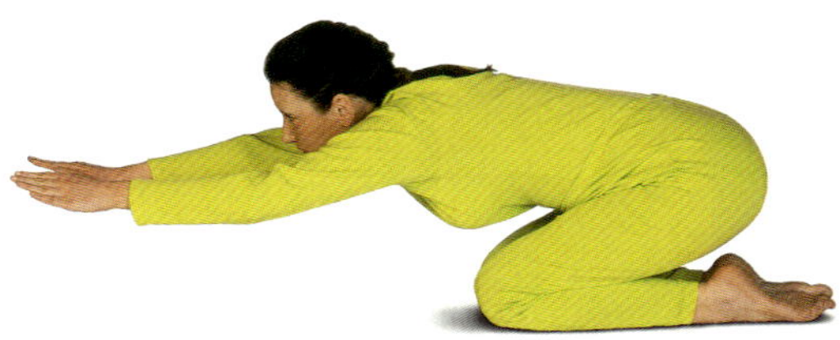

Achtung

Bei Bluthochdruck, erhöhtem Augendruck oder bei Schwindel soll diese Āsana nicht durchgeführt werden.

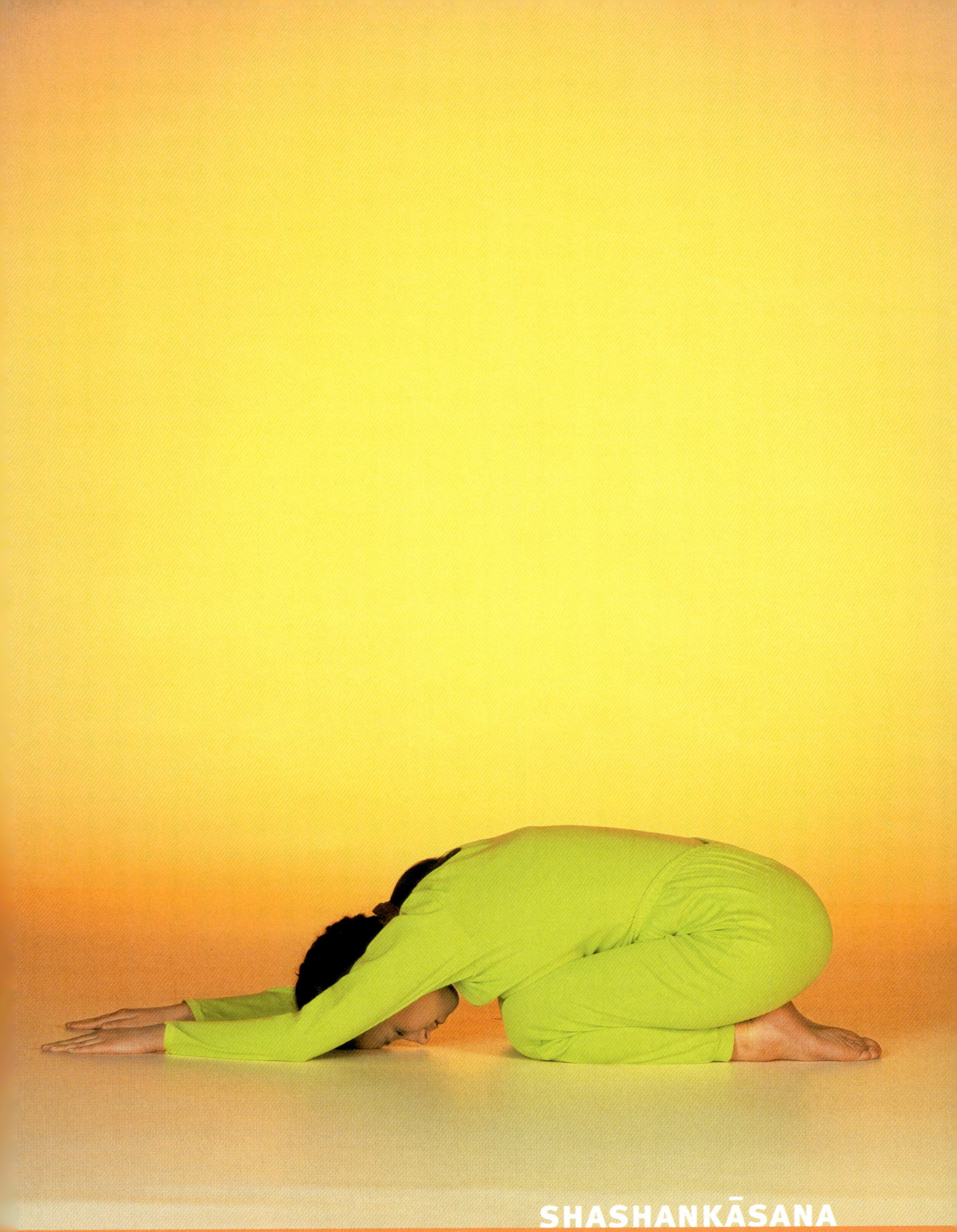

SHASHANKĀSANA

MERU ĀKĀRANĀSANA – Dehnung der Wirbelsäule

Grundstellung: Langsitz
Konzentration: auf den ganzen Körper
Atmung: mit der Bewegung koordiniert und in der Position angehalten
Wiederholungen: 3 x zu jeder Seite
Durchführung: Setze dich in den Langsitz und drehe den Körper auf die rechte Seite. Die Beine liegen übereinander; die linke Hand ruht auf dem linken Oberschenkel. ⇢ Stütze dich mit dem rechten gestreckten Arm senkrecht auf dem Boden ab. Schließe die Augen und nimm deinen ganzen Körper bewußt wahr. Öffne die Augen wieder und blicke auf einen Fixpunkt vor dir zur besseren Balance. ⇢ Beuge nun den rechten Arm, stütze den Ellbogen auf den Boden und lege den Kopf in die rechte Hand. ⇢ Einatmend beuge dein linkes Bein, fasse die große Zehe und strecke das Bein senkrecht nach oben. Ist es dir in dieser Haltung nicht möglich, das Knie ganz zu strecken, so umfasse den Knöchel oder Unterschenkel und strecke dann das Knie durch. ⇢ Den Atem anhaltend verweile kurz in der Position. ⇢ Ausatmend kehre in die Ausgangslage zurück. ⇢ Drehe dich auf die linke Seite und wiederhole die Übung mit dem anderen Bein.

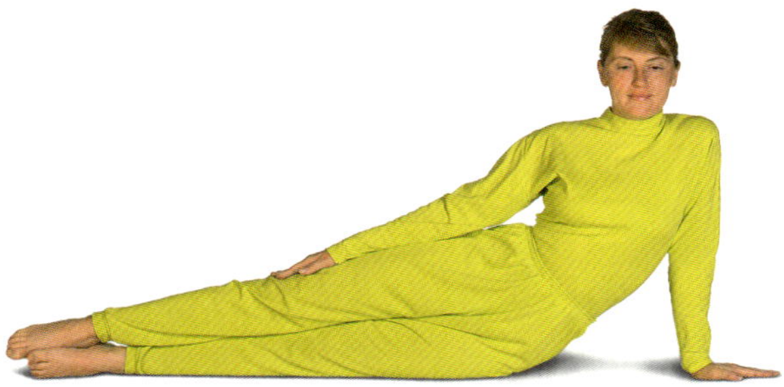

Gut für
Dehnt die seitlichen Bereiche des Oberkörpers und macht die Hüftgelenke beweglich. Kräftigt die Arme und verbessert den Gleichgewichtssinn. Wirkt anregend auf die Nieren. Bei Problemen mit den Nasen-, Stirn- und Nebenhöhlen kann diese Übung sehr hilfreich sein, da sie das Freiwerden der Atemwege unterstützt. Außerdem wirkt sie beruhigend und harmonisierend auf Körper und Geist.

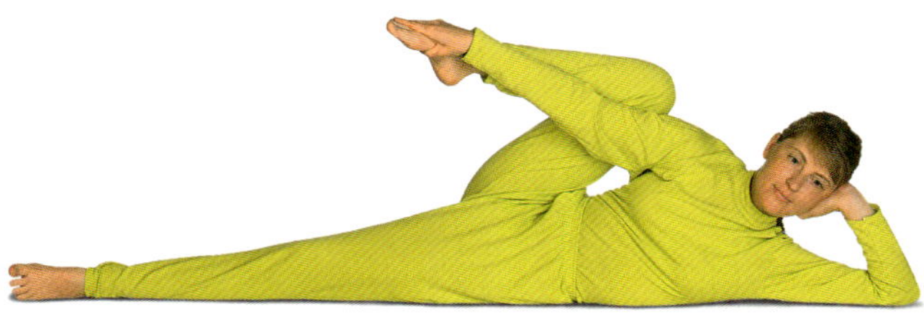

Achtung
Bei Nierensteinen soll diese Übung nicht durchgeführt werden.

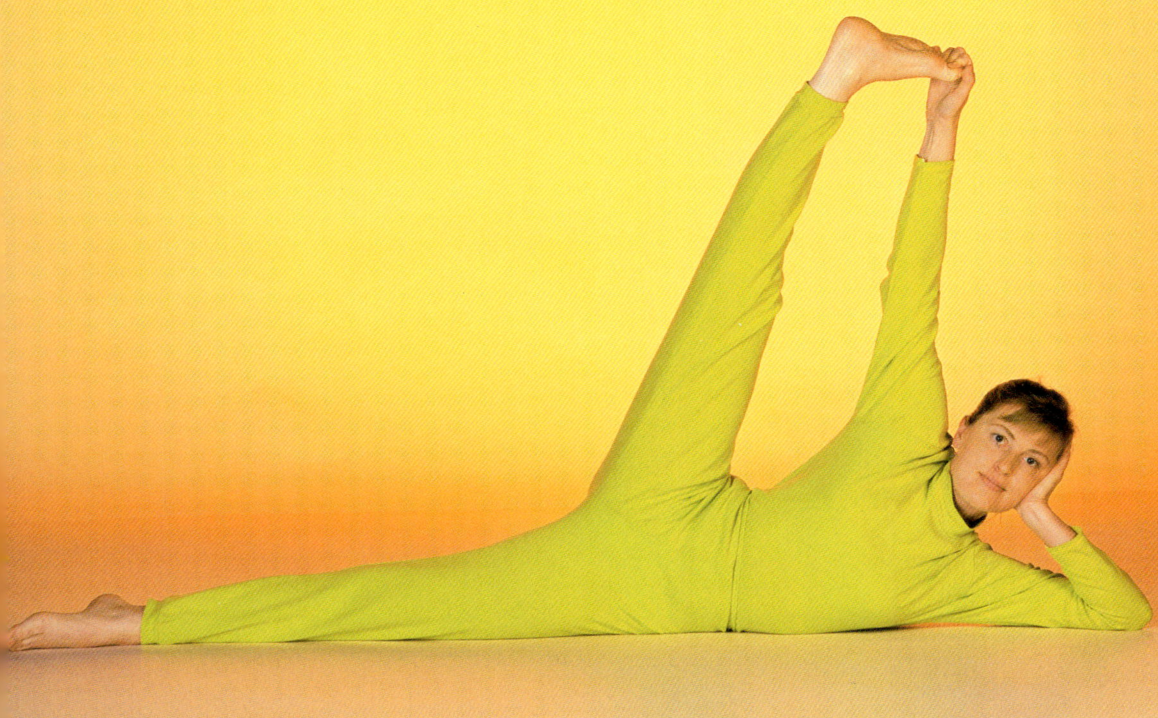

MERU ĀKĀRANĀSANA

BHŪNAMANĀSANA – Erdengruß

Grundstellung: Langsitz
Konzentration: auf die Drehung der Wirbelsäule
Atmung: mit der Bewegung koordiniert
Wiederholungen: 3 x zu jeder Seite
Durchführung: Setze dich in den Langsitz. Der Rücken ist gerade und entspannt; die Hände ruhen auf den Oberschenkeln. ···› Einatmend hebe die gestreckten Arme in Schulterhöhe nach vorn. ···› Ausatmend neige den Oberkörper mit geradem Rücken ein wenig nach hinten und drehe dich nach links. Stütze die Hände hinter dem Körper ab und bringe die Stirn zum Boden. Beine und Körper bilden eine Linie. Hebe die rechte Beckenhälfte so wenig wie möglich vom Boden ab. ···› Einatmend komme mit gestreckten Armen wieder nach vorn. ···› Ausatmend kehre in die Ausgangsposition zurück. ···› Führe die Übung auch zur anderen Seite durch.

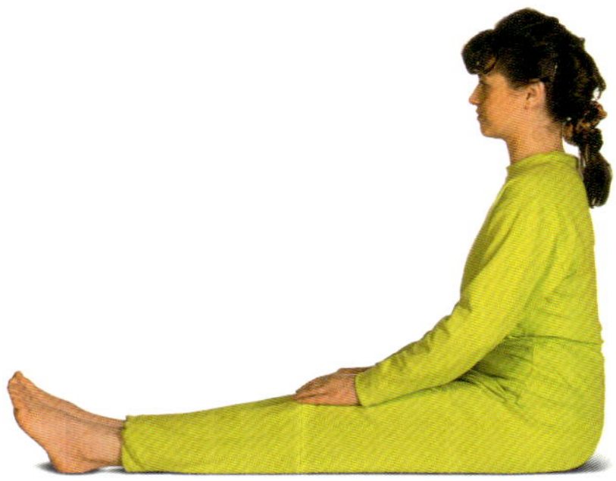

Führe die Āsana anfangs 3 x ohne längeres Verweilen durch. Nachdem du sie auf diese Weise eingeübt hast, bleibe mit normalem Atem für einige Minuten in der Position.

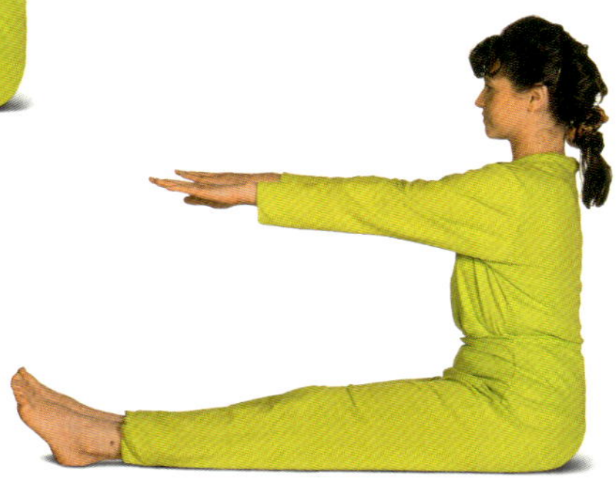

Gut für
Diese Übung wirkt besonders auf die Brustwirbeln und kräftigt die Brustmuskulatur. Sie entspannt außerdem die tiefe Rückenmuskulatur und hält die Wirbelsäule elastisch.

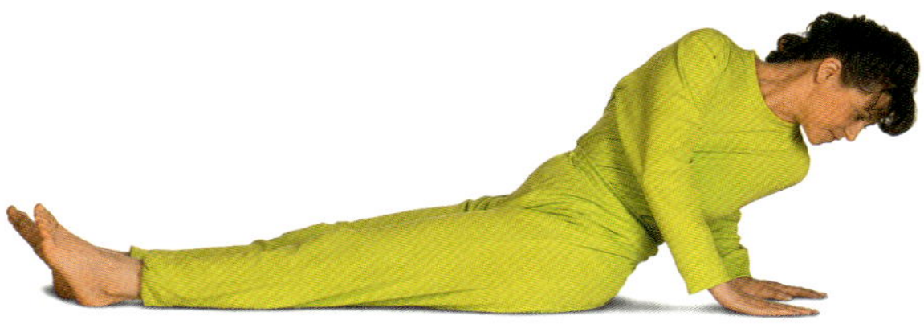

Achtung
Bereitet die Übung in den Schultern Schmerzen, so kann ein Ellbogen auf den Boden gelegt werden.

Nach dieser Übung entspanne dich in **ĀNANDĀSANA.**

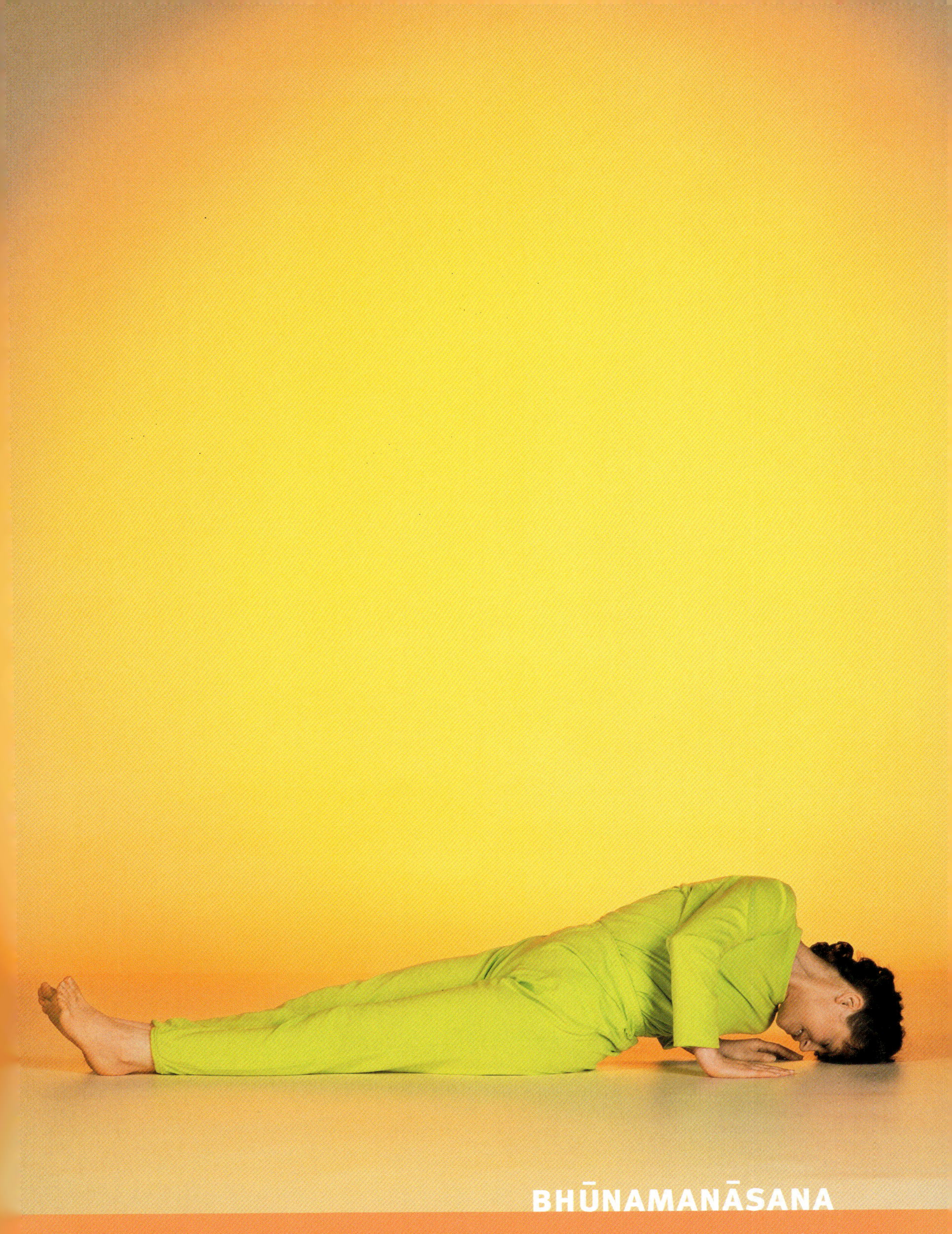

BHŪNAMANĀSANA

Grundstellung: Langsitz
Konzentration: auf die Bauch- und Rückenmuskeln
Atmung: mit der Bewegung koordiniert
Wiederholungen: 3 Runden

Durchführung: Setze dich in den Langsitz. Die Hände ruhen auf den Oberschenkeln. Der Körper ist aufrecht und entspannt. ⇢ Atme tief ein. ⇢ Ausatmend beuge die Beine und stelle die Fußsohlen auf den Boden. Strecke die Arme nach vorn und verschränke die Finger ineinander. ⇢ Einatmend strecke die Beine aus und hebe sie hoch, sodaß sich die Fersen ca. 40 cm über dem Boden befinden. Gleichzeitig bewege den Oberkörper mit den gestreckten Armen nach hinten. Achte darauf, daß der Rücken gerade bleibt. ⇢ Ausatmend beuge die Beine wieder und stelle die Fußsohlen auf den Boden. Gleichzeitig bewege Oberkörper und Arme wieder nach vorn.
10 x Beine anziehen und ausstrecken ist eine Runde. Kehre danach in die Ausgangsposition zurück.

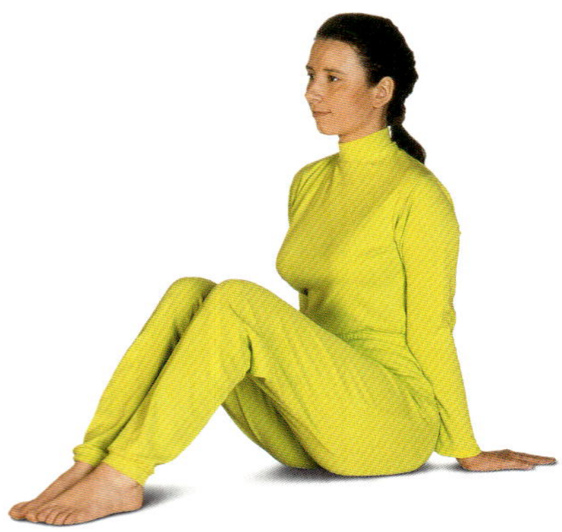

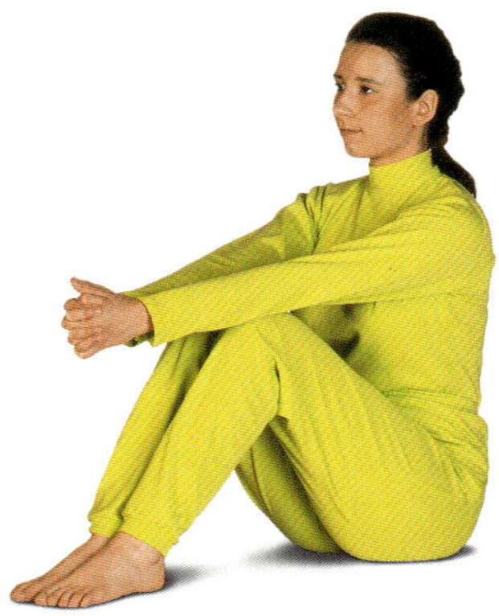

Gut für

Verbessert die Körperkondition und festigt die Rücken-, Bauch- und Oberschenkelmuskulatur. Fördert die Beweglichkeit der Kniegelenke, eine gute Körperhaltung und beugt Rückenbeschwerden vor. Hilfreich zur Vorbereitung auf den Meditationssitz.

Achtung

Führe diese Übung nicht während der Menstruation oder bei fortgeschrittener Schwangerschaft durch.

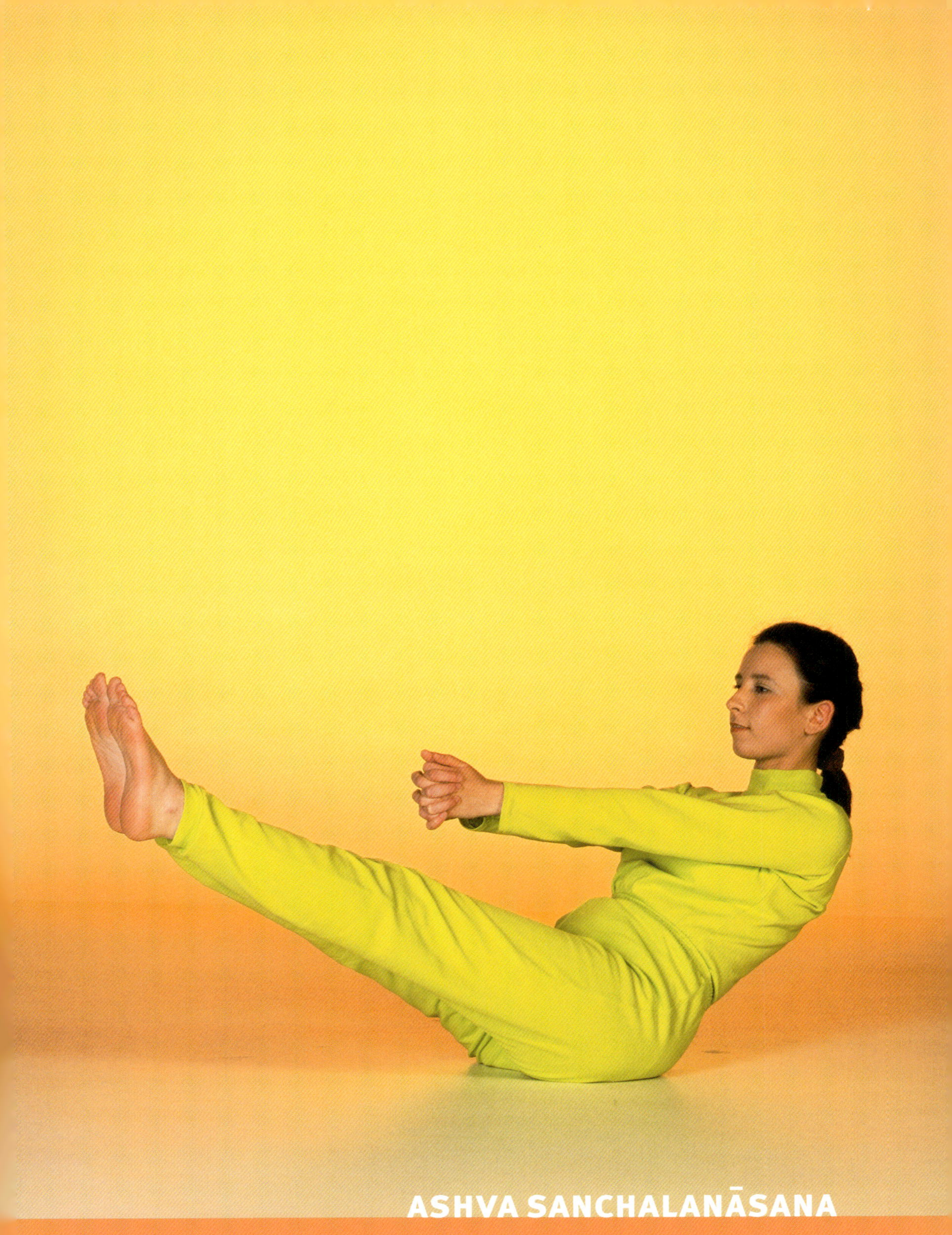

ASHVA SANCHALANĀSANA

UTTHĀNA PRISHTHĀSANA – Oberkörper heben

Grundstellung: Bauchlage
Konzentration: auf den ganzen Körper
Atmung: mit der Bewegung koordiniert und in der Position angehalten
Wiederholungen: 3-5 x
Durchführung: Lege dich auf den Bauch. Stütze die Ellbogen unterhalb der Schultern auf den Boden. Umfasse mit den Händen die Ellbogen. Laß den Kopf locker nach unten hängen. ···> Einatmend hebe Kopf, Rücken und Becken hoch, sodaß der Oberkörper parallel zum Boden ist. Richte den Blick nach vorn. Achte darauf, daß der Rücken nicht durchhängt. ···> Den Atem anhaltend bleibe in dieser Position, so lange es angenehm ist. ···> Ausatmend senke den Körper wieder und entspanne dich, wobei der Kopf wieder locker nach unten hängt.

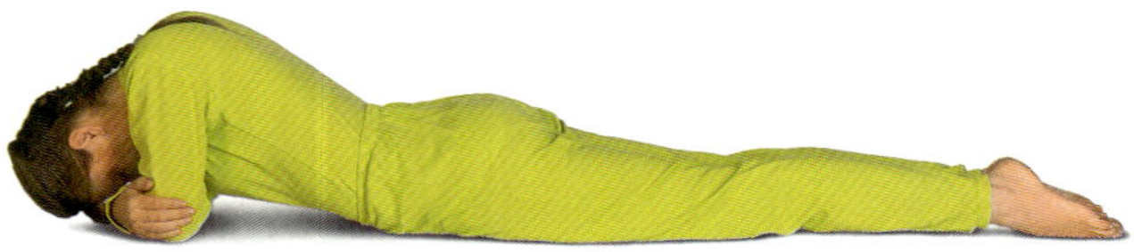

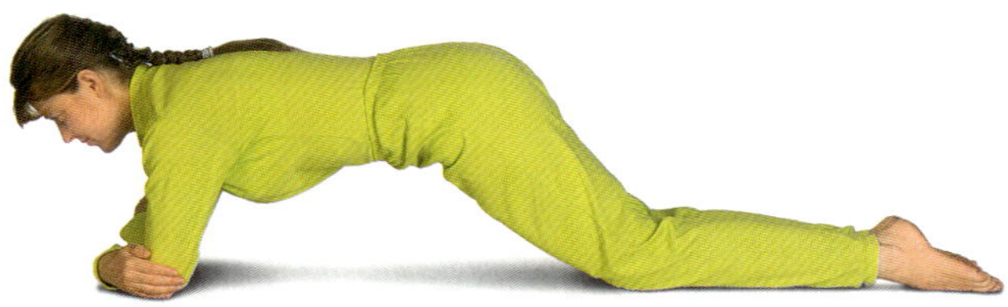

Gut für
Festigt das Zwerchfell und beeinflußt dadurch die Atmung günstig. Diese Übung wirkt kräftigend auf Schulter-, Rücken-, Becken- und Bauchmuskeln. Sie wirkt aktivierend auf den ganzen Körper.

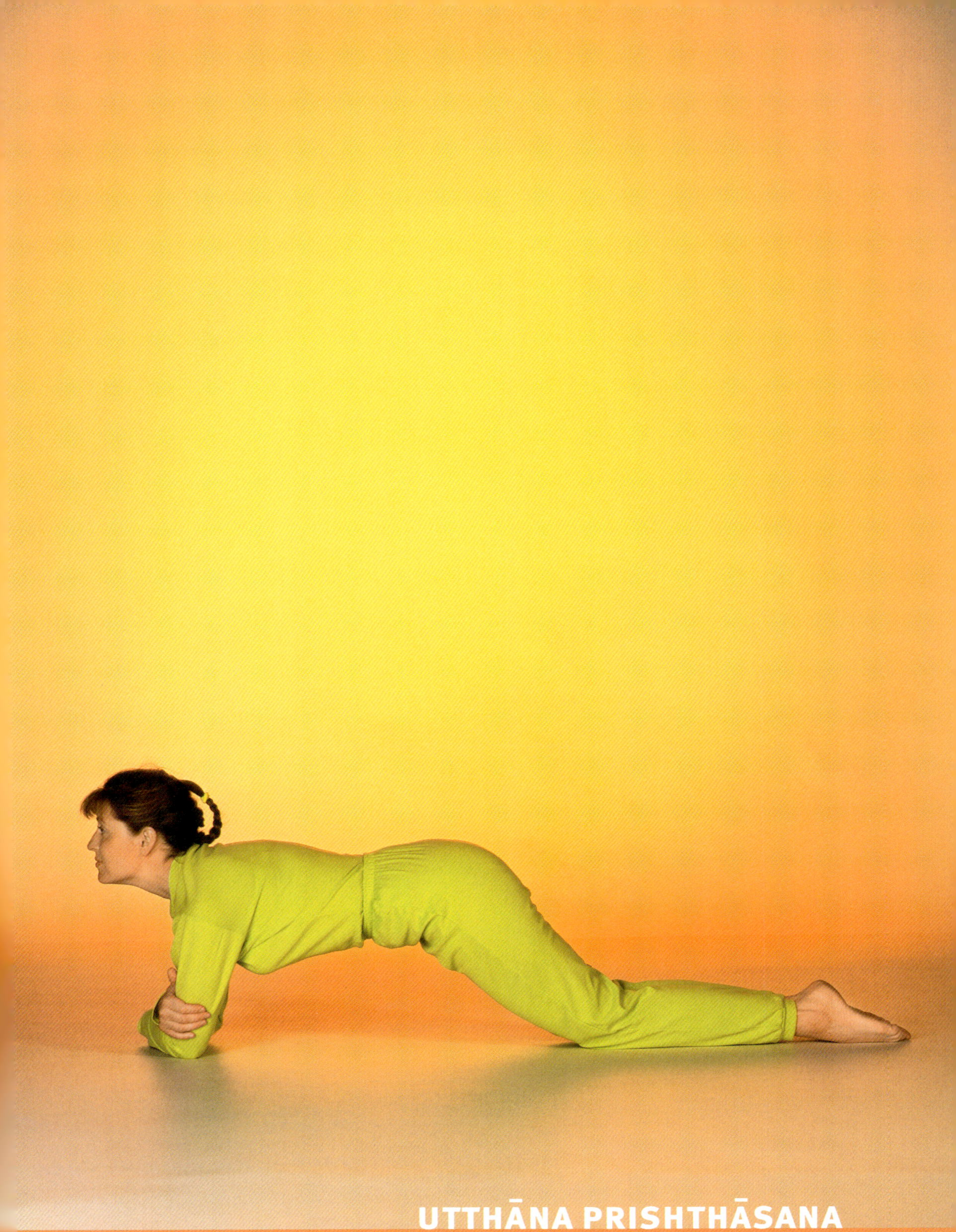

UTTHĀNA PRISHTHĀSANA

HASTA UTTHĀNĀSANA – Arme über dem Kopf kreuzen

Grundstellung: Stand
Konzentration: auf die Schultern und den Brustkorb
Atmung: mit der Bewegung koordiniert
Wiederholungen: 10 x
Durchführung: Stehe mit leicht gegrätschten Beinen. Der Rücken ist gerade und entspannt. ⋯ Einatmend hebe die gestreckten Arme zur Seite bis in Schulterhöhe. ⋯ Ausatmend kreuze die Arme über dem Kopf. ⋯ Einatmend senke die Arme wieder bis in Schulterhöhe. ⋯ Ausatmend laß die Arme ganz herabsinken und kehre in die Ausgangsstellung zurück.

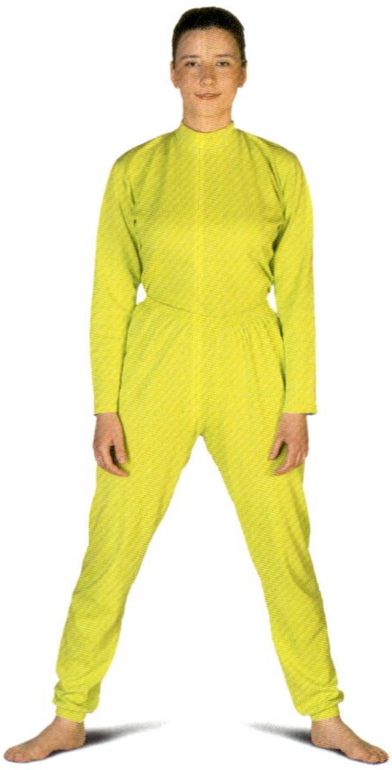

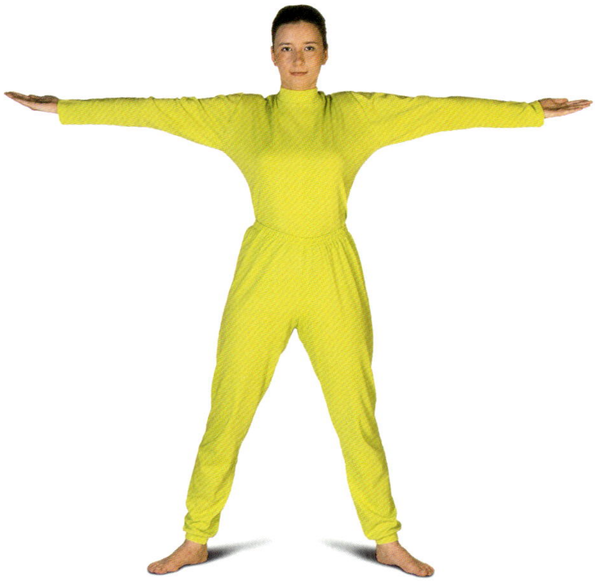

Gut für

Besonders hilfreich für Menschen, die viel in sitzender Stellung tätig sind, weil diese Āsana die Schultern entspannt, die Muskeln des Brustkorbs dehnt und den Rücken kräftigt. Außerdem fördert sie die tiefe Atmung, besonders in den seitlichen Bereichen des Brustkorbs. Wirkt beruhigend und harmonisierend auf den Geist.

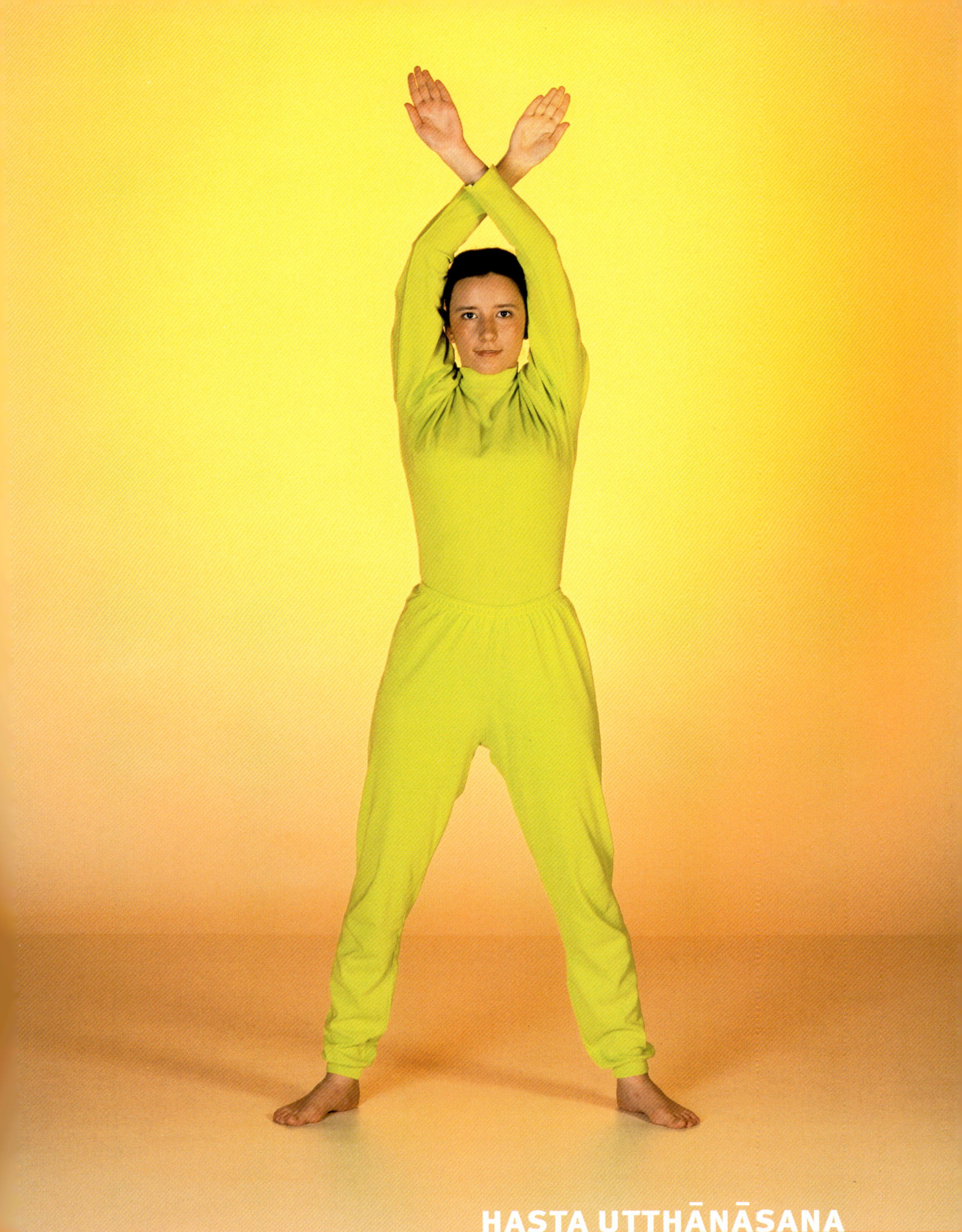

HASTA UTTHĀNĀSANA

2 | 7 UTTHITA LOLĀSANA – Oberkörper schwingen

Grundstellung: Stand
Konzentration: auf den ganzen Körper
Atmung: mit der Bewegung koordiniert
Wiederholungen: 3 x

Durchführung: Stehe mit gegrätschten Beinen. ···➝ Einatmend hebe beide Arme über den Kopf und laß die Handgelenke locker, sodaß die Hände nach vorn fallen. ···➝ Ausatmend beuge den Oberkörper nach vorn. ···➝ Normal atmend laß den Oberkörper für kurze Zeit entspannt hängen. ···➝ Einatmend hebe Oberkörper und Arme bis zur Waagrechten. ···➝ Ausatmend schwinge Oberkörper und Arme locker zwischen den Beinen durch. Wiederhole das Heben und Durchschwingen des Oberkörpers und der Arme 10 x im Atemrhythmus. ···➝ Normal atmend laß Oberkörper und Arme wieder eine Weile locker hängen. ···➝ Einatmend richte dich langsam auf und strecke die Arme nach oben. Die Hände fallen locker nach vorn. ···➝ Ausatmend nimm wieder die Ausgangsposition ein.

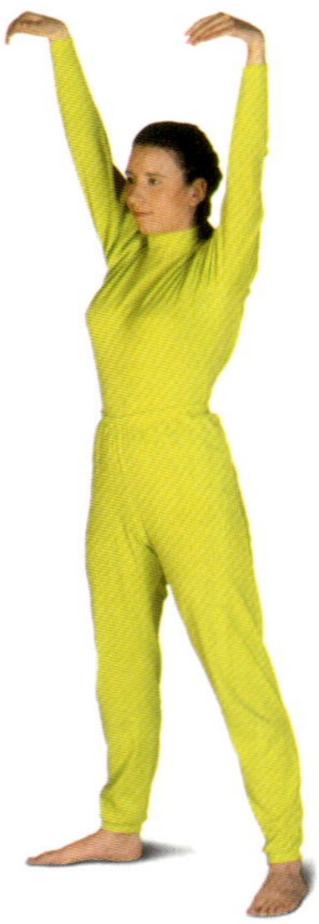

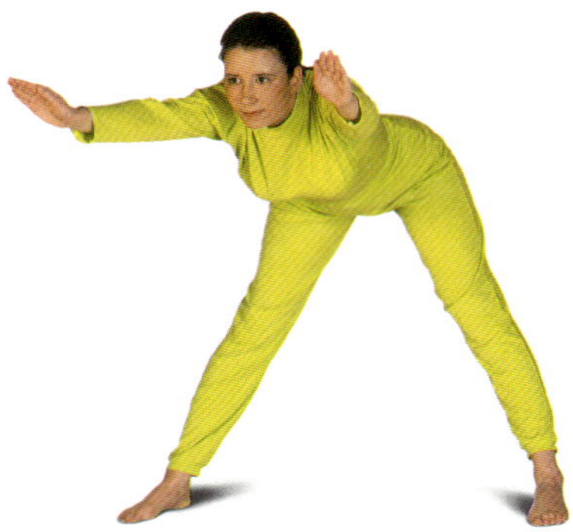

Gut für

Aktiviert den ganzen Körper, wirkt vertiefend auf die Atmung und regt den Blutkreislauf an. Fördert die Beweglichkeit des Rückens und der Hüftgelenke.

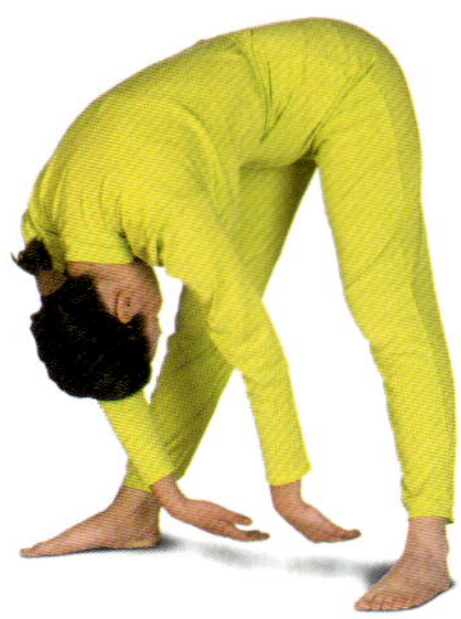

Achtung

Bei Bluthochdruck, Schwindelgefühl und Bandscheibenschaden soll die Übung nicht durchgeführt werden.

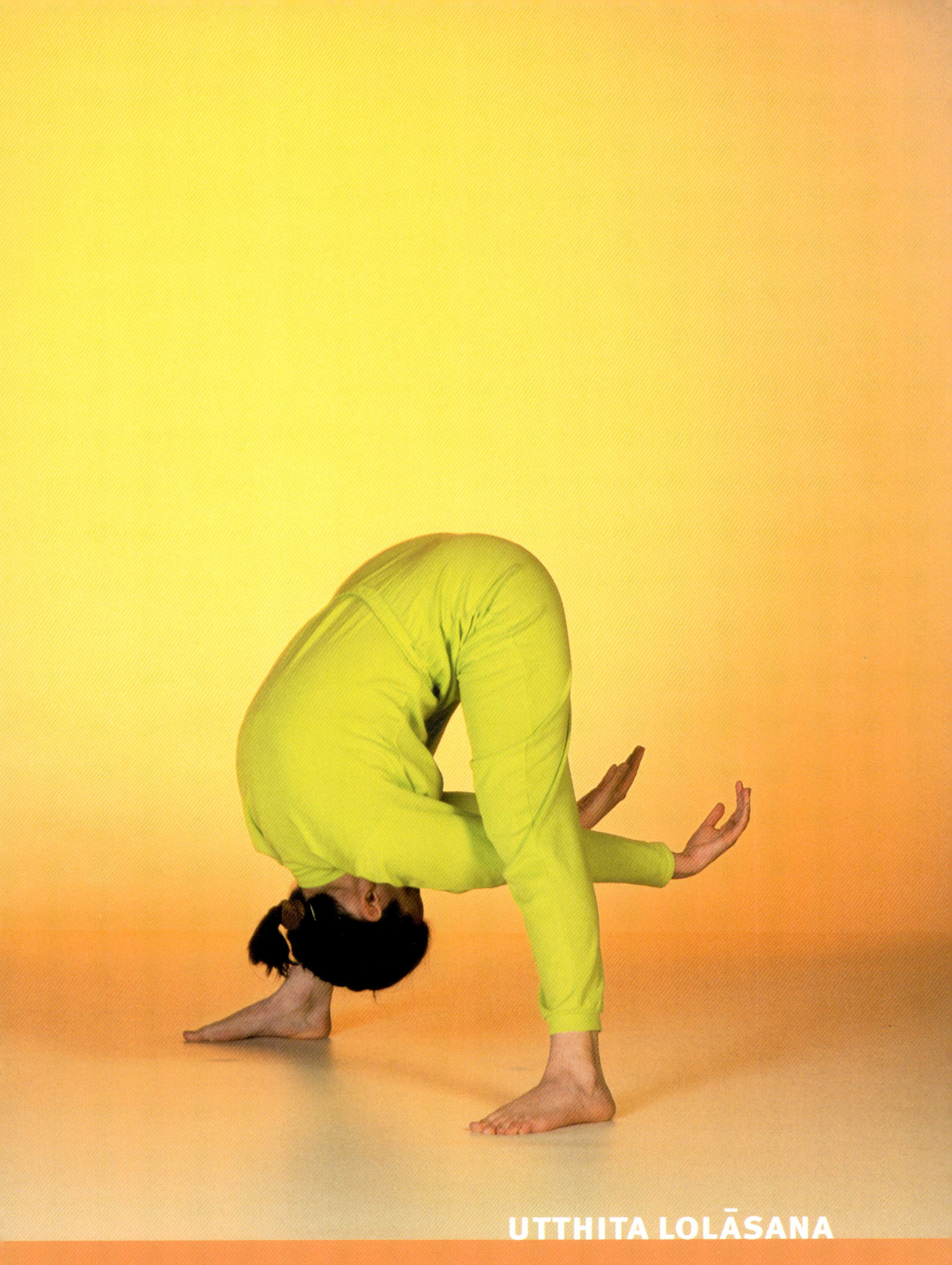

UTTHITA LOLĀSANA

2 | 8 ĀKARNA DHANURĀSANA – Bogen spannen

Grundstellung: Stand
Konzentration: auf die Spitze des Daumens
Atmung: mit der Bewegung koordiniert und in der Position angehalten
Wiederholungen: 3 x zu jeder Seite
Durchführung: Stehe mit gegrätschten Beinen. Richte den linken Fuß seitlich nach außen. Drehe den Kopf nach links. Der Oberkörper bleibt nach vorn gerichtet. ···› Strecke den linken Arm seitlich in Schulterhöhe aus und bilde mit der Hand eine Faust, wobei der Daumen nach oben gestreckt ist. ···› Wähle einen Fixpunkt in der verlängerten Linie des Armes und richte die Spitze des linken Daumens darauf. Der Blick ist während der folgenden Bewegung stets auf die linke Daumenspitze gerichtet. ···› Bilde auch mit der rechten Hand eine Faust mit nach oben gestrecktem Daumen. Führe die rechte Hand zur linken Hand, sodaß der rechte Daumen den linken Daumen verdeckt. ···› Einatmend ziehe die rechte Hand langsam zurück bis zum rechten Ohr, so als würdest du einen Bogen spannen. Der Ellbogen bleibt während dieser Bewegung in Schulterhöhe. ···› Den Atem anhaltend verweile kurz in der Position. ···› Ausatmend bewege die rechte Hand langsam wieder zur linken Hand, bis sich der rechte Daumen wieder vor dem linken Daumen befindet. ···› Mit dem Atem koordiniert, wiederhole die Armbewegung langsam und mit großer Konzentration 3 x. Komme in die Ausgangsposition zurück und führe die Übung zur anderen Seite durch.

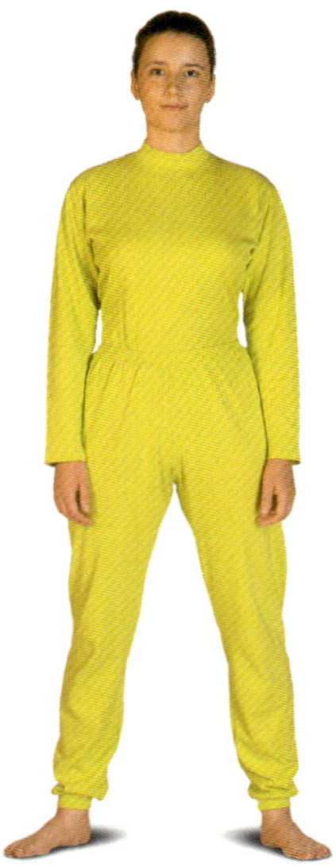

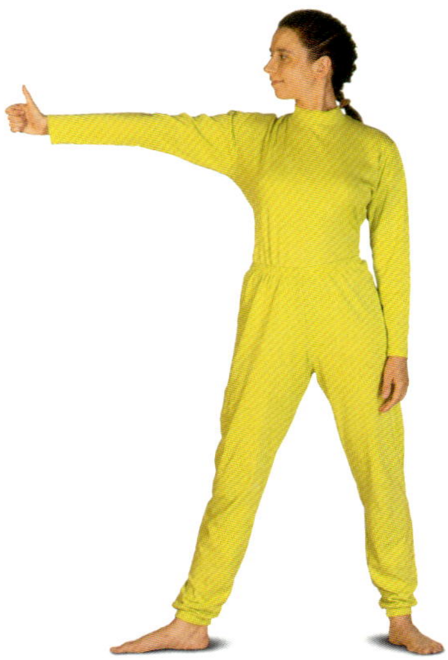

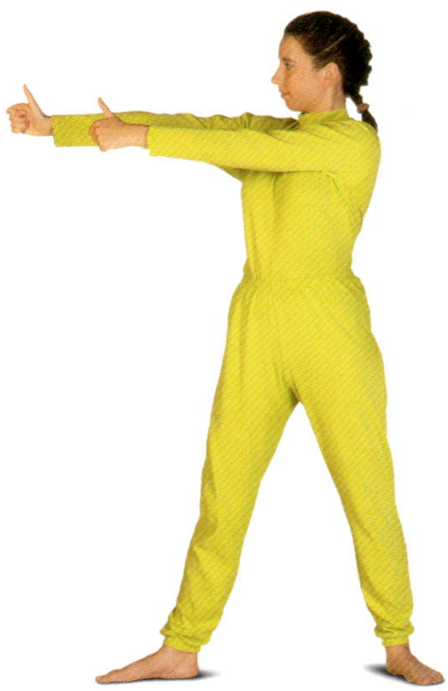

Gut für

Hilft gegen Rundrücken. Dehnt die Brustmuskeln und kräftigt die Schulter-, Arm- und Rückenmuskulatur. Unterstützt eine gesunde tiefe Atmung. Die Āsana ist sehr hilfreich bei Asthma und Bronchitis. Sie fördert die Konzentrationsfähigkeit und hilft gegen Fehlsichtigkeit.

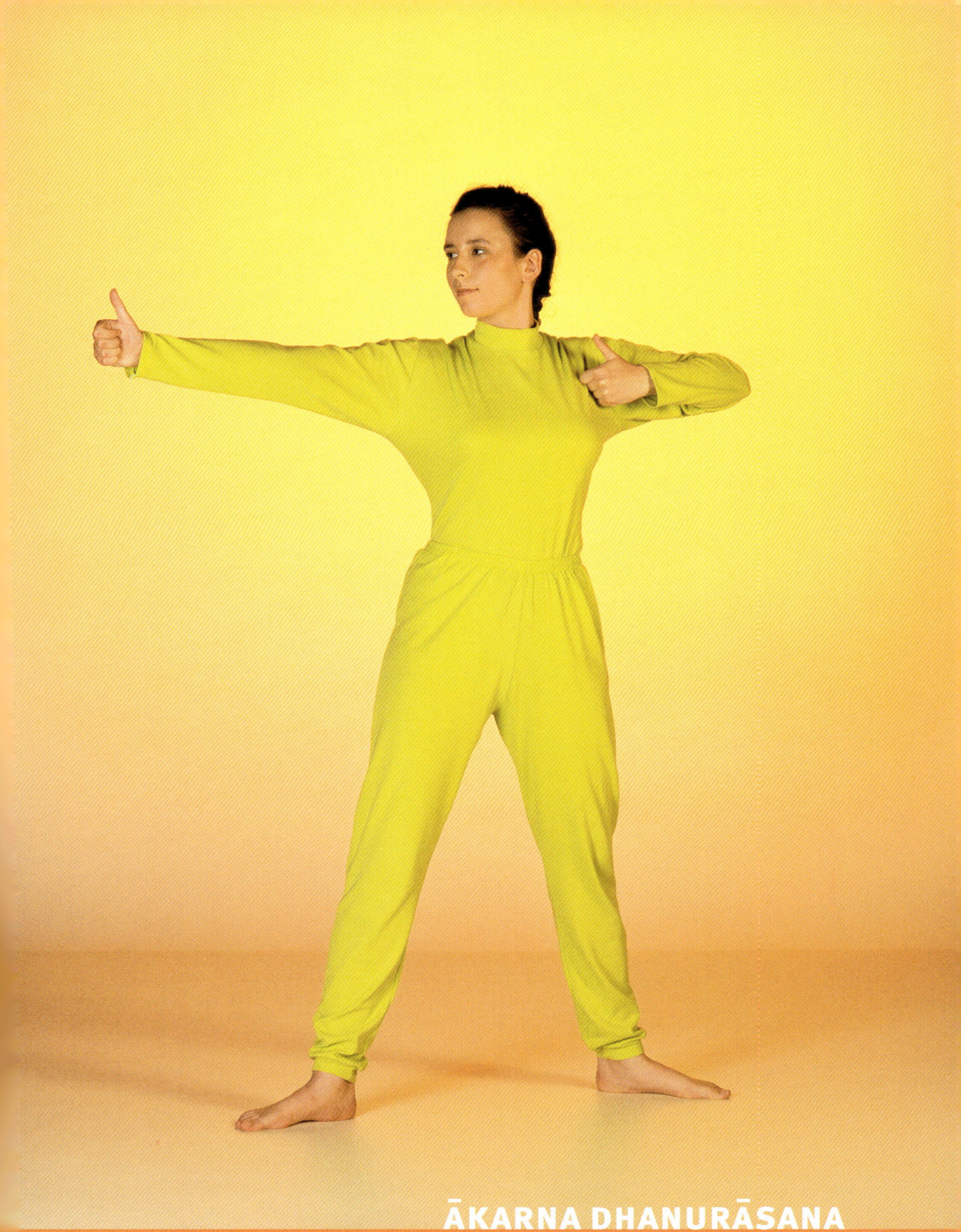

ĀKARNA DHANURĀSANA

2 | 9 **MERU PRISHTHĀSANA – Oberkörper drehen**

Grundstellung: Stand
Konzentration: auf die Drehung der Wirbelsäule
Atmung: mit der Bewegung koordiniert
Wiederholungen: 3 x zu jeder Seite
Durchführung: Stehe mit leicht gegrätschten Beinen. → Tief einatmend hebe die Arme seitlich und lege die Fingerspitzen auf die Schultern. → Kräftig ausatmend drehe den Oberkörper nach links. → Einatmend bewege den Oberkörper wieder zur Mitte. Die Beine und das Becken beteiligen sich nicht an der Drehung. → Führe die seitliche Drehbewegung 10 x durch. → Nach der 10. Drehung zur linken Seite neige ausgeatmet den Oberkörper mit geradem Rücken nach unten bis zur Waagrechten und drehe ihn anschließend nach vorn. → Einatmend richte dich auf. → Ausatmend kehre in die Ausgangsposition zurück. → Führe die Übung auch zur anderen Seite durch.

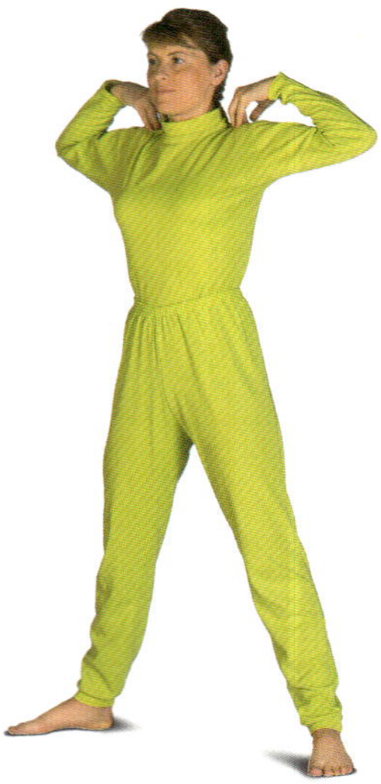

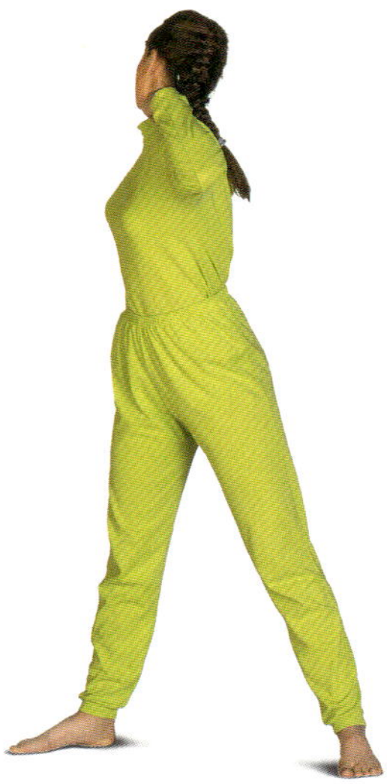

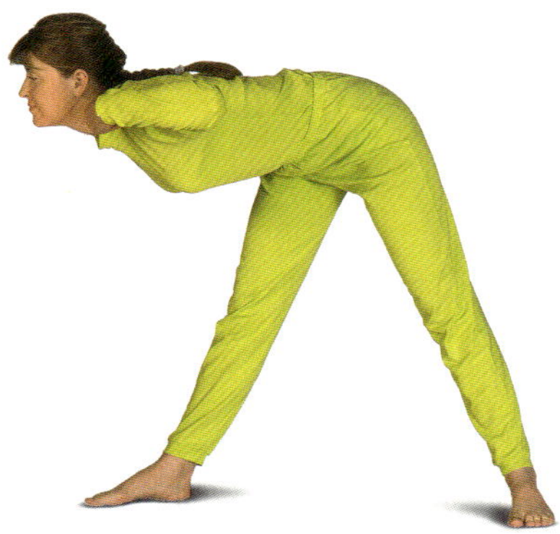

Gut für
Entspannt besonders die tiefe Rückenmuskulatur und fördert die Beweglichkeit der Wirbelsäule. Aktiviert den ganzen Körper, vertieft die Atmung und verhilft zu innerem Gleichgewicht. Regt die Verdauung und den Kreislauf an. Hilft bei niedrigem Blutdruck.

Achtung
Bei Bandscheibenschäden soll die Übung nicht durchgeführt werden.

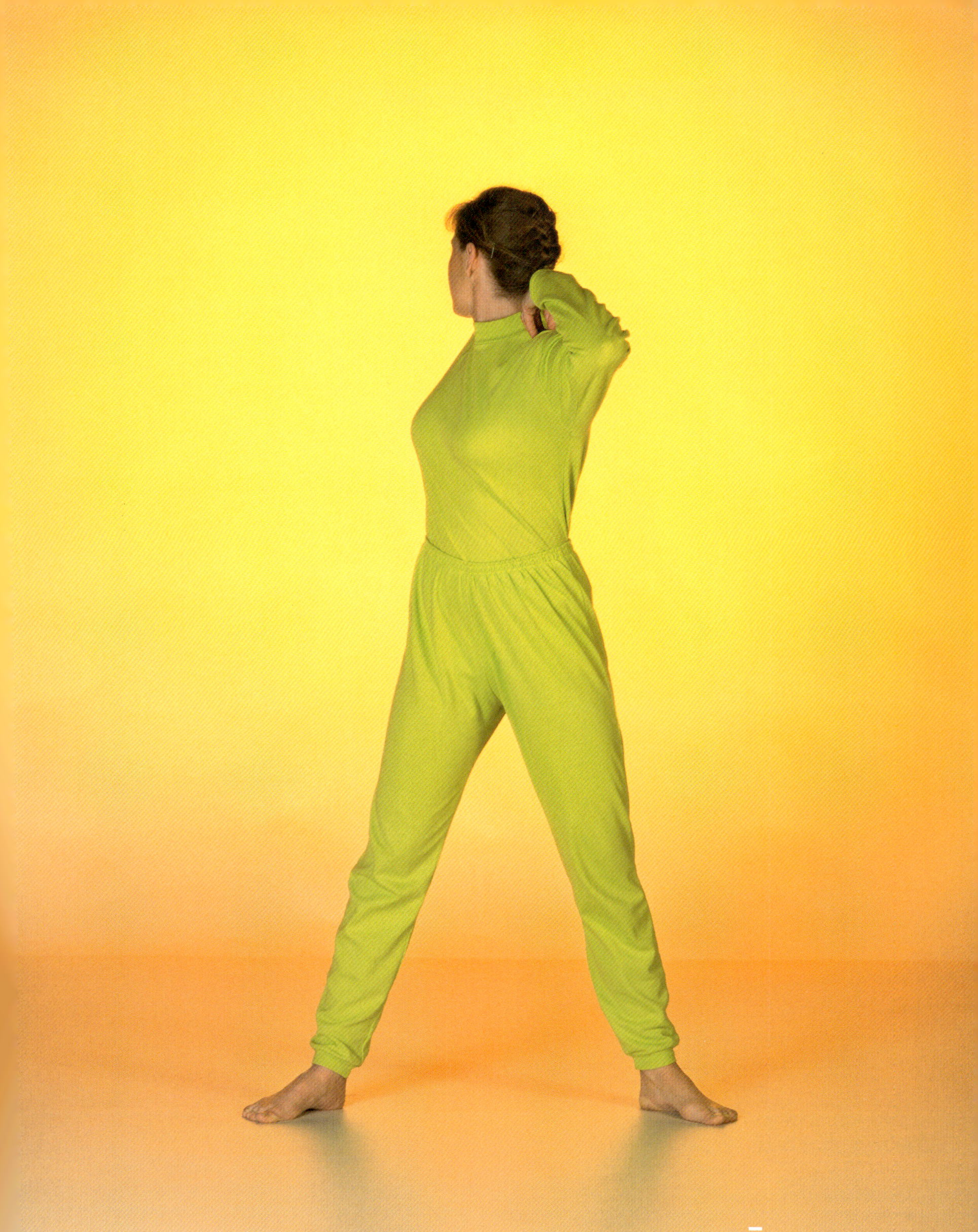

MERU PRISHTHĀSANA

Grundstellung: Stand
Konzentration: auf den ganzen Körper
Atmung: mit der Bewegung koordiniert, in der Position normal atmen
Wiederholungen: 3 x
Durchführung: Stehe aufrecht und entspannt mit geschlossenen Beinen.
→ Einatmend hebe beide Arme über den Kopf. → Ausatmend beuge von der Hüfte aus den geraden Oberkörper zugleich mit den gestreckten Armen nach vorn und stelle die Handflächen auf den Boden. Hebe den Kopf und richte den Blick nach vorn. → Normal atmend bleibe in dieser Position, so lange es angenehm ist. → Einatmend richte dich wieder auf und strecke die Arme über den Kopf. → Ausatmend nimm wieder die Ausgangsposition ein.

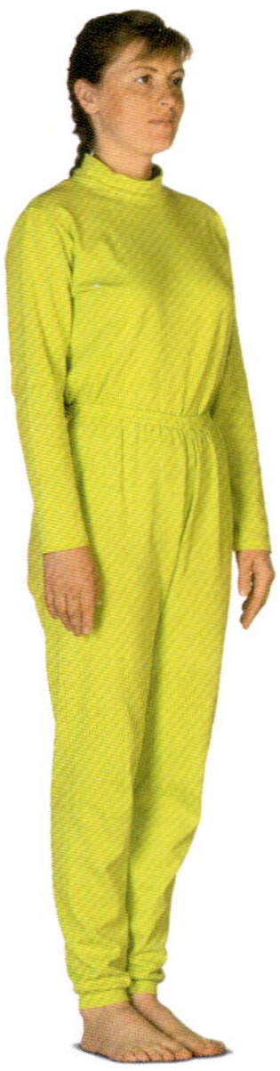

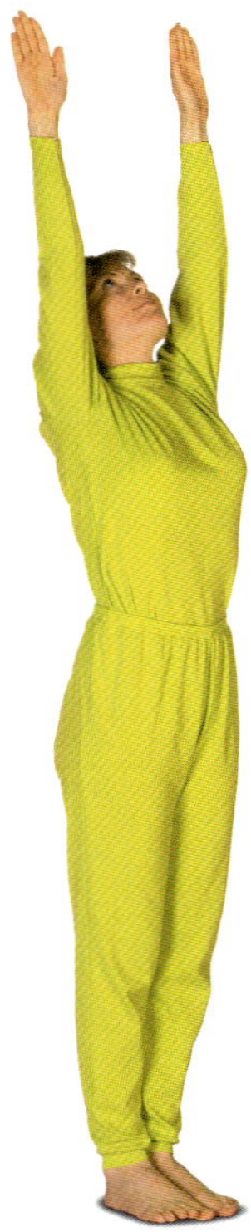

Gut für
Fördert die Nierenfunktion und kräftigt die Arme, die Beine und den Rücken. Verbessert die Durchblutung des Kopfes und aktiviert die Gehirntätigkeit. Dehnt die Muskeln auf der Rückseite der Beine.

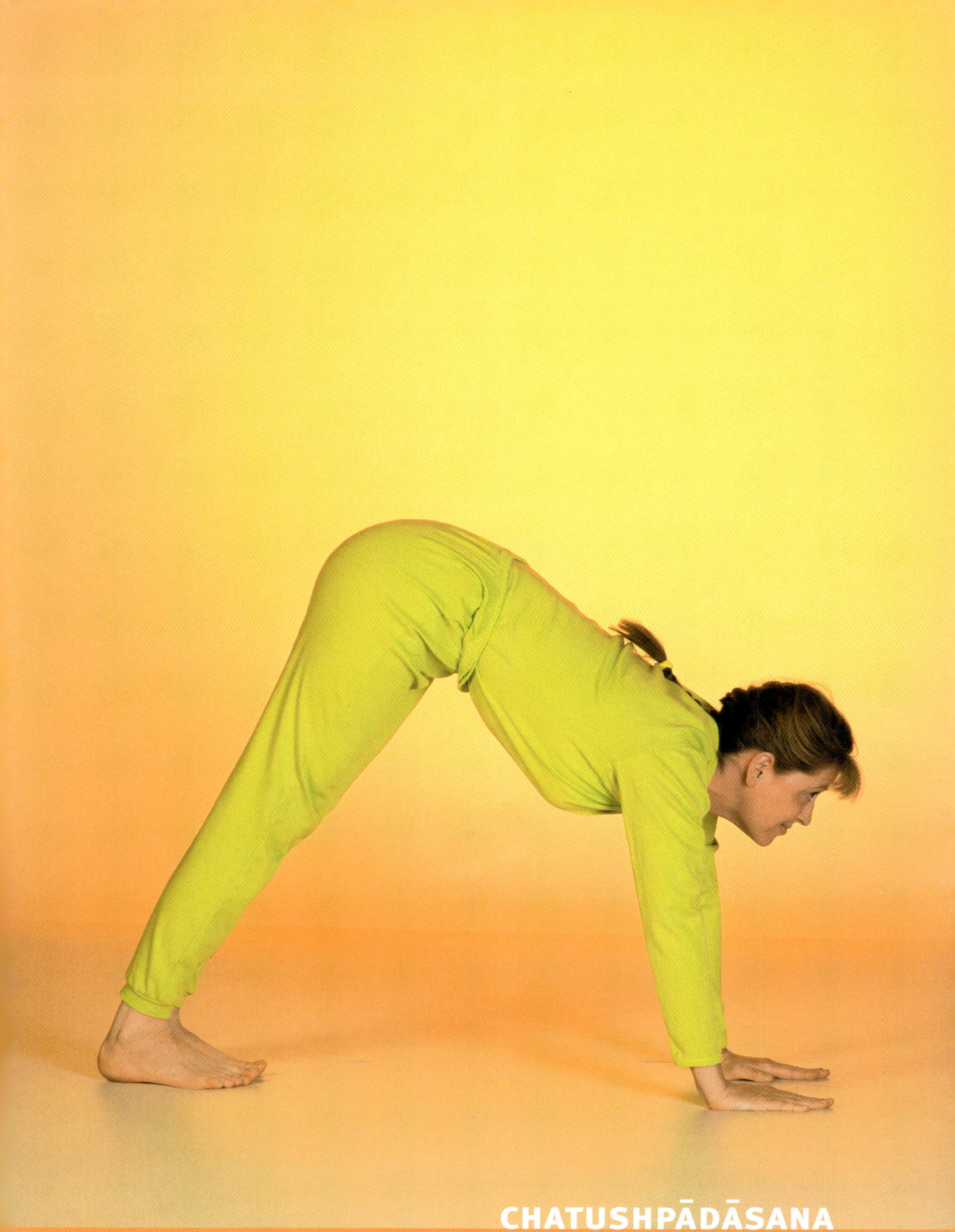

CHATUSHPĀDĀSANA

Grundstellung: Stand

Konzentration: auf den Rücken und die seitliche Rumpfmuskulatur

Atmung: mit der Bewegung koordiniert

Wiederholungen: 3 x zu jeder Seite

Durchführung: Stehe mit gegrätschten Beinen. Der Oberkörper ist aufrecht und entspannt. ··· Verschränke die Finger vor dem Körper und drehe die Handflächen nach unten. ··· Der Blick bleibt während des gesamten Übungsablaufes auf die verschränkten Finger gerichtet. ··· Einatmend hebe die Arme über den Kopf. ··· Ausatmend beuge den Oberkörper zusammen mit den Armen waagrecht nach vorn. Bei der folgenden Drehbewegung des Oberkörpers sollen Arme und Rücken in einer Linie bleiben. ··· Einatmend drehe den Oberkörper langsam nach links. ··· Ausatmend drehe dich zur Mitte zurück. ··· Einatmend richte dich wieder auf. ··· Ausatmend kehre in die Ausgangsposition zurück. Führe die Übung zur anderen Seite durch.

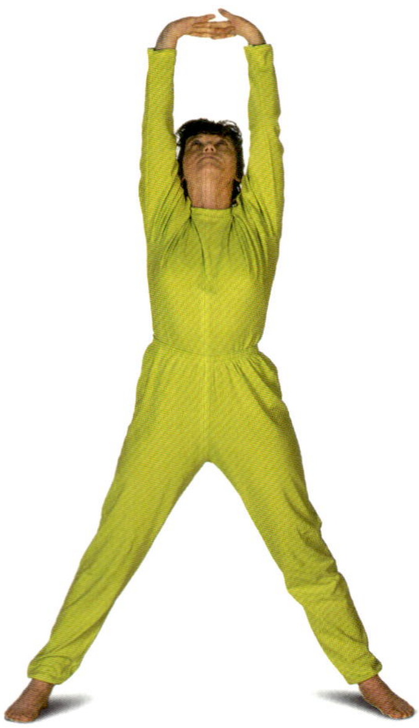

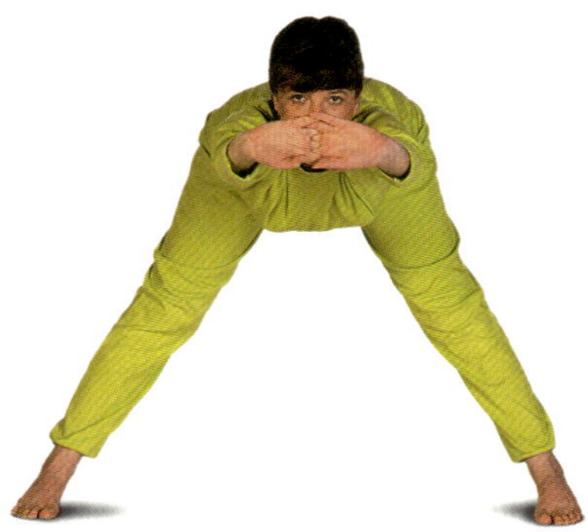

Gut für

Wirkt günstig auf eine gute Körperhaltung. Kräftigt den Rücken und dehnt die seitliche Rumpfmuskulatur sowie die hinteren Beinmuskeln. Vertieft die Atmung besonders in den seitlichen Bereichen des Brustkorbs. Fördert die Verdauung und aktiviert die Nierentätigkeit.

Achtung

Bei Schwindel soll die Übung nicht durchgeführt werden.

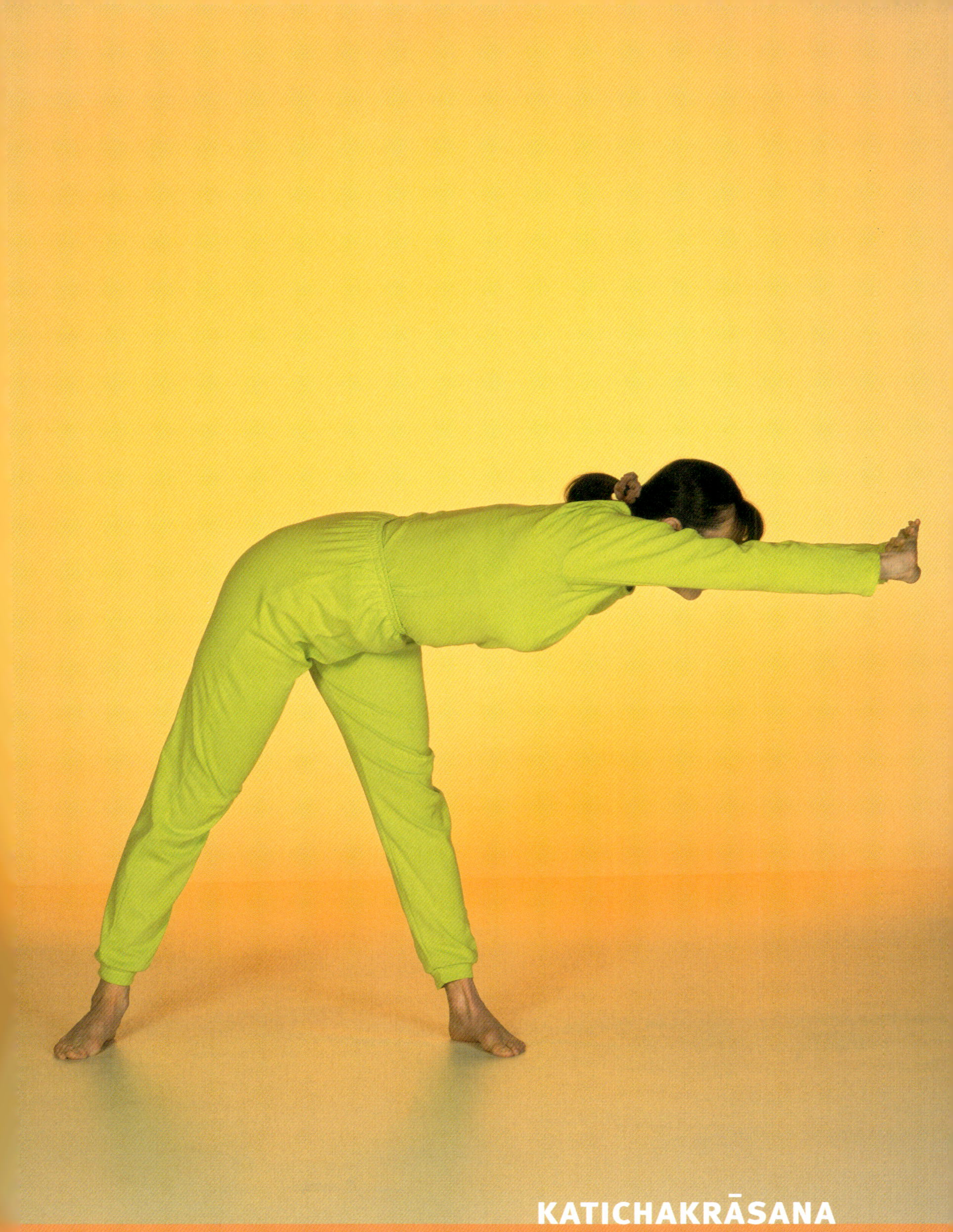

KATICHAKRĀSANA

DVIKONĀSANA – Zweifaches Dreieck

Grundstellung: Stand
Konzentration: auf den Rücken
Atmung: mit der Bewegung koordiniert, in der Position normal atmen
Wiederholungen: 3 x
Durchführung: Stehe mit geschlossenen Beinen. ···> Einatmend führe die gestreckten Arme in weitem Bogen hinter den Rücken und verschränke die Finger, wobei die Handflächen zum Becken zeigen. ···> Ausatmend beuge den Oberkörper nach vorn. Bringe den Kopf so nahe wie möglich zu den Knien. Drücke die Arme sanft über den Kopf. ···> Normal atmend bleibe in dieser Haltung, so lange es angenehm ist. ···> Einatmend komme langsam wieder hoch. ···> Ausatmend nimm wieder die Ausgangsposition ein.

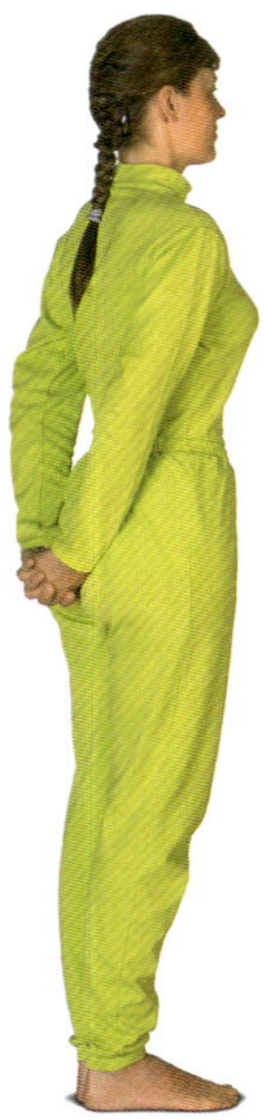

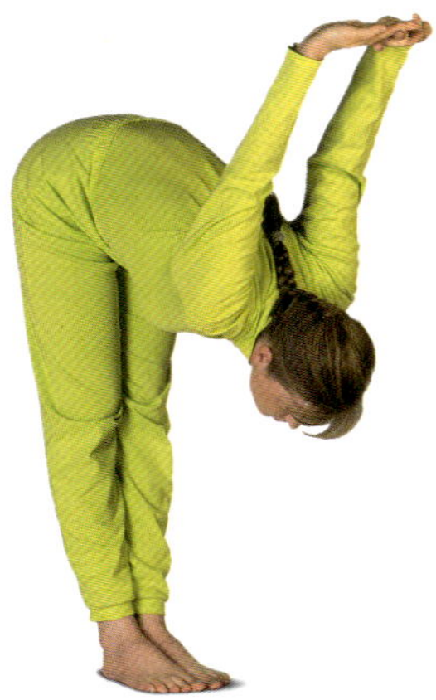

Gut für
Wirkt sich besonders bei Kindern günstig auf eine gesunde Entwicklung aus. Entspannt die Rückenmuskulatur und hilft gegen Rundrücken. Fördert die Beweglichkeit der Schultergelenke, reguliert den Blutkreislauf und durchblutet alle Bereiche des Kopfes.

Achtung
Bei hohem Blutdruck und Schwindelgefühlen sollte diese Übung nicht durchgeführt werden.

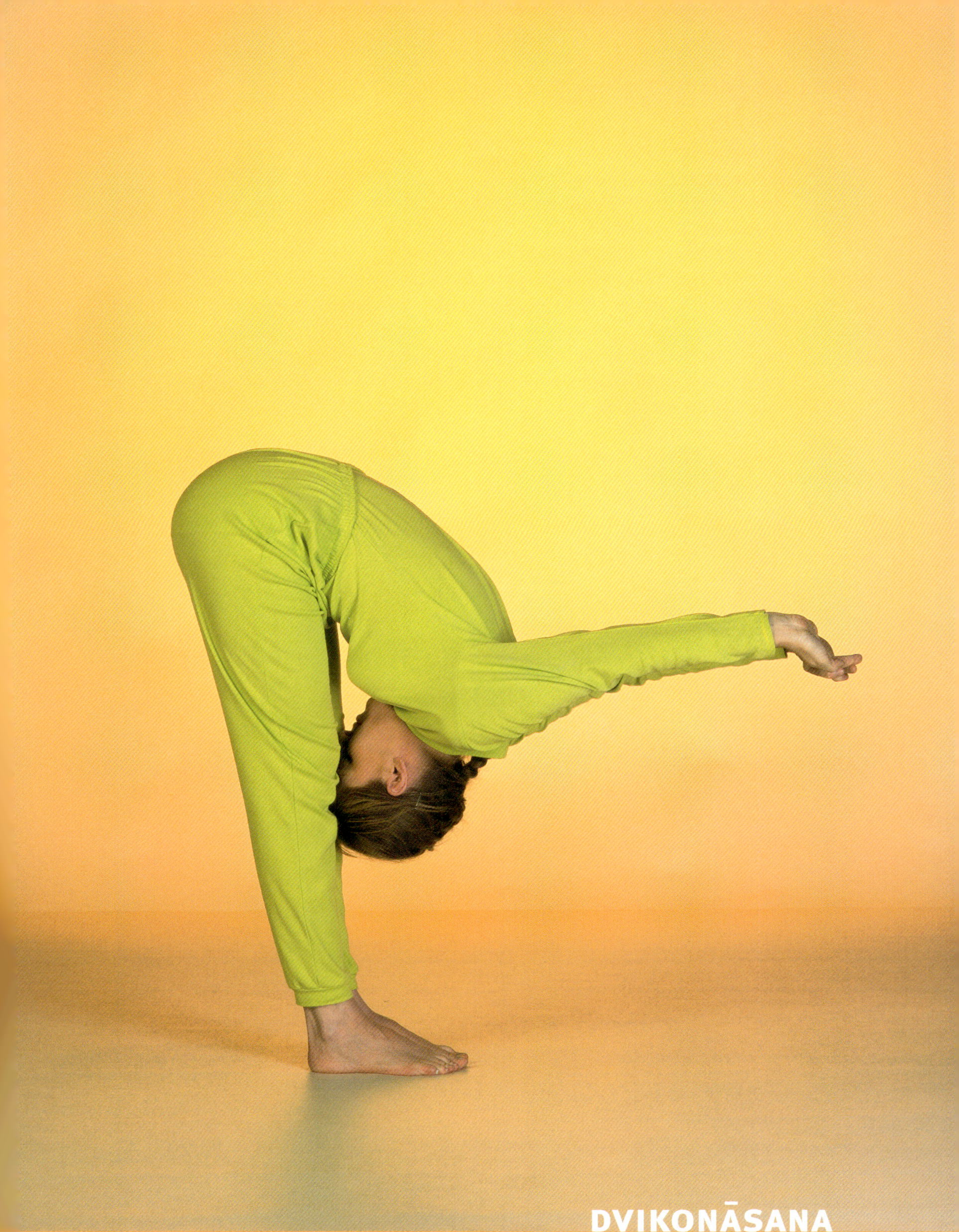

DVIKONĀSANA

UTTHĀNĀSANA – Aufrichten aus der Hocke

Grundstellung: Stand
Konzentration: auf den geraden Rücken und auf die Beinmuskeln
Atmung: mit der Bewegung koordiniert
Wiederholungen: 3 x
Durchführung: Stehe mit gegrätschten Beinen. Verschränke die Finger vor dem Körper. ⋯ Atme tief ein. ⋯ Ausatmend beuge die Knie seitlich. Der Oberkörper bleibt ganz gerade. ⋯ Einatmend richte dich mit geradem Rücken wieder auf.

Die Übung wird in drei Etappen ausgeführt: Bei der ersten Beugung der Knie erreichen die Hände etwa die Höhe der Oberschenkel, bei der zweiten die Höhe der Knie und bei der dritten die Höhe der Waden. Der Oberkörper soll stets aufrecht bleiben.

Nach der 3-maligen Durchführung der Übung entspanne dich in **ĀNANDĀSANA**.

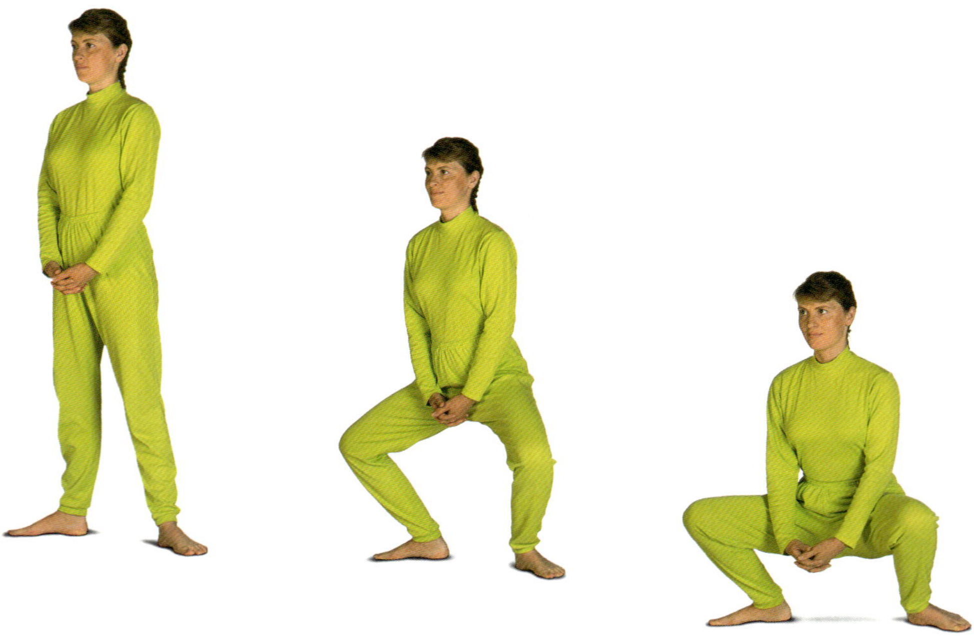

Gut für
Besonders gut für Frauen vor der Entbindung. Wirkt auch günstig bei unregelmäßiger Menstruation oder Menstruationsbeschwerden. Dehnt und festigt die Muskulatur der Beine und des Beckenbodens. Die Übung fördert die Standfestigkeit und reguliert die Atmung.

Achtung
Die Knie sollen bei der Beugung immer nach außen gerichtet sein, sodaß sie in die gleiche Richtung wie die Fußspitzen weisen. Bei Beschwerden in den Kniegelenken nur die erste Stufe durchführen.

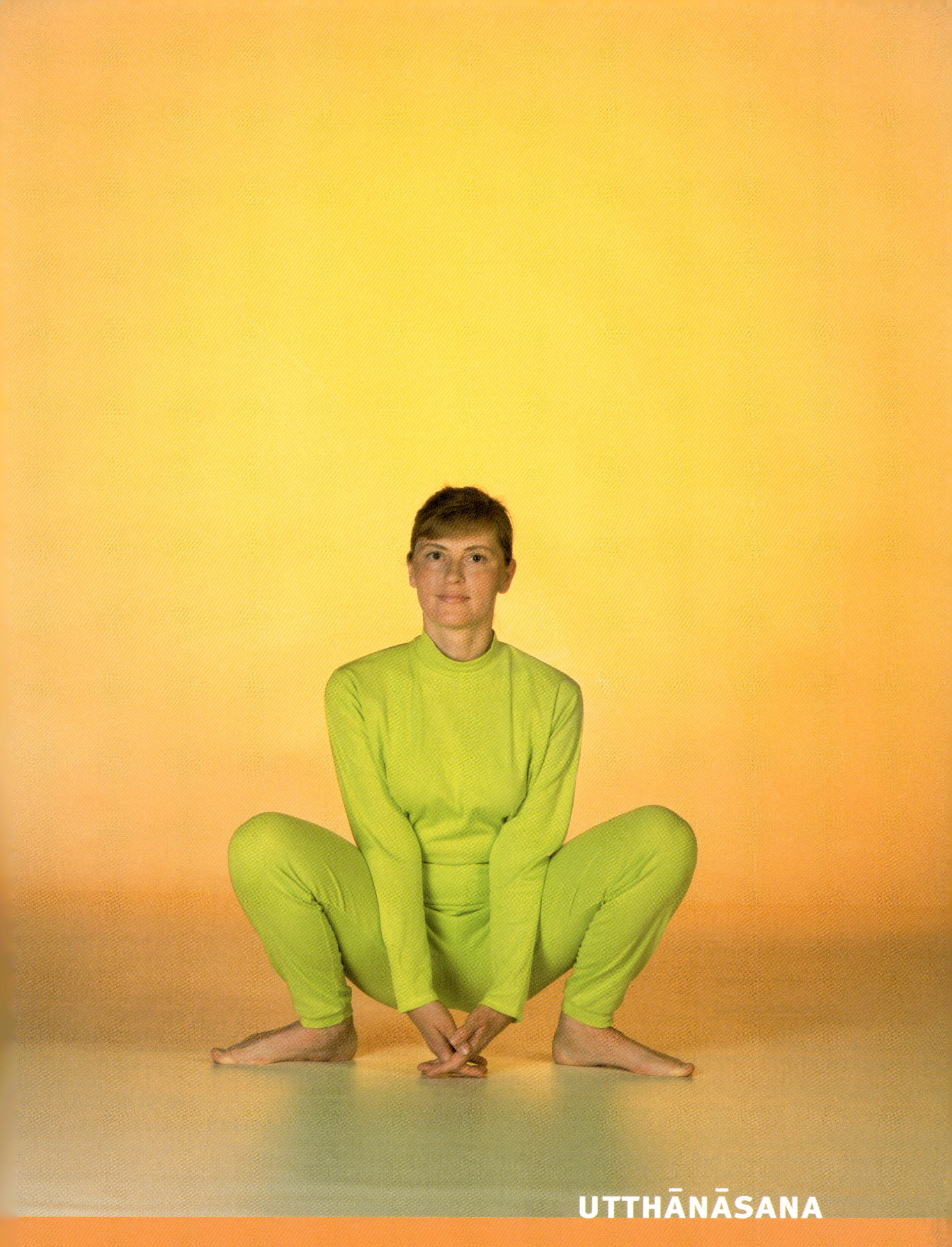

UTTHĀNĀSANA

SETU ĀSANA – Brücke

Grundstellung: Langsitz
Konzentration: auf die Muskeln des Rückens und der Beine
Atmung: mit der Bewegung koordiniert, in der Position normal atmen
Wiederholungen: 3 x
Durchführung: Setze dich in den Langsitz und stütze dich mit den Händen hinter dem Körper ab. Die Finger weisen nach hinten. ···› Einatmend hebe den Oberkörper und das Becken, sodaß der Körper eine Brücke bildet. Die Fußsohlen bleiben auf dem Boden und tragen mit den Händen das Körpergewicht. Laß den Kopf locker nach hinten hängen. ···› Normal atmend bleibe in dieser Position, so lange es angenehm ist. ···› Ausatmend kehre wieder in die Ausgangsstellung zurück.

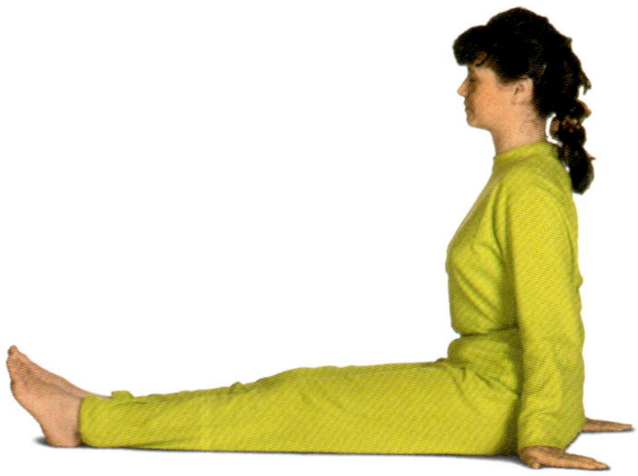

Gut für
Empfehlenswert während der Schwangerschaft, auch bei Menstruations- und Unterleibsbeschwerden. Wirkt kräftigend auf die Bein-, Hüft- und Beckenmuskulatur sowie auf Rücken und Arme. Dadurch verbessert diese Übung auch die Körperhaltung und wirkt gegen Rundrücken. Sie regt außerdem die Atmung, die Nierentätigkeit und die Schilddrüsenfunktion an.

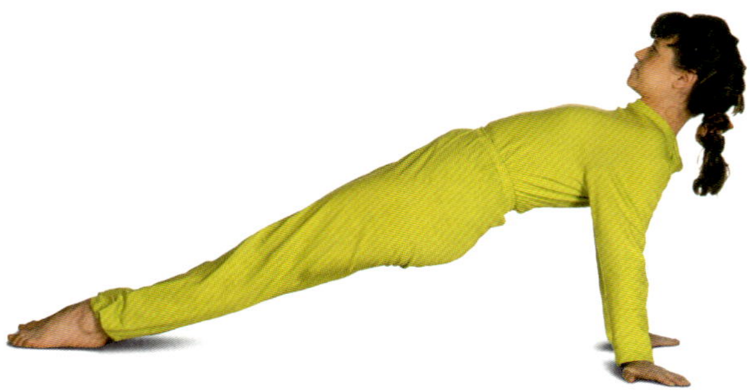

Achtung
Bei Schmerzen in den Hand- oder Ellbogengelenken soll diese Āsana nicht durchgeführt werden. Bei Beschwerden in der Halswirbelsäule, bei Überfunktion der Schilddrüse, bei Bluthochdruck und Schwindelgefühl soll der Kopf nicht nach hinten hängen.

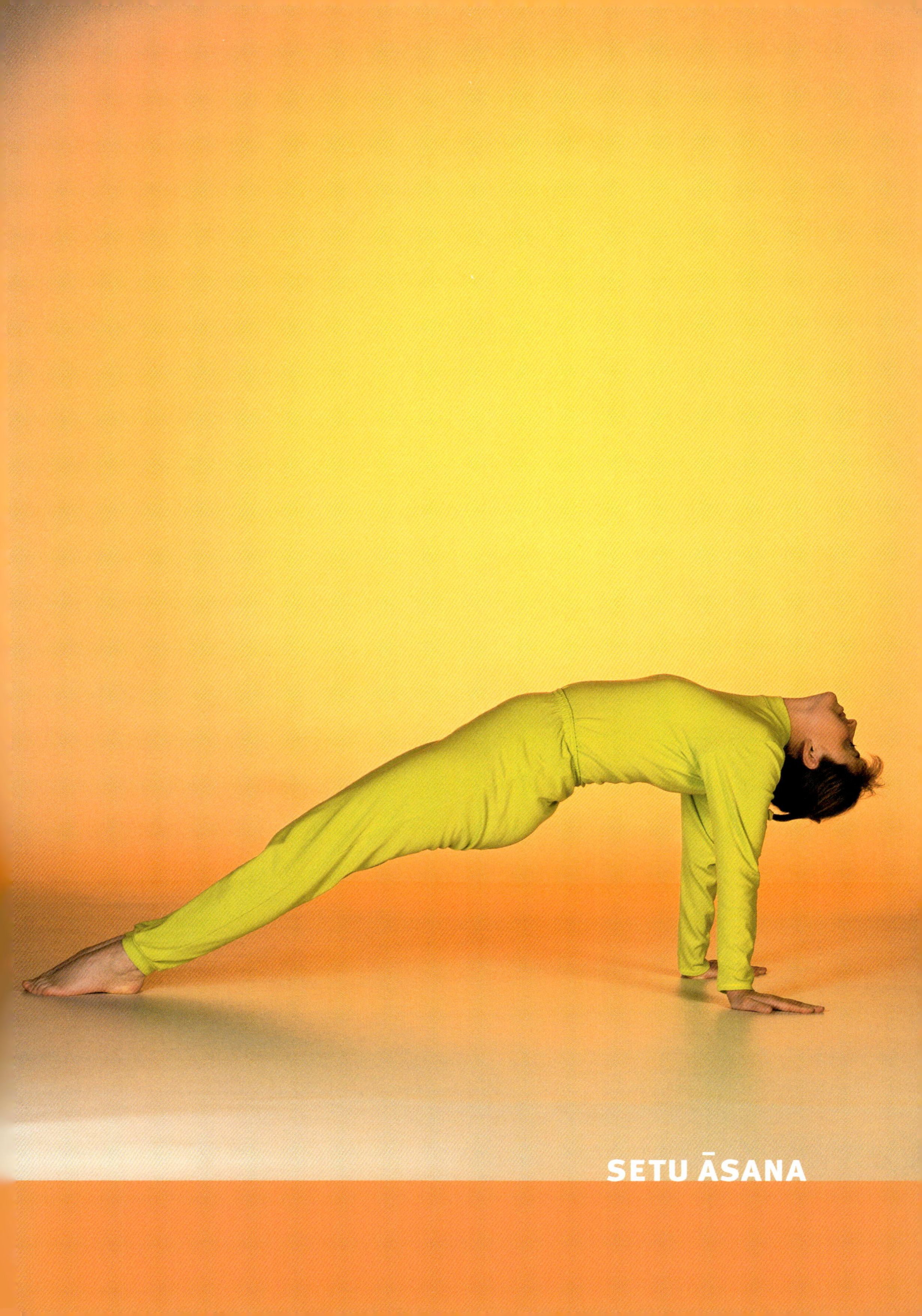

SETU ĀSANA

HASTA PĀDĀNGUSHTHĀSANA – Hand-Fuß-Streckung

Grundstellung: Seitenlage
Konzentration: auf das Körpergleichgewicht
Atmung: mit der Bewegung koordiniert und in der Position angehalten
Wiederholungen: 2 x zu jeder Seite
Durchführung: Lege dich auf die rechte Seite. Die Arme sind über den Kopf gestreckt; die Handflächen liegen aufeinander. Der Kopf bleibt zwischen den Armen. Die Beine liegen übereinander. ···› Einatmend hebe das linke Bein gestreckt hoch und fasse mit der linken Hand die große Zehe. Strecke dabei das Knie durch – sollte das nicht möglich sein, so fasse den Knöchel oder Unterschenkel. ···› Den Atem anhaltend bleibe in dieser Position und blicke auf einen Fixpunkt vor dir, um besser die Balance halten zu können. ···› Ausatmend kehre in die Ausgangslage zurück.
Führe die Übung auch zur anderen Seite durch.

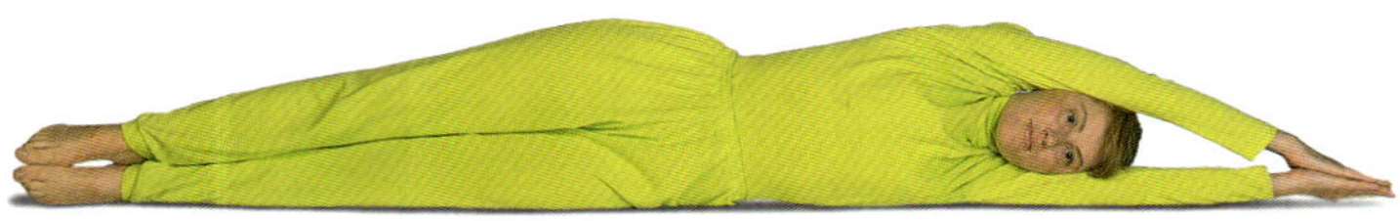

Gut für

Harmonisiert die Funktion der weiblichen Organe und der Nieren. Fördert die Beweglichkeit der Hüftgelenke und dehnt die hinteren Beinmuskeln. Entwickelt die Konzentrationsfähigkeit und den Gleichgewichtssinn.

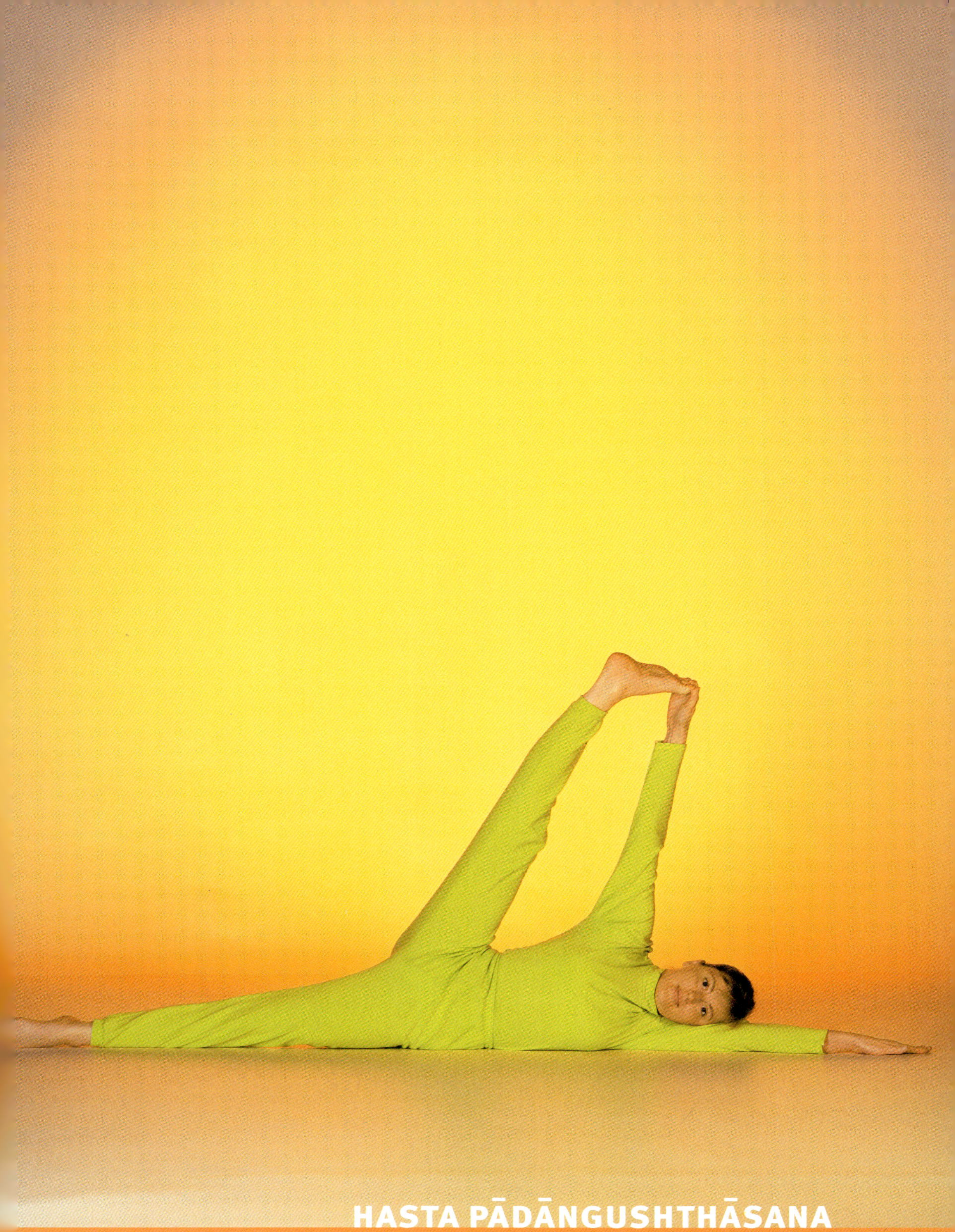

HASTA PĀDĀNGUSHTHĀSANA

Grundstellung: Vajrāsana
Konzentration: auf den ganzen Körper
Atmung: mit der Bewegung koordiniert, in der Position normal atmen
Wiederholungen: 3 x
Durchführung: Nimm Vajrāsana ein. ···› Einatmend komme in den Kniestand. ···› Ausatmend stütze dich mit den Händen auf dem Boden ab, stelle die Zehen auf und hebe das Becken hoch. Die Knie sind durchgestreckt; das Gewicht wird von den Händen und Zehenballen getragen. Richte den Blick auf den Nabel. ···› Normal atmend bleibe in dieser Haltung, so lange es dir angenehm ist. ···› Ausatmend bewege die Knie wieder zum Boden. ···› Einatmend kehre in den Kniestand zurück. ···› Ausatmend nimm wieder die Ausgangsposition ein.

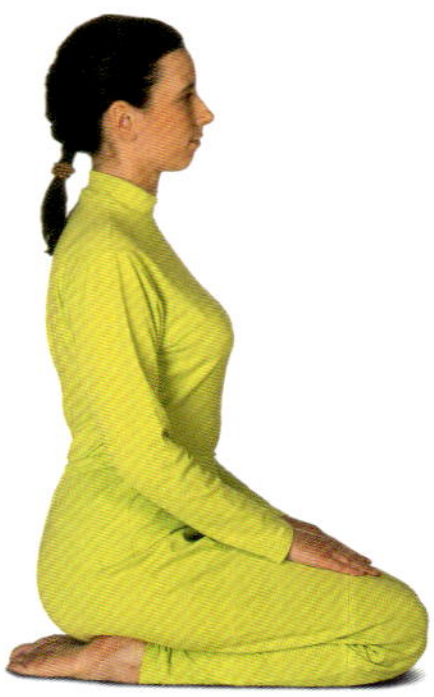

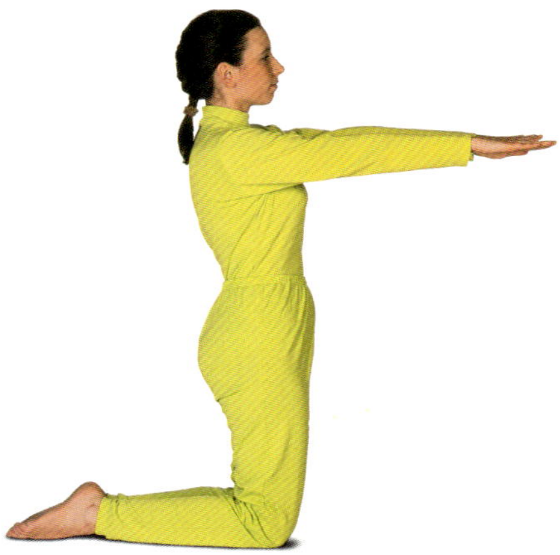

Gut für
Erfrischt den ganzen Körper und kräftigt die Arm-, Rücken- und Beinmuskeln. Fördert die Durchblutung des Kopfes und wirkt regulierend auf den Blutkreislauf und die gesamte Körperenergie. Kann bei Ischiasbeschwerden hilfreich sein.

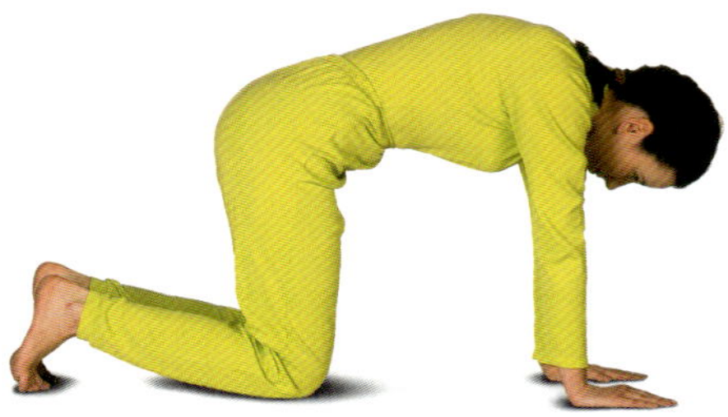

Achtung
Bei hohem Blutdruck, Schwindelgefühl oder bei Schmerzen in den Handgelenken soll die Übung nicht durchgeführt werden.

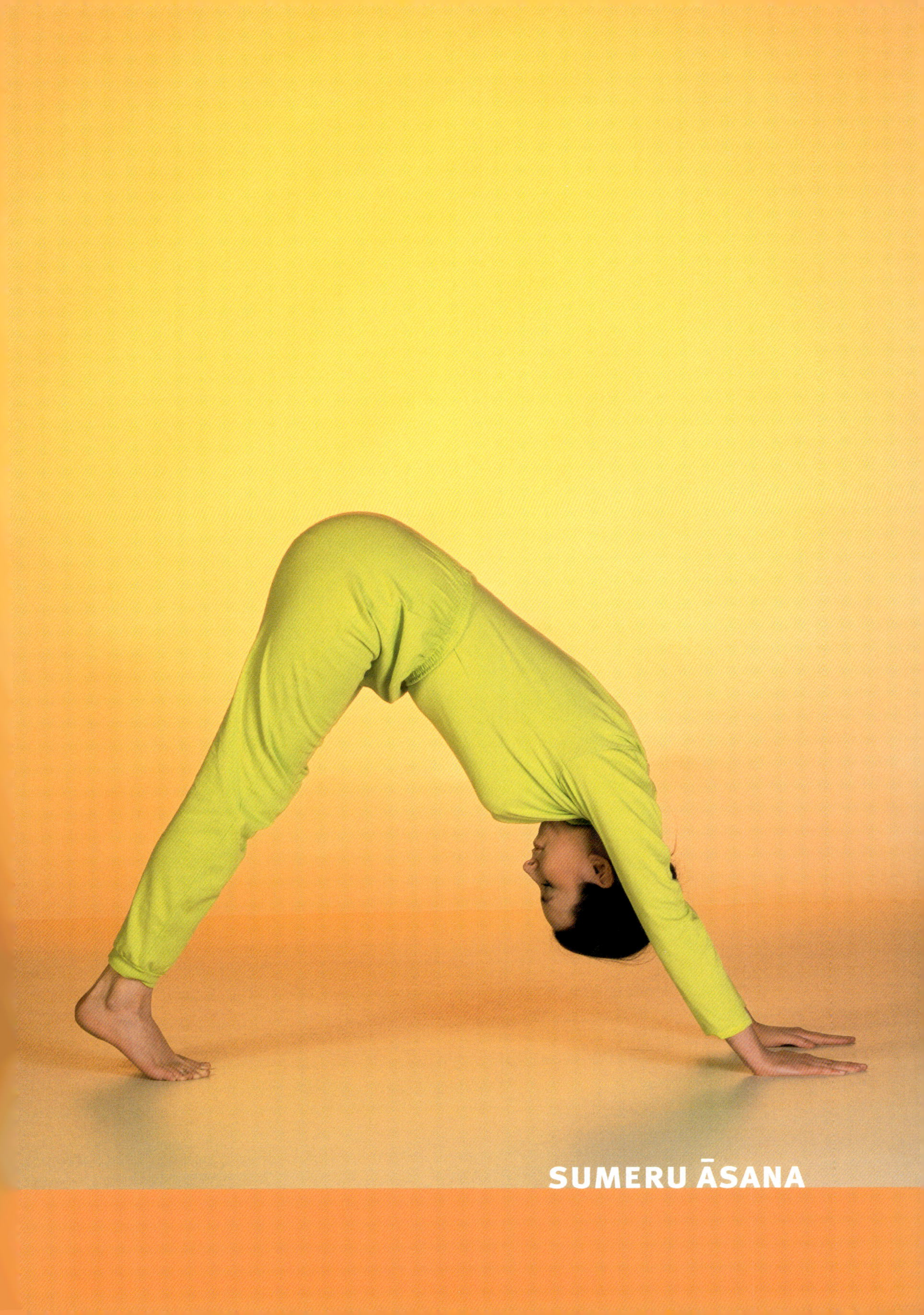
SUMERU ĀSANA

MERU VAKRĀSANA – Einfacher Drehsitz

Grundstellung: Langsitz
Konzentration: auf die Drehung des Oberkörpers
Atmung: mit der Bewegung koordiniert und in der Position angehalten
Wiederholungen: 2 x zu jeder Seite
Durchführung: Setze dich in den Langsitz. Der Oberkörper ist aufrecht und entspannt. Stütze die Hände mit nach außen gerichteten Fingerspitzen ca. 10 cm hinter dem Körper auf. ⇢ Einatmend führe den linken Arm auf die rechte Seite und lege die Handfläche oder die Finger neben der rechten Beckenseite auf den Boden. ⇢ Ausatmend beuge das linke Bein und stelle den Fuß außerhalb des rechten Oberschenkels auf den Boden. Der Oberkörper soll aufrecht sein. Achte darauf, daß die linke Beckenseite auf dem Boden liegen bleibt. Drehe Oberkörper und Kopf nach rechts und blicke über die rechte Schulter nach hinten. ⇢ Mit angehaltenem Atem bleibe in dieser Position, so lange es angenehm ist. ⇢ Einatmend kehre in die Ausgangshaltung zurück. ⇢ Führe die Übung danach zu der anderen Seite durch.

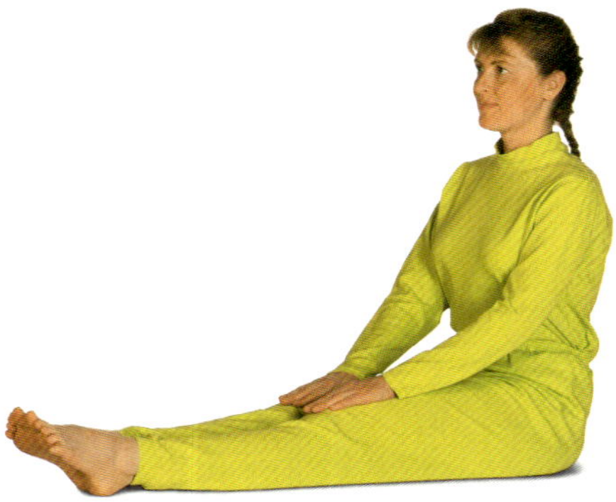

Gut für
Vorbereitung für Ardha Matsyendrāsana (Drehsitz). Die Übung entspannt die Rückenmuskulatur und wirkt stabilisierend auf die Wirbelsäule. Außerdem stimuliert sie die Verdauungsorgane. Sie fördert die Beweglichkeit des Rückens und der Hüftgelenke und ist eine gute Übung für die Augen.

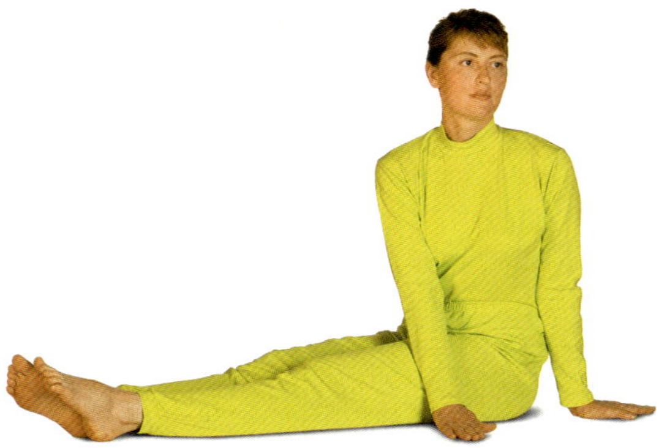

Nach der Übung entspanne dich in **ĀNANDĀSANA**.

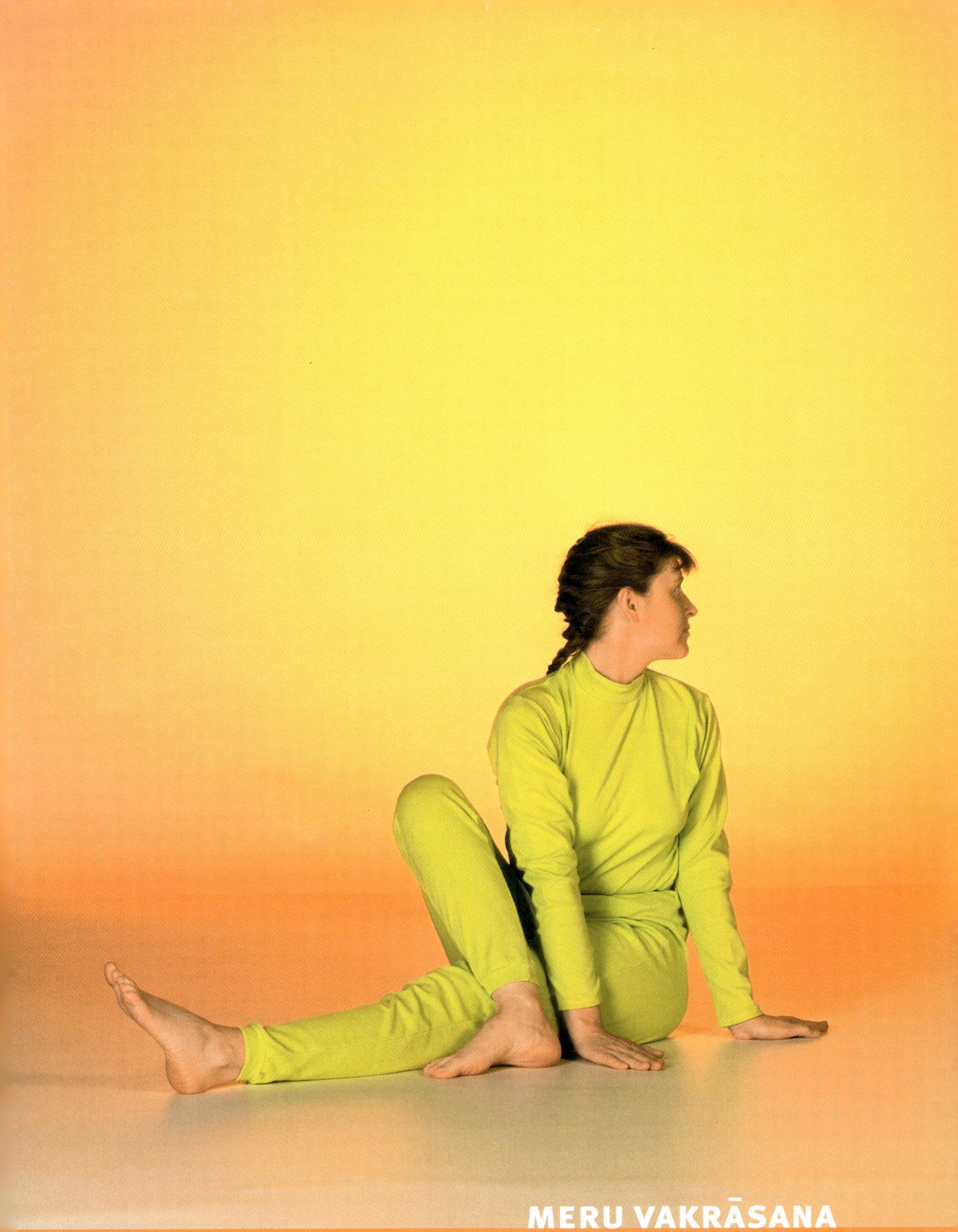

MERU VAKRĀSANA

Grundstellung: bequeme, aufrechte Sitzhaltung

Konzentration: auf den Atemvorgang

Wiederholungen: 20 Runden links beginnend und 20 Runden rechts beginnend

Durchführung: Konzentriere dich 3-5 Minuten lang auf deinen normalen Atem. Nimm Prānāyāma Mudrā ein. ⇢ Verschließe mit dem Daumen das rechte Nasenloch und atme durch das linke Nasenloch etwas tiefer als normal ein. ⇢ Öffne das rechte Nasenloch, verschließe gleichzeitig mit dem Ringfinger das linke Nasenloch und atme durch das rechte Nasenloch entspannt und lange wieder aus. ⇢ Führe 20 Runden dieser Wechselatmung durch. ⇢ Lege die Hand wieder auf das Knie und konzentriere dich 2-3 Minuten auf den normalen Atem. ⇢ Nimm wieder Prānāyāma Mudrā ein. ⇢ Verschließe mit dem rechten Ringfinger das linke Nasenloch und atme rechts tief ein. ⇢ Öffne das linke Nasenloch, verschließe gleichzeitig mit dem Daumen das rechte Nasenloch und atme links lange aus. ⇢ Führe 20 Runden dieser Wechselatmung durch. ⇢ Lege die Hand wieder auf das Knie und konzentriere dich 3-5 Minuten auf den normalen Atem.

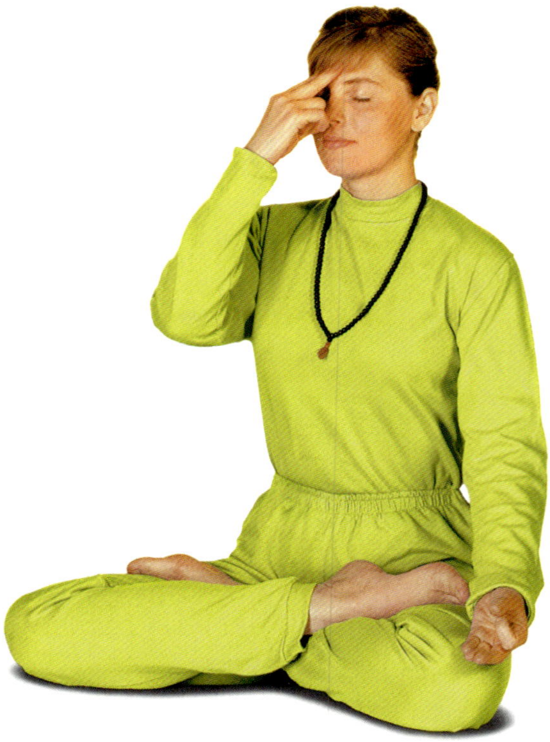

Durchführung: Die 8 Stufen der Self-Inquiry-Meditation sind im Anschluß an die 8 Übungsteile der Āsanas und Prānāyāmas beschrieben.

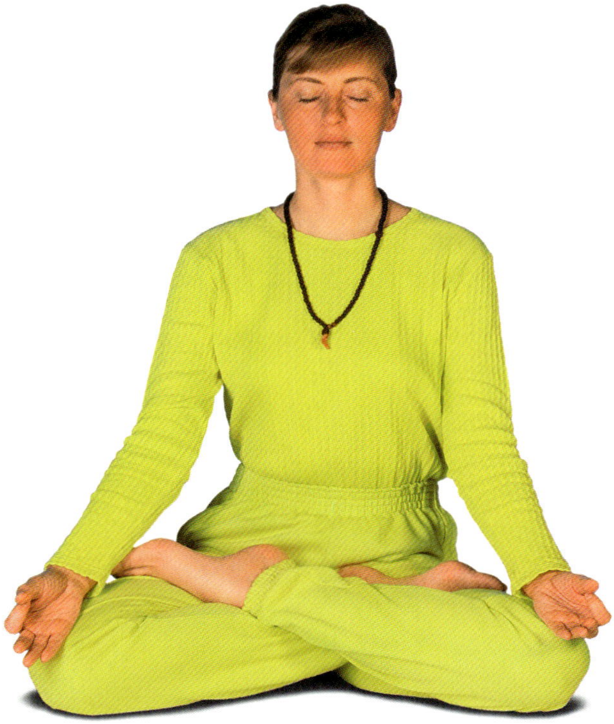

Liebe schenkt Freude, nicht Traurigkeit. Liebe hat Verständnis und entfacht keinen Streit. Liebe gibt Fürsorge und stellt keine Forderung.
Liebe gewährt Freiheit und kennt keine Eifersucht.

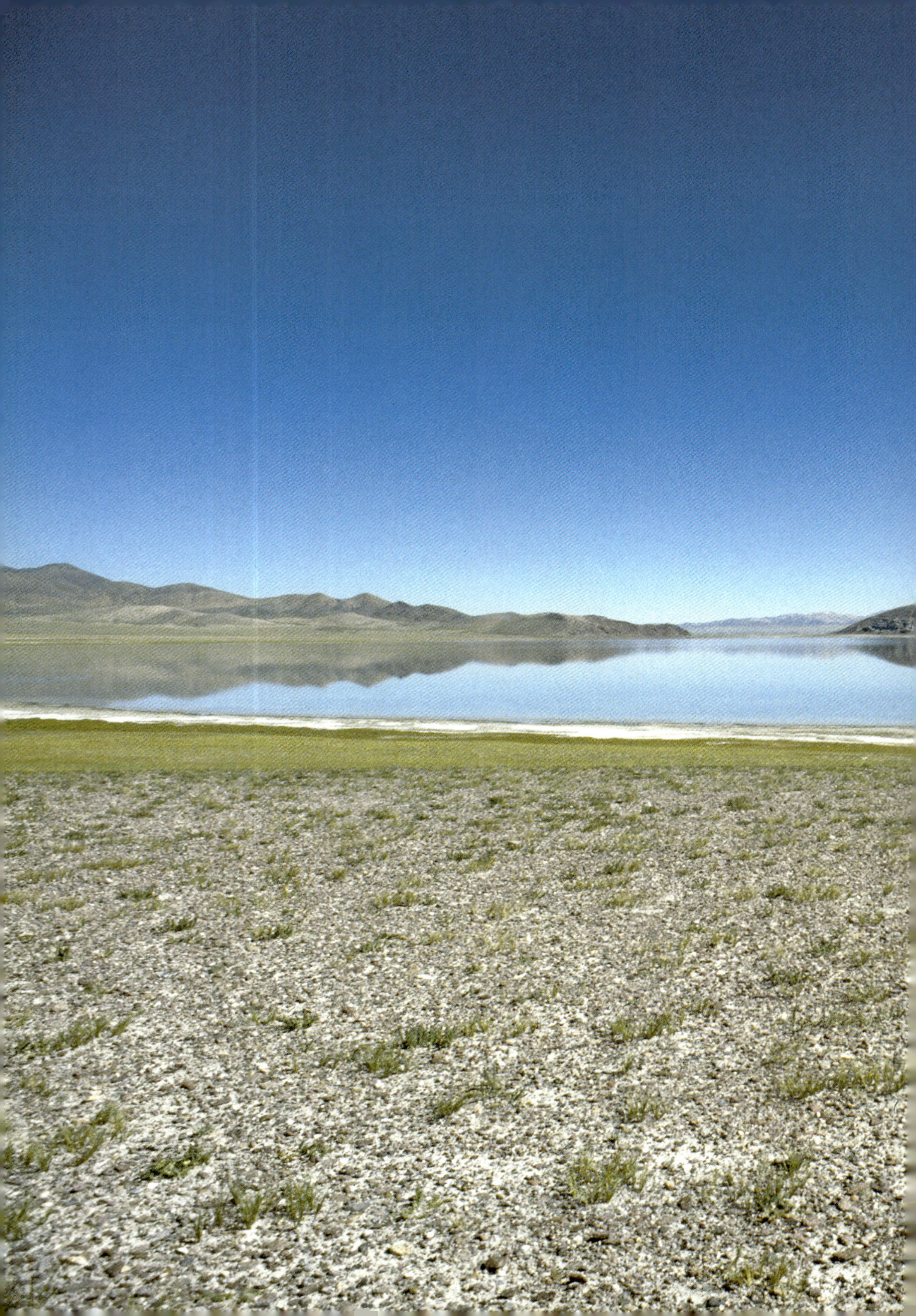

Es gibt keinen Himmel und keine Hölle, außer das eigene Herz.
Dein eigener Gedanke ist himmlische Seligkeit und Höllenqual zugleich.

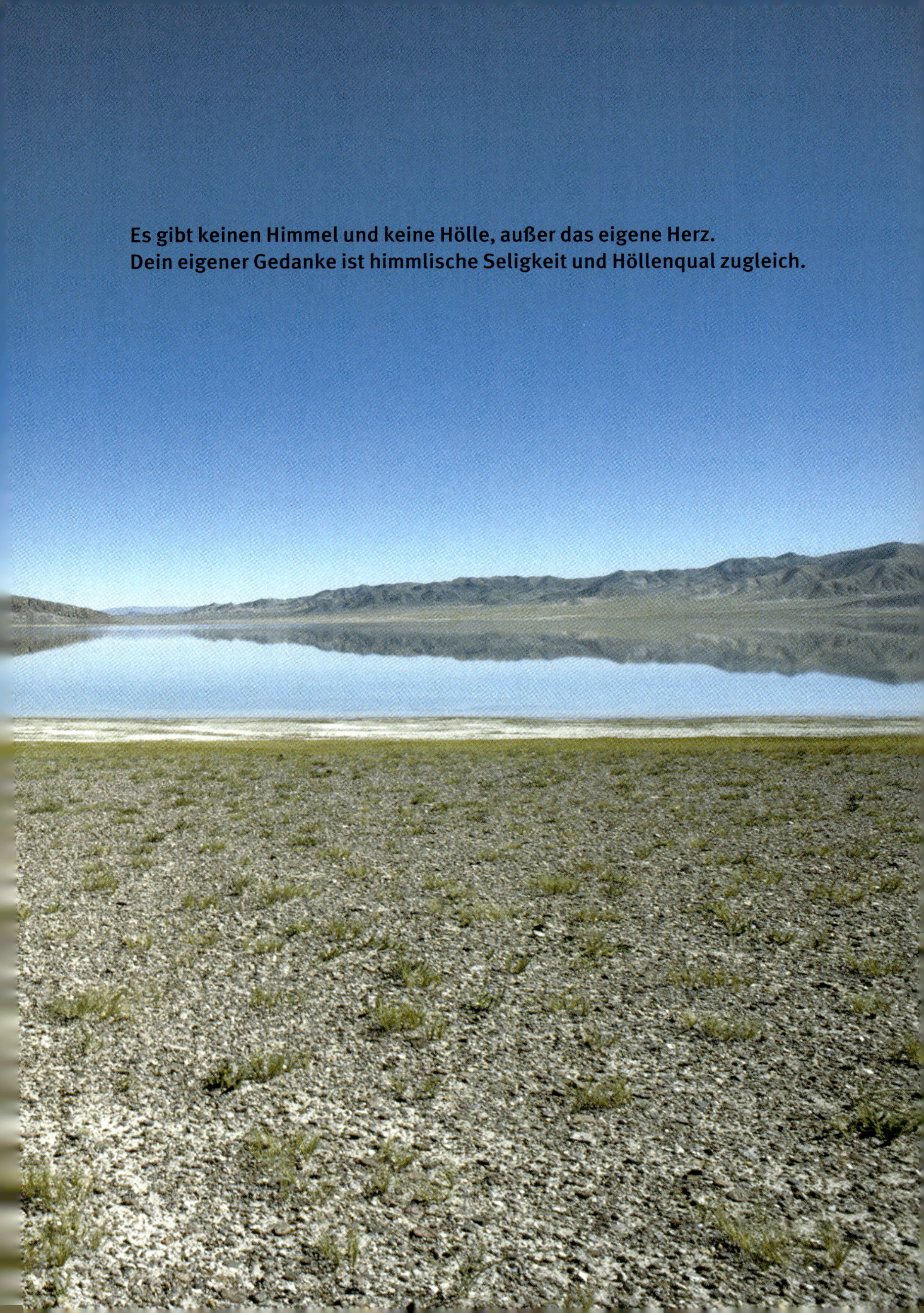

Durch die vorangegangenen Übungen bist du in deiner Körperkondition, deinem Gefühl für Entspannung und der Beweglichkeit der Wirbelsäule fortgeschritten. Du hast gelernt, die Übungen in der richtigen Weise auszuführen: langsam, die Bewegung mit der Atmung koordiniert, bewegungslos innehaltend in der Stellung und stets mit voller Konzentration.

Du beginnst, auf dem Pfad des Yoga voranzukommen; nun wollen neue Aufgaben erfüllt werden. Mehr denn je ist bei allen Übungen auf genaue Durchführung und Konzentration zu achten, sollen doch neben der Erlangung guter Gesundheit die uns innewohnenden, schlafenden Kräfte geweckt werden, die für unser Leben von größter Bedeutung sind.

In der Bhagavad Gita (VI/15) heißt es: »Wer durch Yoga den Körper zu beherrschen und Gefühle, Sinne und Geist zu meistern gelernt hat, streift die Fesseln der Begierde, Angst und Verwirrung ab und erlangt Frieden und höchste Glückseligkeit.«

All das kann durch Yogaübung erreicht werden, vorausgesetzt, daß systematisch, regelmäßig, vertrauens- und hingebungsvoll geübt wird.

ॐ विश्वानि देव सवितुर्दुरितानि परासुव ।
यद्भद्रं तन्न आसुव ॥

OM VIŚVĀNI DEVA
SAVITUR-DURITĀNI PARĀSUVA
YAD BHADRAṂ TANNA ĀSUVA

OM, allgegenwärtiger Gott, hilf uns, unsere Fehler zu überwinden und gute Eigenschaften zu entwickeln, die uns Glück und Wohlstand bringen.

Stufe 3

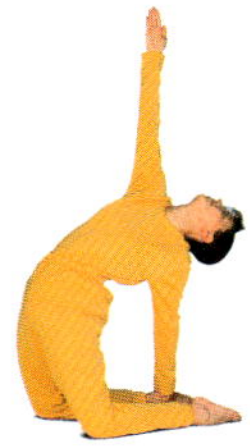

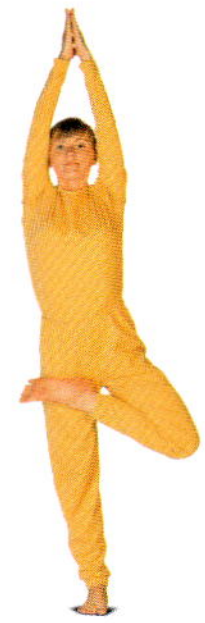

3–1 **VYĀGHRĀSANA** – Tiger
3–2 **SKANDHARĀSANA** – Schulterpose
3–3 **VIPARĪTAKARANĪ MUDRĀ** – Halber Schulterstand - »Energie-Regeneration«
3–4 **USHTRĀSANA** – Kamel
3–5 **GARUDĀSANA** – Adler
3–6 **VĪRĀSANA** – Heldenpose
3–7 **TRIKONĀSANA** – Triangel
3–8 **EKAPĀDA UTTHĀNĀSANA** – Ein-Bein-Stellung
3–9 **HANSĀSANA** – Schwan
3–10 **SŪRYA NAMASKĀRA** – Sonnengebet
3–11 **NĀDĪ SHODHANA PRĀNĀYĀMA** – Nervenreinigung / Stufe 3
3–12 **SELF-INQUIRY-MEDITATION** – Stufe 3

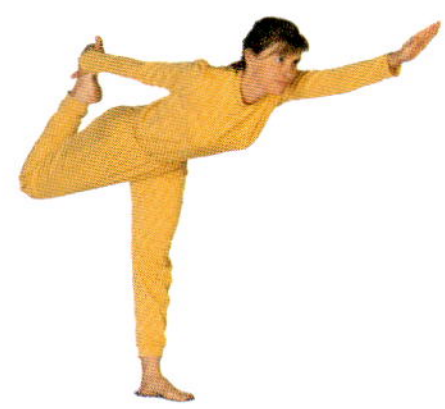

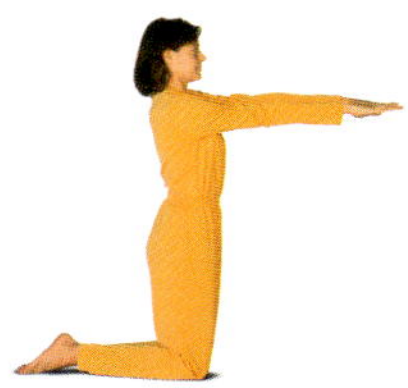

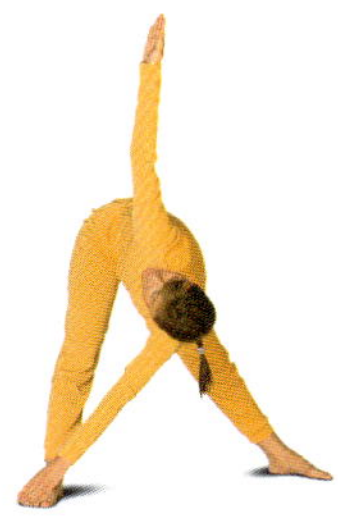

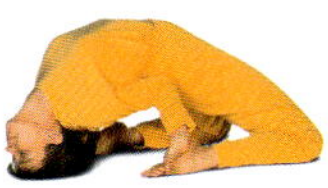

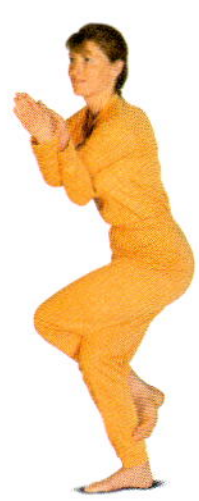

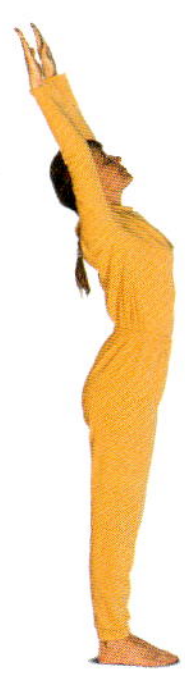

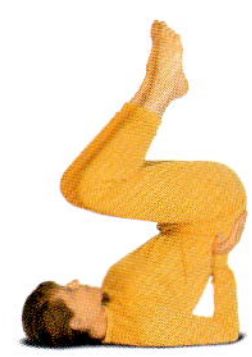

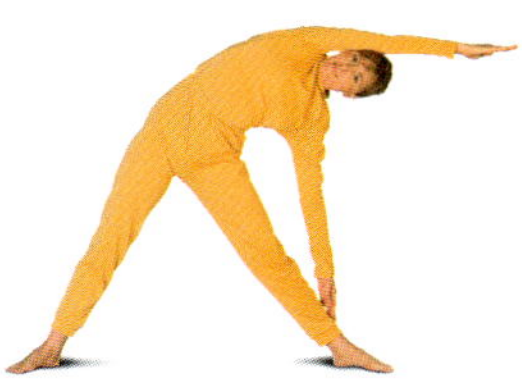

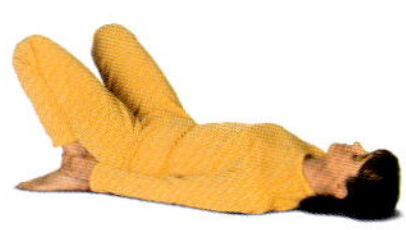

VYĀGHRĀSANA – Tiger

Grundstellung: Vajrāsana
Konzentration: auf die Wirbelsäule
Atmung: mit der Bewegung koordiniert
Wiederholungen: 3 x mit jedem Bein
Durchführung: Sitze in Vajrāsana. ⇢ Einatmend hebe die Arme nach vorn und komme in den Kniestand. ⇢ Ausatmend stütze die Arme senkrecht auf dem Boden ab. Bewege das rechte Knie und den Kopf zueinander, sodaß die Nase (oder die Stirn) und das Knie einander berühren. ⇢ Einatmend strecke das rechte Bein mit abgewinkeltem Knie nach hinten hoch und hebe den Kopf. Vermeide es, die rechte Hüfte nach oben zu drehen. Der Blick ist nach oben gerichtet. ⇢ Ausatmend bewege Kopf und Knie wieder zueinander. ⇢ Führe diese Beuge- und Streckbewegungen im Einklang mit dem Atem noch 3 x durch. ⇢ Einatmend nimm wieder den Kniestand ein. ⇢ Ausatmend komme in die Ausgangsposition zurück.
Führe die Übung auch mit dem linken Bein durch.

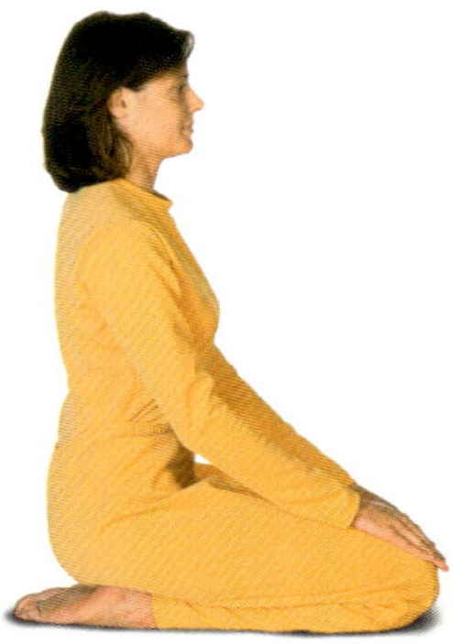

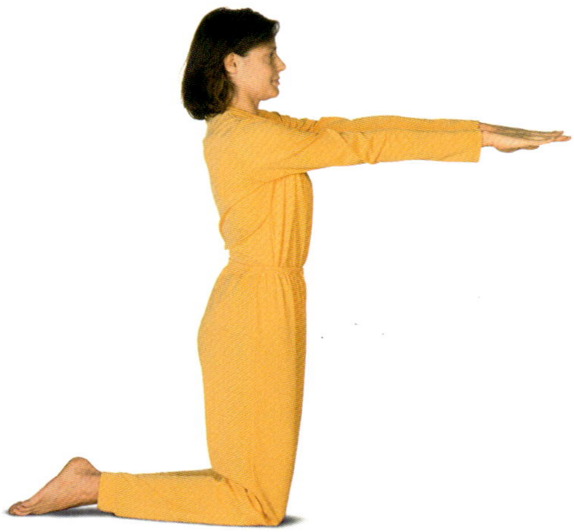

Gut für
Erhält und fördert die Elastizität der Wirbelsäule sowie die Beweglichkeit der Hüftgelenke. Kräftigt die Bauch-, Rücken-, Gesäß-, Hüft- und Beinmuskulatur und wirkt vertiefend auf die Atmung. Eine günstige Übung für Mütter kurz nach der Entbindung.

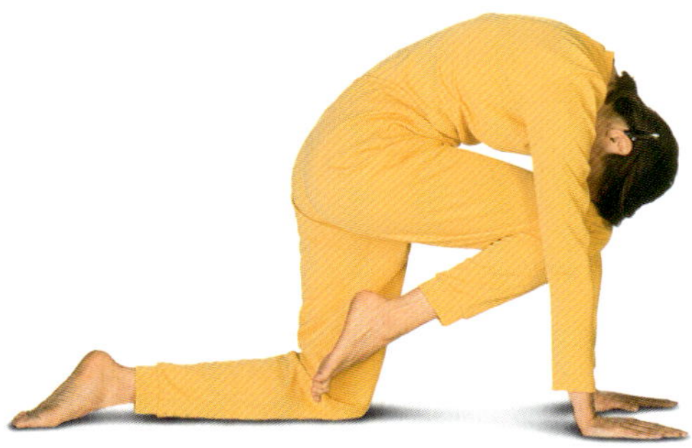

Nach den drei Runden entspanne dich in **ĀNANDĀSANA.**

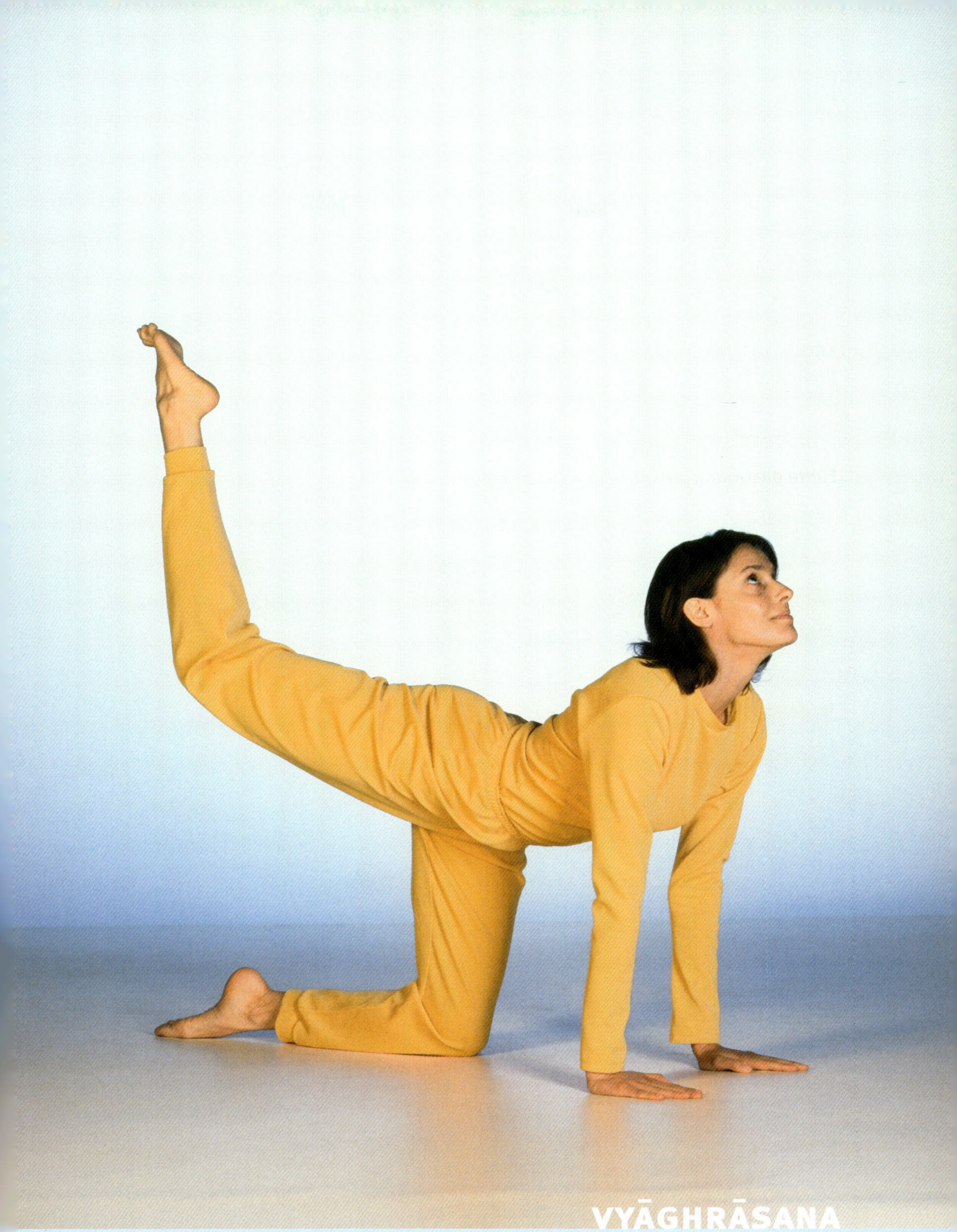

VYĀGHRĀSANA

SKANDHARĀSANA – Schulterpose

Grundstellung: Rückenlage
Konzentration: auf den Rücken und auf die Streckung der Hüftgelenke
Atmung: mit der Bewegung koordiniert und in der Position angehalten
Wiederholungen: 3 x
Durchführung: Lege dich auf den Rücken. Die Arme liegen neben dem Körper. Beuge die Beine, fasse mit den Händen die Knöchel oder Fersen und stelle die Fußsohlen auf den Boden. ⇢ Einatmend hebe das Becken und strecke den Rücken so hoch wie möglich. Das Körpergewicht ruht auf Füßen, Schultern und Hinterkopf. ⇢ Den Atem anhaltend bleibe in dieser Position, so lange es angenehm ist. ⇢ Ausatmend nimm wieder die Ausgangslage ein.

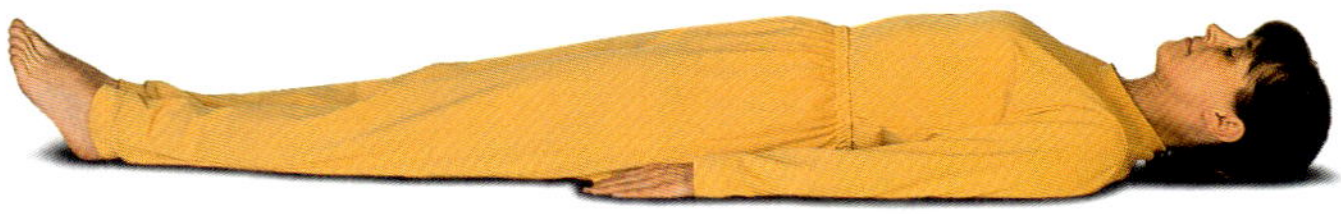

Gut für
Kräftigt die Muskulatur des Rückens und Beckens, der Hüften und Beine und dehnt die Hüftbeugemuskulatur. Wirkt hilfreich bei Störungen der weiblichen Organe sowie gegen niedrigen Blutdruck.

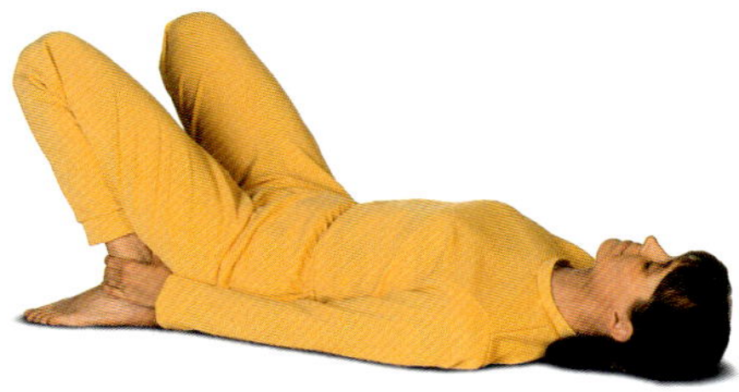

Achtung
Bei Beschwerden in der Halswirbelsäule soll das Becken nicht zu hoch gehoben werden.

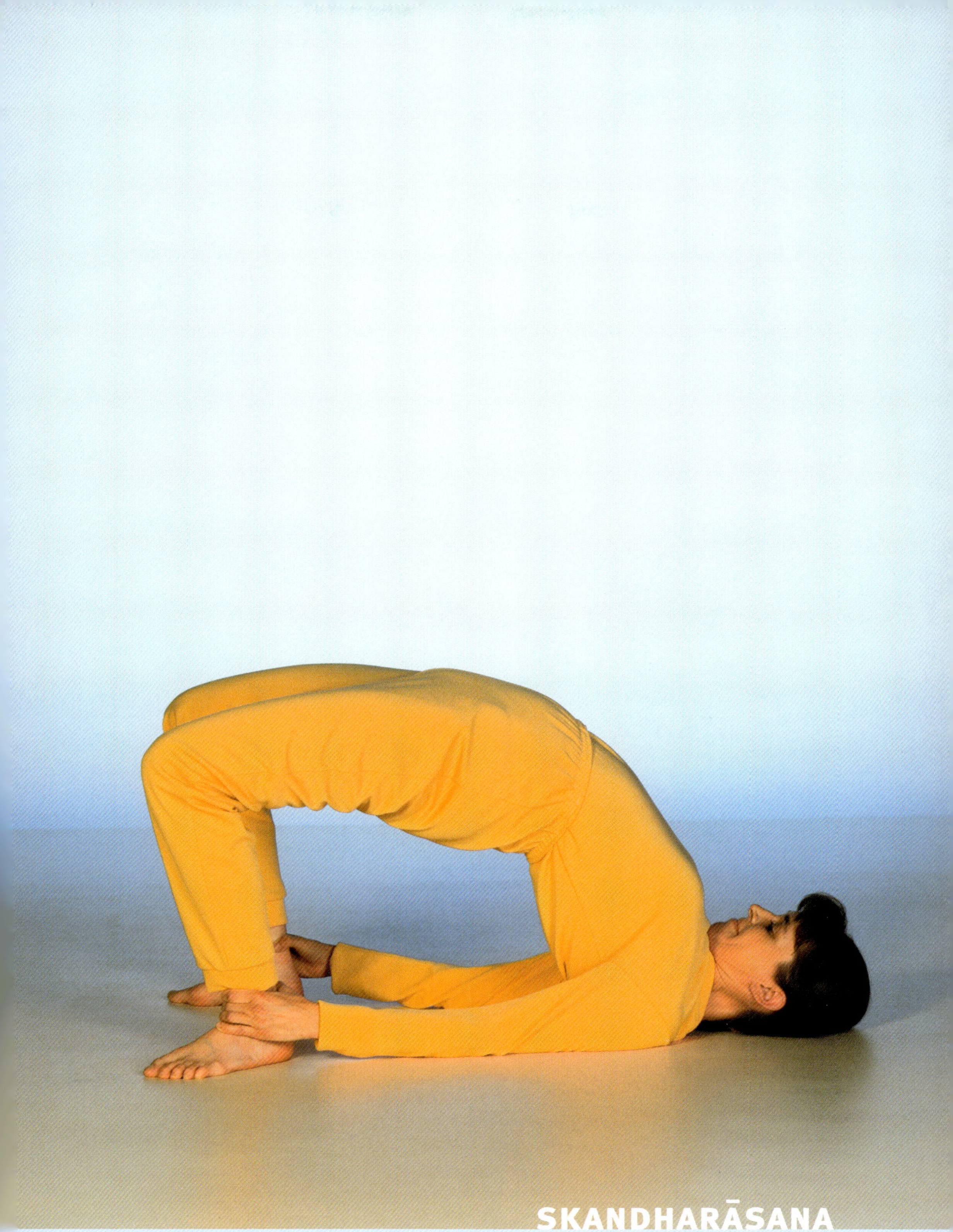

SKANDHARĀSANA

Grundstellung: Rückenlage

Konzentration: auf den ganzen Körper

Atmung: mit der Bewegung koordiniert, in der Position normal atmen

Dauer: 2-5 Minuten

Durchführung: Lege dich auf den Rücken. Die Arme sind neben dem Körper ausgestreckt. ···› Einatmend beuge die Knie und hebe die Beine und das Becken so weit hoch, daß du das Becken mit den Händen abstützen kannst. Die Ellbogen bleiben auf dem Boden. Strecke die Beine gerade nach oben, ohne sie über die Vertikale zu neigen. Entspanne die Fuß-, Bein- und Beckenmuskulatur. ···› Normal atmend bleibe in dieser Position, so lange es dir angenehm ist. ···› Ausatmend bringe die Knie in Richtung Stirn, senke das Becken und die Beine langsam ab und kehre in die Ausgangsstellung zurück.

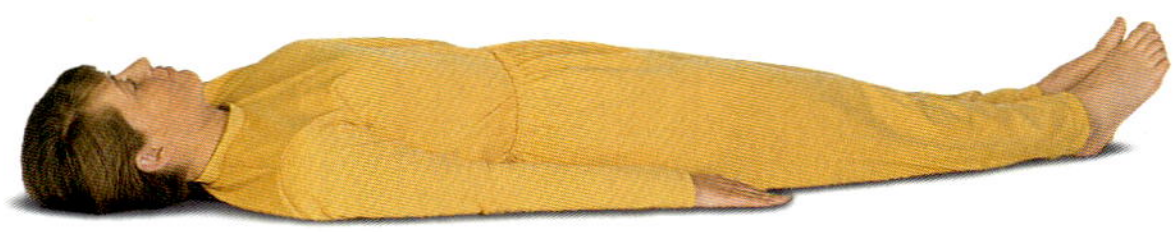

Gut für

Belebt den ganzen Körper und regelt die Drüsentätigkeit. Wirkt gegen Streß und Depressionen. Unterstützt den Lymph- und Venenrückfluß und ist hilfreich bei geschwollenen Beinen und Erkrankungen der Venen. Bewirkt eine Entspannung und bessere Durchblutung der Organe im Beckenbereich. Hilft bei niedrigem Blutdruck.

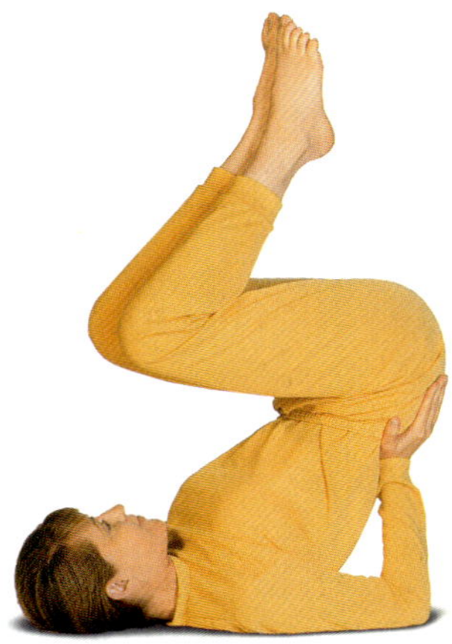

Achtung

Bei hohem Blutdruck oder Schwindelgefühl soll diese Übung nicht durchgeführt werden.

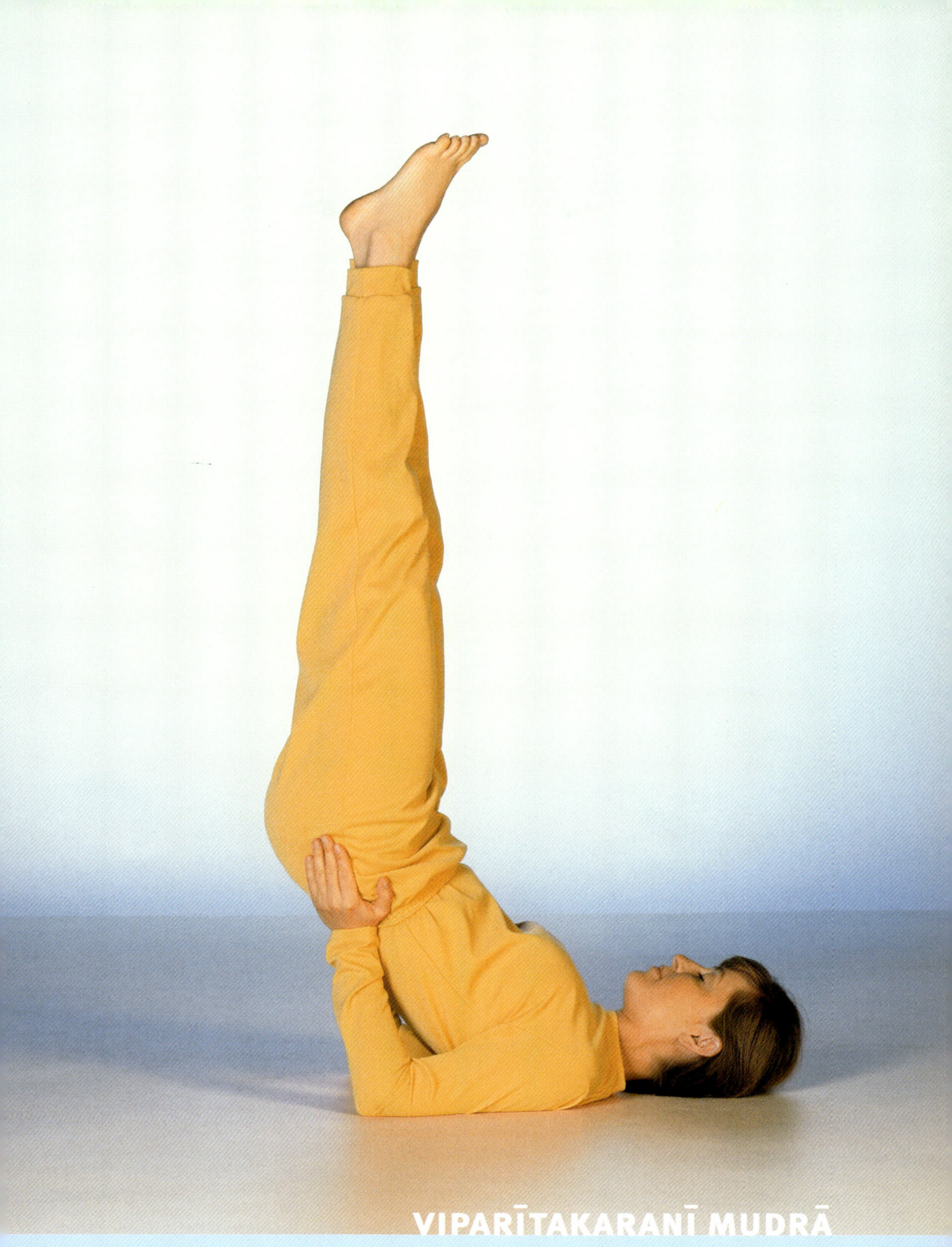
VIPARĪTAKARANĪ MUDRĀ

USHTRĀSANA – Kamel

Grundstellung: Vajrāsana
Konzentration: auf die Streckung der Wirbelsäule und der Hüften
Atmung: mit der Bewegung koordiniert, in der Position normal atmen
Wiederholungen: jede Variation 1 x auf jede Seite durchführen
Durchführung: Setze dich in Vajrāsana. Der Rücken ist gerade, und die Hände liegen auf den Knien. Bei Variation C und D sind die Beine etwas weiter auseinander. Nach jeder Variation nimm wieder die Ausgangsposition ein.

Variation A (großes Bild)
···› Einatmend strecke die Arme nach vorn und nimm den Kniestand ein. ···› Ausatmend beuge dich nach hinten, fasse mit der linken Hand die linke Ferse und strecke den rechten Arm nach oben. Richte den Blick auf die rechte Hand. Achte darauf, daß du in den Hüften gestreckt bleibst. ···› Normal atmend bleibe in dieser Position, solange es angenehm ist. ···› Einatmend komme in den Kniestand zurück. ···› Ausatmend nimm wieder die Ausgangsposition ein.

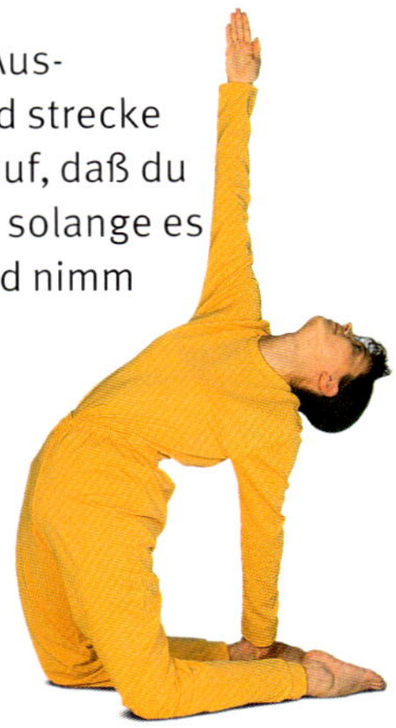

Variation B
···› Einatmend strecke die Arme nach vorn und nimm den Kniestand ein.
···› Ausatmend beuge dich nach hinten, fasse mit der linken Hand die rechte Ferse und strecke den rechten Arm nach oben; der Blick ist auf die rechte Hand gerichtet. ···› Normal atmend bleibe in dieser Position, solange es angenehm ist. ···› Einatmend komme in den Kniestand zurück.

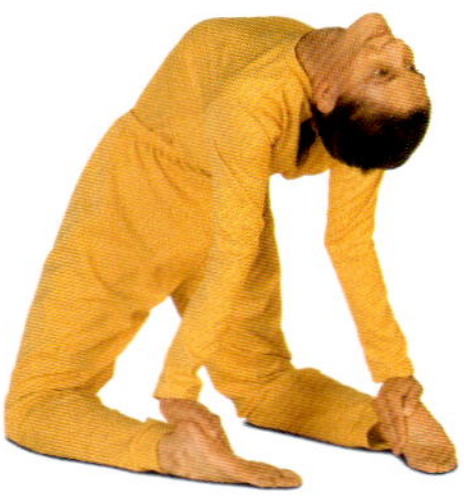

Variation C
···› Einatmend strecke die Arme nach vorn und komme in den Kniestand. ···› Ausatmend beuge dich nach hinten und fasse mit den Händen die Fersen. Die Arme sind gestreckt. Laß den Kopf nach hinten hängen und richte den Blick nach oben. ···› Normal atmend bleibe in dieser Position, solange es angenehm ist. ···› Einatmend komme in den Kniestand zurück.

Variation D
···› Einatmend strecke die Arme nach vorn und komme in den Kniestand. ···› Ausatmend beuge dich nach hinten und fasse mit den Händen die Fersen, sodaß die Finger nach innen zeigen. Beuge die Arme und neige den Rücken so weit wie möglich zurück. Versuche mit dem Kopf den Boden zu erreichen. Die Ellbogen sollen den Boden aber nicht berühren. ···› Normal atmend bleibe in dieser Position, solange es angenehm ist.
···› Einatmend komme in den Kniestand zurück.

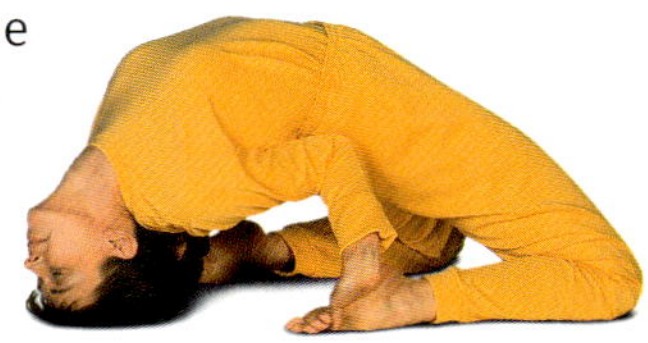

Gut für: Regt die Verdauung an. Gut für die weiblichen Organe; kann auch während der Menstruation durchgeführt werden. Die Āsana kräftigt besonders die Oberschenkel-, Becken- und Rückenmuskulatur und dehnt die Bauch- und Hüftbeugemuskeln.

Achtung: *Bei Leistenbruch, nach einer Bauchoperation und bei Beschwerden im Bereich der Lendenwirbelsäule soll diese Āsana nicht geübt werden. Bei hohem Blutdruck und Schwindel soll Variation D nicht durchgeführt werden. Während der Schwangerschaft sollen nur Variationen A und B geübt werden.*

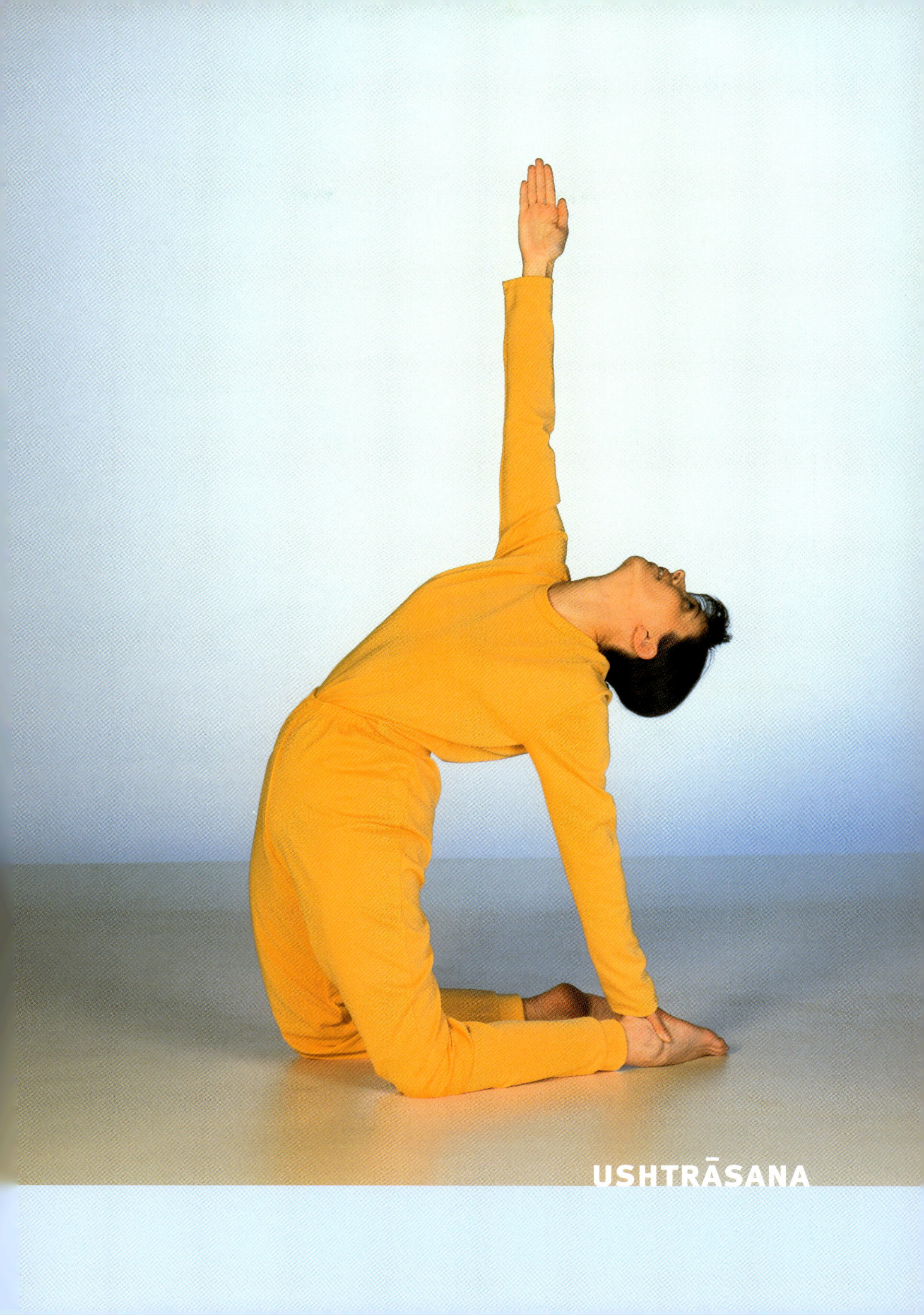
USHTRĀSANA

GARUDĀSANA – Adler

Grundstellung: Stand
Konzentration: auf das Gleichgewicht des Körpers
Atmung: mit der Bewegung koordiniert, in der Position normal atmen
Wiederholungen: 3 x mit jeder Seite
Durchführung: Stehe mit geschlossenen Beinen. Konzentriere dich auf einen Fixpunkt vor dir, um besser Balance halten zu können. Hebe die Arme, beuge die Ellbogen und schlinge den linken Arm von unten her um den rechten Arm. Lege die Handflächen aneinander. Verlagere das Gewicht auf das linke Bein. Beuge es leicht und schlinge das rechte Bein von vorn um das linke. Beuge den Oberkörper nach vorn, bis der linke Ellbogen das rechte Knie berührt. Der Rücken soll möglichst gerade bleiben. ···⁖ Normal atmend bleibe eine Weile in dieser Position. Komme wieder in die Ausgangsstellung zurück und wiederhole die Übung zur anderen Seite.
Nach längerem Üben führe die Āsana mit geschlossenen Augen durch und konzentriere dich auf das Gleichgewicht.

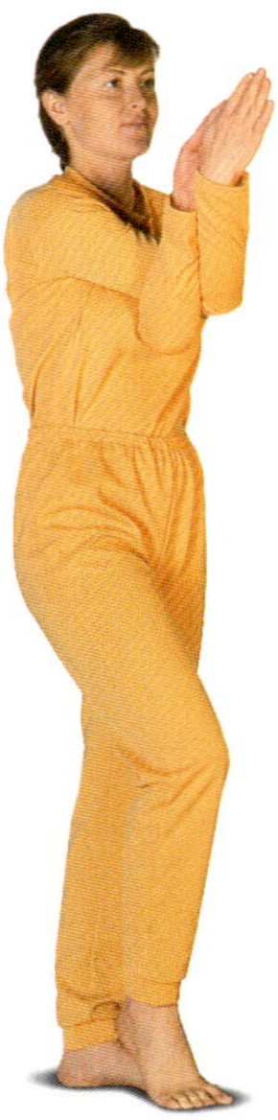

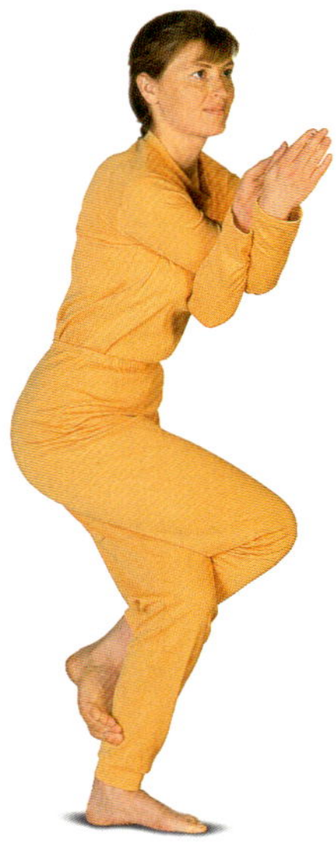

Gut für

Die Übung fördert die Konzentrationsfähigkeit und wirkt nicht nur auf das körperliche Gleichgewicht, sondern bringt auch geistige Harmonie. Wirkt günstig auf die männlichen Organe und im Falle von Prostataleiden. Die Āsana stärkt die Bein- und Fußstabilität.

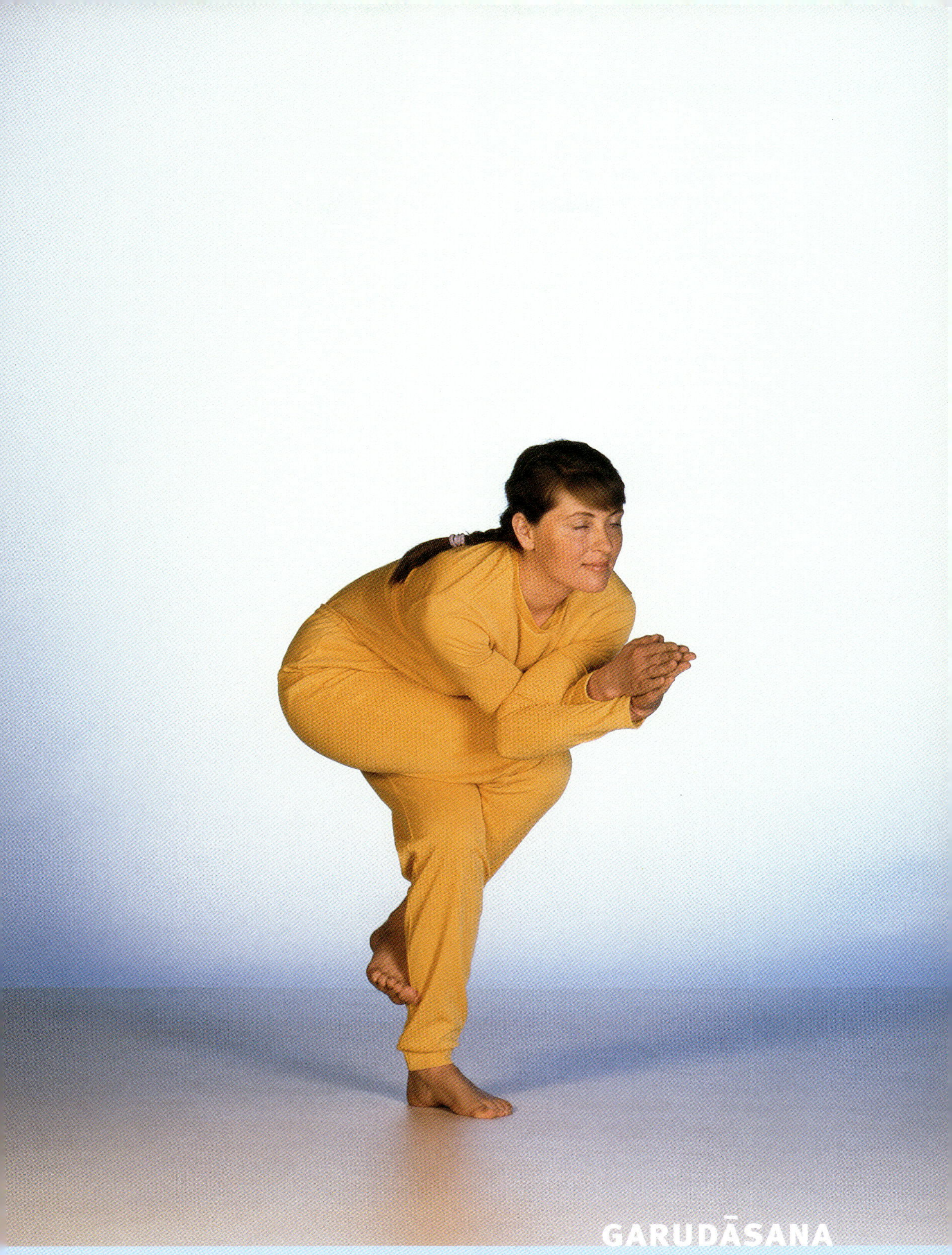

GARUDĀSANA

Vīrāsana – Heldenpose

Grundstellung: Vajrāsana
Konzentration: auf den ganzen Körper
Atmung: mit der Bewegung koordiniert, in der Position normal atmen
Wiederholungen: 3 x mit jeder Seite
Durchführung: Nimm Vajrāsana ein. Die Hände ruhen auf den Oberschenkeln; der Körper ist entspannt. ···› Stelle den linken Fuß nach vorn neben das rechte Knie mit der ganzen Fußsohle auf den Boden. Stütze den linken Ellbogen auf das linke Knie und lege das Kinn in die Hand. Die rechte Hand ruht auf dem rechten Oberschenkel. Stelle den rechten Fuß auf die Zehenballen; das Knie bleibt auf dem Boden. Verlagere das Gewicht auf die rechte Ferse. Konzentriere dich auf einen Fixpunkt vor dir. ···› Normal atmend bleibe in dieser Position, so lange es dir angenehm ist. Kehre dann in die Ausgangsposition zurück.
Wiederhole die Übung auch mit der anderen Seite.

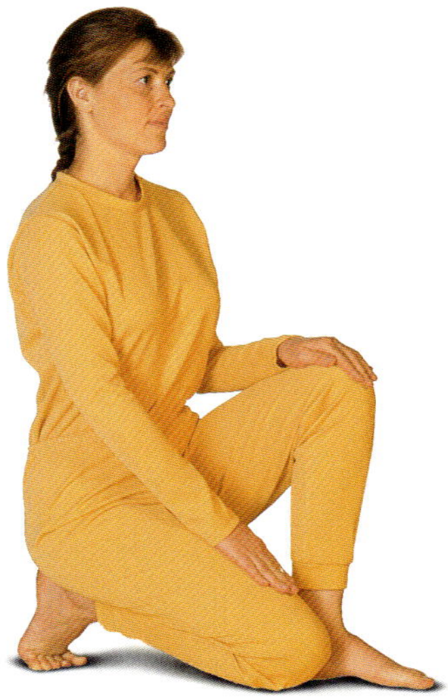

Gut für
Diese Übung erhöht die Konzentrationsfähigkeit. Sie hat eine stark beruhigende Wirkung und befreit von Ängsten. Fördert eine natürliche Fußwölbung.

Achtung
Nach frischen Verletzungen im Bereich des Fußes soll diese Übung nicht durchgeführt werden.

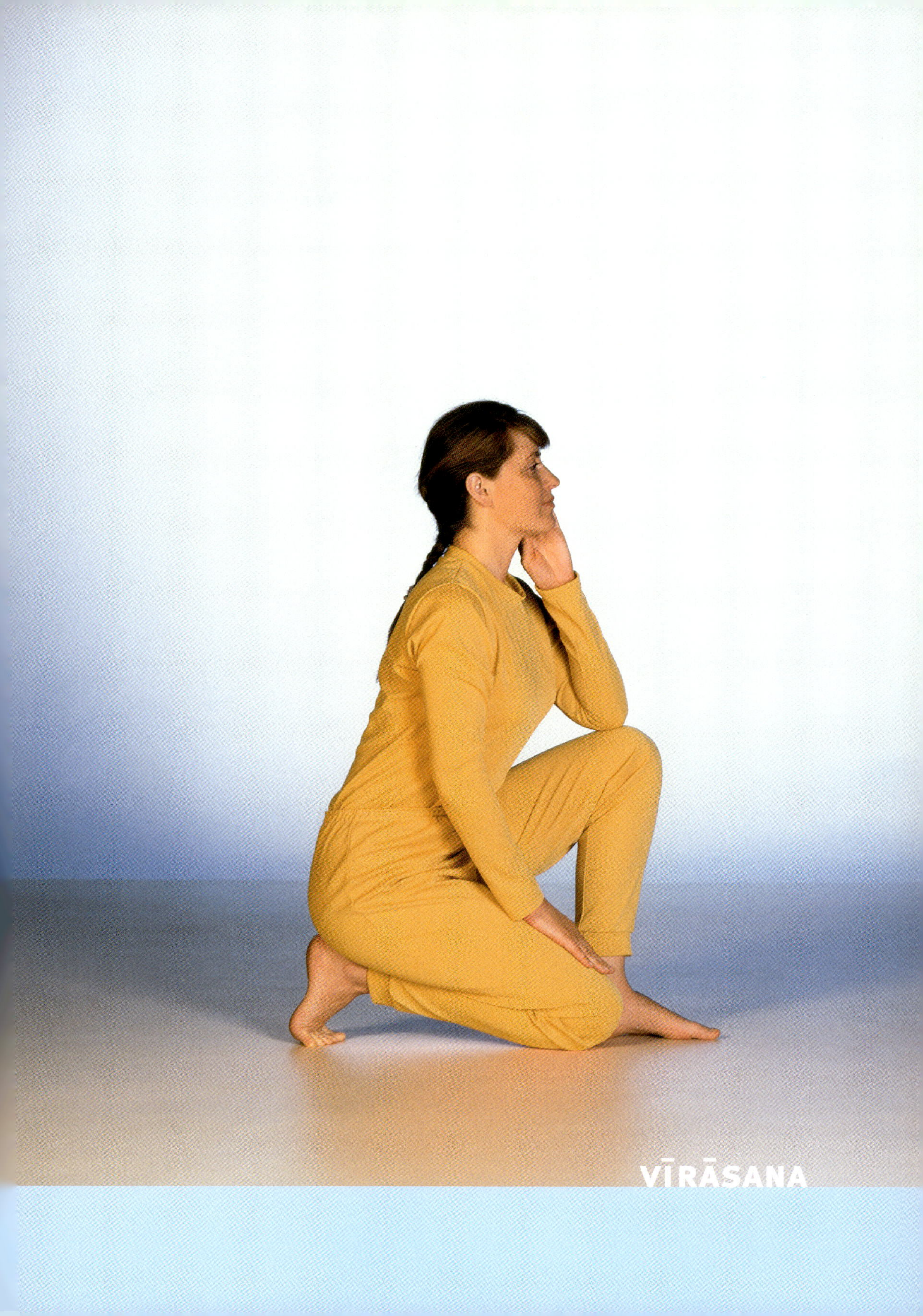
VĪRĀSANA

TRIKONĀSANA – Triangel

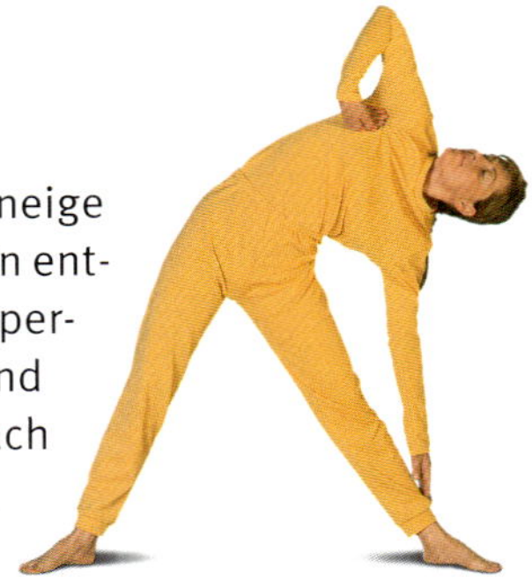

Grundstellung: Stand mit gegrätschten Beinen
Konzentration: auf die seitliche Dehnung des Oberkörpers
Atmung: mit der Bewegung koordiniert
Wiederholungen: jede Variation 3 x zu jeder Seite
Durchführung: Variation A: ⇢ Atme tief ein. ⇢ Ausatmend neige den Oberkörper nach rechts. Die rechte Hand gleitet am gestreckten Bein entlang bis zum Knöchel. Die linke Hand bewegt sich entlang der linken Körperseite hinauf bis zur Achselhöhle. Richte den Blick zum linken Ellbogen und bleibe kurz in dieser Position. ⇢ Einatmend richte dich langsam auf. Nach jeder Runde verweile kurz in der Ausgangsposition mit normalem Atem.

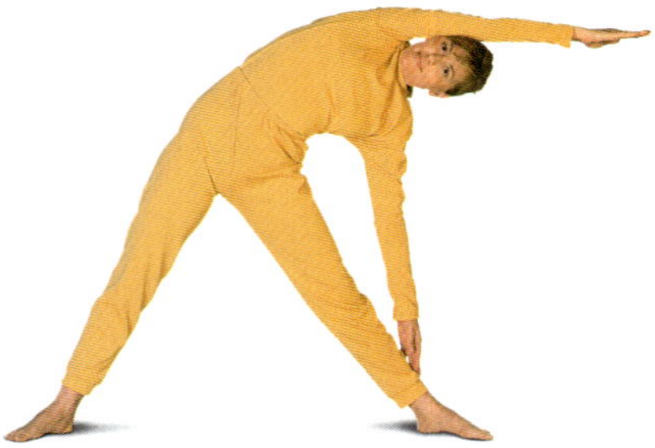

Variation B (großes Bild)
⇢ Einatmend hebe die Arme seitlich bis in Schulterhöhe. ⇢ Ausatmend neige den Oberkörper nach rechts, bis die rechte Hand den Knöchel berührt. Der linke Arm wird senkrecht nach oben gestreckt; die Handfläche zeigt nach vorn. Richte den Blick auf die linke Hand. Bleibe kurz in dieser Position. ⇢ Einatmend richte dich langsam auf. ⇢ Ausatmend nimm wieder die Ausgangsposition ein.

Variation C
⇢ Einatmend hebe die Arme seitlich bis in Schulterhöhe. ⇢ Ausatmend neige den Oberkörper nach rechts, bis die rechte Hand den Knöchel berührt. Der linke Arm wird ausgestreckt über den Kopf bewegt, bis der Oberarm das Ohr berührt. Bleibe kurz in dieser Position. ⇢ Einatmend richte dich langsam auf. ⇢ Ausatmend nimm wieder die Ausgangsposition ein.

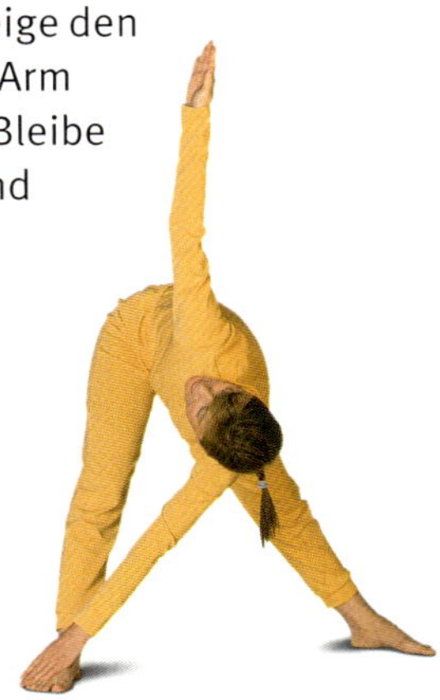

Variation D
⇢ Einatmend hebe die Arme seitlich bis in Schulterhöhe. ⇢ Ausatmend drehe den Oberkörper nach rechts und nach vorn beugend fasse mit der linken Hand den rechten Knöchel. Der rechte Arm ist senkrecht nach oben gestreckt, der Blick auf die rechte Hand gerichtet. Bleibe kurz in dieser Position. ⇢ Einatmend richte dich langsam auf. ⇢ Ausatmend nimm wieder die Ausgangsposition ein.

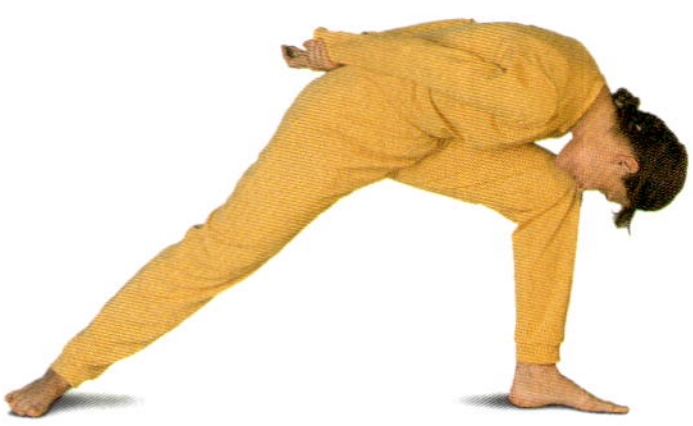

Variation E
⇢ Einatmend lege die Arme auf den Rücken und umfasse mit der rechten Hand das linke Handgelenk. ⇢ Ausatmend drehe den rechten Fuß und den Oberkörper nach rechts, beuge das rechte Knie und führe die Nase zum Knie. Das linke Bein bleibt gestreckt. Verweile kurz in dieser Position. ⇢ Einatmend richte dich langsam auf. ⇢ Ausatmend kehre in die Ausgangsposition zurück.

Gut für
Harmonisiert das Nervensystem. Fördert die Beweglichkeit der Wirbelsäule und die Beinstabilität. Dehnt die seitlichen Muskeln des Rumpfes und die hintere Oberschenkelmuskulatur. Vertieft die Atmung und lenkt sie vermehrt in die seitlichen Bereiche des Brustkorbs. Bei Verstopfung ist es empfehlenswert, vor der Übung 1-2 Tassen leicht gesalzenes lauwarmes Wasser zu trinken.

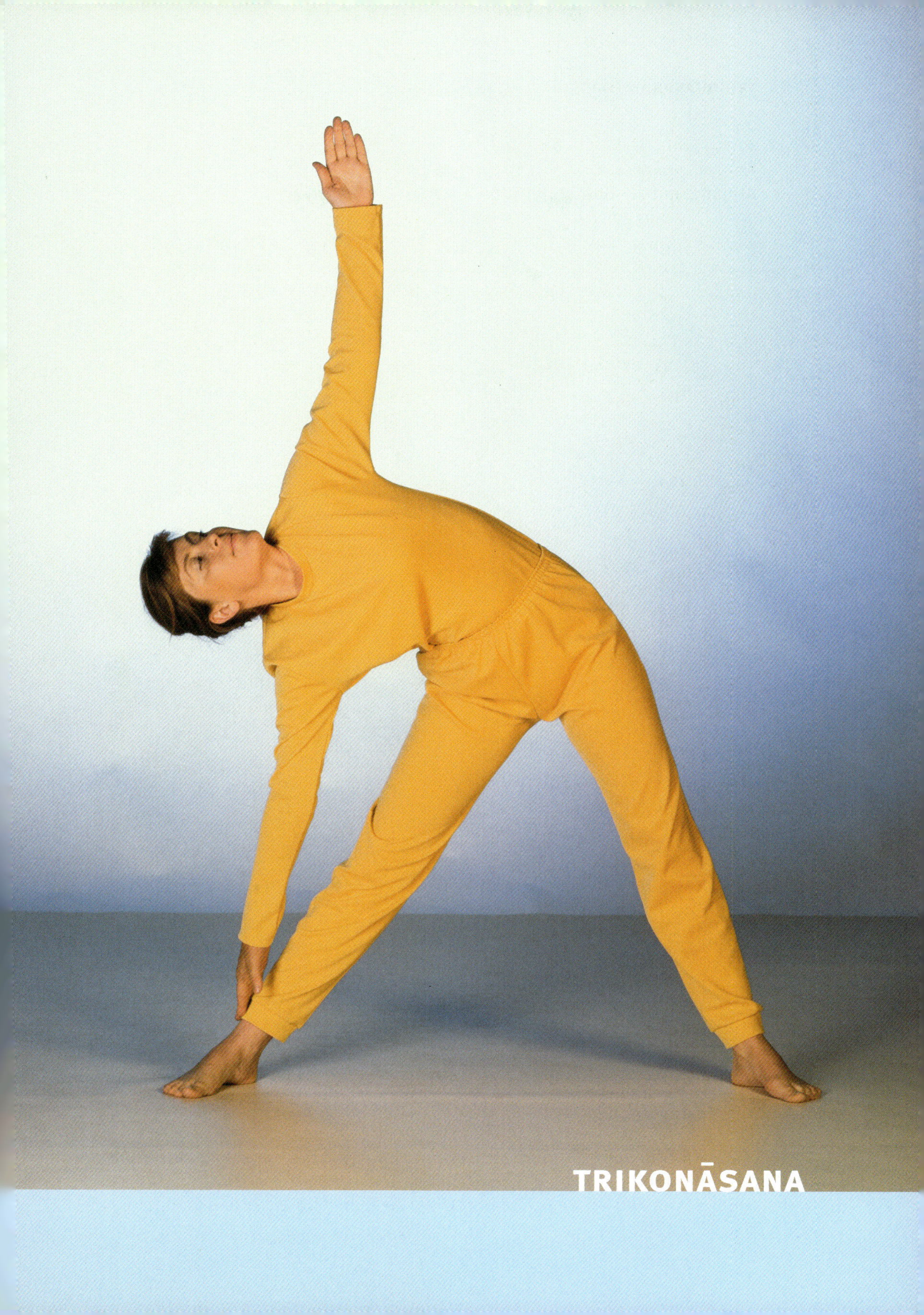

TRIKONĀSANA

3 | 8 EKAPĀDA UTTHĀNĀSANA – Ein-Bein-Stellung

Grundstellung: Stand
Konzentration: auf das Körpergleichgewicht
Atmung: normaler Atem
Wiederholungen: 3 x mit jedem Bein

Durchführung: Stehe aufrecht und entspannt mit geschlossenen Beinen. Verlagere das Gewicht auf das rechte Bein. → Normal atmend lege den linken Fuß auf den rechten Oberschenkel. Konzentriere dich auf einen Fixpunkt in einiger Entfernung vor dir, um besser Balance halten zu können. → Hebe die Arme waagrecht bis in Schulterhöhe und strecke sie über den Kopf, bis die Handflächen einander berühren. → Senke die gefalteten Hände auf Brusthöhe ab. → Beuge dich etwas nach vorn und verweile kurz in dieser Position. Beuge dich langsam weiter nach vorn und halte noch 3 x kurz inne, bis der Oberkörper waagrecht ist. → Anschließend richte dich langsam wieder auf und kehre in die Ausgangsposition zurück. → Wiederhole die Übung mit dem anderen Bein.

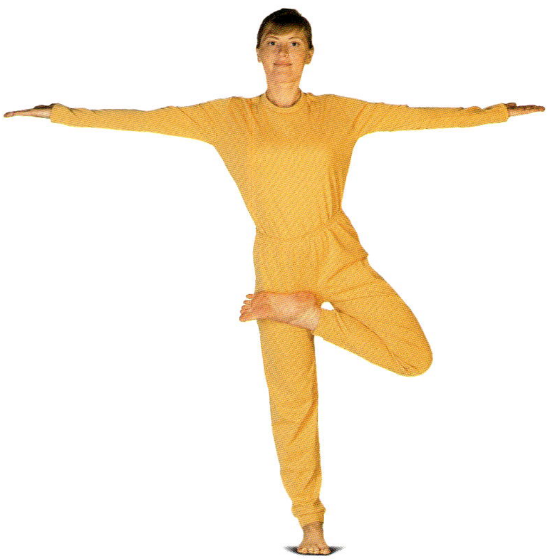

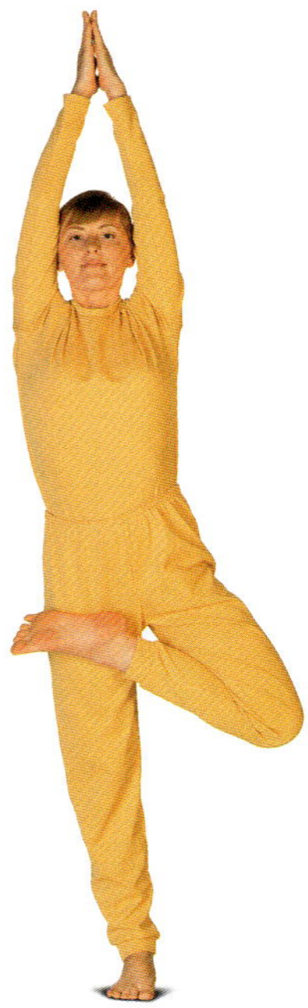

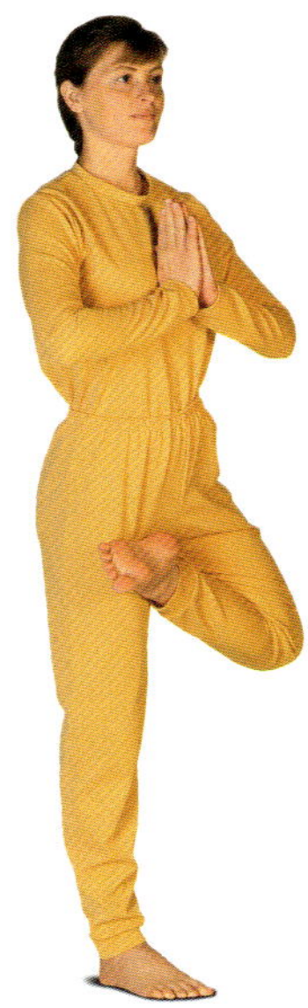

Gut für

Verbessert die Konzentrationsfähigkeit und wirkt ausgleichend auf das Nervensystem. Fördert das Gleichgewichtsgefühl und kräftigt Bein- und Fußmuskulatur.

Variation

Führe die Übung mit geschlossenen Augen und Konzentration auf einen Fixpunkt im Innern (z. B. auf das Augenbrauenzentrum) durch.

Achtung

Nach Verletzungen im Kniegelenk soll diese Übung nicht durchgeführt werden.

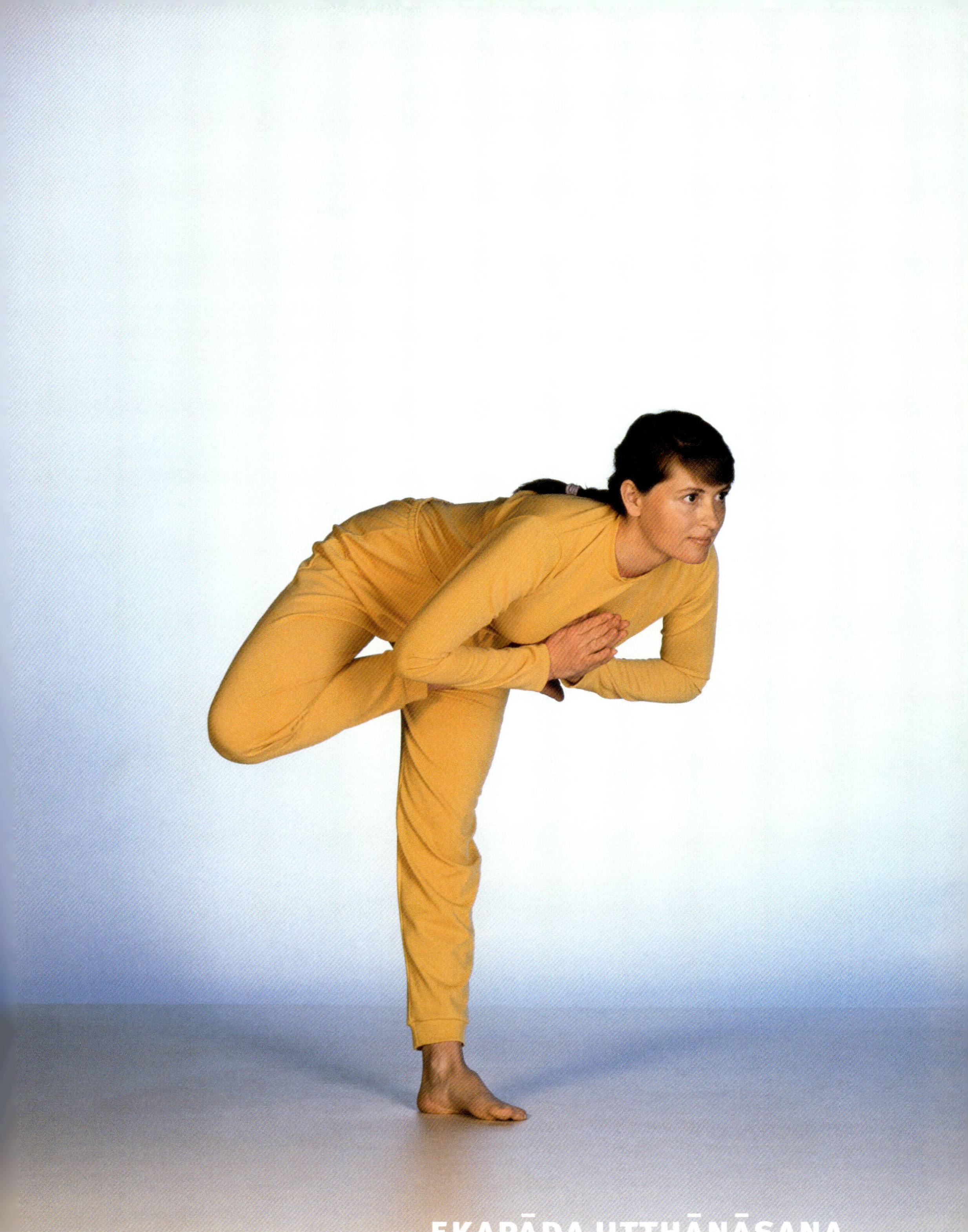

EKAPĀDA UTTHĀNĀSANA

HANSĀSANA – Schwan

Grundstellung: Stand

Konzentration: auf das Gleichgewicht des Körpers

Atmung: mit der Bewegung koordiniert, in der Position anhalten

Wiederholungen: 3 x mit jedem Bein

Durchführung: Stelle dich mit geschlossenen Beinen hin und konzentriere dich auf das Gleichgewicht deines Körpers. ⋯› Einatmend strecke den linken Arm nach vorn und beuge den Oberkörper aus der Hüfte vor. Hebe gleichzeitig das rechte Bein nach hinten und beuge das Knie. Fasse mit der rechten Hand die Zehen des rechten Fußes und ziehe das Bein weiter nach oben. ⋯› Den Atem anhaltend bleibe in dieser Position. ⋯› Ausatmend kehre in die Ausgangsposition zurück.
Wiederhole die Übung mit dem anderen Bein.

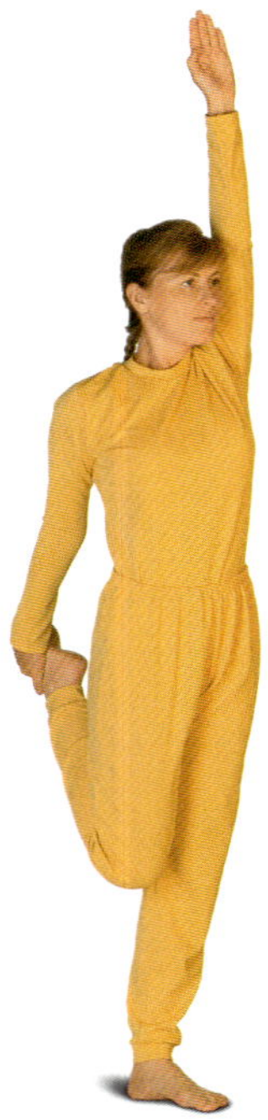

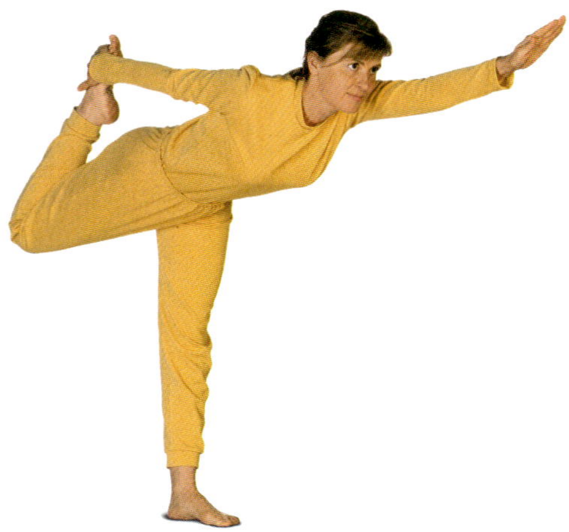

Gut für

Wirkt ausgleichend auf das Nervensystem und erhöht die Konzentrationsfähigkeit. Dehnt den Brustbereich und die Muskeln der Hüftgelenke. Kräftigt die Streckmuskeln des Rückens und der Hüftgelenke. Außerdem trainiert diese Āsana den Gleichgewichtssinn und fördert die Bein- und Fußstabilität.

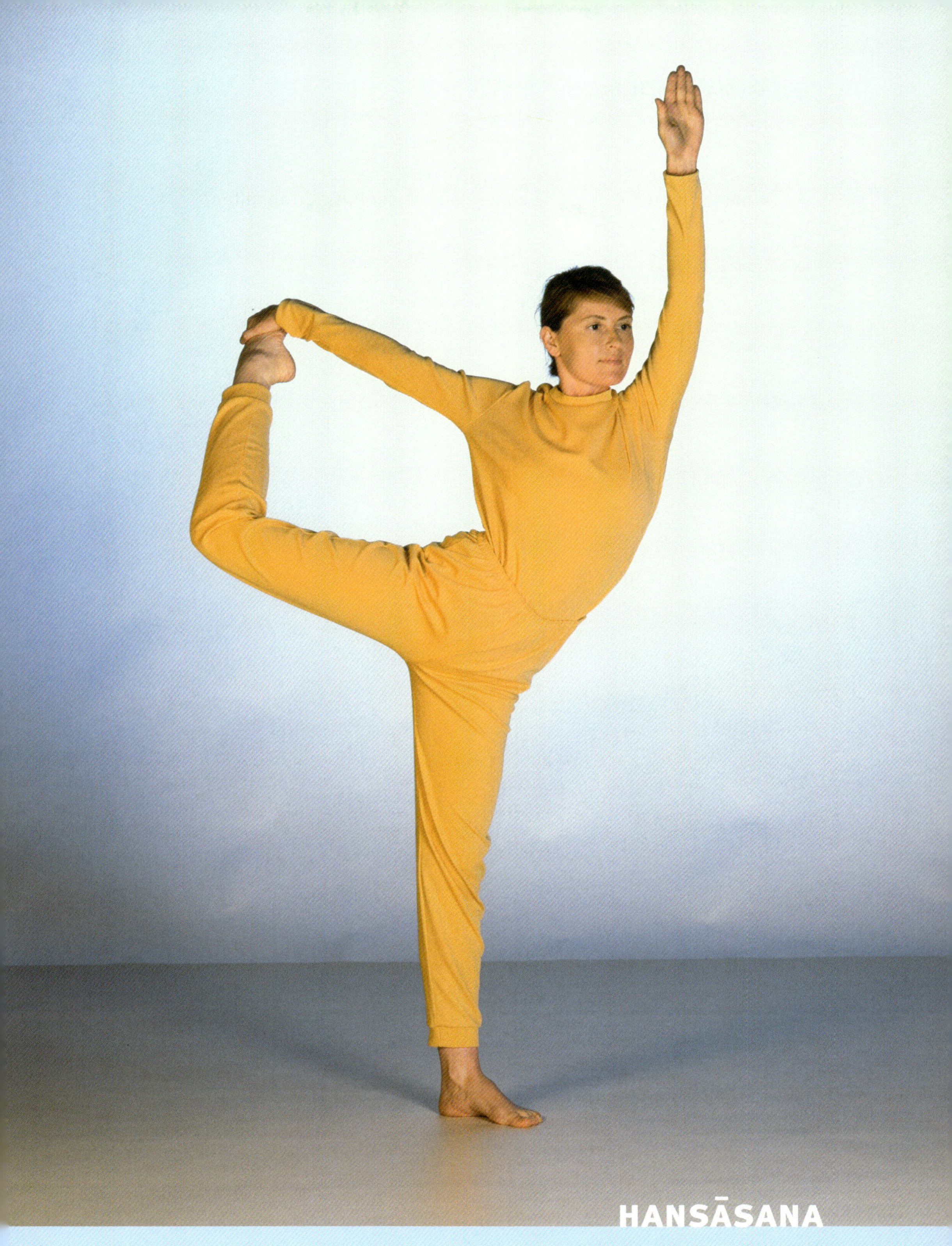
HANSĀSANA

Grundstellung: Stand (mit geschlossenen Beinen)
Konzentration: auf das entsprechende Chakra oder auf den ganzen Körper
Atmung: mit der Bewegung koordinieren oder in den Positionen normal atmen
Wiederholungen: 2–12 Runden
Durchführung: Konzentriere dich auf den ganzen Körper.

1.
- Falte die Hände vor der Brust.

2.
- Einatmend hebe beide Arme parallel über den Kopf; die Handflächen zeigen nach vorn. Richte den Blick nach oben.

3.
- Ausatmend beuge dich nach vorn, bis die Handflächen oder die Finger neben den Füßen den Boden berühren oder so weit es dir möglich ist. Die Knie bleiben gestreckt.

4.
- Einatmend führe das linke Bein mit einem großen Schritt zurück und stütze das Knie auf den Boden auf. Die Zehen des linken Fußes sind aufgestellt. Der rechte Fuß bleibt zwischen den Händen mit der ganzen Fußsohle auf dem Boden. Blicke nach oben.

5.
- Ausatmend stelle den rechten Fuß nach hinten neben den linken und strecke die Beine durch. Richte den Blick auf den Nabel. Beide Fußsohlen stehen flach auf dem Boden. Das Körpergewicht ist gleichmäßig auf Hände und Füße verteilt. In den weiteren Positionen sollen Hände und Füße möglichst an derselben Stelle bleiben.

6.
- Den Atem anhaltend bewege Knie, Kinn und Brust zum Boden. Die Zehenspitzen sind aufgestellt; das Becken ist vom Boden abgehoben. Konzentration auf den ganzen Körper.

7.
- Einatmend drücke das Becken zu Boden und richte den Oberkörper auf (Bhujangāsana). Die Füße liegen flach auf dem Boden.

8.
- Ausatmend hebe das Becken hoch, strecke die Beine durch und richte den Blick auf den Nabel. Beide Fußsohlen stehen auf dem Boden. Das Gewicht ist gleichmäßig auf Hände und Füße verteilt.

9.
- Einatmend führe das linke Bein in einem großen Schritt nach vorn. Senke das rechte Knie zum Boden und stelle die Zehen des rechten Fußes auf. Der linke Fuß steht zwischen den Händen; die Fußsohle bleibt auf dem Boden. Der Blick ist nach oben gerichtet.

10.
- Ausatmend stelle den rechten Fuß neben den linken und strecke die Knie durch. Der Oberkörper hängt hinunter, die Handflächen bzw. die Finger berühren den Boden; die Knie bleiben gestreckt.

11.
- Einatmend hebe beide Arme parallel über den Kopf und richte den Blick nach oben.

12.
- Ausatmend senke die Hände in Brusthöhe und kehre in die Ausgangsposition zurück.

Diese 12 Positionen bilden eine Runde. In der nächsten Runde stelle das rechte Bein in Position 4 nach hinten und in Position 9 wieder nach vorn. Wechsle das Bein in jeder Runde.

Gut für

Regt den Kreislauf an, fördert körperliche Fitness, Konzentrationsfähigkeit, psychische Ausgeglichenheit und die spirituelle Entwicklung.

Achtung

Bei zu hohem Blutdruck oder Schwindelgefühl sollte diese Übung nicht durchgeführt werden.

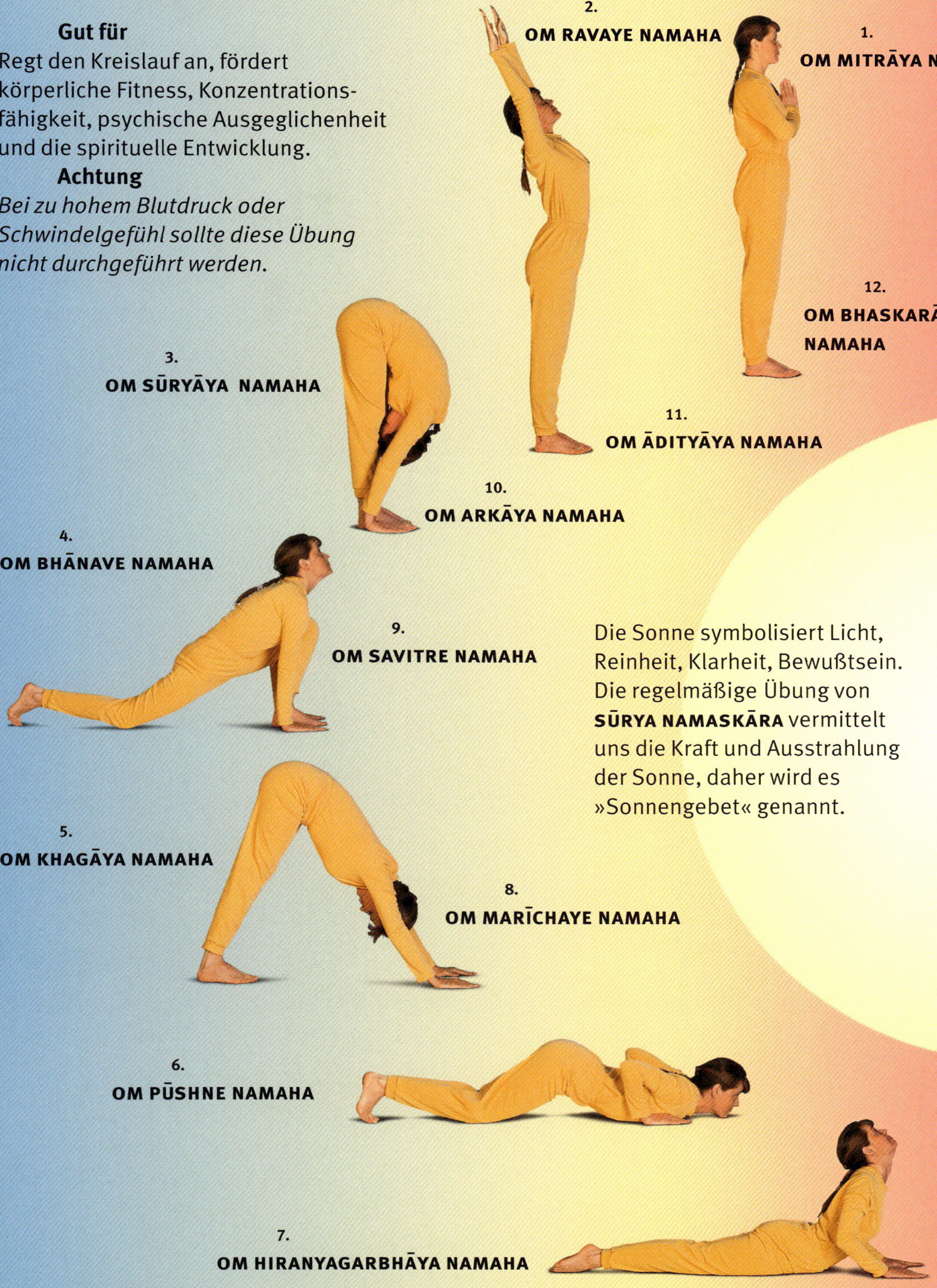
1. OM MITRĀYA NAMAHA
2. OM RAVAYE NAMAHA
3. OM SŪRYĀYA NAMAHA
4. OM BHĀNAVE NAMAHA
5. OM KHAGĀYA NAMAHA
6. OM PŪSHNE NAMAHA
7. OM HIRANYAGARBHĀYA NAMAHA
8. OM MARĪCHAYE NAMAHA
9. OM SAVITRE NAMAHA
10. OM ARKĀYA NAMAHA
11. OM ĀDITYĀYA NAMAHA
12. OM BHASKARĀYA NAMAHA

Die Sonne symbolisiert Licht, Reinheit, Klarheit, Bewußtsein. Die regelmäßige Übung von **SŪRYA NAMASKĀRA** vermittelt uns die Kraft und Ausstrahlung der Sonne, daher wird es »Sonnengebet« genannt.

SŪRYA NAMASKĀRA

SŪRYA NAMASKĀRA mit Mantra und Konzentration auf die Chakras

Die Übung kann auch mit besonderer Konzentration auf die Chakras durchgeführt werden, wobei vor jedem Positionswechsel das entsprechende **SŪRYA NAMASKĀRA** Mantra gesungen oder im Geist wiederholt wird.

Position	Mantra	Konzentration auf
1.	**OM MITRĀYA NAMAHA**	ANĀHATA CHAKRA
2.	**OM RAVAYE NAMAHA**	VISHUDDHI CHAKRA
3.	**OM SŪRYĀYA NAMAHA**	MANIPŪRA CHAKRA
4.	**OM BHANAVE NAMAHA**	ANĀHATA CHAKRA
5.	**OM KHAGĀYA NAMAHA**	SAHASRĀRA CHAKRA
6.	**OM PŪSHNE NAMAHA**	den ganzen Körper
7.	**OM HIRANYAGARBHĀYA NAMAHA**	SVĀDHISHTHĀNA CHAKRA
8.	**OM MARĪCHAYE NAMAHA**	SAHASRĀRA CHAKRA
9.	**OM SAVITRE NAMAHA**	ANĀHATA CHAKRA
10.	**OM ARKĀYA NAMAHA**	MANIPŪRA CHAKRA
11.	**OM ĀDITYĀYA NAMAHA**	VISHUDDHI CHAKRA
12.	**OM BHASKARĀYA NAMAHA**	ANĀHATA CHAKRA

Die Wirkungen der einzelnen Positionen:

Position 1 + 12

Fördert die Konzentrationsfähigkeit und wirkt beruhigend auf unsere Nerven und unseren Geist. Das Anāhata Chakra wird harmonisiert.

Position 2 + 11

Die Vorderseite des Körpers wird gestreckt, wodurch die Blutzirkulation angeregt wird. Das Vishuddhi Chakra wird aktiviert. Chronische Halskrankheiten werden günstig beeinflußt.

Position 3 + 10

Dehnt die Rückenmuskeln und die hintere Oberschenkelmuskulatur. Der Solarplexus und das Manipūra Chakra werden aktiviert und das Verdauungssystem angeregt. Der Kopf wird durchblutet; dies wirkt günstig auf Augen, Ohren und Gedächtnis.

Position 4 + 9

Der Druck des Oberschenkels regt die Verdauungsorgane an. Kräftigt Bein- und Rückenmuskeln. Anāhata und Manipūra Chakra sowie der Solarplexus werden harmonisiert.

Position 5 + 8

Wirkt ausgleichend auf das Nervensystem. Die Arm-, Bein- und Rückenmuskulatur wird gekräftigt und die hinteren Beinmuskeln werden gedehnt. Die Durchblutung des Kopfes wirkt günstig auf Gehirn, Augen und Ohren sowie auf das Sahasrāra Chakra.

Position 6

Begünstigt die Zwerchfellatmung, streckt die Wirbelsäule und wirkt günstig auf die Unterleibsorgane. Harmonisiert den ganzen Körper.

Position 7

Stärkt Arme, Schultern und Rückenmuskeln. Fördert die Beweglichkeit der Wirbelsäule und eine gesunde Körperhaltung. Wirkt Bandscheibenschäden entgegen. Regt die Verdauung an. Das Svādhishthāna Chakra wird harmonisiert und beruhigt.

Nach dieser Übung entspanne in **ĀNANDĀSANA**.

3 | 11 NĀDĪ SHODHANA PRĀNĀYĀMA – Nervenreinigung / Stufe 3

Grundstellung: Meditationssitz
Konzentration: auf den Atemvorgang
Wiederholungen: 10 Runden links beginnend und 10 Runden rechts beginnend
Durchführung: Richte deine Konzentration einige Minuten lang auf deinen Atem. ···> Beobachte, wie du ein- und ausatmest, und wende deine Aufmerksamkeit dem Luftstrom in beiden Nasenlöchern zu. Nimm dann Prānāyāma Mudrā ein. ···> Verschließe das rechte Nasenloch mit dem Daumen und atme durch das linke Nasenloch etwas tiefer als normal ein. ···> Öffne das rechte Nasenloch wieder, verschließe gleichzeitig mit dem Ringfinger das linke Nasenloch und atme durch das rechte Nasenloch lange und entspannt aus. ···> Atme durch das rechte Nasenloch wieder ein und durch das linke Nasenloch aus. ···> Eine Runde ist also: links einatmen – rechts ausatmen – rechts einatmen – links ausatmen.
Nach 10 Runden lege die Hand wieder auf das Knie und konzentriere dich einige Minuten auf den normalen Atem.
···> Danach nimm wieder Prānāyāma Mudrā ein und wiederhole die Atemübung beginnend mit dem rechten Nasenloch: rechts einatmen – links ausatmen – links einatmen – rechts ausatmen.
Nach 10 Runden lege die Hand wieder auf das Knie und konzentriere dich einige Minuten auf den normalen Atem und den Rhythmus deines Herzschlags.

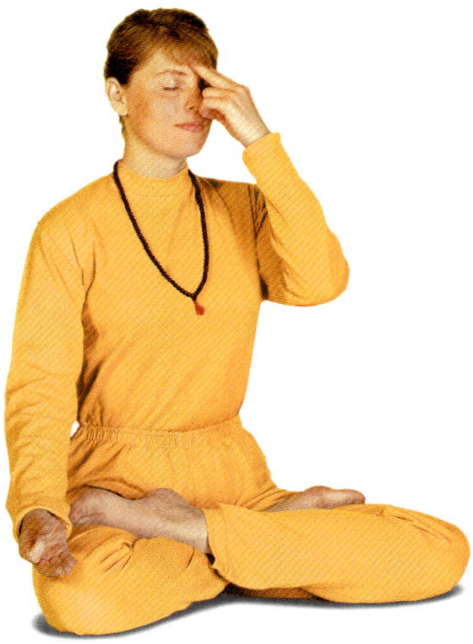

ANMERKUNG
Diese Atemtechnik wird auch Anulom Vilom, Wechselatmung, genannt.

3 | 12 SELF-INQUIRY-MEDITATION – Stufe 3

Durchführung: Die 8 Stufen der Self-Inquiry-Meditation sind im Anschluß an die 8 Übungsteile der Āsanas und Prānāyāmas beschrieben.

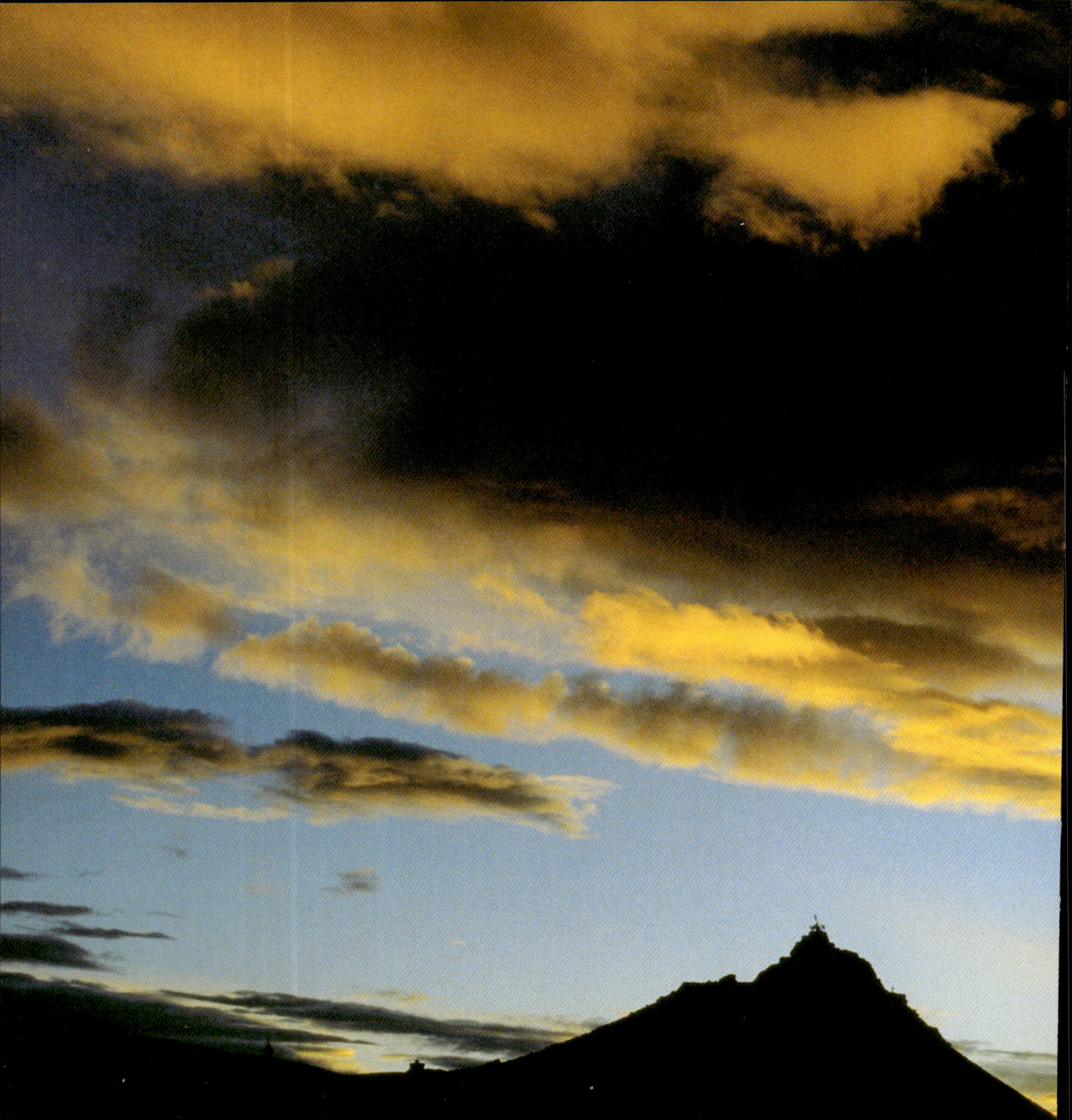

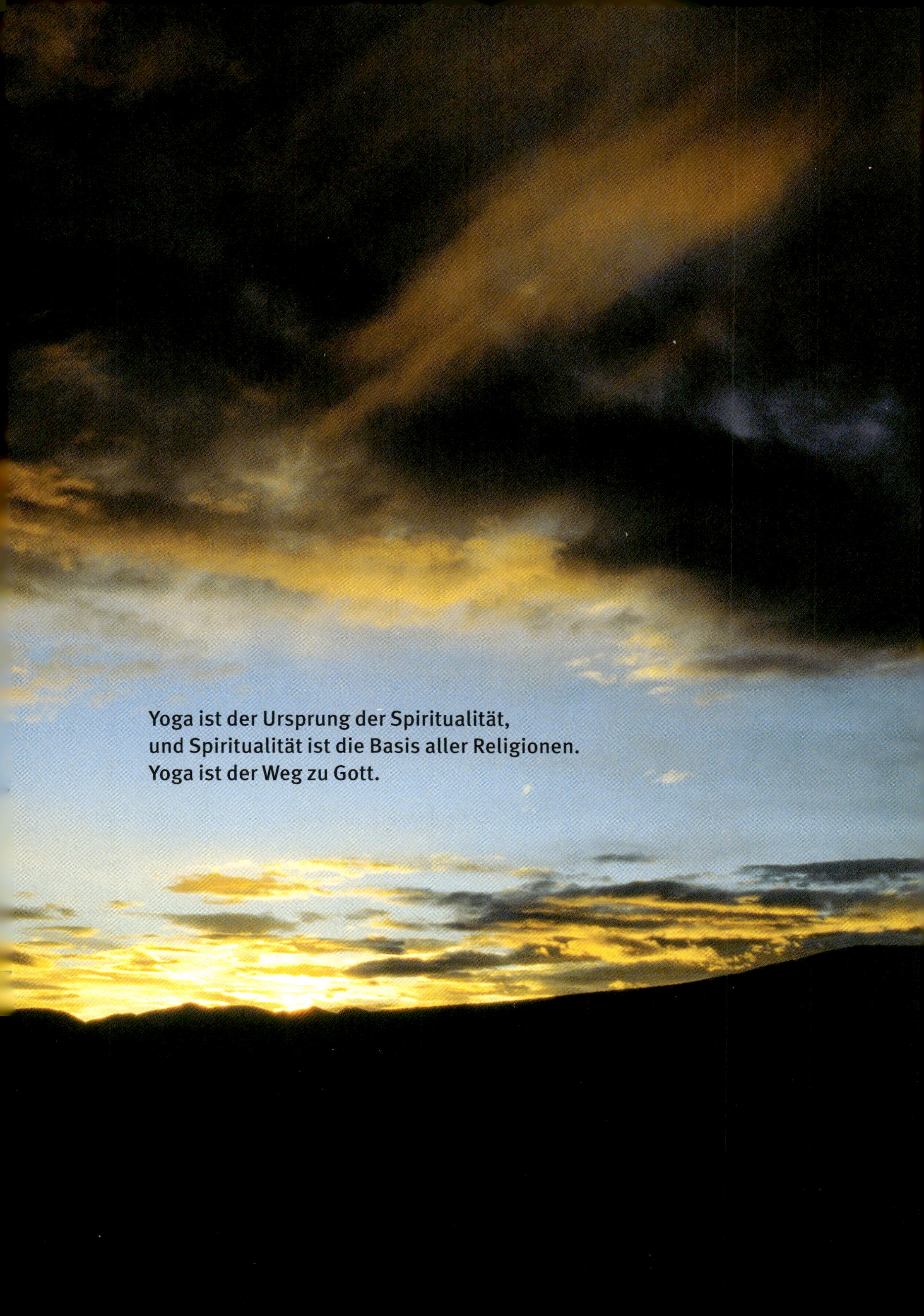

Yoga ist der Ursprung der Spiritualität,
und Spiritualität ist die Basis aller Religionen.
Yoga ist der Weg zu Gott.

Nun bist du auf der vierten Stufe deiner Yogaübungen angelangt und gehörst damit bereits zu den fortgeschrittenen Yogaschülern. Lege daher um so mehr Aufmerksamkeit auf eine konzentrierte, langsame und exakte Durchführung der Übungen. Verweile in jeder Position länger als bisher, sodaß du den Einfluß der Āsanas auf deinen Körper und Geist immer deutlicher fühlst.

Jeder von uns hat im Leben Zeiten, in denen uns Unsicherheit und Verzagtheit befallen, weil wir meinen, keinen Fortschritt gemacht zu haben. Oft wollen wir in einer solchen Situation gerade das aufgeben, was uns zu unserem Ziel führt.

Bhagwan Sri Deep Narayan Mahaprabhuji sagt in seinen Goldenen Lehren: **»Der Erfolg deines Handelns liegt in der Stärke deiner inneren Überzeugung und Selbstdisziplin. Verliere nicht den Mut und gib niemals auf.«** Und **»Was immer du dir vornimmst, tue es mit fester Entschlossenheit, und der Erfolg ist dir sicher.«**

In der Bhagavad Gita (II/40) heißt es: »Auf diesem Weg geht keine Mühe verloren; auch gibt es keine Verminderung. Schon ein kleiner Schritt auf diesem Pfad befreit von großer Furcht.«

Jede, auch die kleinste Bemühung auf dem Yogaweg bringt uns mannigfaltigen Gewinn. Wer nicht aufgibt, regelmäßig übt und voll Vertrauen weitergeht, wird sein Ziel erreichen.

ॐ

त्वमेव माता च पिता त्वमेव त्वमेव बन्धुश्च सखा त्वमेव ।
त्वमेव विद्या द्रविणं त्वमेव त्वमेव सर्वं मम देव देव ॥

TVAMEVA MĀTĀ CA PITĀ TVAMEVA	Oh Herr, Du bist mir Mutter und Vater,
TVAMEVA BANDHUŚ-CA SAKHĀ TVAMEVA	bist mein Verwandter und mein Freund.
TVAMEVA VIDYĀ DRAVIṆAṂ TVAMEVA	Du bist mein Wissen und Reichtum.
TVAMEVA SARVAṂ MAMA DEVA DEVA	Du bist mein Alles, oh mein Gott.

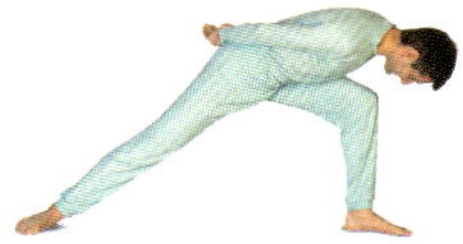

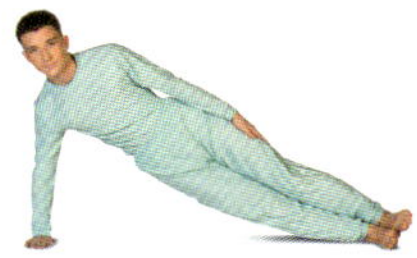

4–1 **TRIYAK BHUJANGĀSANA** – Schlangendrehung
4–2 **DHANUR ĀKĀRANĀSANA** – Bogen spannen
4–3 **GOMUKHĀSANA** – Kuhmaul
4–4 **KASHYAPĀSANA** – Benannt nach Rishi Kashyapa
4–5 **SANTULANĀSANA** – Gleichgewichtsstellung
4–6 **BHŪMI PĀDA MASTAKĀSANA** – Gruß zur Erde
4–7 **SUPTA VAJRĀSANA** – Zurückneigen im Fersensitz
4–8 **YOGA MUDRĀ** – Vorbeugen im Fersensitz
4–9 **SHIRĀNGUSHTHĀSANA** – Seitliches Beugen zu den Zehen
4–10 **BAKĀSANA** – Kranich
4–11 **PĀDĀNGUSHTHĀSANA** – Ein-Bein-Hocke
4–12 **ASHVA SANCHALANĀSANA (B)** – Reiterstellung
4–13 **VRIKSHĀSANA** – Baum – Variation
4–14 **TĀDĀSANA** – Palme
4–15 **SIMHĀSANA** – Löwe
4-16 **NĀDĪ SHODHANA PRĀNĀYĀMA** – Nervenreinigung / Stufe 4
4-17 **SELF-INQUIRY-MEDITATION** – Stufe 4

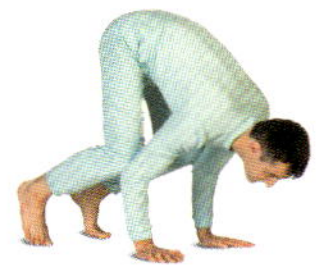

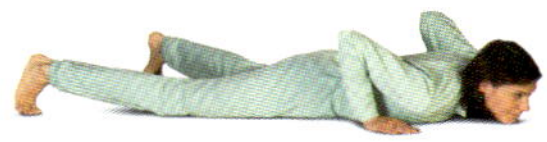

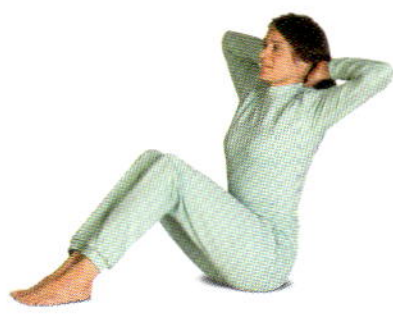

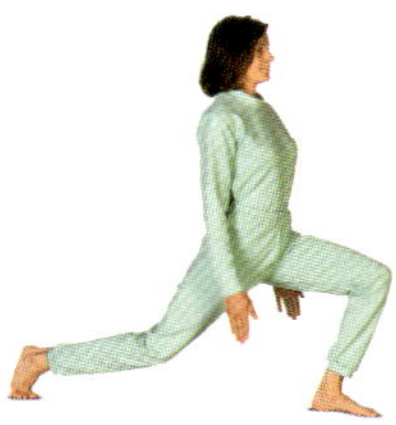

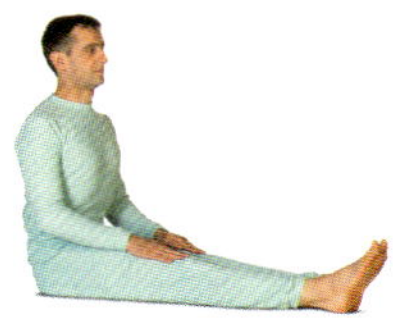

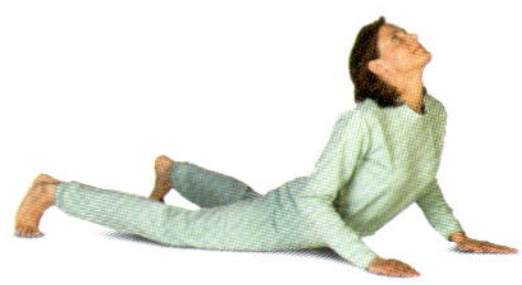

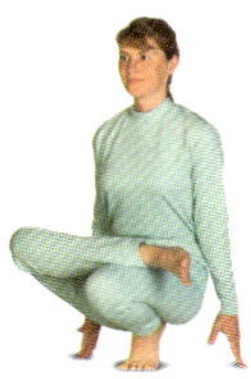

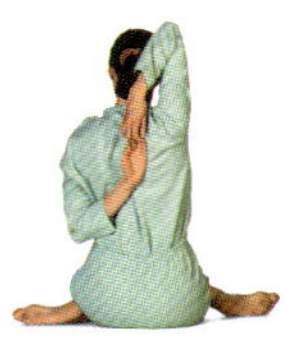

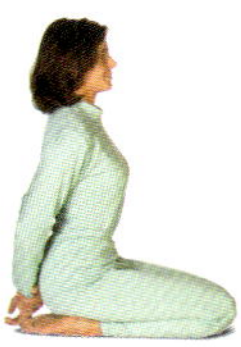

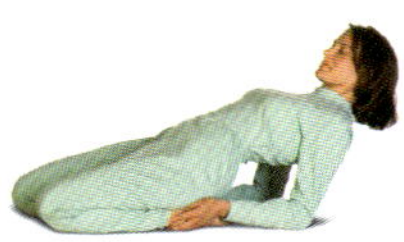

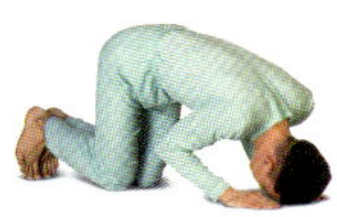

TRIYAK BHUJANGĀSANA – Schlangendrehung

Grundstellung: Bauchlage
Konzentration: auf die Drehung der Wirbelsäule
Atmung: mit der Bewegung koordiniert
Wiederholungen: 3 x zu jeder Seite
Durchführung: Lege dich auf den Bauch und stütze die Hände neben die Schultern auf den Boden. Die Beine sind leicht gegrätscht; die Zehen sind aufgestellt. ⇢ Einatmend drücke das Becken zum Boden. Hebe den Oberkörper mit Hilfe der Arme hoch. Richte den Blick nach oben. ⇢ Ausatmend drehe langsam den Kopf und den Oberkörper nach rechts und blicke dabei über die rechte Schulter zur linken Ferse. ⇢ Einatmend drehe dich wieder zur Mitte und blicke nach oben. ⇢ Ausatmend komme langsam wieder in die Ausgangsposition zurück.
Führe die Übung auch zur linken Seite durch.

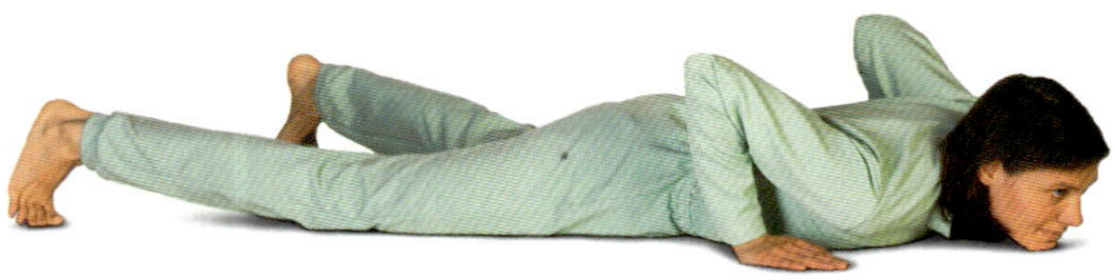

Gut für

Erhält die Elastizität der Wirbelsäule und wirkt vorbeugend gegen Bandscheibenvorfall. Diese Āsana ist besonders wichtig für Menschen, die viel sitzen. Hilft gegen Verstopfung und harmonisiert die Funktionen der Nieren und der weiblichen Organe. Wirkt allgemein harmonisierend auf Körper und Geist.

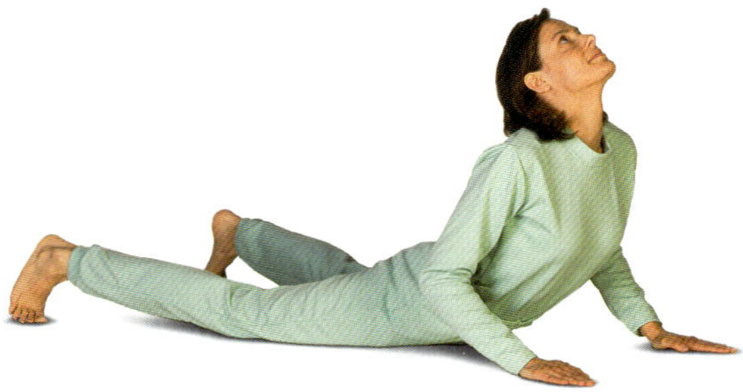

Achtung

Bei Überfunktion der Schilddrüse, bei einem Leistenbruch und bei akuten Beschwerden im Bereich der Wirbelsäule oder des Darmes soll diese Übung nicht durchgeführt werden.

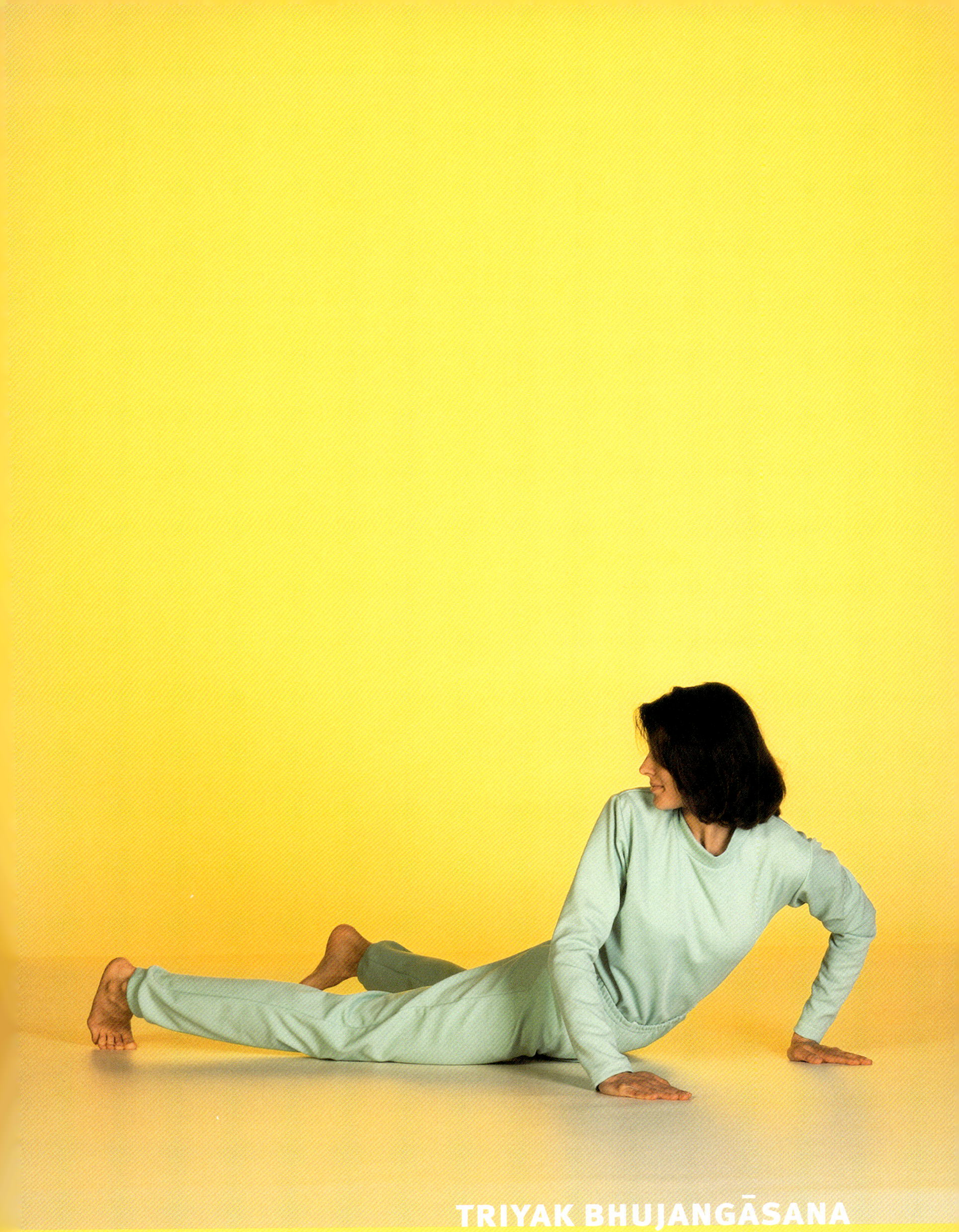

TRIYAK BHUJANGĀSANA

DHANUR ĀKĀRANĀSANA – Bogen spannen

Grundstellung: Langsitz
Konzentration: auf das Hüftgelenk
Atmung: mit der Bewegung koordiniert
Wiederholungen: 3 x mit jedem Bein
Durchführung: Nimm den Langsitz ein. Beuge das linke Bein und lege den Fuß auf den rechten Oberschenkel. Fasse mit der rechten Hand die große Zehe des linken Fußes und mit der linken Hand die Zehe des rechten Fußes. Blicke auf einen Fixpunkt vor dir.
··· Einatmend ziehe nun den linken Fuß zum rechten Ohr bzw. so weit es dir möglich ist. Der rechte Ellbogen zeigt nach außen; der Rücken sollte möglichst gerade bleiben.
··· Ausatmend lege den Fuß wieder auf den Oberschenkel und kehre in die Ausgangsposition zurück.
Führe die Übung auch mit dem anderen Bein durch.

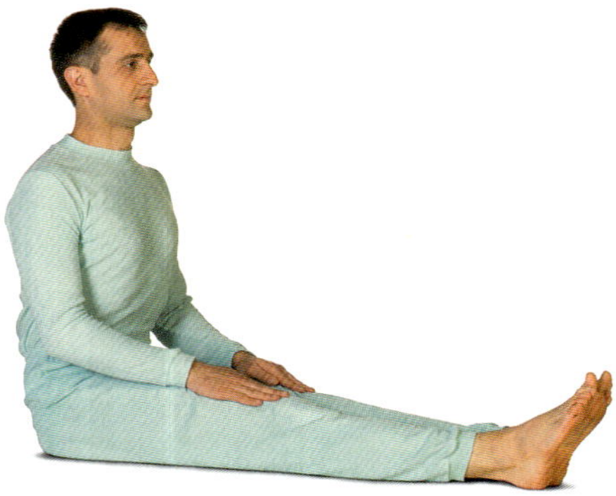

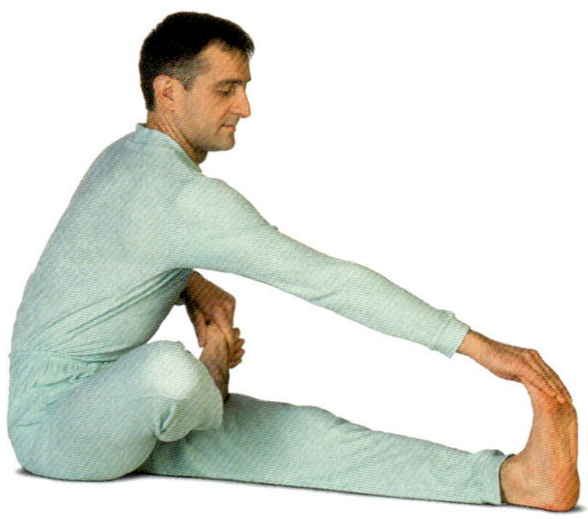

Gut für

Fördert die Beweglichkeit der Hüftgelenke und bereitet daher auf den Meditationssitz vor. Wirkt gegen Ischiasbeschwerden und stärkt Arm-, Schulter- und Rückenmuskulatur. Außerdem verhilft sie zu einer schlanken Taille.

Achtung

Bei Problemen in den Kniegelenken soll diese Übung nicht durchgeführt werden.

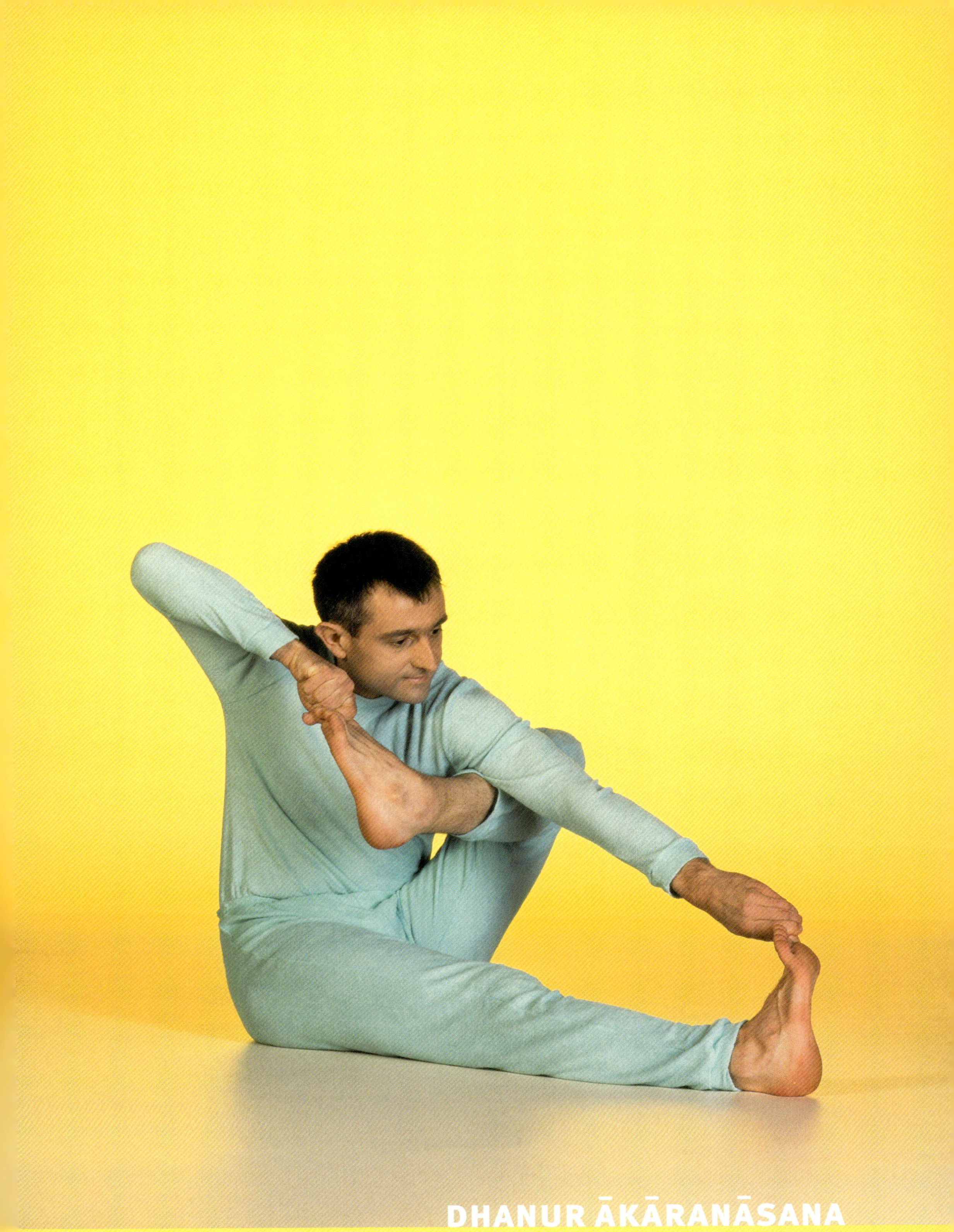

DHANUR ĀKĀRANĀSANA

GOMUKHĀSANA – Kuhmaul

Grundstellung: Langsitz
Konzentration: auf den ganzen Körper
Atmung: normaler Atem
Wiederholungen: 1 x mit jeder Seite
Durchführung: Du sitzt im Langsitz. Beuge das linke Bein und lege es über den rechten Oberschenkel, sodaß die linke Ferse die Außenseite des Beckens berührt. Beuge dann auch das rechte Bein und lege die rechte Ferse an die linke Beckenseite. Beide Beckenseiten bleiben auf dem Boden. ···> Hebe den rechten Arm hoch und winkle ihn hinter dem Kopf an. Nun lege den linken Arm von unten auf den Rücken und verschränke die Finger beider Hände ineinander. Der Kopf bleibt aufrecht und gerade und lehnt am rechten Unterarm. Richte den Blick nach oben. ···> Normal atmend bleibe eine Weile in dieser Position und komme dann in die Ausgangsposition zurück. Führe die Übung mit der anderen Seite durch.

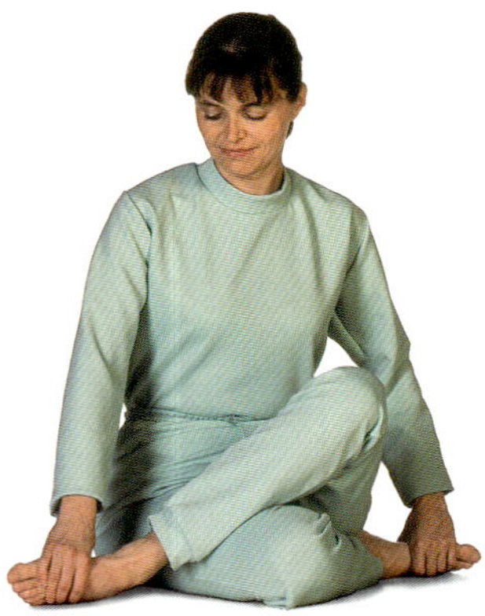

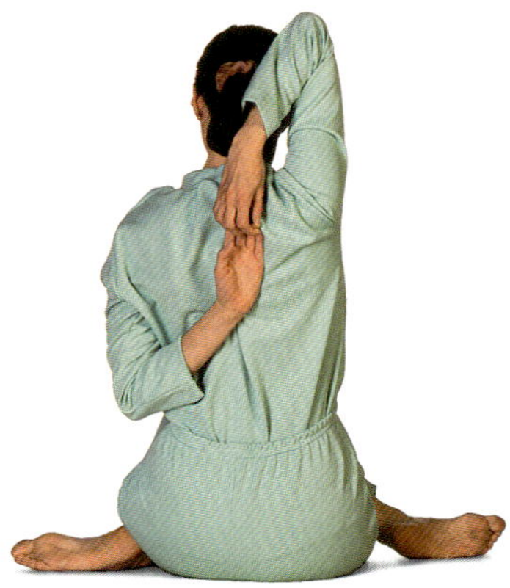

Gut für

Kräftigt die Finger- und Handgelenke, fördert die Beweglichkeit der Schulter- und Hüftgelenke und stärkt die Brust- und Rückenmuskulatur. Wirkt einem Rundrücken und einer seitlichen Verkrümmung der Wirbelsäule entgegen. Vertieft die Brustkorbatmung. Regt die Nierentätigkeit an, aktiviert die Harnblase und das Verdauungssystem und wirkt außerdem gegen Diabetes.

Achtung

Bei Verletzungen im Arm-, Hand- und Beinbereich soll diese Übung nicht durchgeführt werden.

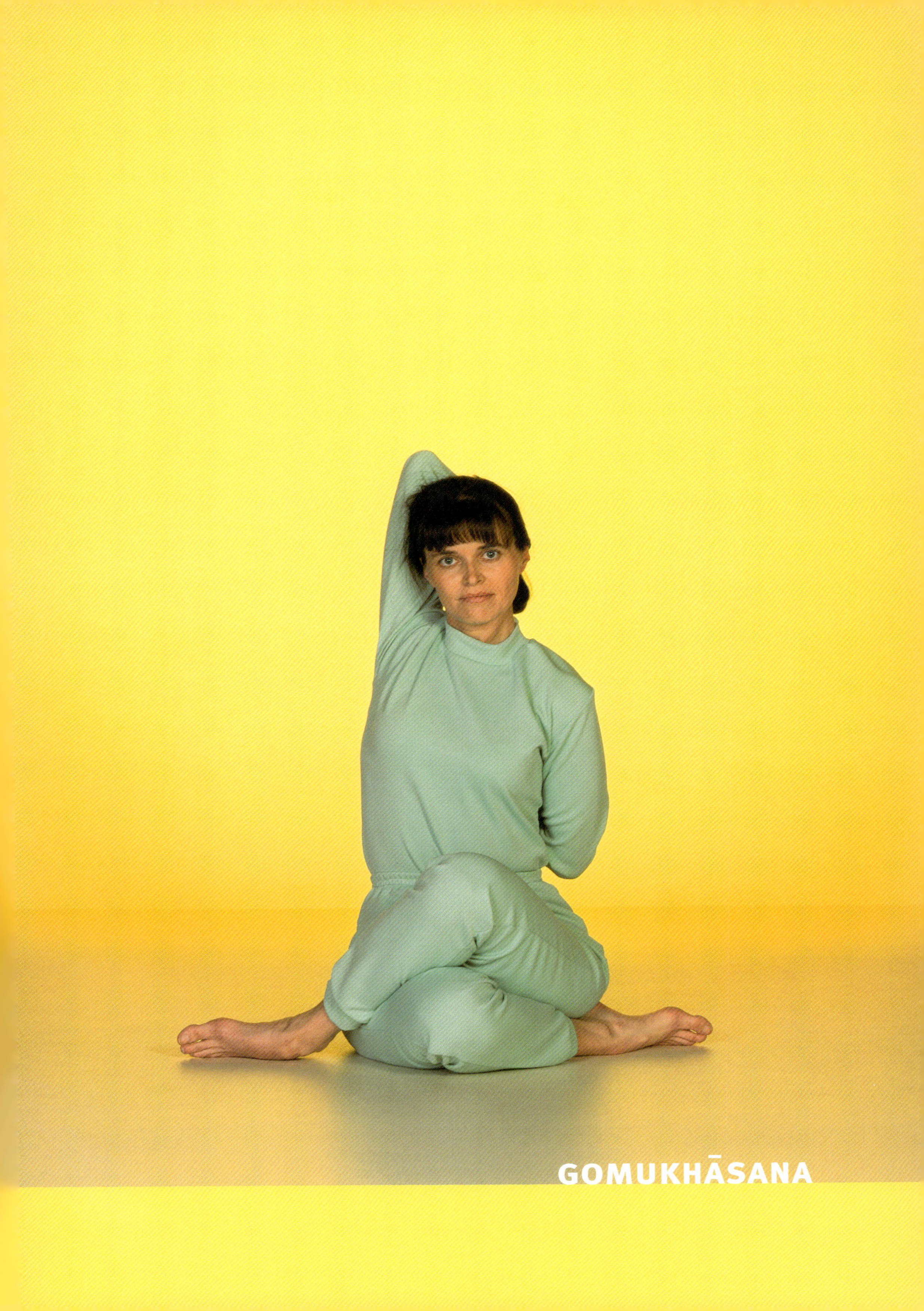

GOMUKHĀSANA

KASHYAPĀSANA – Benannt nach Rishi Kashyapa

Grundstellung: Langsitz
Konzentration: auf das Gleichgewicht des Körpers
Atmung: mit der Bewegung koordiniert und in der Position angehalten
Wiederholungen: 3 x zu jeder Seite
Durchführung: Aus dem Langsitz drehe den Körper auf die rechte Seite. Die Beine liegen übereinander; die linke Hand ruht auf dem linken Oberschenkel. Stütze dich mit dem rechten gestreckten Arm senkrecht auf dem Boden ab. ⇢ Konzentriere dich auf den Körper und richte den Blick auf einen Fixpunkt vor dir. ⇢ Einatmend hebe das Becken so hoch wie möglich vom Boden ab. Die Beine bleiben gestreckt. Lege den linken Arm auf den Rücken und hebe langsam das linke Bein gestreckt hoch. Kopf, Oberkörper und Bein bilden eine Linie. ⇢ Den Atem anhaltend verbleibe in dieser Position. ⇢ Ausatmend komme in die Ausgangsstellung zurück.
Führe diese Übung auch zur anderen Seite durch.

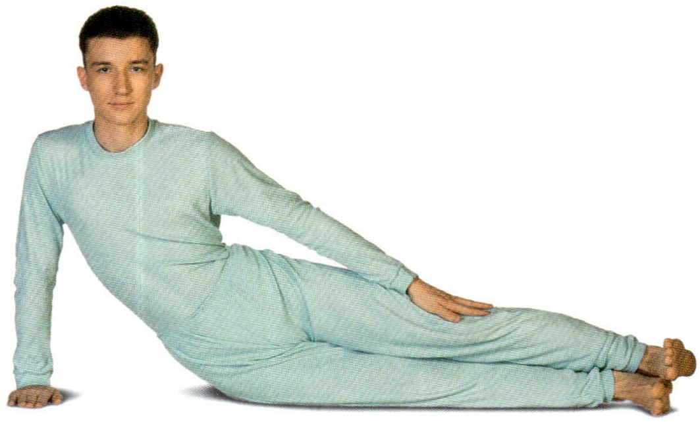

Gut für
Harmonisiert den ganzen Körper und besonders das Nervensystem. Kräftigt die Handgelenke, Arme und Beine sowie die seitliche Oberkörper- und Hüftmuskulatur. Wirkt einer seitlichen Verkrümmung der Wirbelsäule entgegen. Schult das Gleichgewicht und die Konzentrationsfähigkeit.

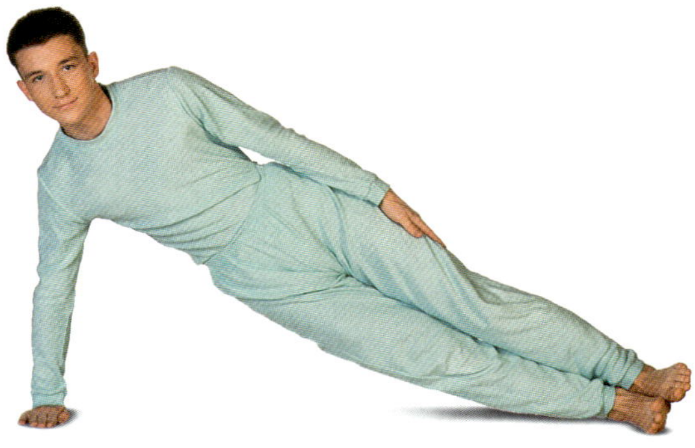

Achtung
Bei Verletzungen im Hand-, Ellbogen- oder Schultergelenk soll die Übung nicht durchgeführt werden.

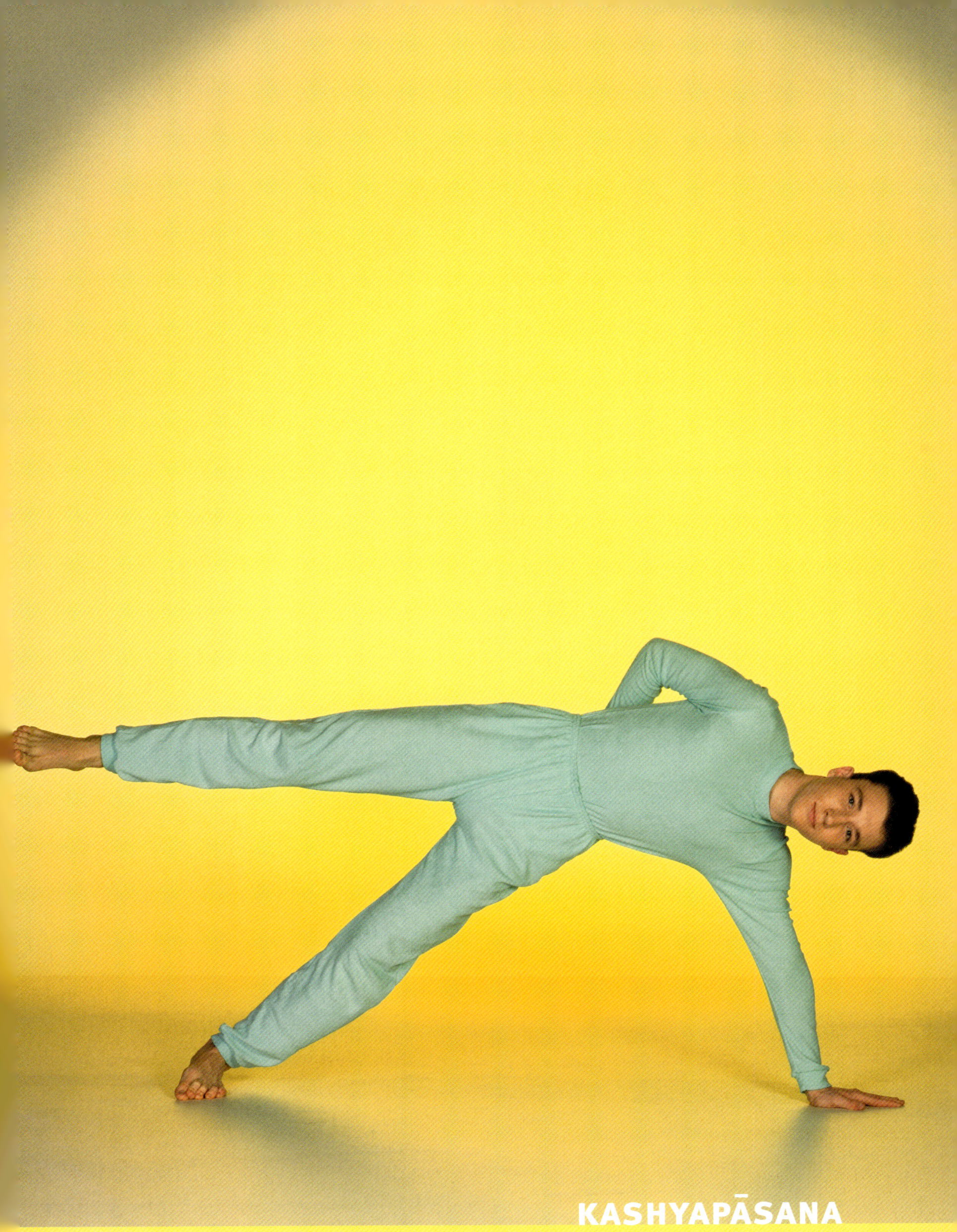

KASHYAPĀSANA

SANTULANĀSANA – Gleichgewichtsstellung

Grundstellung: Langsitz
Konzentration: auf die Bauchmuskeln und das Manipūra Chakra
Atmung: mit der Bewegung koordiniert und in der Position angehalten
Wiederholungen: 3 x
Durchführung: Im Langsitz beuge die Beine, sodaß die Fußsohlen auf dem Boden stehen. Verschränke die Finger hinter dem Kopf und drücke die Ellbogen nach hinten. Der Rücken ist gerade. ···› Einatmend neige den Oberkörper etwas nach hinten und hebe beide Beine gestreckt hoch. Oberkörper und Beine bilden einen rechten Winkel. ···› Den Atem anhaltend bleibe in dieser Position. ···› Ausatmend komme in die Ausgangsstellung zurück.

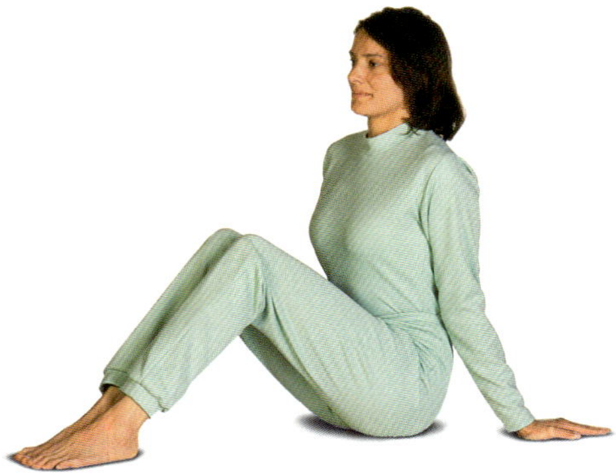

Gut für
Kräftigt die Bein-, Bauch- und Rückenmuskulatur und harmonisiert das Nervensystem. Wirkt sich günstig auf die Verdauung aus und stimuliert den Solarplexus und das Manipūra Chakra. Aktiviert den ganzen Körper, fördert den Fluß der Lebensenergie und hilft dadurch auch bei Depressionen.

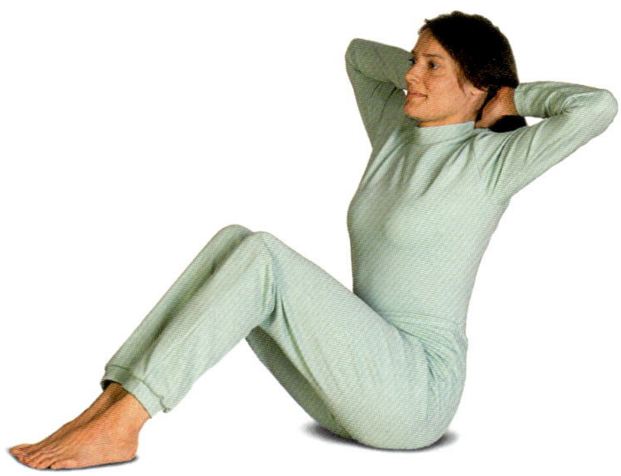

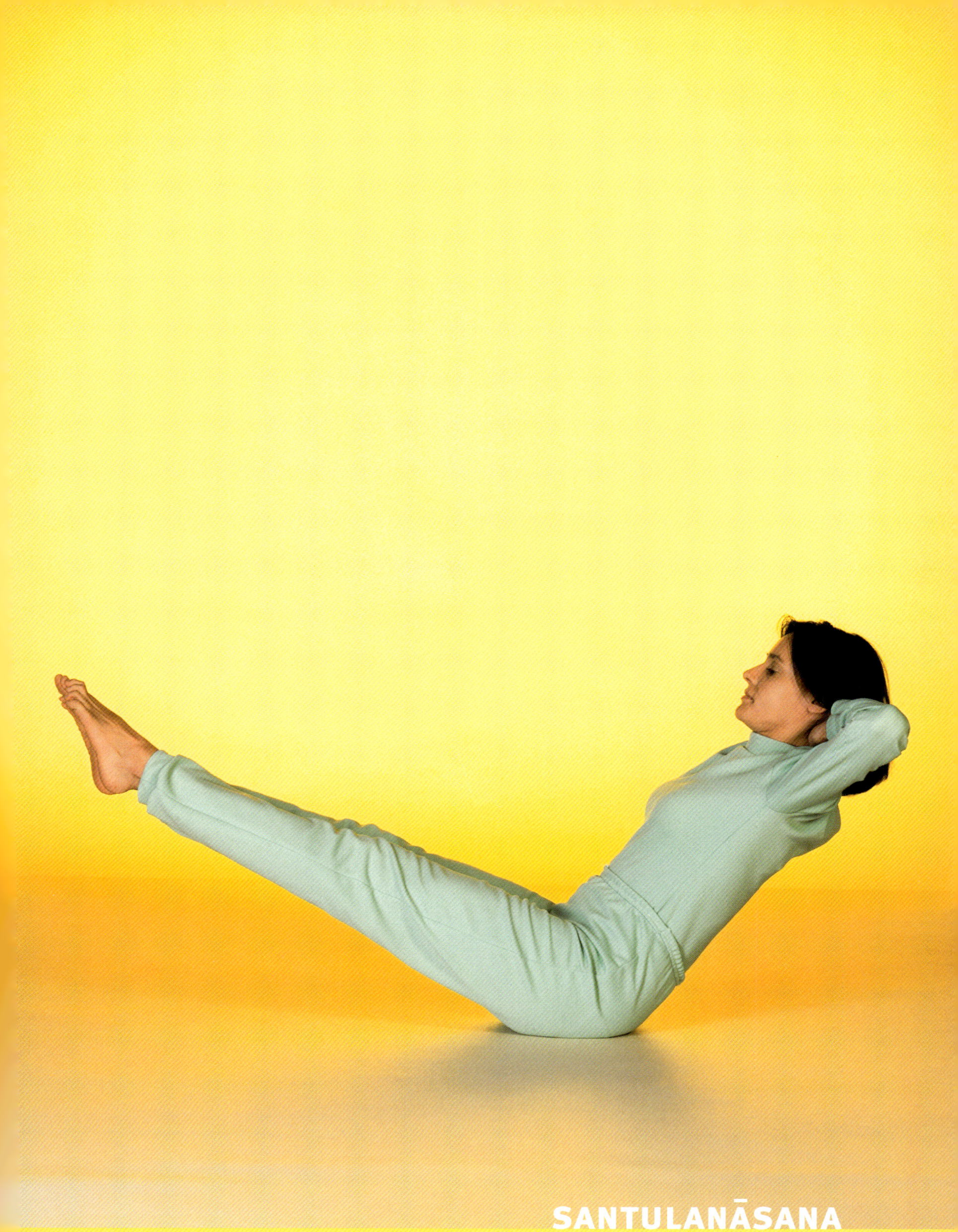

SANTULANĀSANA

BHŪMI PĀDA MASTAKĀSANA – Gruß zur Erde

Grundstellung: Vajrāsana
Konzentration: auf das Gleichgewicht des Körpers
Atmung: mit der Bewegung koordiniert
Wiederholungen: 3 x
Durchführung: Nimm Vajrāsana ein. ···> Einatmend richte dich in den Kniestand auf. ···> Ausatmend stütze Hände und Kopf auf dem Boden ab. ···> Einatmend stelle dich auf die Zehenspitzen und strecke die Beine durch. Wenn du die Balance gefunden hast, verschränke die Finger auf dem Rücken. ···> Normal atmend bleibe in dieser Position, so lange es dir angenehm ist. ···> Ausatmend bringe Hände und Knie wieder auf den Boden. ···> Einatmend komme in die Ausgangsposition zurück.

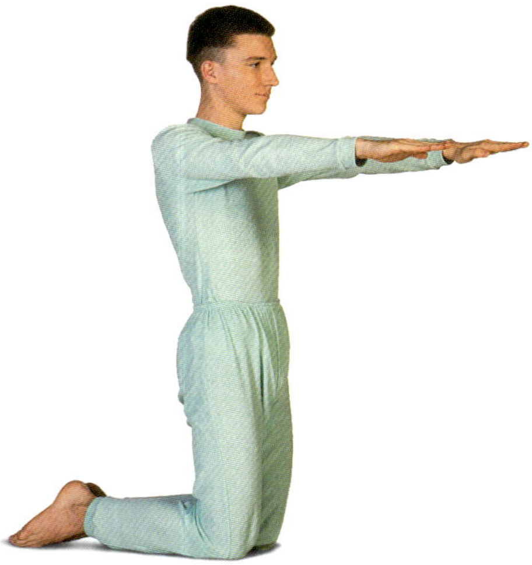

Gut für

Dient als Vorbereitung für den Kopfstand. Fördert die Durchblutung des Kopfes und wirkt dadurch günstig auf die Augen und das Gehör sowie auf die Konzentrationsfähigkeit und das Gedächtnis. Die Āsana beruhigt die Nerven und stärkt die Nacken-, Rücken-, Bein- und Fußmuskeln.

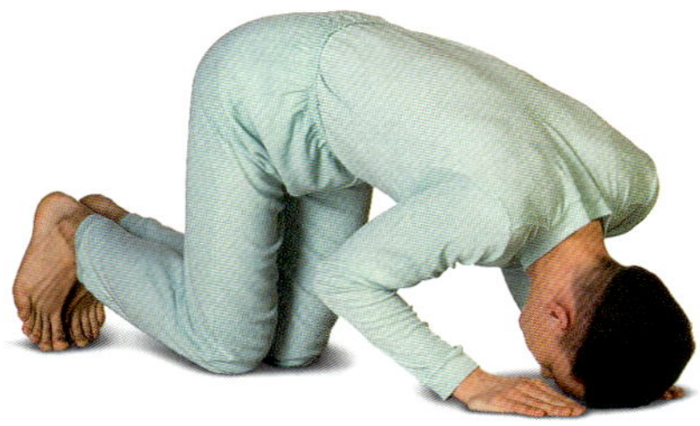

Achtung

Bei Migräne, hohem Blutdruck, Schwindelgefühl oder Gefäßstörungen im Bereich des Kopfes soll die Übung nicht durchgeführt werden.

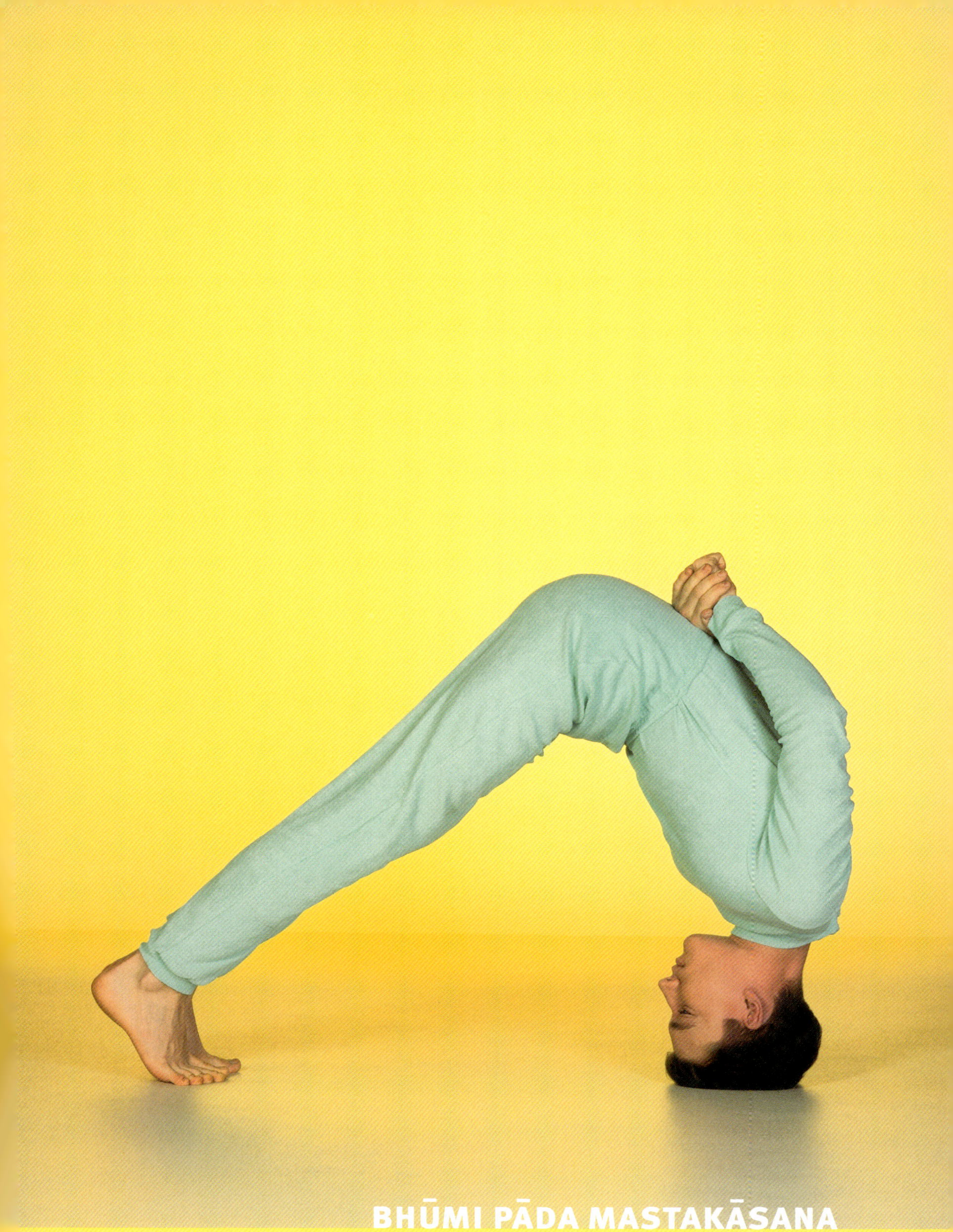

BHŪMI PĀDA MASTAKĀSANA

SUPTA VAJRĀSANA – Zurückneigen im Fersensitz

Grundstellung: Vajrāsana
Konzentration: auf den ganzen Körper
Atmung: in der Position durch die Nase einatmen und durch den Mund ausatmen
Wiederholungen: 1-3 x
Durchführung: Du sitzt in Vajrāsana, wobei die Fersen nach außen zeigen und die großen Zehen einander berühren. Der Oberkörper ist aufrecht, die Hände ruhen auf den Oberschenkeln. Der ganze Körper ist entspannt. ···> Normal atmend stütze dich mit den Händen neben dem Becken auf dem Boden ab. Beuge die Ellbogen und neige den Oberkörper langsam nach hinten, bis die Ellbogen auf dem Boden aufliegen. Beuge den Kopf so weit zurück, bis die Spitze des Kopfes den Boden berührt. Falte die Hände vor der Brust und bleibe eine Weile in dieser Position. ···> Atme entspannt und etwas tiefer durch die Nase ein und den Mund aus.
Komme mit Hilfe der Ellbogen langsam wieder in die Ausgangsposition zurück.

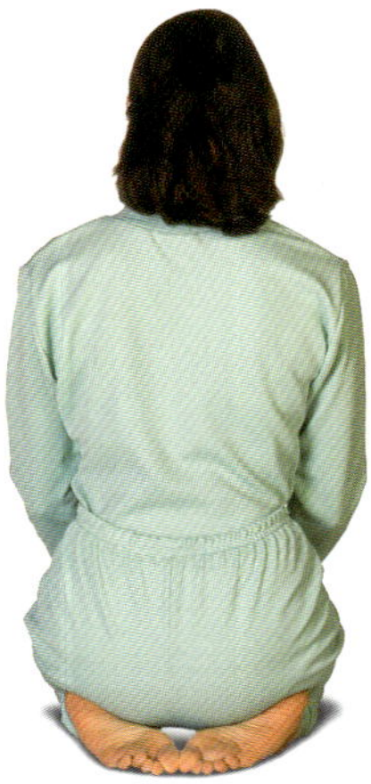

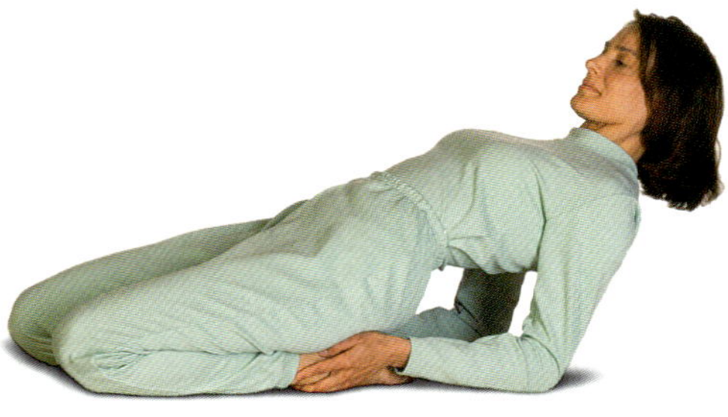

Gut für
Fördert die Beweglichkeit der Wirbelsäule und Hüftgelenke und dehnt die Oberschenkelmuskeln. Kräftigt die Lungen und hilft bei Asthma und Bronchitis.

Achtung
Während eines Asthmaanfalles, bei akuten Beschwerden im Bereich der Lendenwirbelsäule oder der Knie sowie kurz nach einer Operation am Kniegelenk, am Fuß oder im Bauchbereich soll die Übung nicht durchgeführt werden.

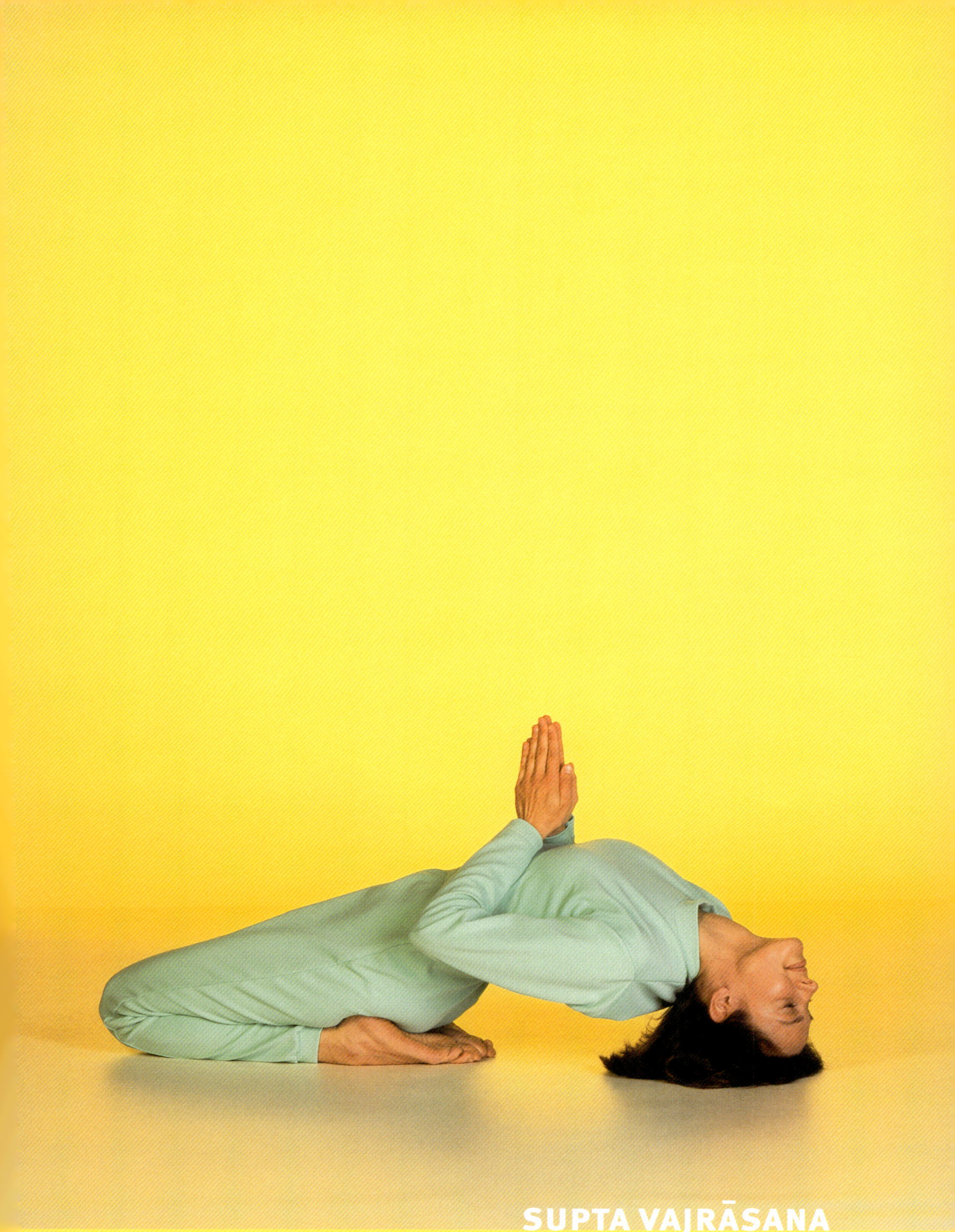

SUPTA VAJRĀSANA

YOGA MUDRĀ – Vorbeugen im Fersensitz

Grundstellung: Vajrāsana
Konzentration: auf die Entspannung des ganzen Körpers
Atmung: mit der Bewegung koordiniert, in der Position normal atmen
Wiederholungen: 3 x
Durchführung: Du sitzt in Vajrāsana. Der Oberkörper ist aufrecht, die Hände ruhen auf den Oberschenkeln. Entspanne den ganzen Körper. ··· Einatmend strecke die Arme über den Kopf. Führe sie dann hinter den Rücken und umfasse mit der rechten Hand das linke Handgelenk. ··· Ausatmend beuge den Oberkörper mit geradem Rücken von der Hüfte aus nach vorn, bis die Stirn den Boden berührt. Das Gesäß bleibt auf den Fersen. ··· Normal atmend konzentriere dich auf den ganzen Körper und entspanne dich. Bleibe in der Position, so lange es dir angenehm ist. ··· Einatmend richte den Oberkörper langsam auf. Strecke gleichzeitig die Arme über den Kopf. ··· Ausatmend nimm wieder die Ausgangsposition ein.

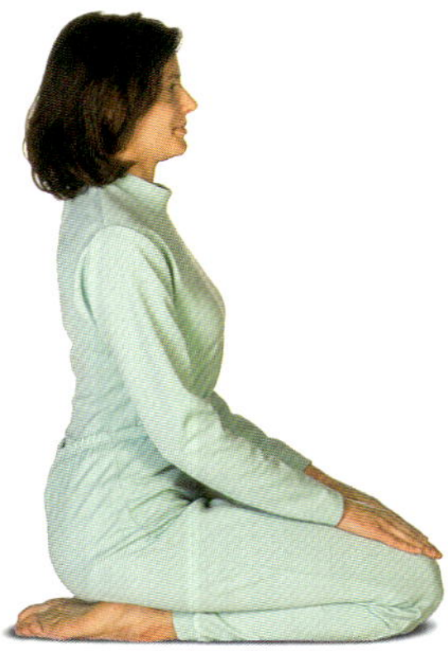

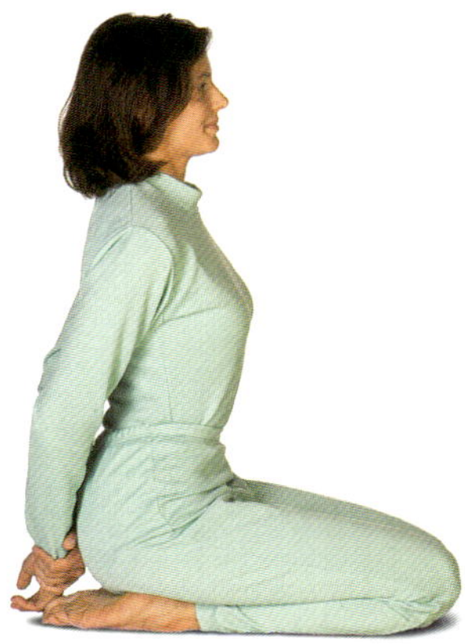

Gut für
Beruhigt den Geist und die Nerven. Fördert die Durchblutung des Kopfes, stärkt die Konzentrationsfähigkeit und regt den Verdauungstrakt an.

Achtung
Bei hohem Blutdruck oder Schwindelgefühl soll diese Übung nicht durchgeführt werden.

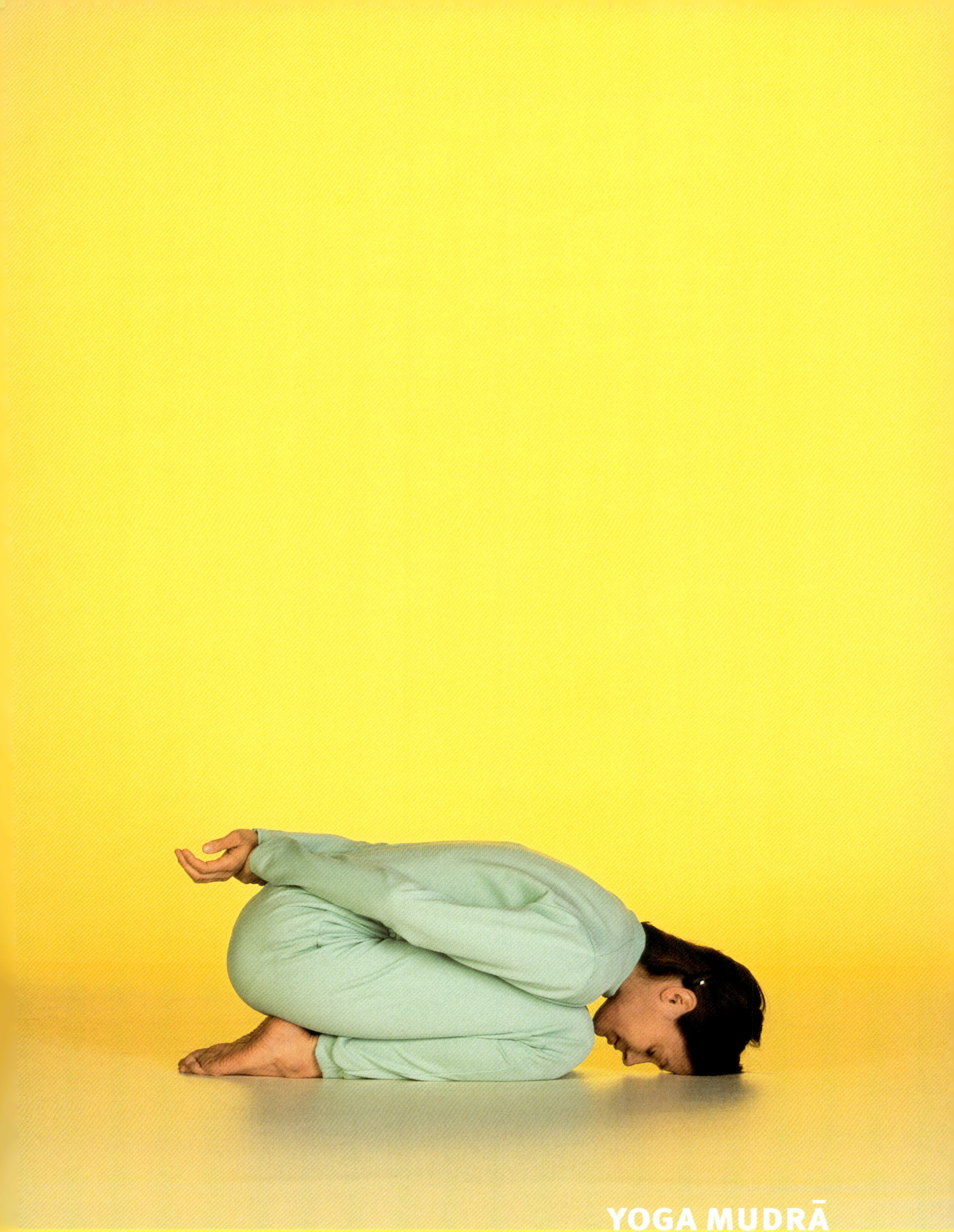

YOGA MUDRĀ

SHIRĀNGUSHTHĀSANA – Seitliches Beugen zu den Zehen

Grundstellung: Stand
Konzentration: auf das Gleichgewicht
Atmung: mit der Bewegung koordiniert
Wiederholungen: 3 x zu jeder Seite
Durchführung: Stehe mit gegrätschten Beinen. Der Oberkörper ist aufrecht; die Schultern sind entspannt. ⇢ Atme tief ein, führe die Arme hinter den Rücken und umfasse mit einer Hand das andere Handgelenk. Gleichzeitig drehe den Oberkörper und den rechten Fuß nach rechts. ⇢ Ausatmend beuge das rechte Knie und den Oberkörper so weit nach vorn, daß du mit der Nase oder der Stirn die rechte große Zehe berührst. Das linke Bein soll möglichst gestreckt bleiben und nicht den Boden berühren. ⇢ Einatmend richte dich wieder auf. ⇢ Ausatmend kehre zur Ausgangsposition zurück.
Führe diese Übung auch zur linken Seite durch.

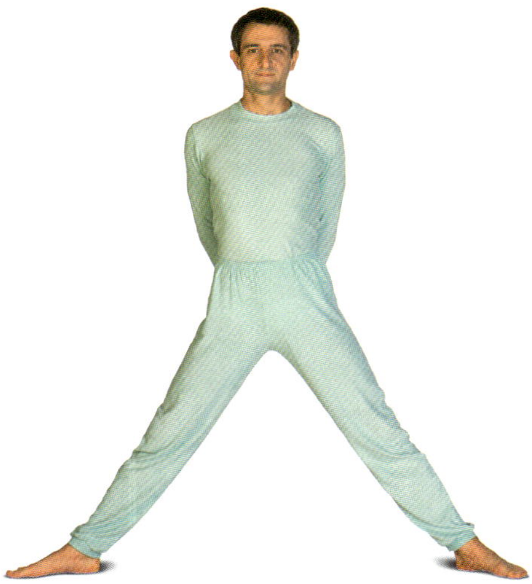

Gut für
Wirkt allgemein kräftigend und stärkt die Nerven. Erhält und fördert die Elastizität der Wirbelsäule und der Hüftgelenke. Durchblutet die Beckenorgane und regt die Verdauung an. Fördert die Durchblutung im Kopf. Stärkt besonders die Oberschenkelmuskeln und erhöht die Beinstabilität.

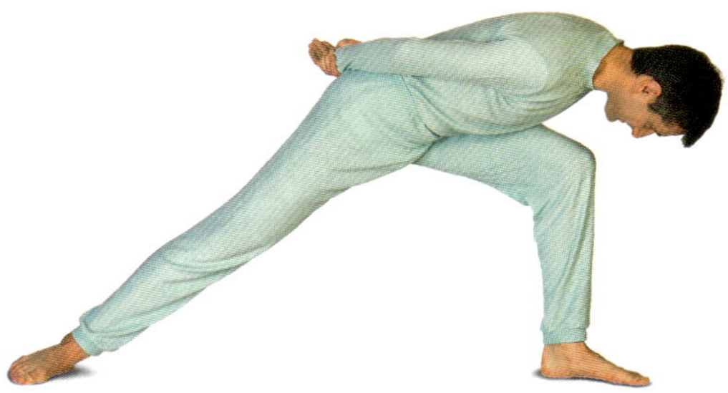

Achtung
Bei Beschwerden in den Hüft-, Knie oder Fußgelenken, nach Bauchoperationen, bei hohem Blutdruck und bei Schwindel soll die Übung nicht durchgeführt werden.

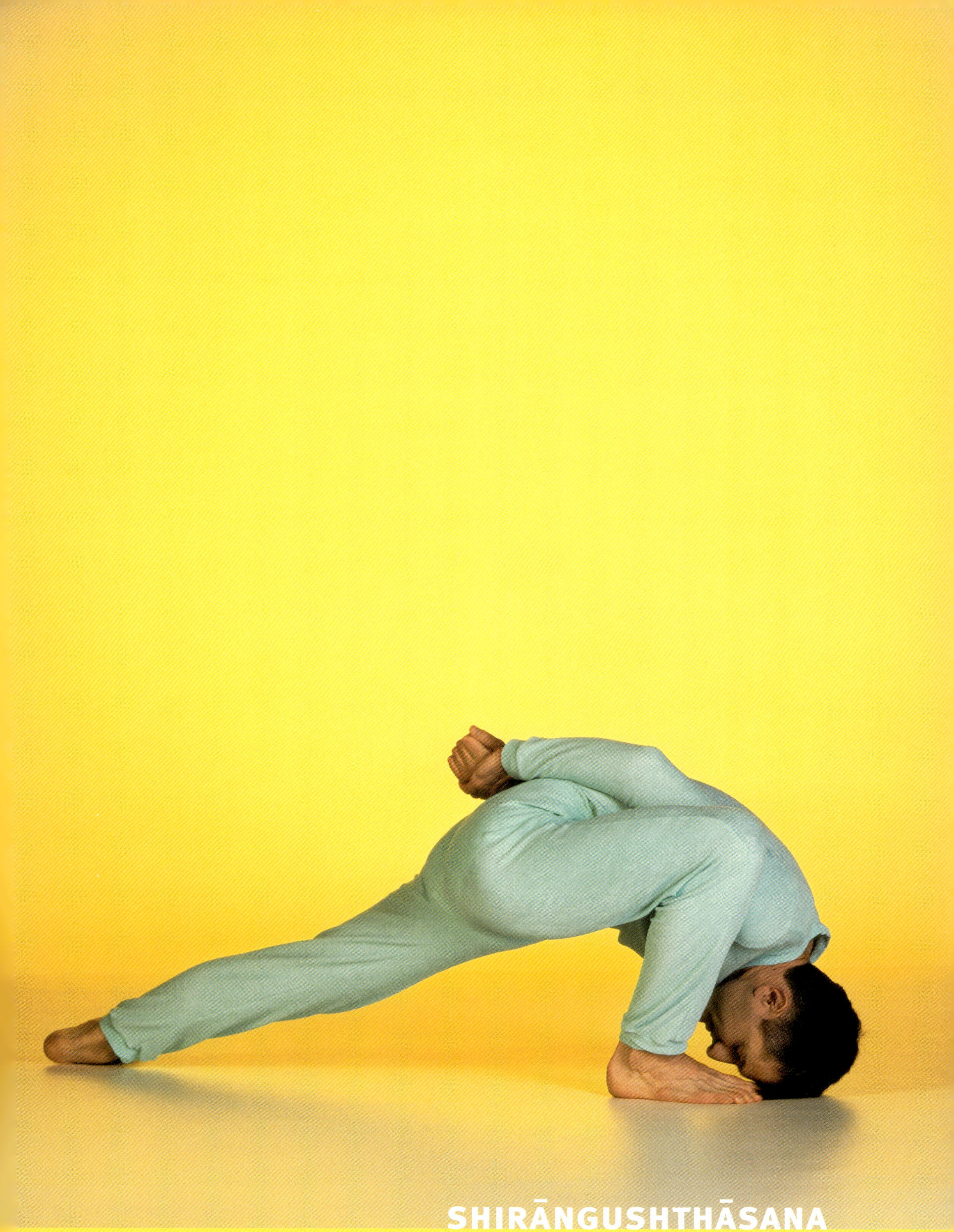

SHIRĀNGUSHTHĀSANA

BAKĀSANA – Kranich

Grundstellung: Vajrāsana
Konzentration: auf das Gleichgewicht
Atmung: normaler Atem
Wiederholungen: 3 x
Durchführung: Nimm Vajrāsana ein. ···> Normal atmend lege die Hände vor den Knien auf den Boden. Die Finger zeigen nach vorn. Hebe das Gesäß hoch, stelle die Zehen auf und winkle die Ellbogen etwas an. Stütze die Knie auf die Oberarme möglichst nahe den Ellbogen ab. Lege den Kopf in den Nacken. ···> Neige dich ganz langsam vor und verlagere das Körpergewicht nach vorn, bis die Füße vom Boden abheben. Nun bringe die Fersen zum Gesäß. ···> Balanciere das Körpergewicht auf den Armen aus und bleibe, so lange es dir möglich ist, bewegungslos in der Position. ···> Komme langsam in die Ausgangsstellung zurück.

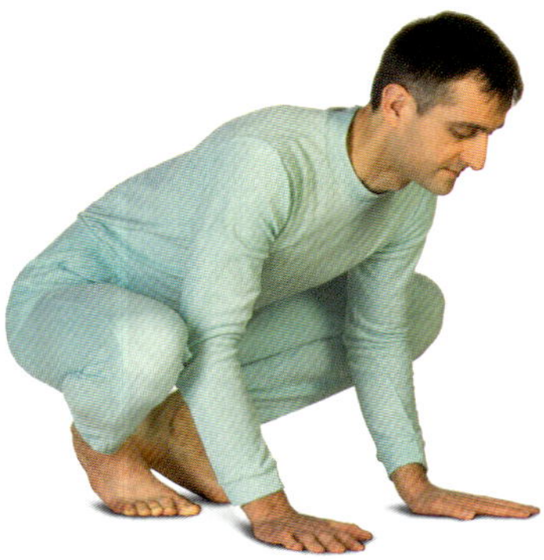

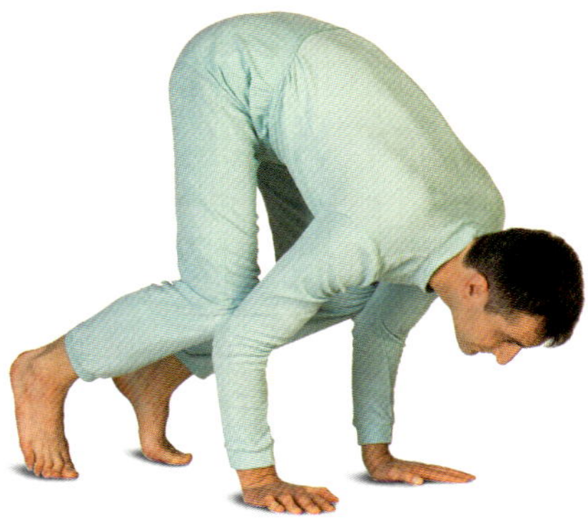

Gut für
Hilft gegen Depressionen. Erhöht den Blutdruck und fördert sowohl das körperliche als auch das seelische Gleichgewicht. Die Āsana stärkt die Arm-, Schulter- und Beckenmuskeln und stabilisiert die Schulter-, Ellbogen- und Handgelenke.

Achtung
Bei hohem Blutdruck, Neigung zu Gefäßstörungen im Kopfbereich oder bei Beschwerden der Hand- und Ellbogengelenke soll diese Übung nicht durchgeführt werden.

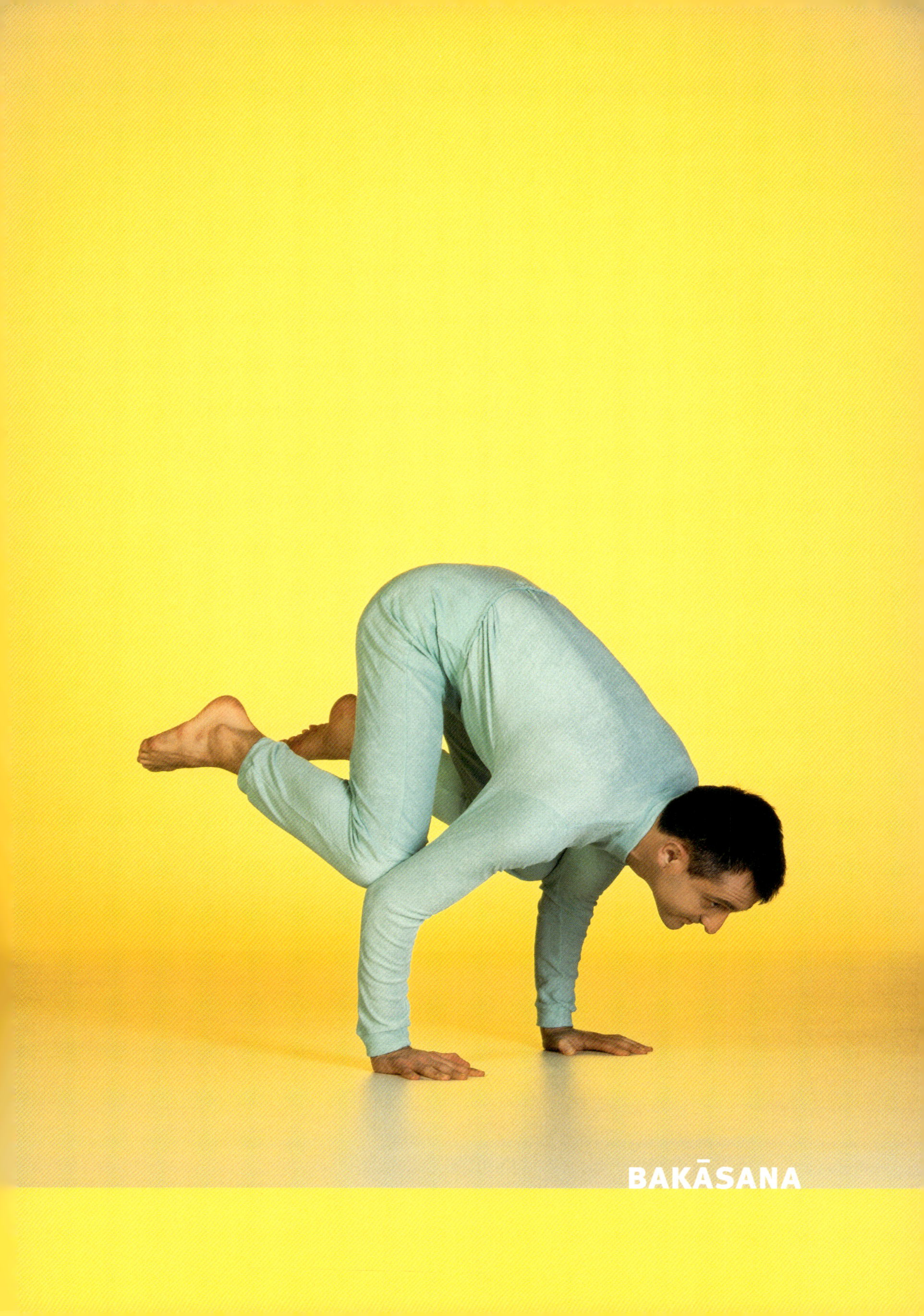

BAKĀSANA

4 | 11 PĀDĀNGUSHTHĀSANA – Ein-Bein-Hocke

Grundstellung: Hocke
Konzentration: auf das Gleichgewicht
Atmung: normaler Atem
Wiederholungen: 1 x mit jedem Bein
Durchführung: Gehe in die Hocke und stelle dich auf die Zehenballen. Der ganze Körper ist ruhig und entspannt. Konzentriere dich auf einen Fixpunkt vor dir. → Normal atmend setze dich mit der linken Beckenseite auf die linke Ferse und lege das rechte Bein über den linken Oberschenkel. Das linke Knie soll nicht den Boden berühren. Balanciere dich mit Hilfe der Hände aus. Falte die Hände vor der Brust und halte das Gleichgewicht auf dem linken Zehenballen. Bleibe in dieser Position, so lange es möglich ist. → Komme in die Ausgangsstellung zurück.
Führe diese Übung auch mit dem anderen Bein durch.

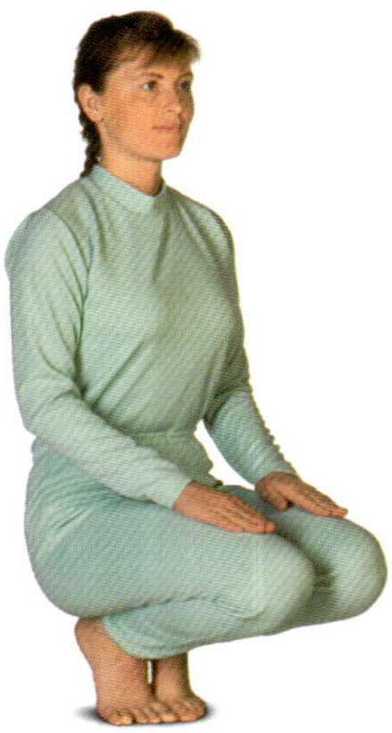

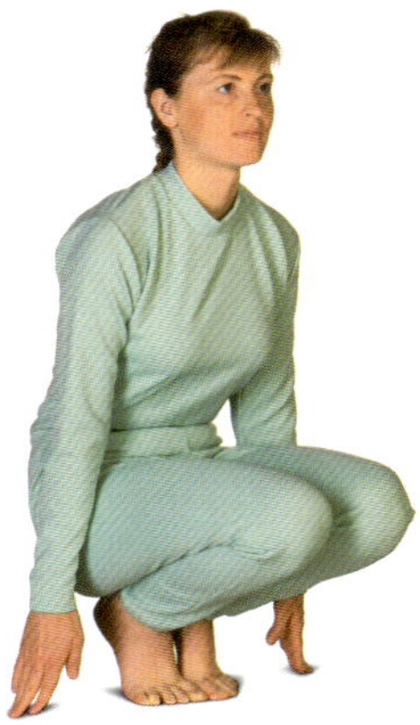

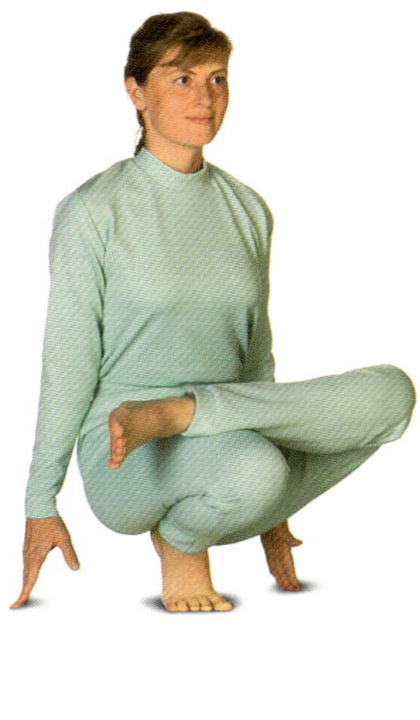

Gut für
Kräftigt die Fußgelenke und Fußmuskulatur. Wirkt daher sehr günstig gegen Senk- und Plattfüße. Trainiert den Gleichgewichtssinn und die Konzentrationsfähigkeit.

Achtung
Bei Beschwerden in den Fuß- oder Kniegelenken soll diese Übung nicht durchgeführt werden.

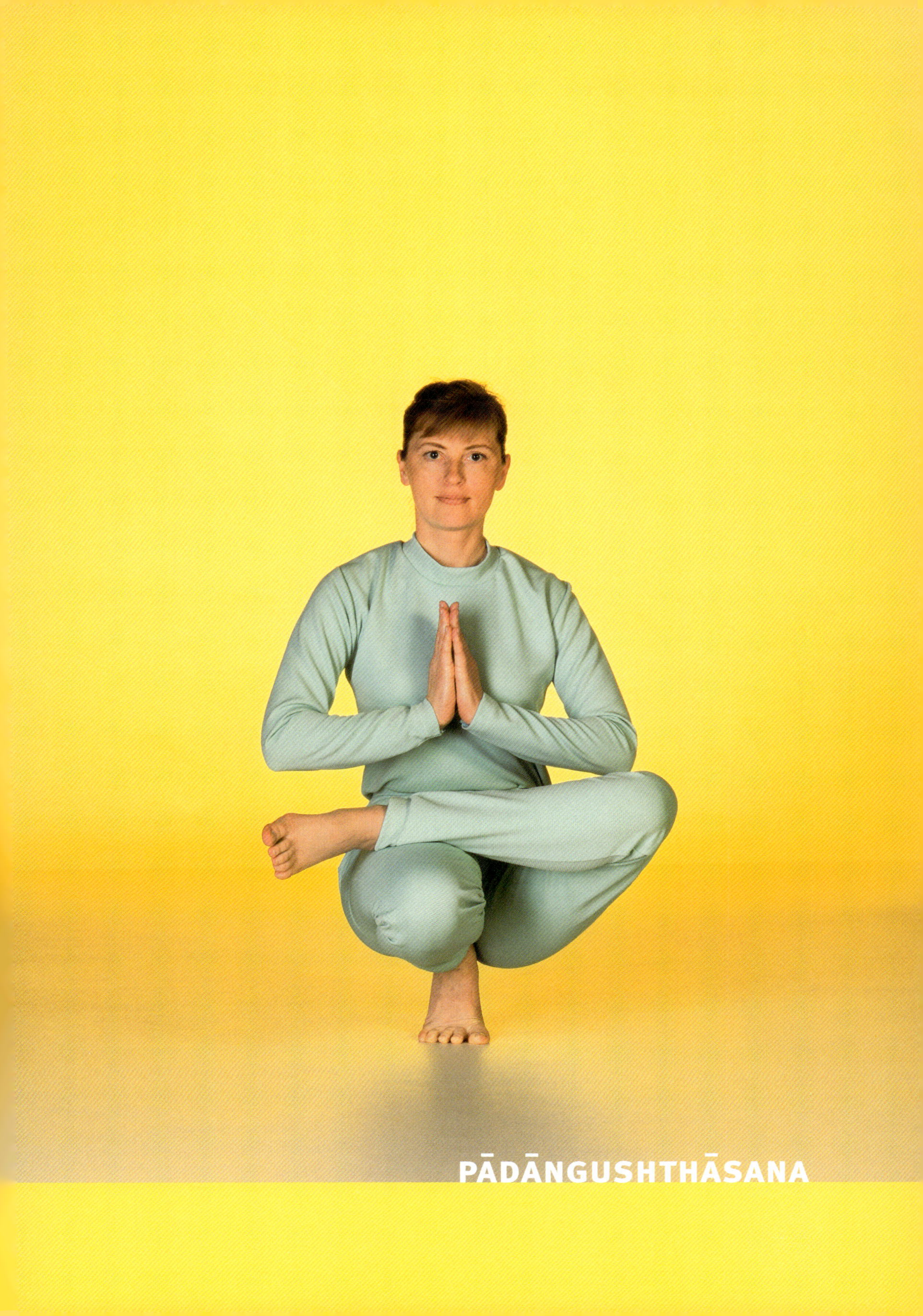
PĀDĀNGUSHTHĀSANA

ASHVA SANCHALANĀSANA (B) – Reiterstellung

Grundstellung: Stand
Konzentration: auf den geraden Rücken und die Dehnung der Hüftgelenke
Atmung: mit der Bewegung koordiniert, in der Position normal atmen
Wiederholungen: 1 x zu jeder Seite
Durchführung: Stehe mit breit gegrätschten Beinen. Der Oberkörper ist aufrecht; die Schultern sind entspannt. ⋯ Atme tief ein. ⋯ Ausatmend drehe den Körper und beide Füße nach links. Beuge das linke Knie so weit, bis deine Fingerspitzen den Boden berühren. Der rechte Unterschenkel und der rechte Fuß liegen auf dem Boden. Der Rücken ist gerade. Das Körpergewicht ist auf den linken Fuß und den rechten Unterschenkel verteilt. ⋯ Normal atmend fixiere einen Punkt und bleibe in dieser Position, so lange es angenehm ist. Komme mit Hilfe der Hände in die Ausgangspositon zurück und führe die Übung zur anderen Seite durch.

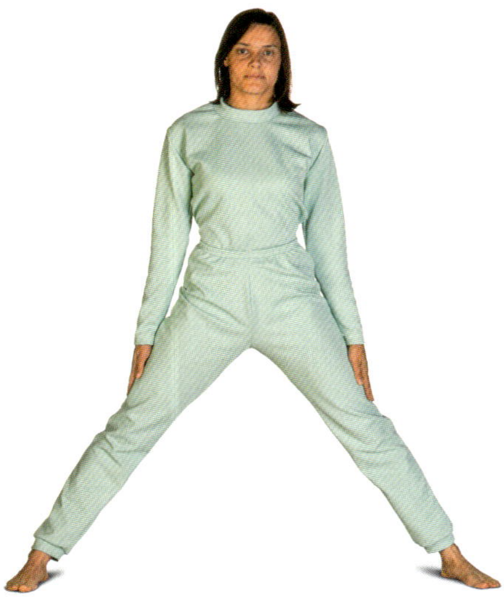

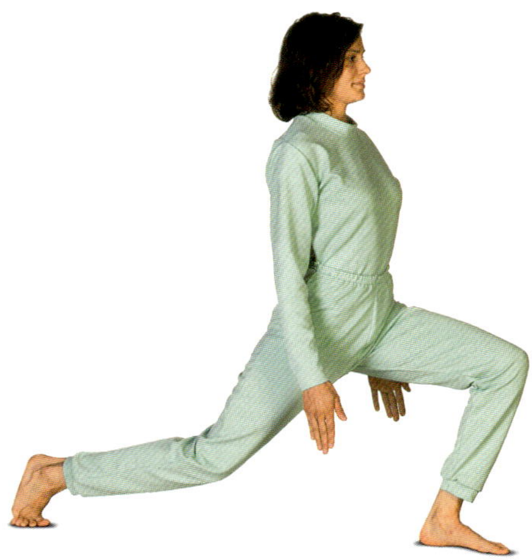

Gut für

Fördert die Stabilität der Beine sowie die Beweglichkeit der Hüftgelenke. Schult eine aufrechte Körperhaltung. Eine gute Übung für die ersten drei Schwangerschaftsmonate.

Achtung

Diese Übung darf nach dem dritten Schwangerschaftsmonat sowie nach einer Blinddarmoperation nicht durchgeführt werden. Bei Beschwerden in den Kniegelenken soll die Übung ebenfalls vermieden werden.

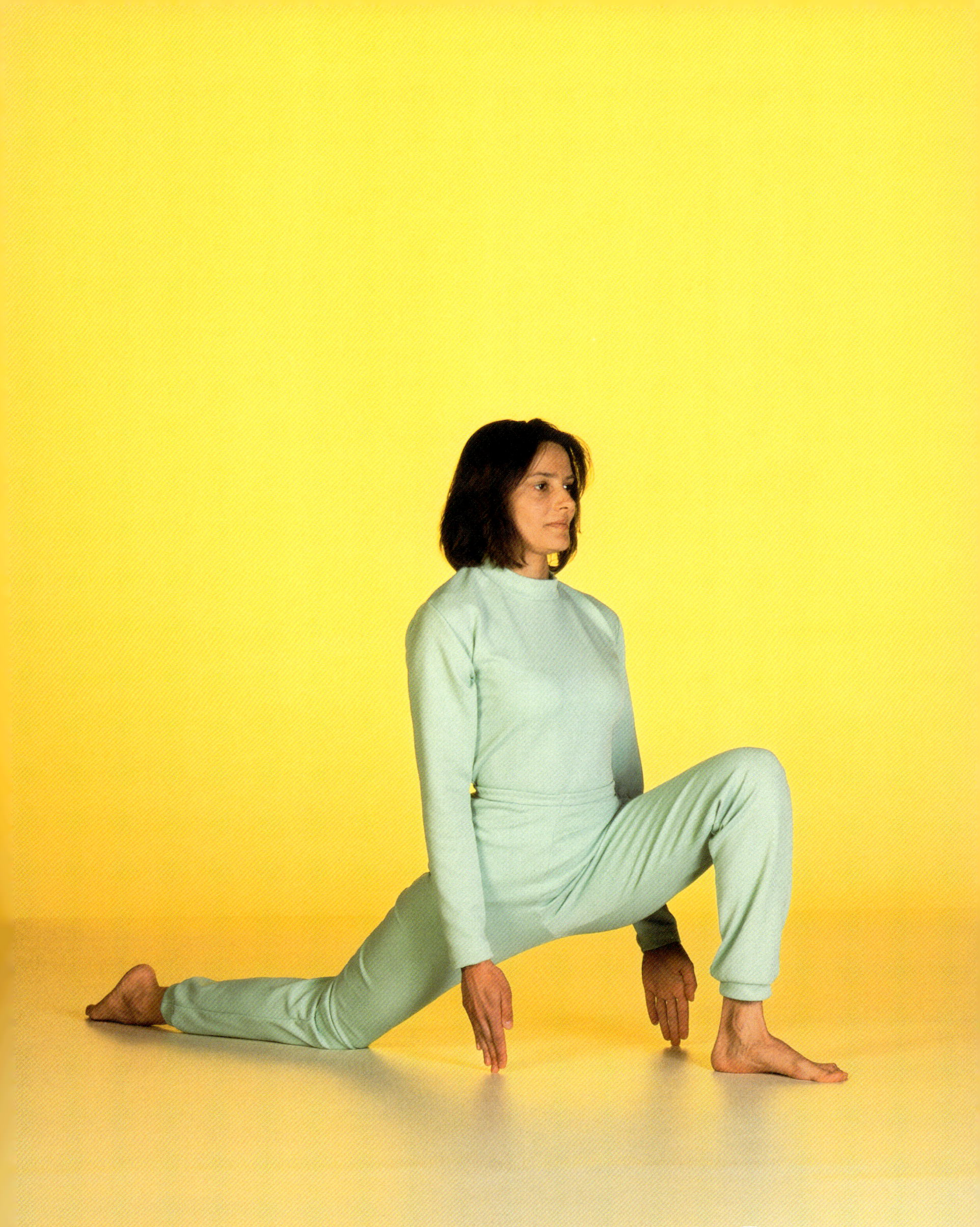

ASHVA SANCHALANĀSANA

Grundstellung: Vajrāsana
Konzentration: auf den ganzen Körper
Atmung: mit der Bewegung koordiniert, in der Position normal atmen
Wiederholungen: 3 x
Durchführung: Setze dich in Vajrāsana. ⇢ Atme tief ein. ⇢ Ausatmend stütze die Hände und den Kopf auf den Boden, sodaß sie ein gleichseitiges Dreieck bilden. Die Ellbogen sind zu den Oberschenkeln gerichtet. ⇢ Hebe die Knie und stütze sie auf die Oberarme. Der Rücken soll möglichst gerade sein. Das Körpergewicht verteilt sich auf Kopf und Hände. ⇢ Normal atmend bleibe in dieser Position, so lange es angenehm ist. Komme langsam wieder in die Grundstellung zurück.

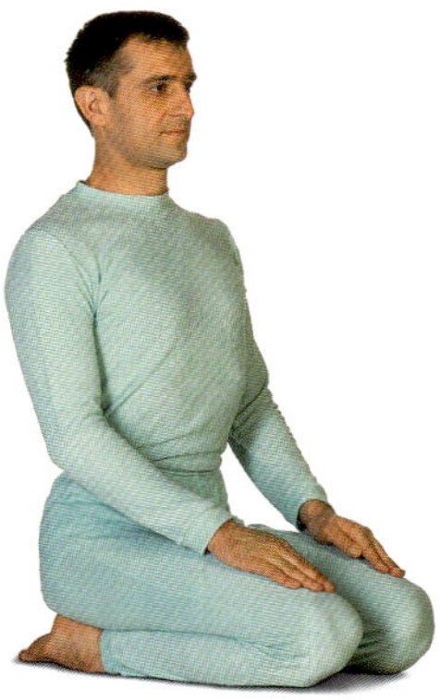

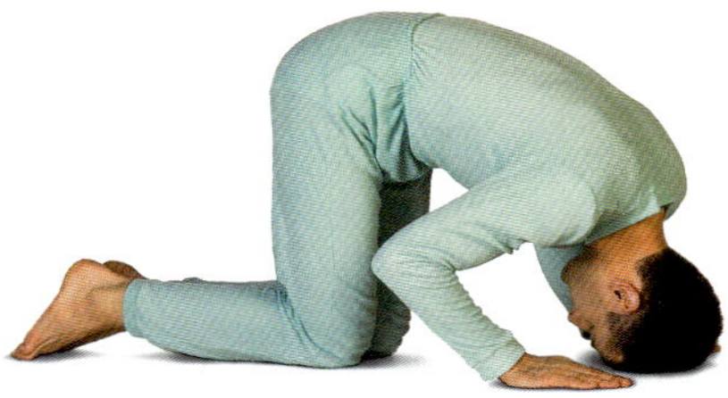

Gut für
Fördert die Durchblutung des Kopfes, stärkt die Rücken- und Schultermuskulatur sowie den Nacken und die Arme. Wirkt günstig auf die Konzentrationsfähigkeit und die Gedächtnisleistung.

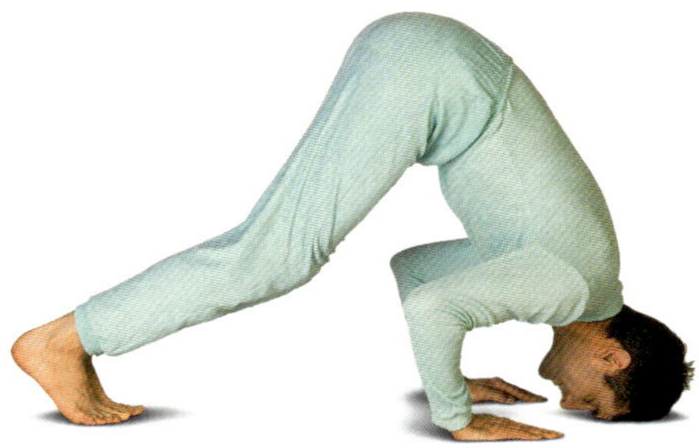

Achtung
Bei hohem Blutdruck oder Gefäßstörungen im Kopfbereich sowie bei Beschwerden in der Halswirbelsäule soll die Übung nicht durchgeführt werden.

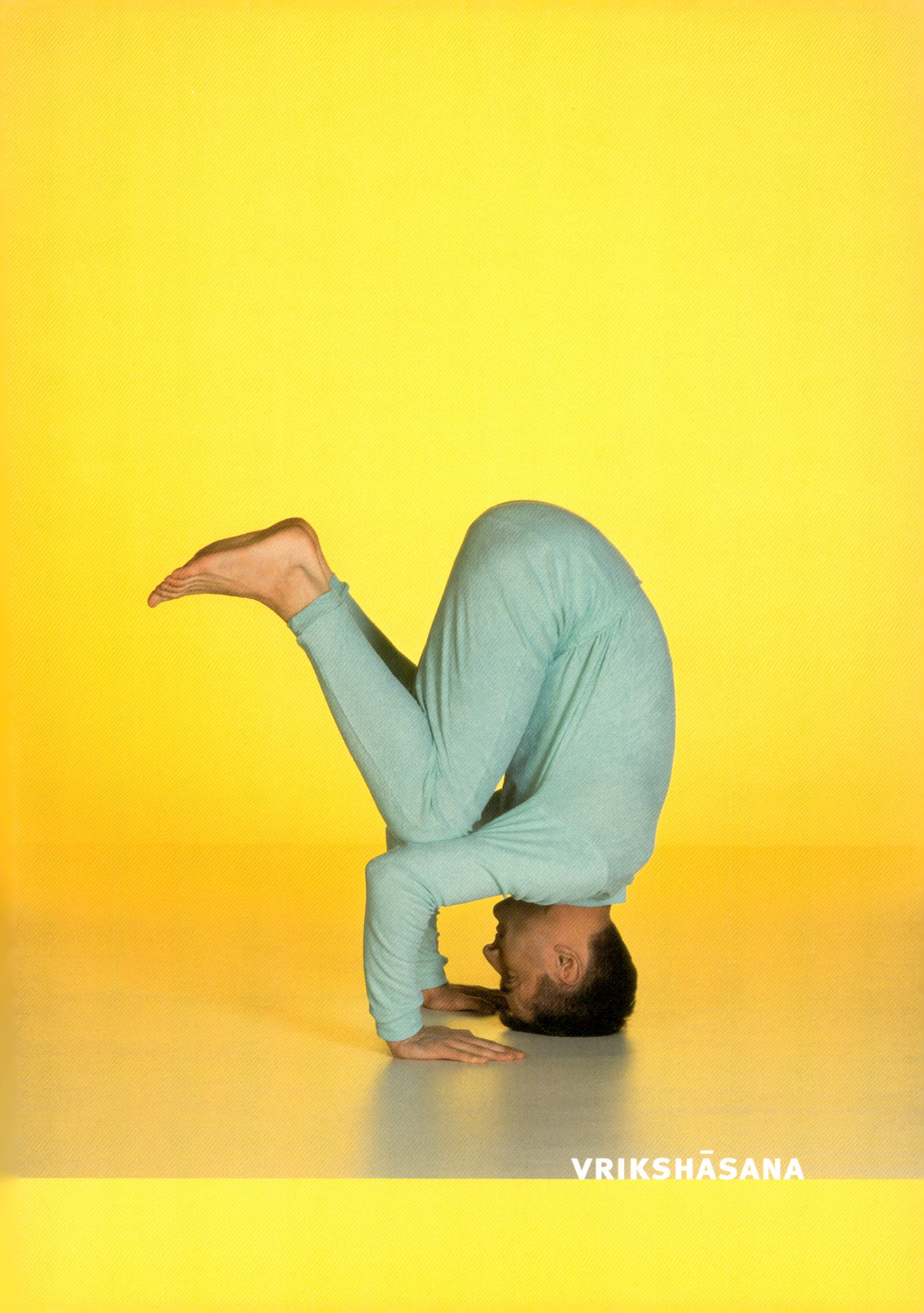

VRIKSHĀSANA

TĀDĀSANA – Palme

Grundstellung: Stand
Konzentration: auf den ganzen Körper
Atmung: mit der Bewegung koordiniert, in der Position normal atmen
Wiederholungen: 1 x
Durchführung: Stehe aufrecht und entspannt. ⇢ Ausatmend verschränke die Finger vor dem Körper. ⇢ Einatmend hebe die Arme über den Kopf und drehe die Handflächen nach oben. Strecke den ganzen Körper durch und richte den Blick auf die verschränkten Hände oder nach vorn. ⇢ Normal atmend gehe mit gestrecktem Körper auf den Zehen einige Male um deine Decke herum.
Komme dann wieder in die Ausgangsposition zurück.

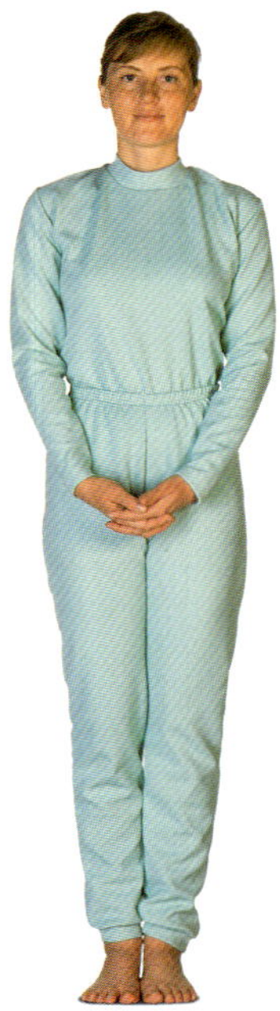

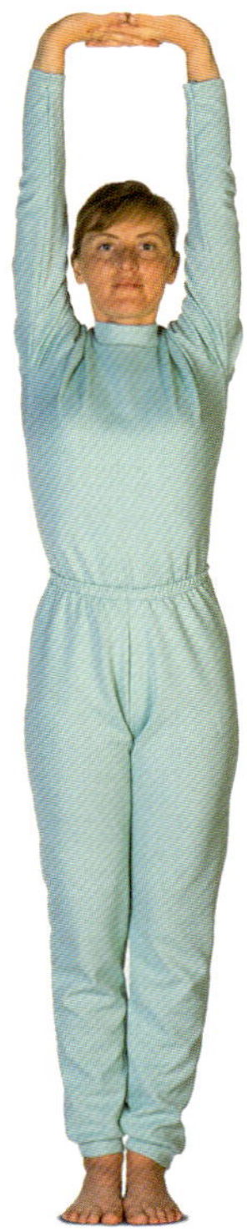

Gut für
Belebt den ganzen Körper. Wenn du vorher Yoga Mudrā oder Vrikshāsana geübt hast, verhilft dir diese Übung wieder zu einer gleichmäßigen Blutzirkulation. Durch das Strecken des Unterleibs wird außerdem die Verdauung angeregt. Das Gehen auf den Zehen verbessert die Fußstabilität und das Gleichgewicht.

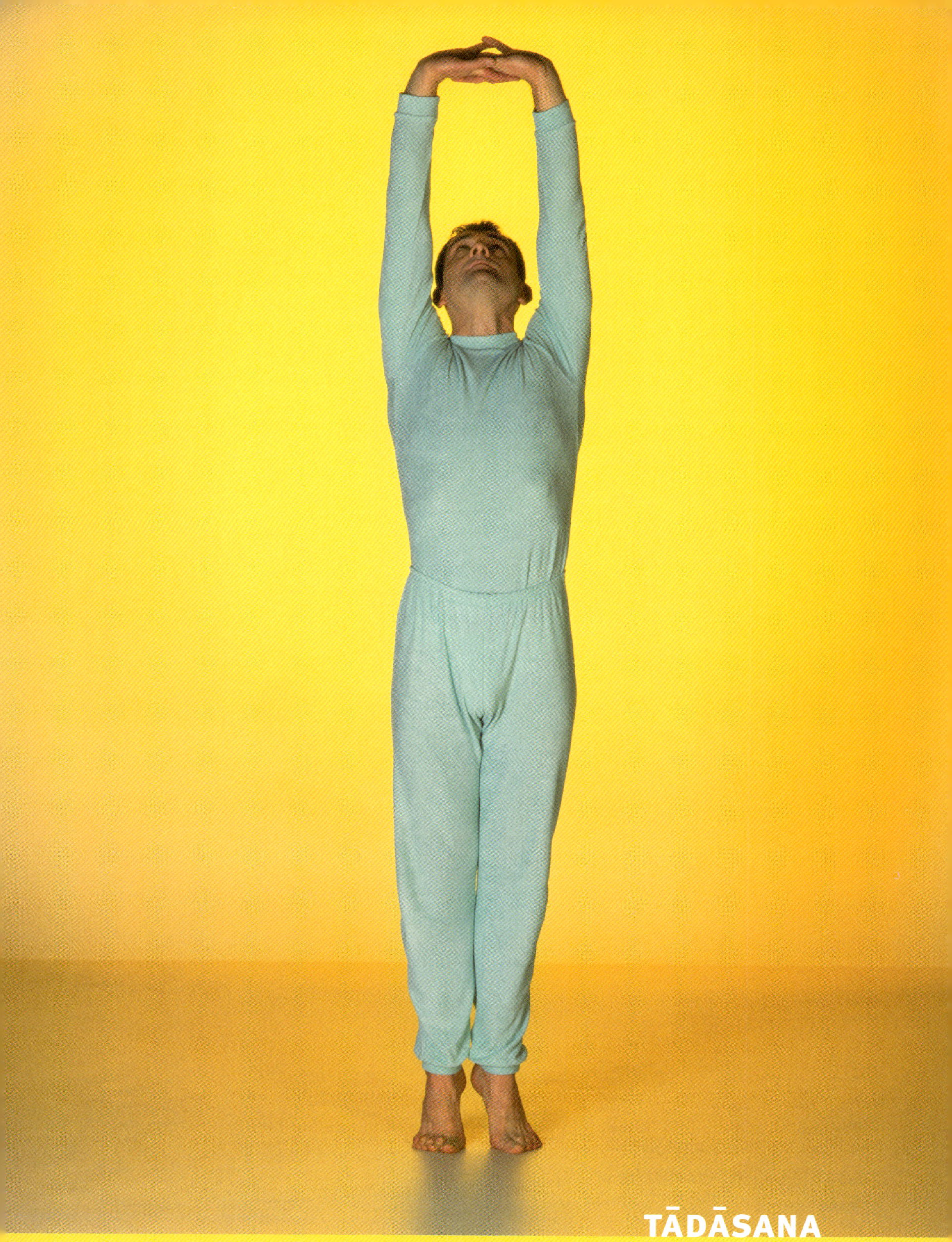

TĀDĀSANA

SIMHĀSANA – Löwe

Grundstellung: Vajrāsana
Konzentration: auf die Muskelspannnung während des A-Lautes
Atmung: mit der Bewegung koordiniert
Wiederholungen: bis zu 10 x
Durchführung: Setze dich in Vajrāsana (die Zehen können aufgestellt oder gestreckt sein). Die Knie sind dabei etwas auseinander. Lege die Hände auf die Knie und strecke die Arme durch. ···› Atme tief durch die Nase ein und hebe dabei die Schultern etwas hoch. ···› Atme kräftig durch den Mund aus. Gleichzeitig stütze die Hände fest auf die Knie und spreize die Finger weit auseinander. Reiße die Augen weit auf und blicke nach oben. Strecke die Zunge heraus und erhebe ein »Löwengebrüll« – ein lautes offenes »Ahhhh«.
···› Achte darauf, daß der A-Laut nicht vom Hals, sondern aus dem Bauch kommt.
···› Mit der Einatmung komme wieder in die Ausgangsposition zurück.

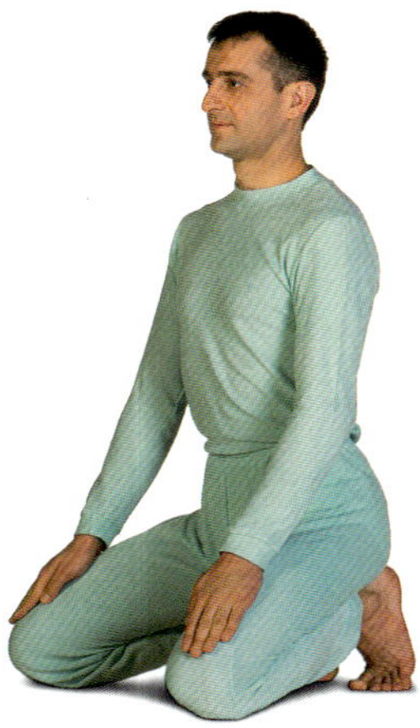

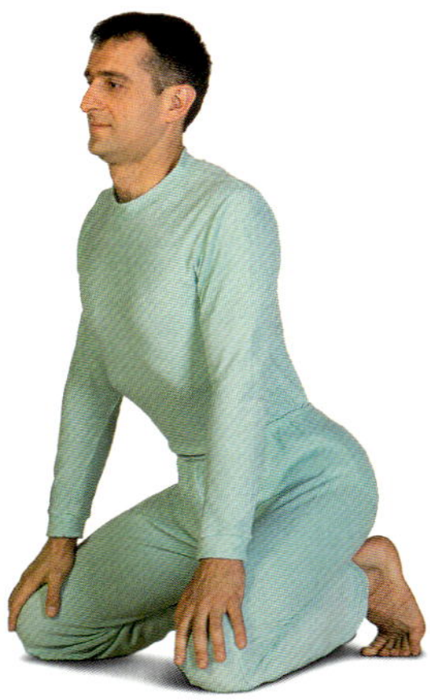

Gut für
Wirkt auf den Stimmbandschluß und auf das Zwerchfell. Die Āsana trainiert die Stimmbänder und ist daher für Sänger sehr geeignet. Sie ist für Menschen mit Sprechschwierigkeiten, wie Stottern, zu empfehlen. Hilft auch bei Hals-, Nasen-, Ohren- und Mundkrankheiten.

Nach dieser Übung entspanne dich in **ĀNANDĀSANA.**

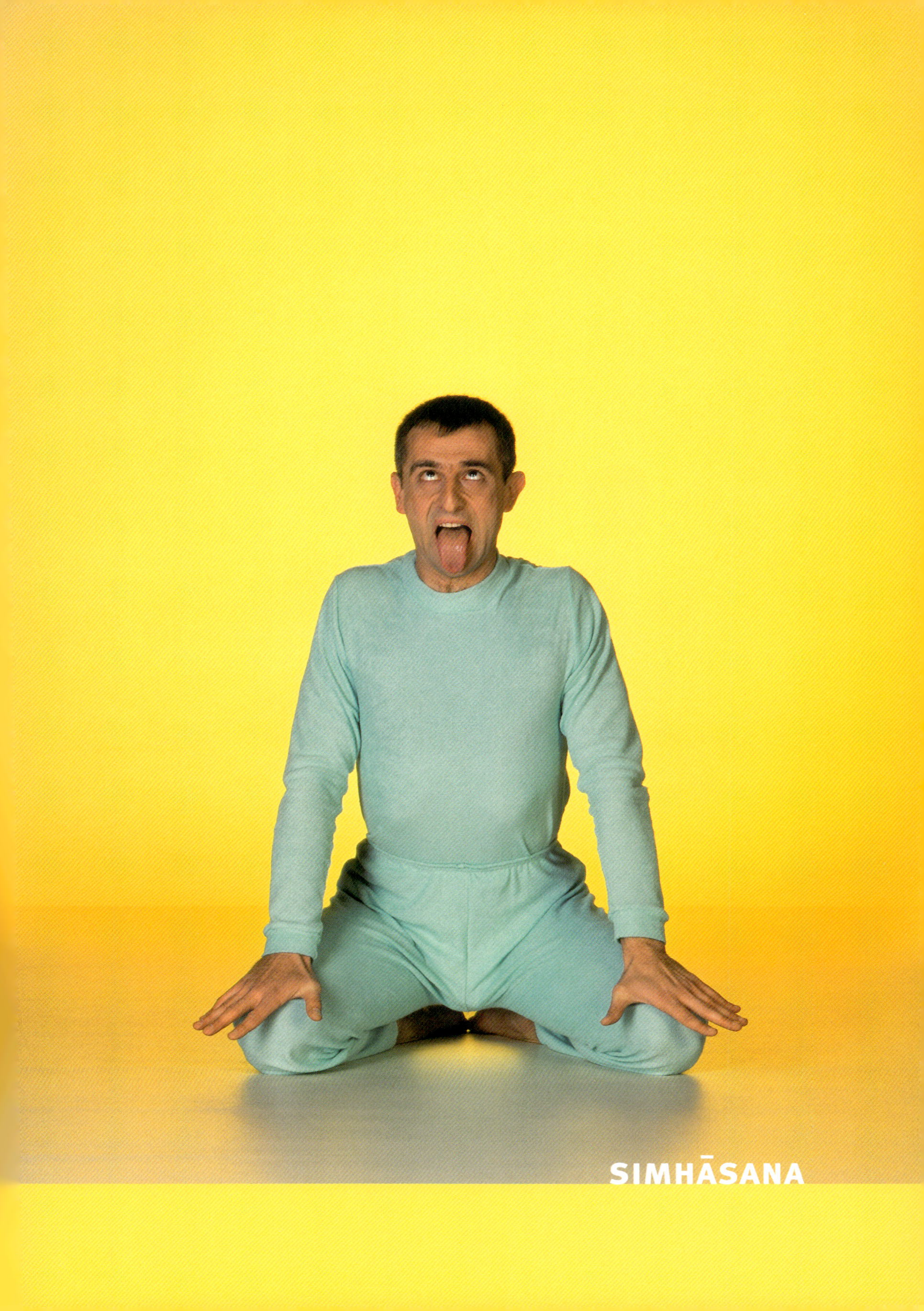

SIMHĀSANA

NĀDĪ SHODHANA PRĀNĀYĀMA – Nervenreinigung / Stufe 4

Grundstellung: Meditationssitz
Konzentration: auf den Atemvorgang
Wiederholungen: 5 Runden links beginnend und 5 Runden rechts beginnend
Durchführung: Konzentriere dich etwa 5 Minuten lang auf deinen normalen Atem. Nimm dann Prānāyāma Mudrā ein. Zähle im Geist bei der Atmung mit.

- Verschließe mit dem Daumen das rechte Nasenloch und atme links 4 Einheiten lang ein.
- Verschließe beide Nasenlöcher und halte den Atem 16 Einheiten lang an.
- Öffne das rechte Nasenloch und atme 8 Einheiten lang aus.
- Verschließe beide Nasenlöcher und halte den Atem 16 Einheiten lang an.
- Öffne das rechte Nasenloch und atme 4 Einheiten lang ein.
- Verschließe beide Nasenlöcher und halte den Atem 16 Einheiten lang an.
- Öffne das linke Nasenloch und atme 8 Einheiten lang aus.
- Verschließe beide Nasenlöcher und halte den Atem 16 Einheiten lang an.

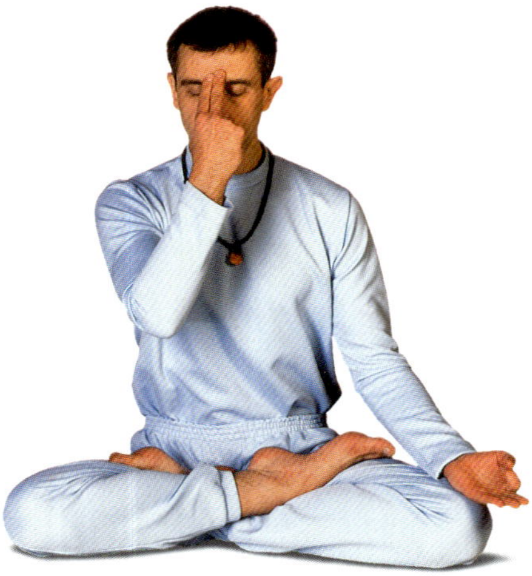

Achtung
Den Atem nur so lange anhalten, wie es leicht möglich ist. Bei akutem Asthma und Herzkrankheit soll der Atem nicht angehalten werden.

Diese Folge entspricht einer Runde.

Übe 5 Runden und konzentriere dich danach wieder auf den normalen Atem.
Nach einiger Zeit beginne mit der Einatmung durch das rechte Nasenloch und übe wieder 5 Runden.

Einüben dieses Prānāyāmas

Falls du mit den angegebenen Einheiten nicht 5 Runden lang üben kannst, so halte vorerst den Atem nur nach der Einatmung an und zwar im Verhältnis **4** (einatmen): **4** (anhalten) : **8** (ausatmen). Wenn du dies gut beherrschst, so steigere auf 4:8:8 und weiter auf 4:16:8. Nach einiger Zeit der Übung kannst du das Atemanhalten nach der Ausatmung einbeziehen. Beginne auch hierbei mit einer kürzeren Anhaltephase: 4:16:8:8, um schließlich zum angegebenen Verhältnis 4:16:8:16 zu kommen. Die Anzahl der Zyklen kann weiter gesteigert werden, doch soll das Verhältnis der Länge der Einheiten zueinander gleich bleiben: z. B. 5:20:10:20, 8:32:16:32.

Durchführung: Die 8 Stufen der Self-Inquiry-Meditation sind im Anschluß an die 8 Übungsteile der Āsanas und Prāṇāyāmas beschrieben.

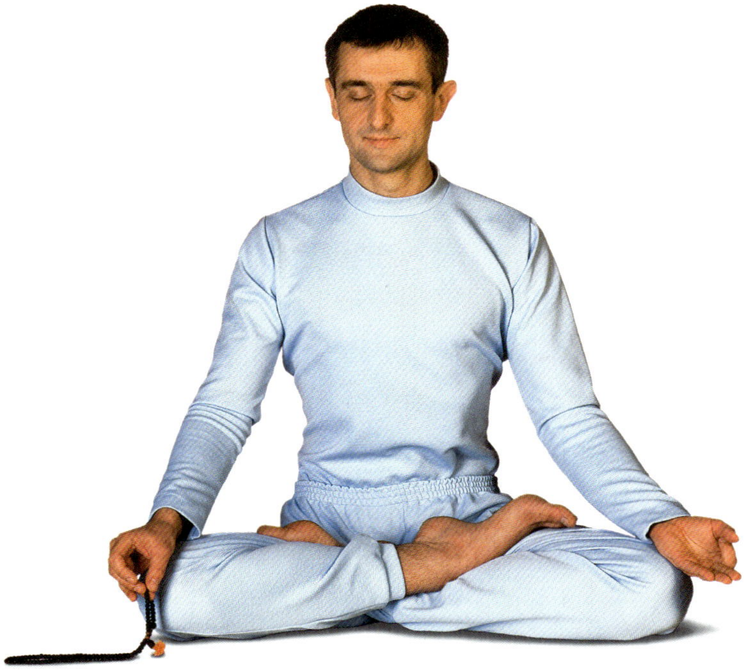

Dreierlei kannst du nicht zurückholen: die Zeit, die vergangen ist, den Pfeil, den du abgeschossen, und das Wort, das du ausgesprochen hast.
Erwäge deshalb, bevor du es aussprichst, jedes Wort reiflich im Herzen, und bedenke, bevor du handelst, sorgfältig dein Tun.

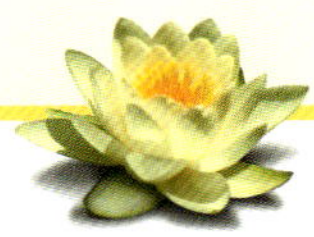

Wenn du Gott Tag und Nacht aus tiefstem Herzen rufst, so wird Er zu dir kommen und dein Leben in Seine liebenden Hände nehmen.

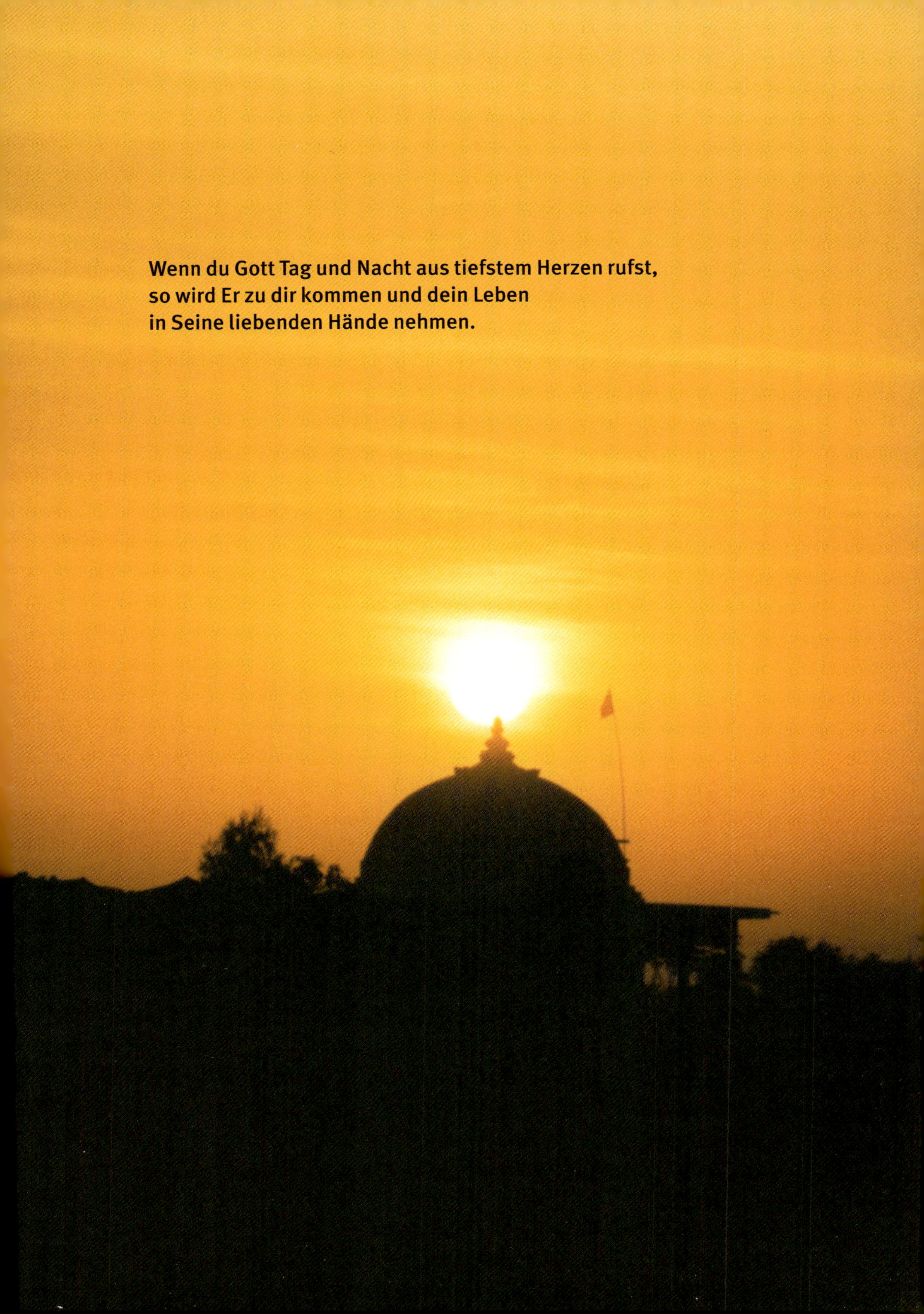

Nutze die Yogaübungen von nun an nicht nur als physisches Training, sondern setze sie ganz bewußt als Methode ein, um innere Unruhe und Störungen – wie immer man sie nennen will: Konzentrationsschwäche, Traurigkeit, Depressionen usw. – zu kontrollieren und zu überwinden.

Patanjali erklärt in seinen Yoga Sūtras, daß die Denksubstanz (Chitta) ein Produkt der Natur (Prakriti) ist. Indem sich der Denkvorgang auf ein Objekt bezieht, nimmt er die Form dieses Objektes an. Dieses Phänomen wird Chitta-Vritti genannt, was in etwa mit »geistiger Zustand« übersetzt werden kann. Da die Objekte, auf die sich der Geist richtet, variieren, wechseln auch die Chitta-Vrittis unentwegt. Durch die enge Beziehung des Bewußtseins mit dem Selbst (Purusha) identifiziert sich dieses mit den verschiedenen Zuständen des Geistes. Durch Yogaübung können wir Kontrolle über die Chitta-Vrittis erreichen (»Chitta-Vritti Nirodha«) und damit zugleich die Befreiung des Selbst von der irrtümlichen Identifikation mit den wechselnden Zuständen des Bewußtseins.

Neben Āsanas und Prāṇāyāmas wird nun eine weitere Übung in das tägliche Programm aufgenommen, und zwar tiefe Konzentration. Diese wird oft irrtümlich als Meditation bezeichnet – Meditation ist jedoch viel mehr als Konzentration. Meditation kann man nicht üben, sie entsteht von selbst, so wie uns der Schlaf plötzlich überkommt, ohne daß wir in der Lage sind, den genauen Zeitpunkt zu bestimmen.

Konzentration ist eine Vorübung zur Meditation, mit dem Ziel, Körper, Geist und Sinne zu beobachten und zu beruhigen. Ist unsere Konzentrationsfähigkeit nicht stark genug, so werden wir entweder unruhig oder wir schlafen ein. Beides verhindert, daß wir in die Meditation hineinkommen. In der Übung der Konzentration versuchen wir daher, sowohl Ruhelosigkeit als auch Schläfrigkeit zu überwinden. Die Techniken, die in dieser und der folgenden Stufe beschrieben sind, sind für jene bestimmt, die ihre Konzentrationsfähigkeit entwickeln bzw. das Stadium der Meditation erreichen wollen.

Einige Empfehlungen für deinen Erfolg im Yoga:

1. Lebe vegetarisch!

2. Halte dich von Drogen fern. Drogen schaden der Gesundheit und deiner Yogaentwicklung. Verfalle nicht dem Irrtum zu meinen, deine Willenskraft sei stark genug, dich jederzeit davon lösen zu können.

3. Meide Alkohol und jede Art der Unmäßigkeit. Sie sind Hindernisse auf deinem Yogaweg und können deine Bestrebungen zunichte machen.

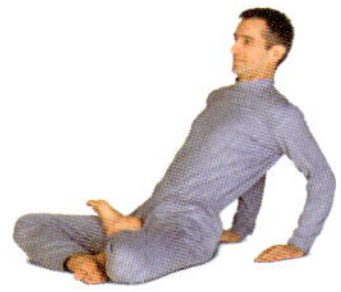

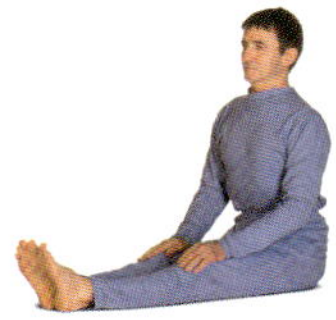

5–1 **PASCHIMOTTĀNĀSANA** – Rückendehnung
5–2 **PĀDA PRASARA PASCHIMOTTĀNĀSANA** – Rückendehnung mit gegrätschten Beinen
5–3 **BANDHA PASCHIMOTTĀNĀSANA** – Seitliche Rückendehnung mit gegrätschten Beinen
5–4 **BHUJANGĀSANA** – Kobra
5–5 **SHALABHĀSANA** – Heuschrecke
5–6 **SARVĀNGĀSANA** – Schulterstand - »Gut für alle Glieder«
5–7 **DHANURĀSANA** – Bogen
5–8 **HALĀSANA** – Pflug
5–9 **MATSYĀSANA** – Fisch
5–10 **ARDHA MATSYENDRĀSANA** – Drehsitz
5–11 **EKAPĀDA PRANĀMĀSANA** – Gruß auf einem Bein
5–12 **VRIKSHĀSANA** – Baum
5–13 **BHASTRIKĀ PRĀNĀYĀMA** – Blasebalg - Atemübung
5–14 **SELF-INQUIRY-MEDITATION** – Stufe 5

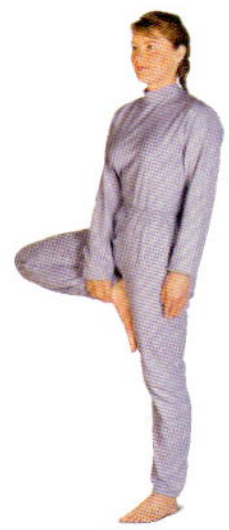

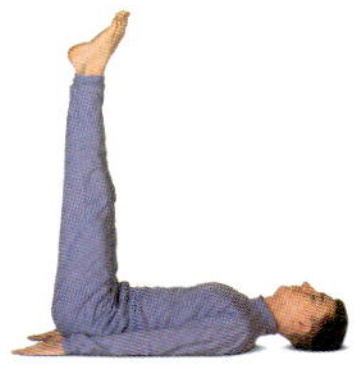

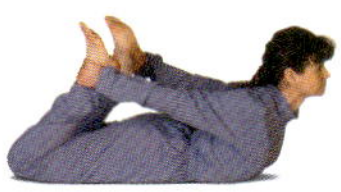

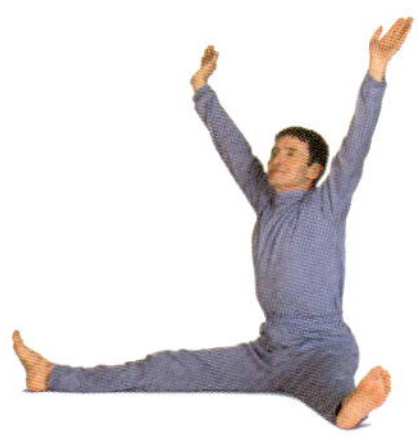

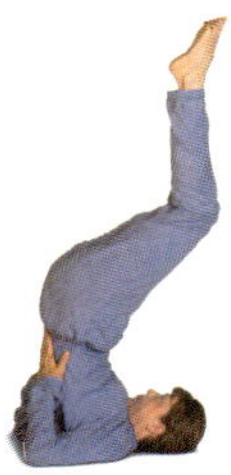

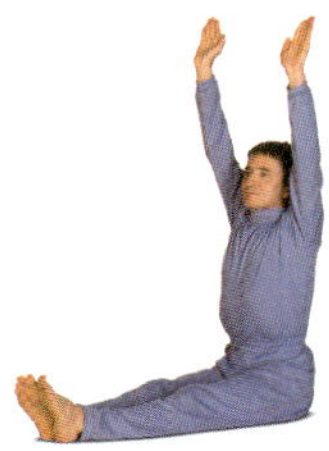

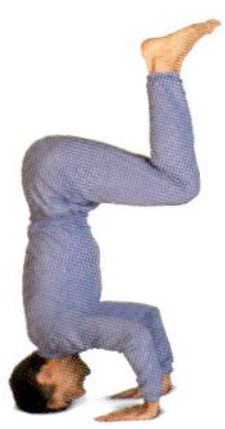

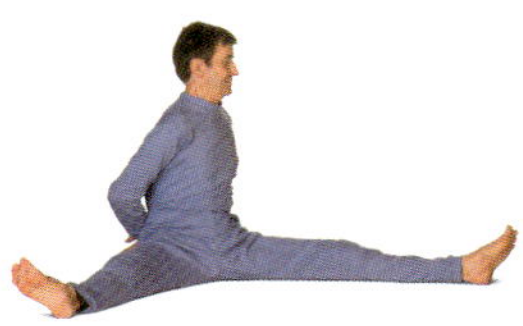

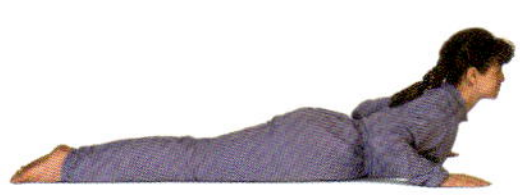

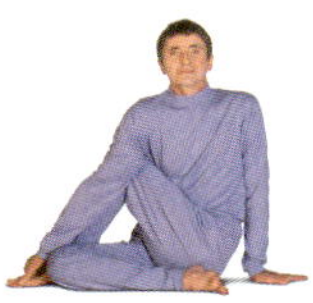

PASCHIMOTTĀNĀSANA – Rückendehnung

Grundstellung: Langsitz
Konzentration: auf den Rücken und das Manipūra Chakra
Atmung: mit der Bewegung koordiniert, in der Position normal atmen
Wiederholungen: 1–3 x
Durchführung: Nimm den Langsitz ein. Die Hände ruhen auf den Oberschenkeln. ⇢ Einatmend hebe die gestreckten Arme über den Kopf. ⇢ Ausatmend beuge dich aus der Hüfte mit möglichst geradem Rücken nach vorn und umfasse die Zehen. Die Knie bleiben gestreckt. Versuche, mit dem Kopf die Knie zu berühren.
⇢ Normal atmend verweile in dieser Position. ⇢ Einatmend richte den Oberkörper mit gestreckten Armen wieder auf. ⇢ Ausatmend lege die Hände auf die Oberschenkel.

Führe die Āsana anfangs 3 x ohne längeres Verweilen durch. Nachdem du sie auf diese Weise eingeübt hast, bleibe mit normalem Atem für einige Minuten in der Position.

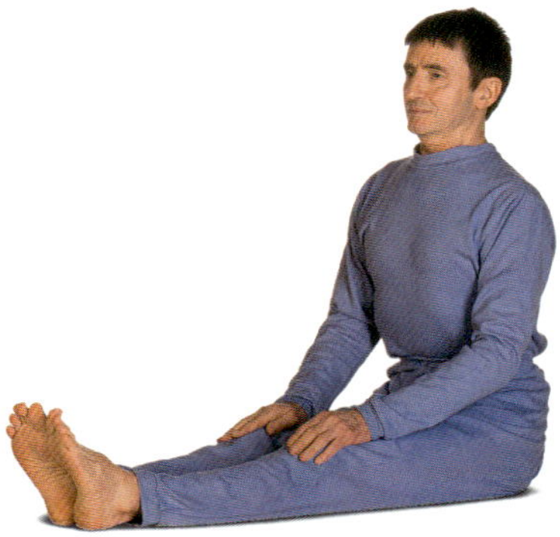

Gut für
Wirkt auf das Manipūra Chakra und regt die gesamte Lebensenergie an. Die Übung fördert die Blutzirkulation im Rücken. Sie dehnt die Rücken- und die gesamte hintere Beinmuskulatur. Sie aktiviert die Nieren und die Bauchspeicheldrüse und fördert die schlanke Linie.

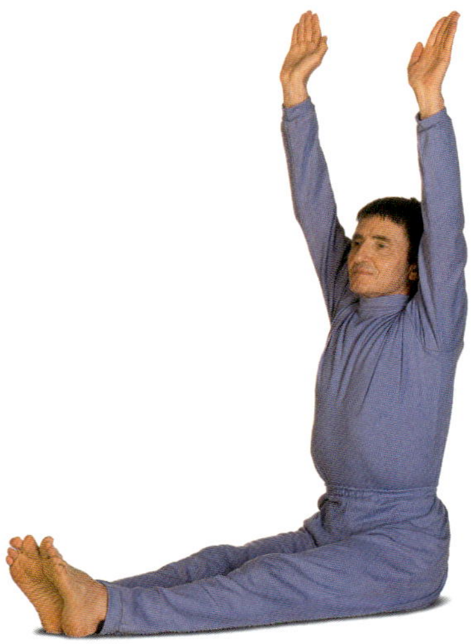

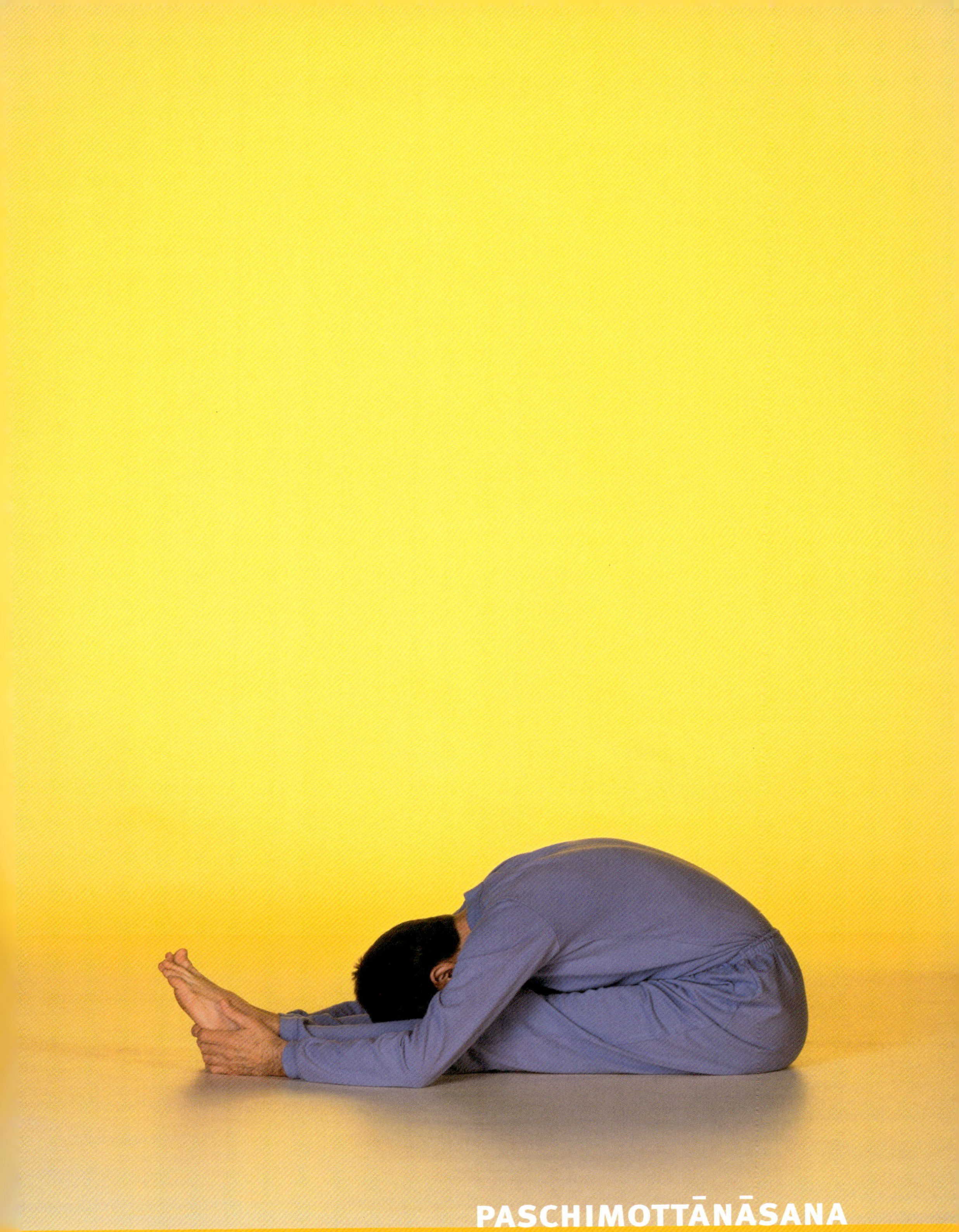

PASCHIMOTTĀNĀSANA

Grundstellung: Langsitz
Konzentration: auf die Dehnung des Rückens und der Beine
Atmung: mit der Bewegung koordiniert, in der Position normal atmen
Wiederholungen: 1–3 x
Durchführung: Sitze mit gegrätschten Beinen im Langsitz. Die Hände ruhen auf den Oberschenkeln. ⋯› Einatmend hebe beide Arme über den Kopf. ⋯› Ausatmend beuge dich von der Hüfte aus mit möglichst geradem Rücken nach vorn und umfasse die Zehen. Ziehe den Oberkörper noch weiter nach unten, bis die Stirn den Boden berührt. Die Knie bleiben gestreckt. ⋯› Mit normaler Atmung bleibe eine Weile in dieser Position. ⋯› Einatmend richte den Oberkörper mit gestreckten Armen wieder auf. ⋯› Ausatmend lege die Hände auf die Oberschenkel.

Führe die Āsana anfangs 3 x ohne längeres Verweilen durch. Nachdem du sie auf diese Weise eingeübt hast, bleibe mit normalem Atem für einige Minuten in der Position.

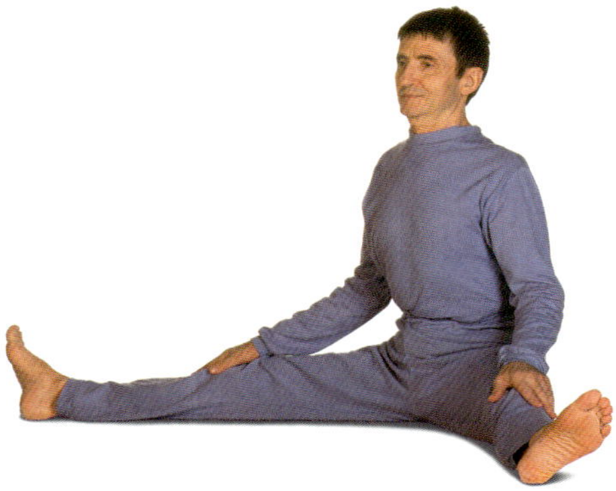

Gut für
Hat die gleichen Wirkungen wie Paschimottānāsana. Zusätzlich wirkt diese Āsana dehnend auf die innere Hüftmuskulatur.

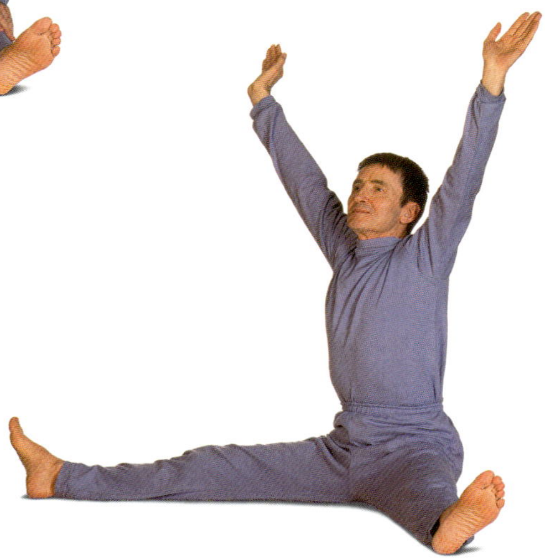

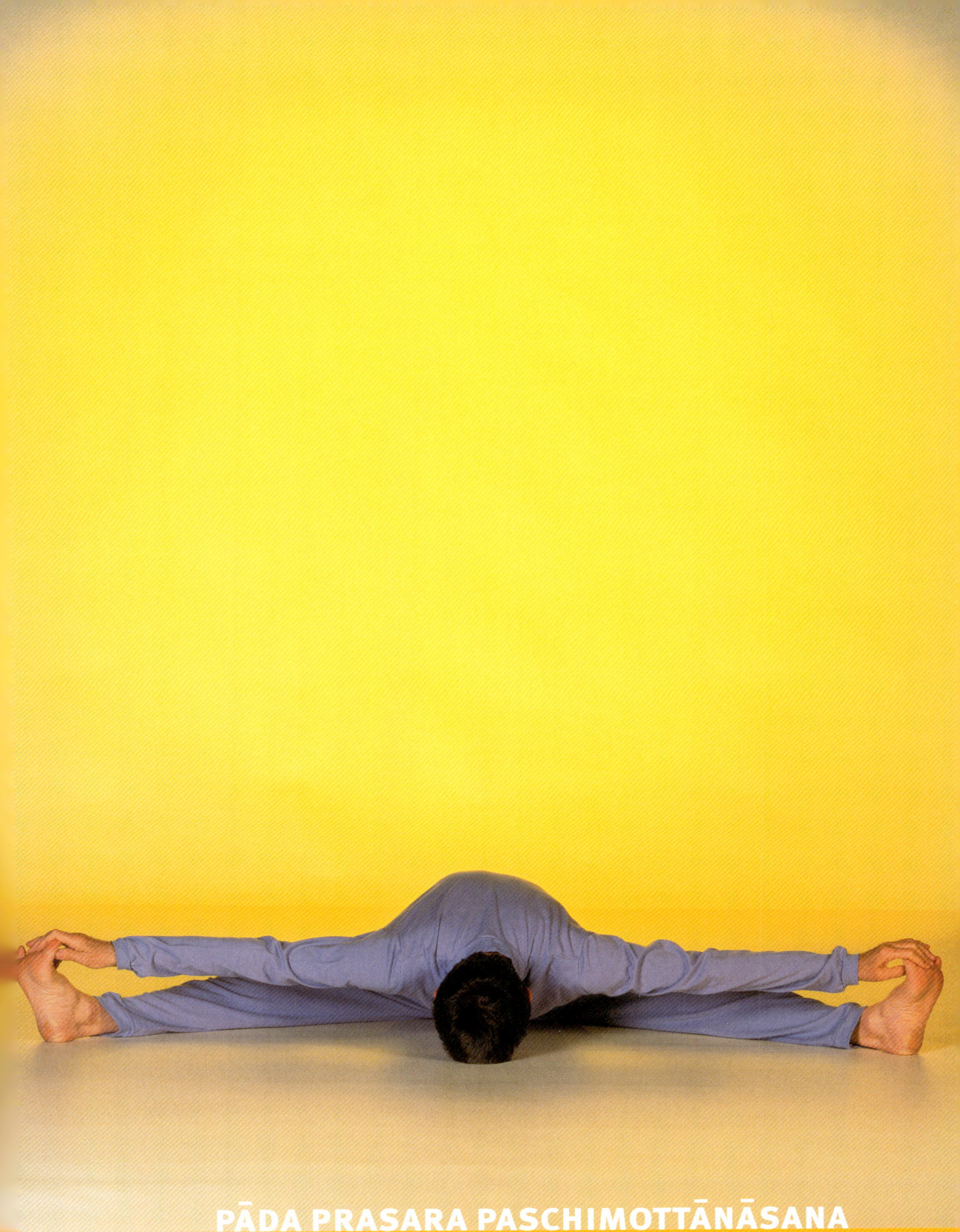

PĀDA PRASARA PASCHIMOTTĀNĀSANA

Grundstellung: Langsitz
Konzentration: auf die Dehnung des Rückens und der Hüftmuskulatur
Atmung: mit der Bewegung koordiniert, in der Position normal atmen
Wiederholungen: 1–3 x
Durchführung: Sitze mit gegrätschten Beinen im Langsitz. ···> Einatmend führe die Arme hinter den Rücken und umfasse mit der einen Hand das Handgelenk der anderen Hand. ···> Ausatmend beuge dich aus der Hüfte mit möglichst geradem Rücken über das linke Bein, bis die Nase das Knie berührt. Die Knie sind gestreckt; der Rücken ist gerade. ···> Normal atmend bleibe eine Weile in dieser Position und entspanne bewußt den ganzen Körper. ···> Einatmend hebe den Oberkörper langsam hoch. ···> Ausatmend nimm die Ausgangsposition ein. ···> Wiederhole die Übung zur anderen Seite.

Führe die Āsana anfangs 3 x ohne längeres Verweilen durch. Nachdem du sie auf diese Weise eingeübt hast, bleibe mit normalem Atem für einige Minuten in der Position.

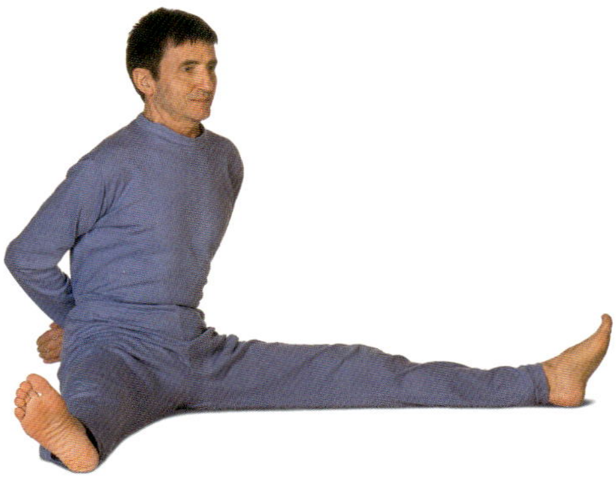

Gut für
Hat die gleichen Wirkungen wie Paschimottānāsana. Zusätzlich übt diese Āsana eine Dehnung auf die seitliche Hüft- und Rumpfmuskulatur aus.

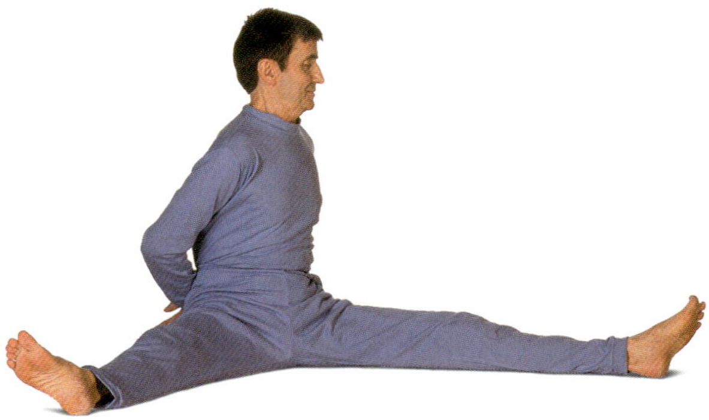

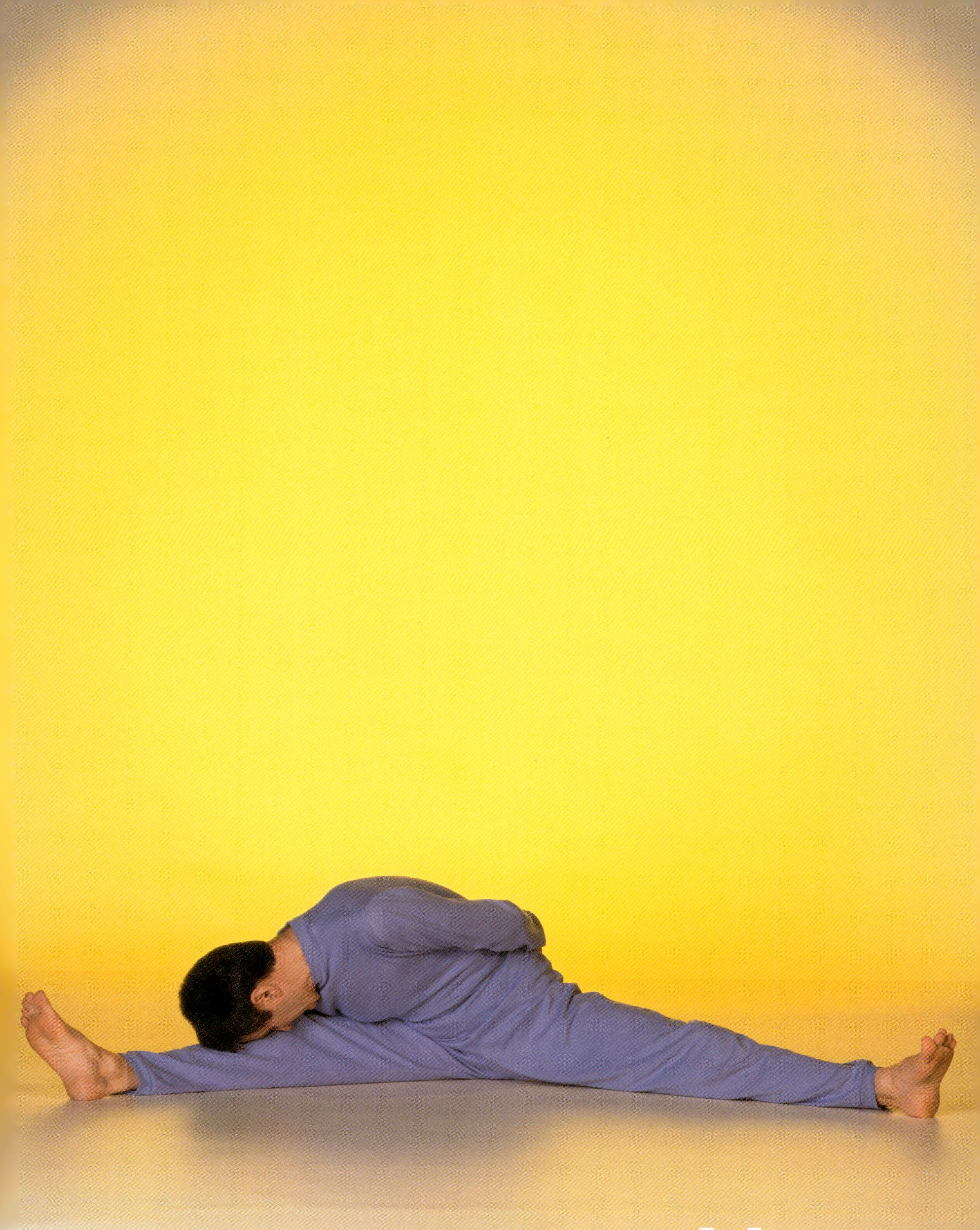

BANDHA PASCHIMOTTĀNĀSANA

Grundstellung: Bauchlage
Konzentration: auf die Streckung des Rückens und das Svādhishthāna Chakra
Atmung: mit der Bewegung koordiniert, in der Position angehalten
Wiederholungen: 1–3 x
Durchführung: Lege dich auf den Bauch, stütze das Kinn auf den Boden und lege die Hände in Achselhöhe neben den Körper. Die Füße sind ausgestreckt. ⇢ Einatmend drücke das Becken zum Boden und hebe mit Hilfe der Arme den Oberkörper hoch. Lege den Kopf in den Nacken und richte den Blick nach oben. Die Wirbelsäule ist gleichmäßig gestreckt; die Schultern sind nach unten gedrückt. ⇢ Halte den Atem an und bleibe in dieser Position, so lange es angenehm ist. ⇢ Ausatmend komme langsam in die Ausgangsposition zurück.

Führe die Āsana anfangs 3 x ohne längeres Verweilen durch. Nachdem du sie auf diese Weise eingeübt hast, bleibe mit normalem Atem für einige Minuten in der Position.

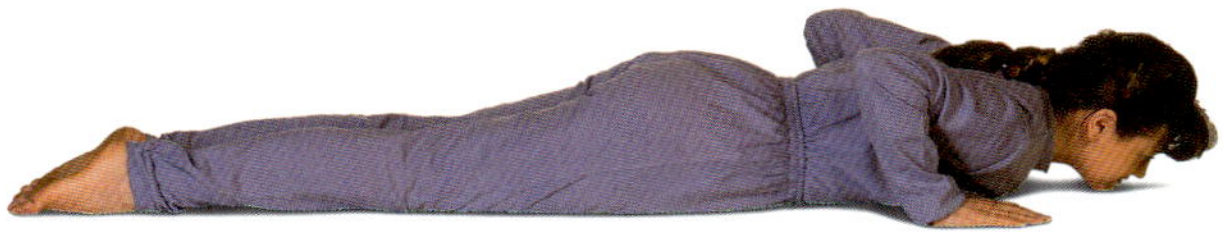

Gut für
Harmonisiert das Svādhishthāna Chakra. Wirkt besänftigend bei Ärger und Jähzorn und ist günstig für Nieren und Leber. Diese Āsana ist besonders empfehlenswert für alle, die einen sitzenden Beruf ausüben. Wirkt vorbeugend gegen Rückenbeschwerden.

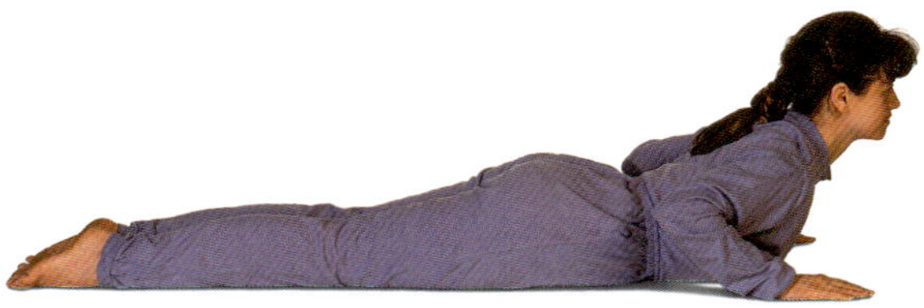

Achtung
Bei dieser Übung sollte vor allem die Brustwirbelsäule gestreckt werden und die Wirbelsäule gleichmäßig durchgebogen sein. Wenn die Übung Schmerzen im Lendenwirbelbereich verursacht, soll man sie nicht durchführen. Bei Bluthochdruck oder Herzerkrankungen soll die Übung nur dynamisch im Atemrhythmus durchgeführt werden, ohne den Atem anzuhalten.

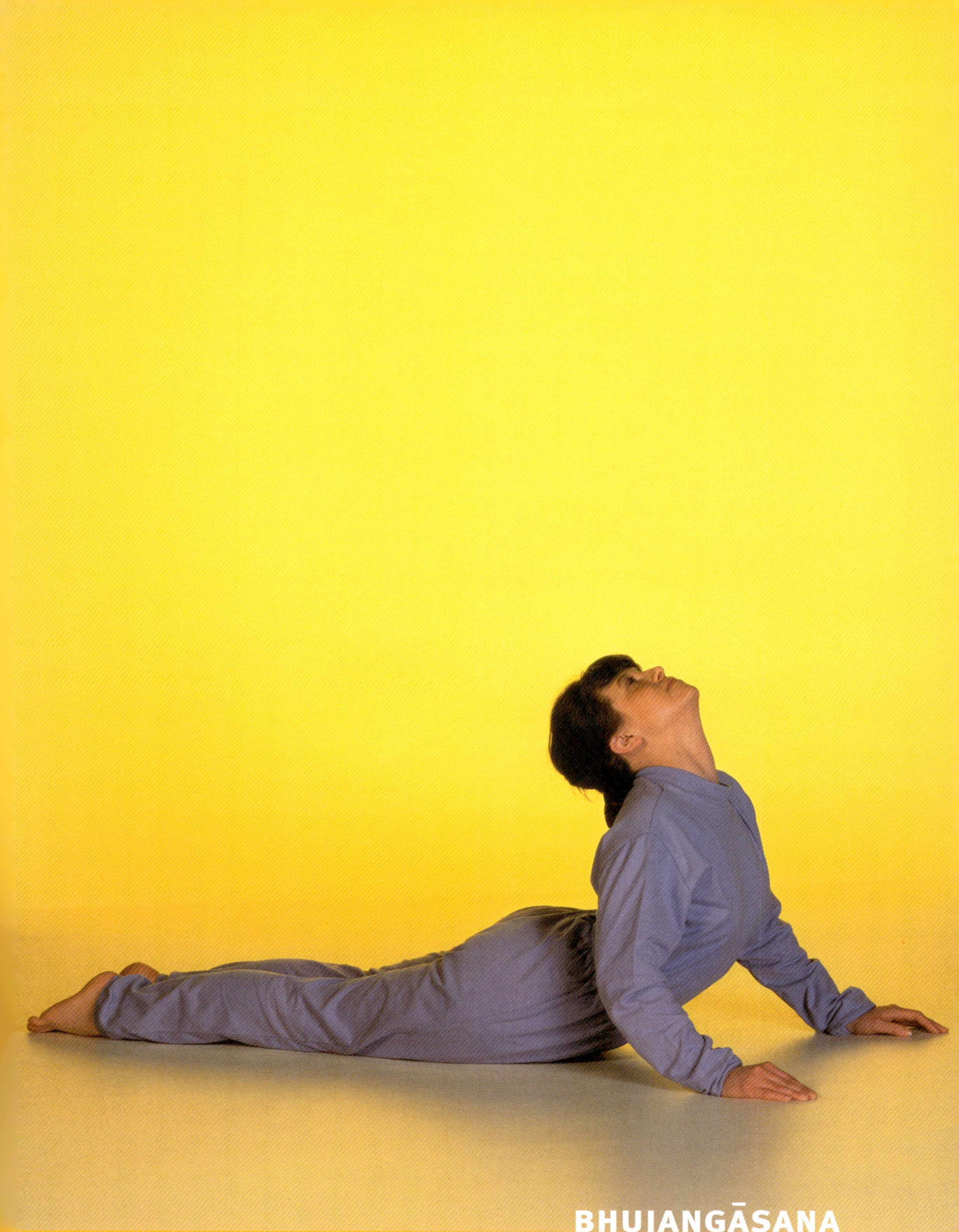

BHUJANGĀSANA

SHALABHĀSANA – Heuschrecke

Grundstellung: Bauchlage
Konzentration: auf die Bein- und Rückenmuskeln und das Manipūra Chakra
Atmung: mit der Bewegung koordiniert, in der Position angehalten
Wiederholungen: 1–3 x
Durchführung: In der Bauchlage stütze das Kinn auf den Boden auf oder drehe den Kopf zur Seite und lege eine Wange auf den Boden. ⇢ Lege die Arme unter den Bauch. Die Hände liegen unterhalb der Oberschenkel; die Handflächen sind nach unten gerichtet. ⇢ Einatmend drücke die Handflächen gegen den Boden und hebe die gestreckten Beine so hoch wie möglich. ⇢ Den Atem anhaltend bleibe so lange in dieser Position, wie es dir angenehm ist. ⇢ Ausatmend kehre wieder in die Ausgangslage zurück.

Führe die Āsana anfangs 3 x ohne längeres Verweilen durch. Nachdem du sie auf diese Weise eingeübt hast, bleibe mit normalem Atem für einige Minuten in der Position.

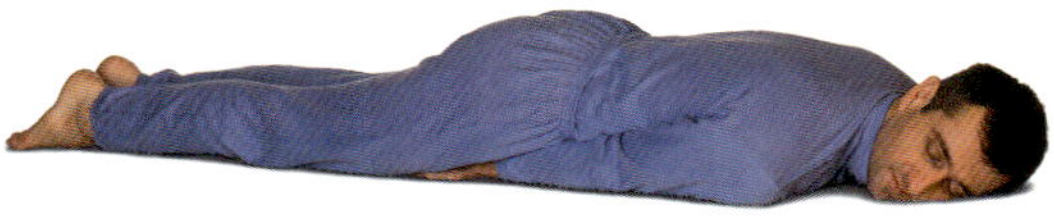

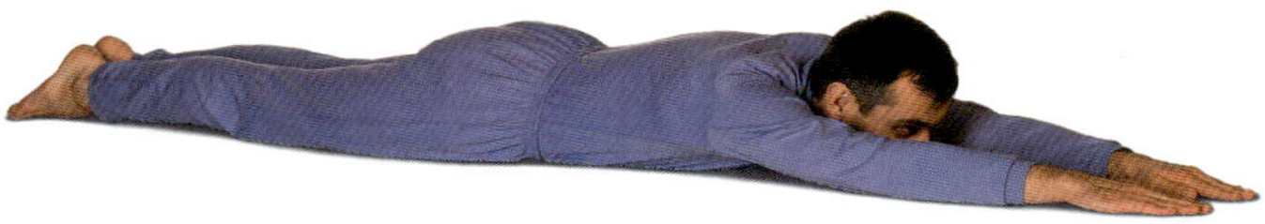

Gut für
Wirkt auf das Manipūra Chakra. Verleiht Selbstbewußtsein und Aktivität. Hat eine günstige Wirkung bei Depressionen. Die inneren Organe werden aktiviert, und der Säure-Basen-Haushalt wird harmonisiert. Stimuliert die Nierentätigkeit. Kräftigt die Bein-, Becken- und Rückenmuskeln. Fördert eine gute Körperhaltung und eine schlanke Figur.

Variation
Lege die Arme nach vorn ausgestreckt neben den Kopf mit nach unten gerichteten Handflächen. Das Kinn ruht auf dem Boden. ⇢ Einatmend hebe Arme, Beine, Oberkörper und Kopf vom Boden ab. Das Körpergewicht ruht auf dem Bauch. ⇢ Mit angehaltenem Atem bleibe in dieser Position. ⇢ Ausatmend kehre langsam in die Ausgangsposition zurück.

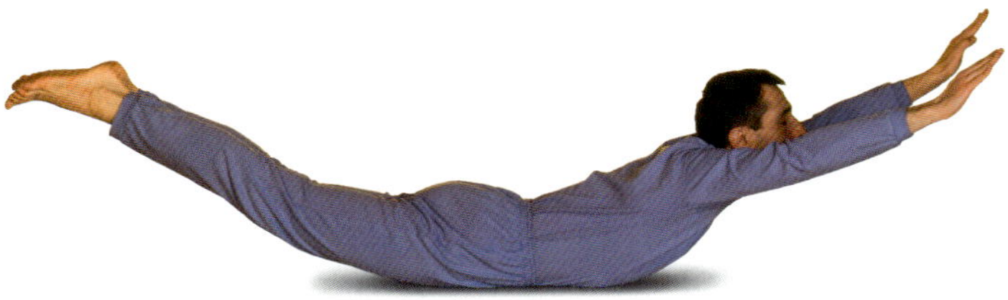

Achtung
Bei fortgeschrittener Hüftarthrose oder bei Schmerzen im Bereich der Lendenwirbelsäule soll die Übung nicht durchgeführt werden. Bei hohem Blutdruck, erhöhtem Augendruck oder Herzschwäche soll die Übung nur dynamisch durchgeführt werden. In diesem Fall soll ein Anhalten des Atems oder ein längeres Verweilen in der Position vermieden werden.

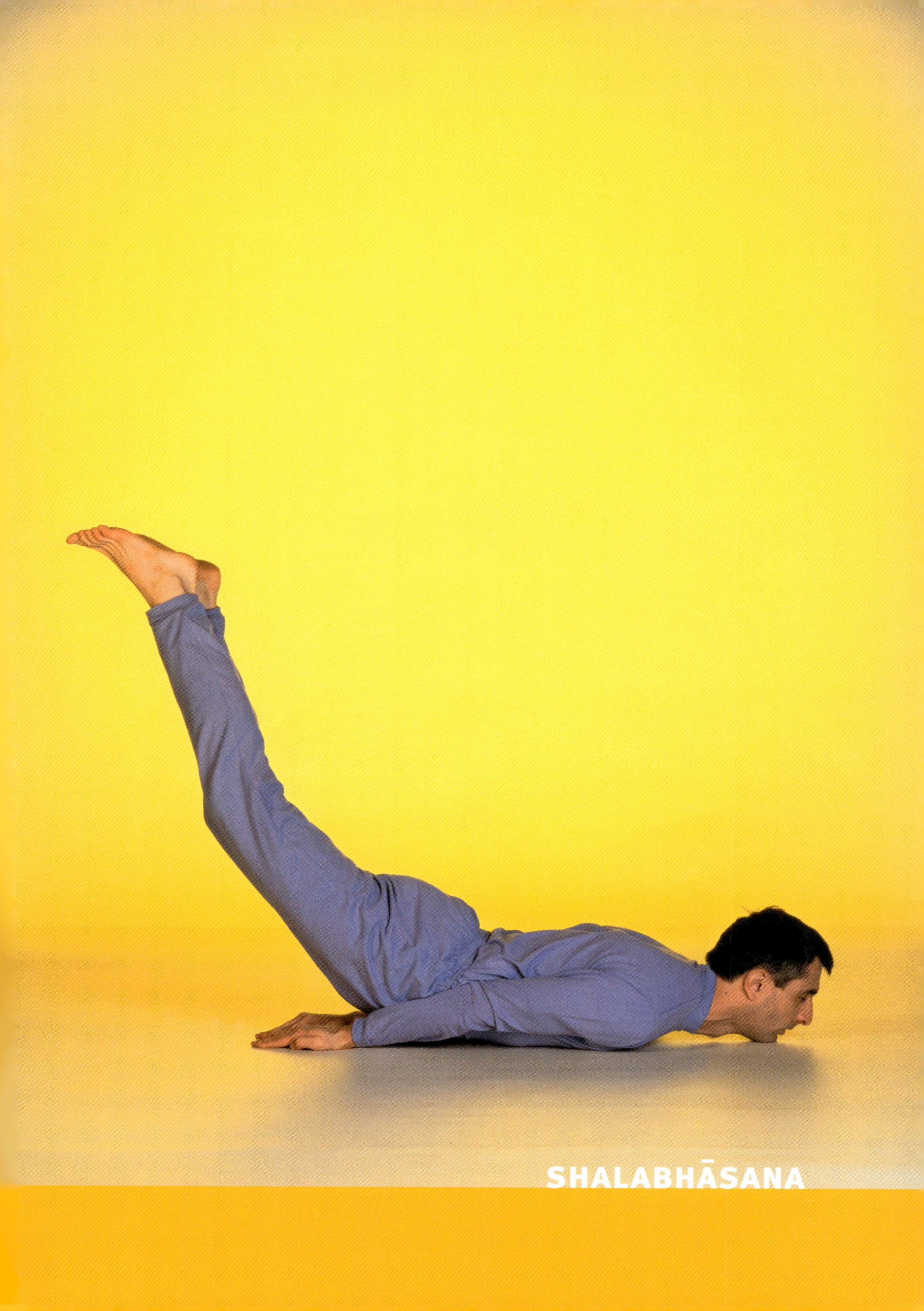

SHALABHĀSANA

5 | 6 SARVĀNGĀSANA – Schulterstand - »Gut für alle Glieder«

Grundstellung: Rückenlage
Konzentration: auf das Vishuddhi Chakra
Atmung: mit der Bewegung koordiniert, in der Position normal atmen
Wiederholungen: 1–2 x
Durchführung: Lege dich auf den Rücken. → Einatmend hebe die Beine (gestreckt oder mit gebeugten Knien) sowie Becken und Oberkörper vom Boden. Stütze den Rücken mit den Händen ab. Strecke die Beine und den Rücken langsam nach oben, bis das Gewicht des Körpers auf Nacken, Schultern und Oberarmen ruht. Das Kinn berührt die Brust. Rücken und Beine bilden eine möglichst senkrechte Linie. → Normal atmend bleibe 1-5 Minuten lang in dieser Position. → Ausatmend senke die Beine ab, bringe die Knie nahe zum Kopf und komme langsam in die Ausgangsposition zurück.

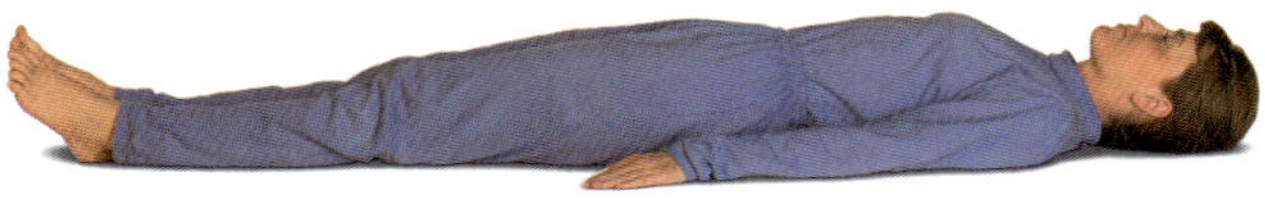

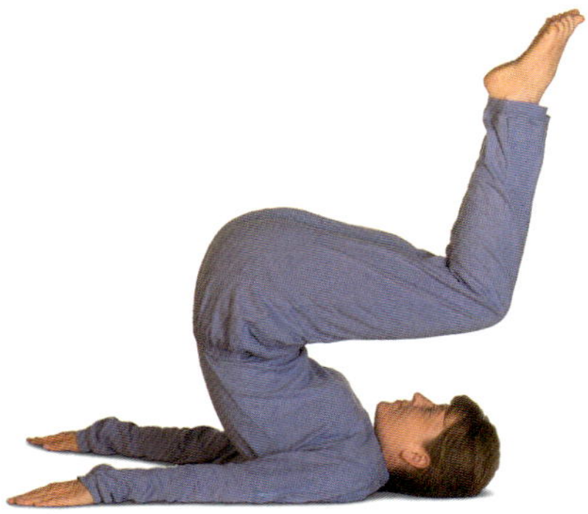

Gut für

Stimuliert das Vishuddhi Chakra. Fördert die Entgiftung des Körpers und wirkt harmonisierend auf den Geist. Reguliert die Funktion der Schilddrüse und aller Organe, die mit dieser Drüse zusammenhängen. Die umgekehrte Körperhaltung regt die Blutzirkulation an und wirkt so auf alle Körperzellen vitalisierend. Fördert den Venenrückfluß und ist sehr gut bei geschwollenen Beinen.

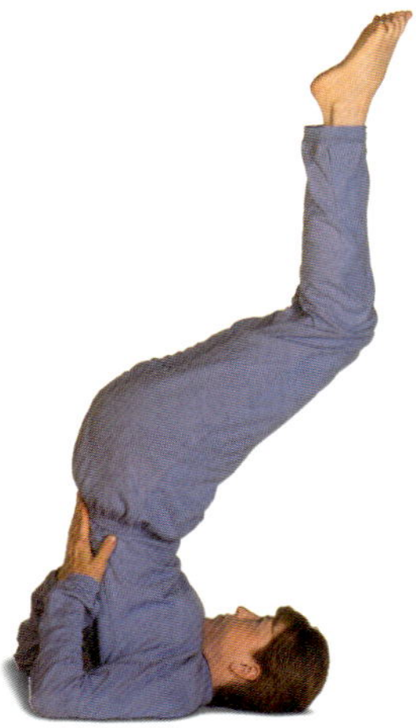

Achtung

Bei zu hohem Blutdruck, Schwindelgefühl oder einer Überfunktion der Schilddrüse darf diese Übung nicht durchgeführt werden. Kinder bis zum 14. Lebensjahr sollen die Übung nur ohne längeres Verweilen in der Position durchführen.

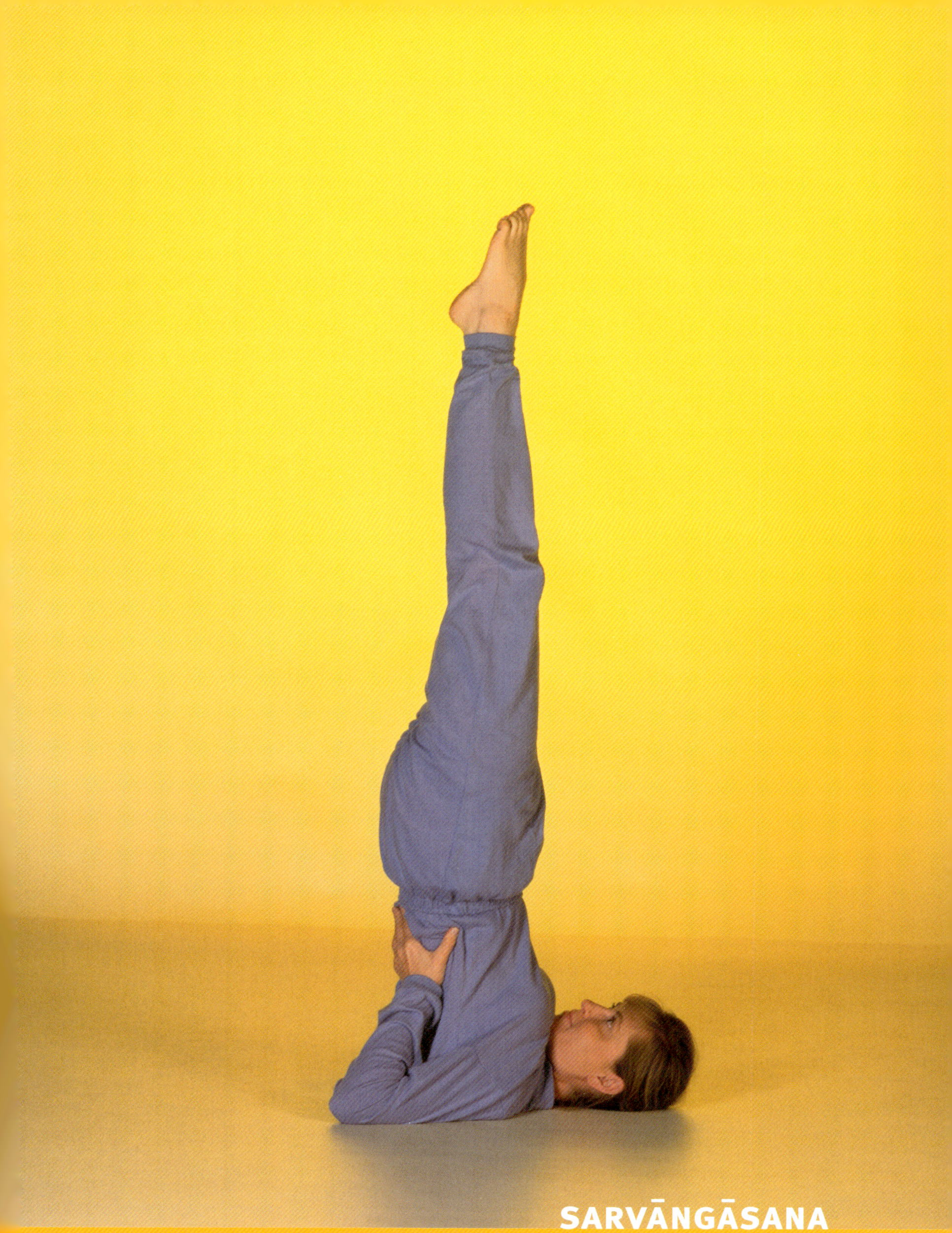

SARVĀNGĀSANA

Grundstellung: Bauchlage
Konzentration: auf die Streckung der Wirbelsäule und das Manipūra Chakra
Atmung: mit der Bewegung koordiniert, in der Position angehalten
Wiederholungen: 1–3 x
Durchführung: Lege dich auf den Bauch. Die Arme liegen neben dem Körper. Das Kinn ist auf dem Boden aufgestützt. Die Füße sind ausgestreckt. ···› Einatmend beuge beide Beine und umfasse mit den Händen die Fußgelenke. Hebe Kopf, Oberkörper und Oberschenkel vom Boden und richte den Blick nach oben. Der Körper ist jetzt wie ein Bogen gespannt. Das Körpergewicht liegt auf dem Bauch. ···› Mit angehaltenem Atem bleibe in dieser Haltung, so lange es dir angenehm ist. ···› Ausatmend komme in die Ausgangslage zurück und entspanne dich.

Führe die Āsana anfangs 3 x ohne längeres Verweilen durch. Nachdem du sie auf diese Weise eingeübt hast, bleibe mit normalem Atem für einige Minuten in der Position.

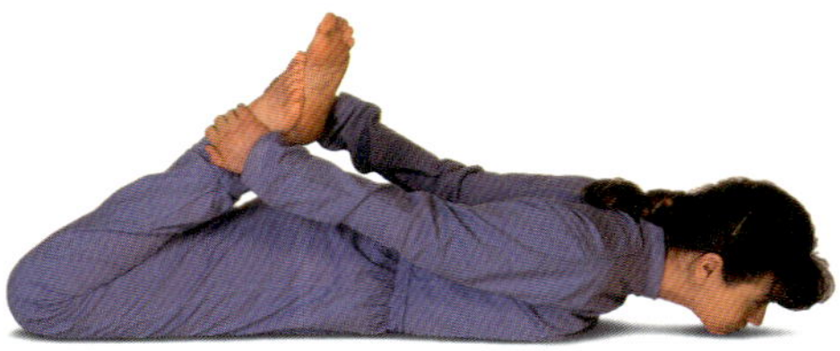

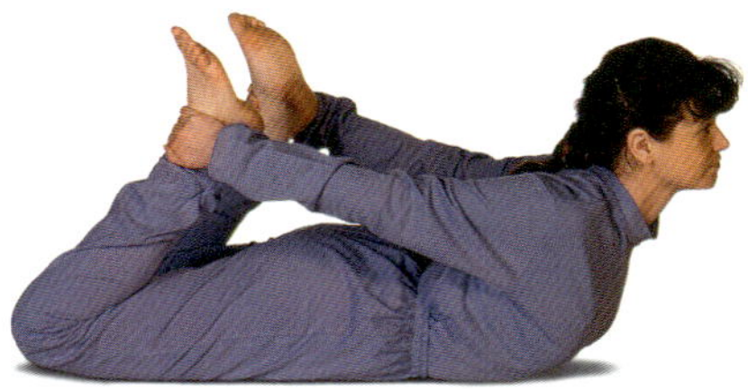

Variation A
Normal atmend schaukle den im Bogen gespannten Körper vor und zurück.

Variation B
Normal atmend rolle den im Bogen gespannten Körper nach rechts und links.

Gut für
Diese Übung erhält die Elastizität der Wirbelsäule und fördert die Beweglichkeit der Hüft- und Schultergelenke; außerdem massiert sie die Bauchorgane. Sie ist besonders gut für den Fluß der Lebensenergie, weil das Manipūra Chakra aktiviert wird.

Achtung
Bei Leistenbruch oder einer Rückenverletzung und kurz nach einer Bauchoperation darf diese Übung nicht durchgeführt werden.

Nach dieser Übung entspanne dich in **ĀNANDĀSANA**.

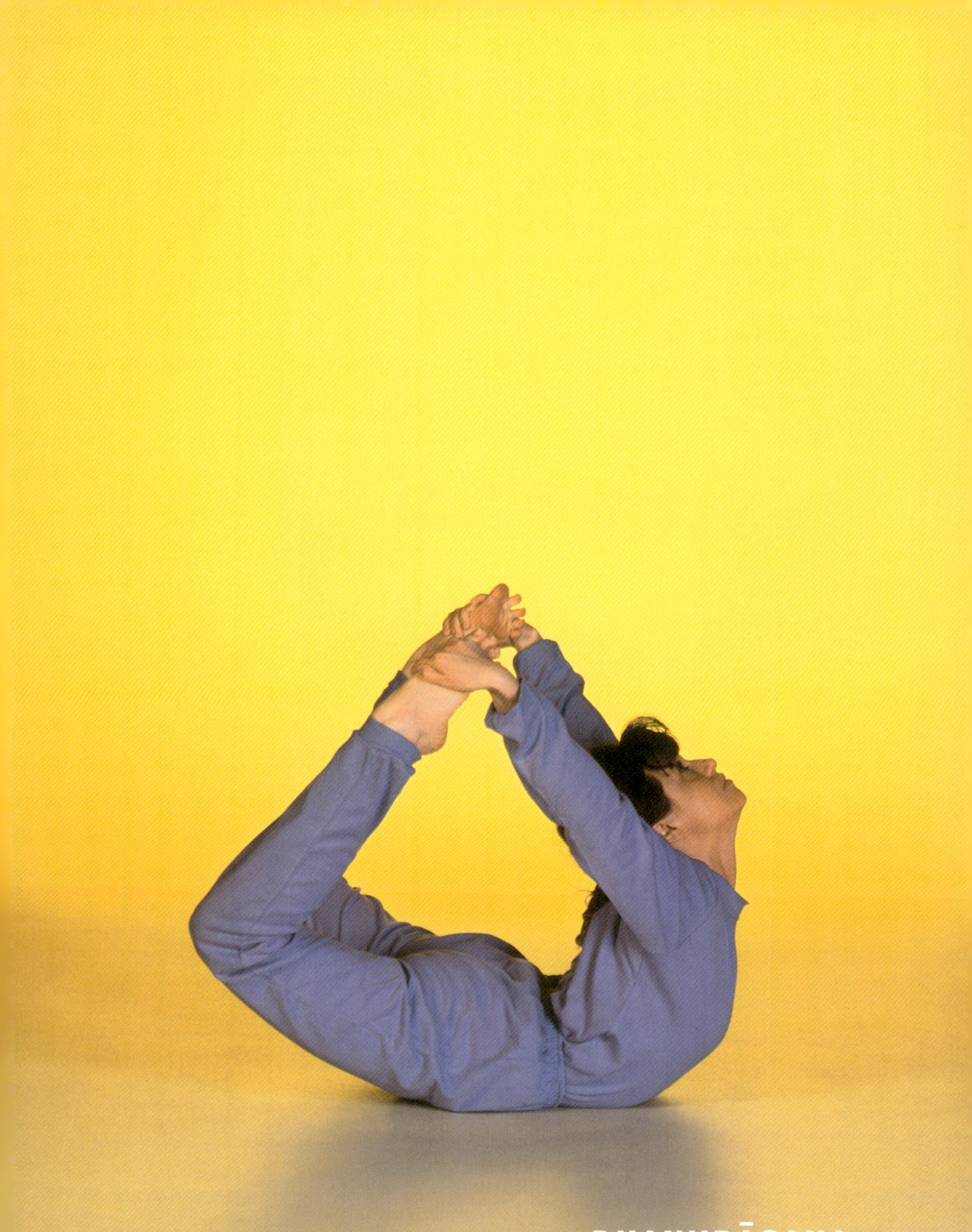

DHANURĀSANA

HALĀSANA – Pflug

Grundstellung: Rückenlage
Konzentration: auf den ganzen Körper sowie auf Vishuddhi und Manipūra Chakra
Atmung: mit der Bewegung koordiniert, in der Position normal atmen
Wiederholungen: jede Variation 1 x
Durchführung: Lege dich auf den Rücken. Die Arme liegen neben dem Körper mit nach unten gerichteten Handflächen. ⇢ Einatmend hebe Beine, Becken und Oberkörper hoch. ⇢ Ausatmend senke die gestreckten Beine hinter den Kopf ab, bis die Zehenspitzen den Boden berühren. Das Kinn berührt die Brust. ⇢ Normal atmend bleibe in dieser Haltung, so lange es dir angenehm ist. ⇢ Einatmend hebe beide Beine hoch. ⇢ Ausatmend kehre langsam in die Ausgangsposition zurück.

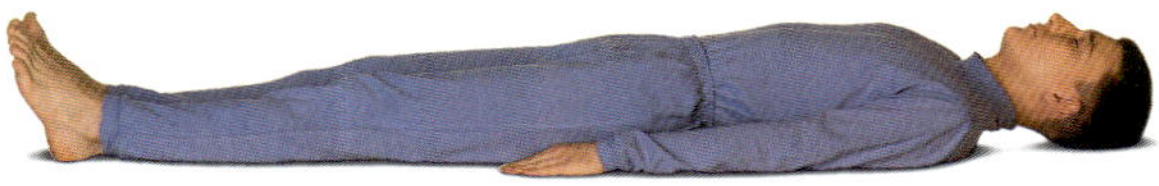

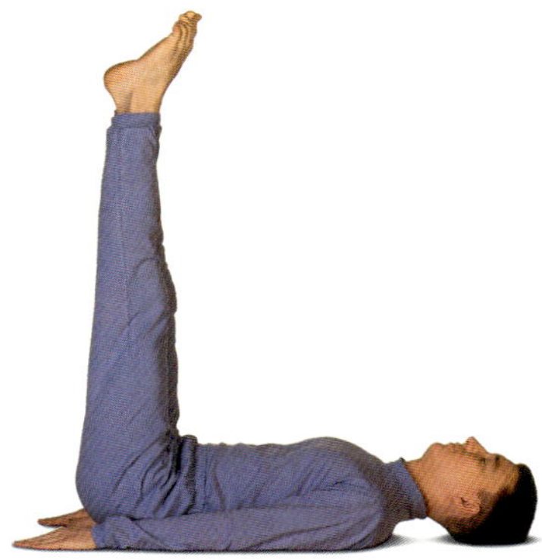

Variation A (ohne Abb.)
Nimm Halāsana ein und stütze den Rücken mit den Händen ab.

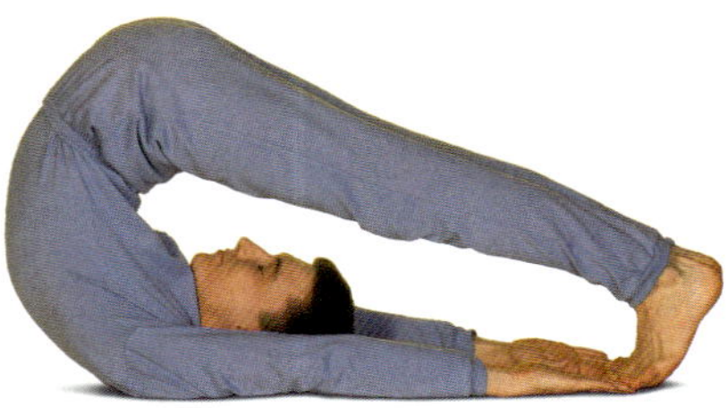

Variation B
Nimm Halāsana ein und halte die Zehen.

Gut für
Wirkt günstig auf die Bauchspeicheldrüse und das Verdauungssystem. Daher ist die Übung besonders für Diabetiker geeignet. Wirkt auf das Vishuddhi Chakra und das Manipūra Chakra. Fördert die Beweglichkeit des Rückens und dehnt die hintere Beinmuskulatur.

Achtung
Bei hohem Blutdruck und bei Beschwerden in der Halswirbelsäule soll diese Übung nicht durchgeführt werden.

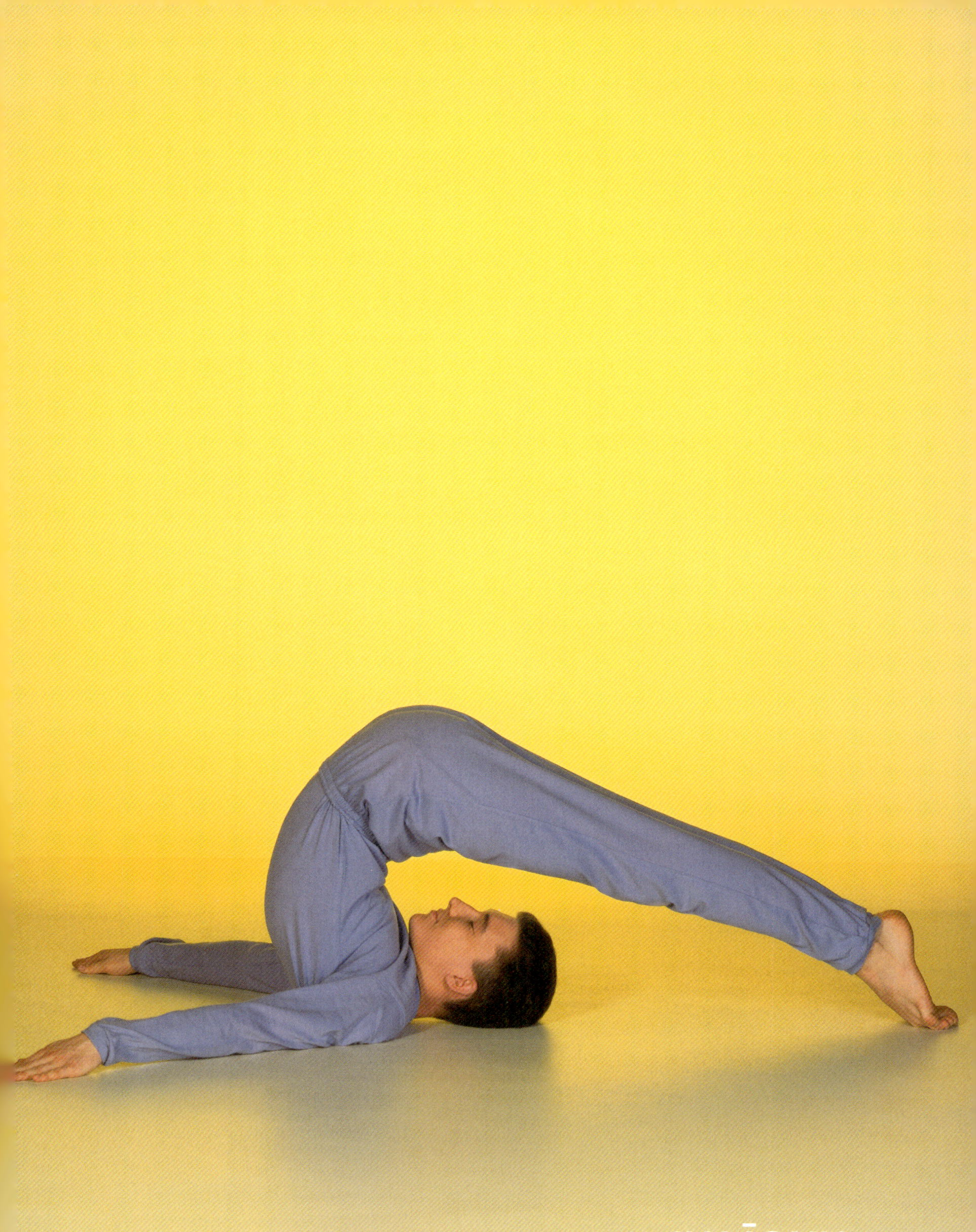

HALĀSANA

Grundstellung: Langsitz, Siddhāsana, Ardha Padmāsana oder Padmāsana
Konzentration: auf das Vishuddhi Chakra
Atmung: in der Position durch die Nase einatmen und durch den Mund ausatmen
Wiederholungen: 1–3 x
Durchführung: In der von dir gewählten Grundstellung stütze die Hände hinter dem Körper auf dem Boden ab. Nun lehne dich langsam nach hinten, stütze einen Ellbogen nach dem anderen auf den Boden auf und beuge dich zurück, bis der Scheitel den Boden berührt. Die Wirbelsäule ist gleichmäßig durchgestreckt.
Wenn du Padmāsana eingenommen hast, halte die Zehen mit den Händen, ansonsten falte die Hände vor der Brust. ···› Atme gleichmäßig durch die Nase ein und durch den Mund aus. Verbleibe in der Position, so lange es dir angenehm ist.
Komme langsam mit Hilfe der Ellbogen in die Ausgangsposition zurück.

Führe die Āsana anfangs 3 x ohne längeres Verweilen durch. Nachdem du sie auf diese Weise eingeübt hast, bleibe mit normalem Atem für einige Minuten in der Position.

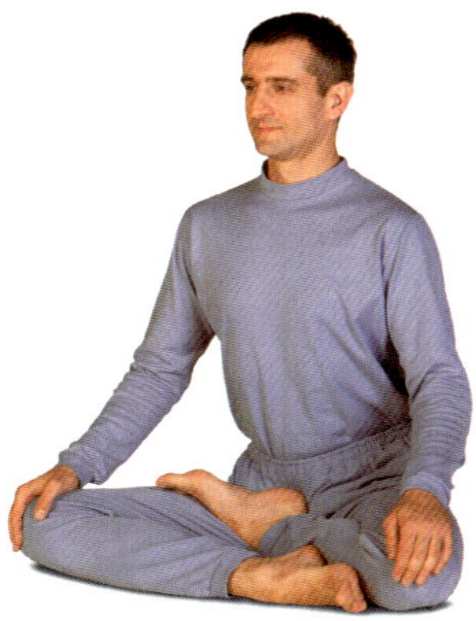

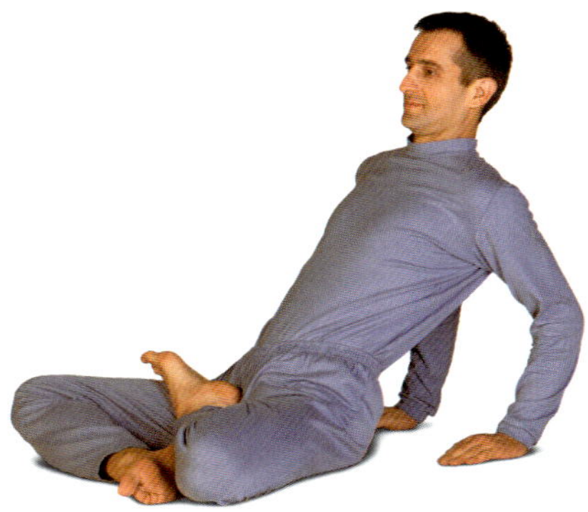

Gut für
Diese Übung kräftigt das Atemsystem und hilft gegen Asthma, Bronchitis und chronische Halserkrankungen.
Außerdem regt sie die Nierentätigkeit an und aktiviert die Schilddrüsenfunktion.
Sie wirkt aktivierend und harmonisierend auf das Vishuddhi Chakra.

Achtung
Nach einer Bauchoperation oder einem Leistenbruch darf diese Übung nicht durchgeführt werden. Bei Problemen im Bereich der Halswirbelsäule, Bluthochdruck oder bei Schwindelgefühl soll diese Āsana ebenfalls vermieden werden.

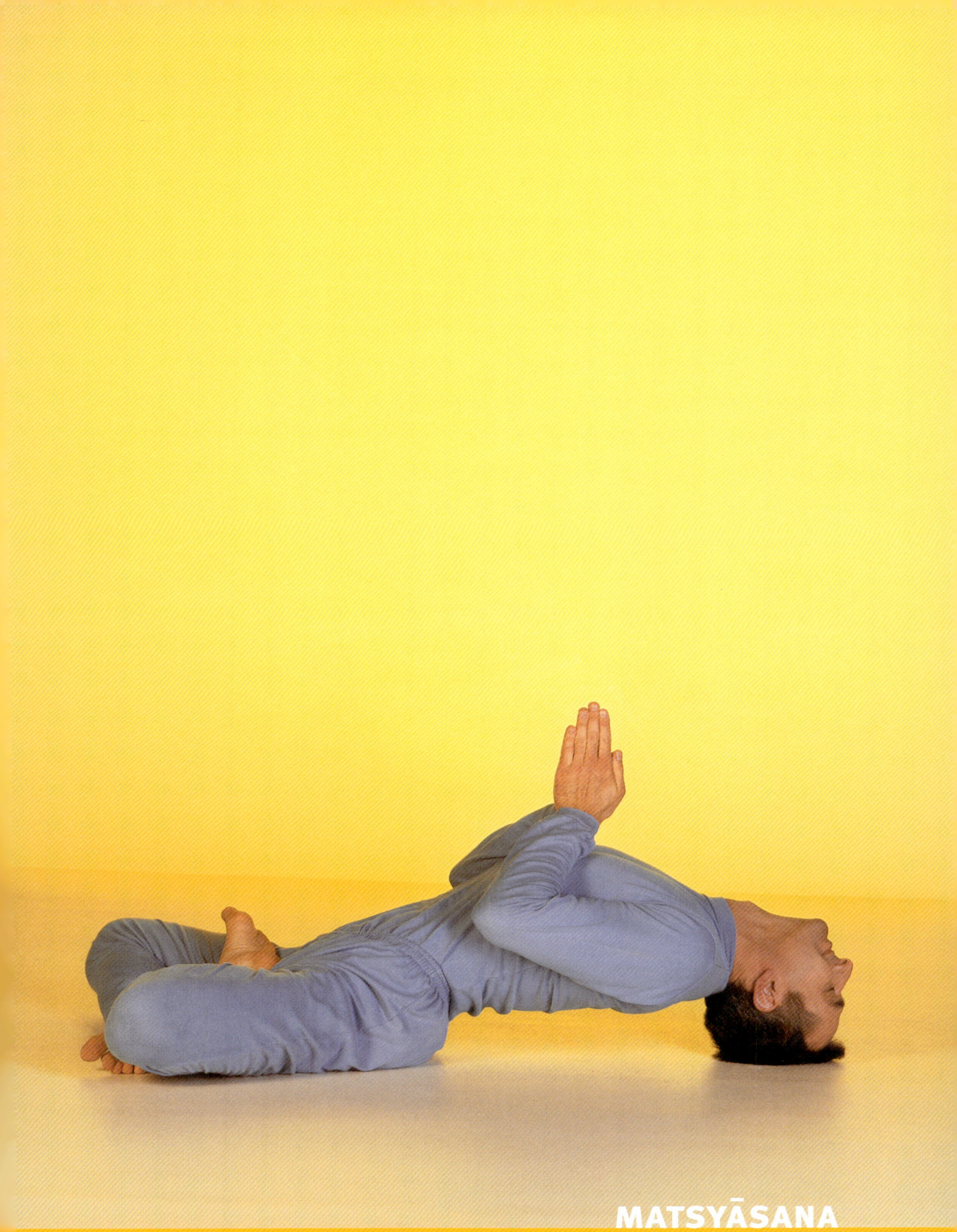

MATSYĀSANA

ARDHA MATSYENDRĀSANA – Drehsitz

Grundstellung: Langsitz
Konzentration: auf die Drehung der Wirbelsäule
Atmung: normaler Atem
Wiederholungen: 1–3 x zu jeder Seite
Durchführung: Setze dich in den Langsitz und entspanne den ganzen Körper. Stelle den rechten Fuß an die Außenseite des linken Knies. Beuge das linke Bein, sodaß die Ferse außen an der rechten Beckenseite liegt. Beide Beckenhälften bleiben auf dem Boden. Der Rücken ist aufrecht und entspannt. ··· Lege den linken Oberarm an die Außenseite des rechten Knies. Umfasse das rechte Fußgelenk. Drehe den Oberkörper, so weit es dir möglich ist, nach rechts, lege den rechten Arm auf den Rücken und blicke über die rechte Schulter. ··· Normal atmend bleibe einige Minuten in dieser Stellung und entspanne den ganzen Körper. ··· Komme danach langsam wieder in die Ausgangsposition zurück.
Führe die Übung auch zur anderen Seite durch.

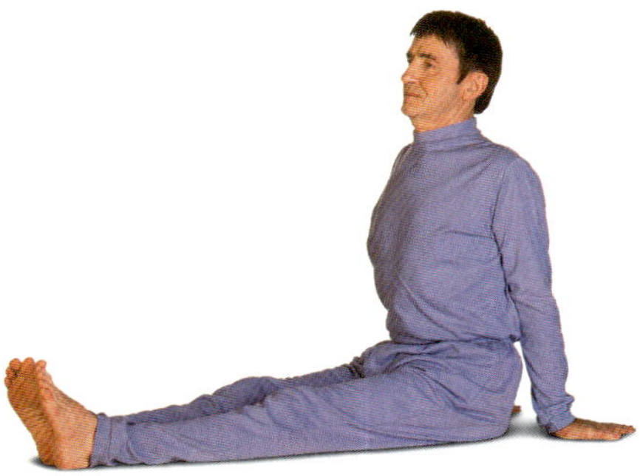

Führe die Āsana anfangs 3 x ohne längeres Verweilen durch. Nachdem du sie auf diese Weise eingeübt hast, bleibe mit normalem Atem für einige Minuten in der Position.

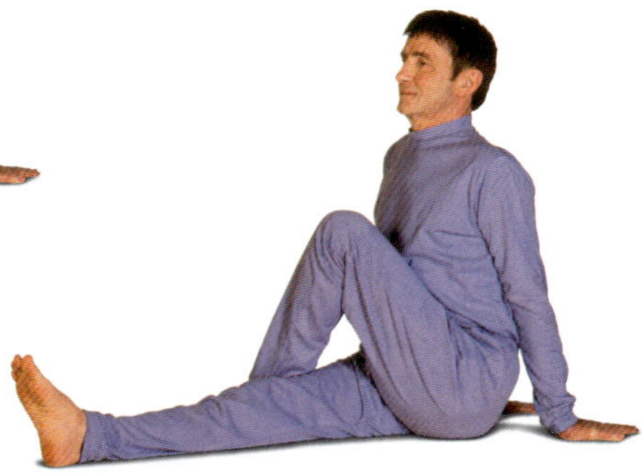

Gut für
Fördert die Beweglichkeit der Wirbelsäule und der Hüftgelenke. Durch die Drehung können sich besonders die tiefliegenden Rückenmuskeln gut entspannen. Außerdem wird durch diese Position die Atmung vertieft. Die Nierenfunktion und die Bauchspeicheldrüse werden angeregt, und die Konzentrationsfähigkeit wird gefördert.

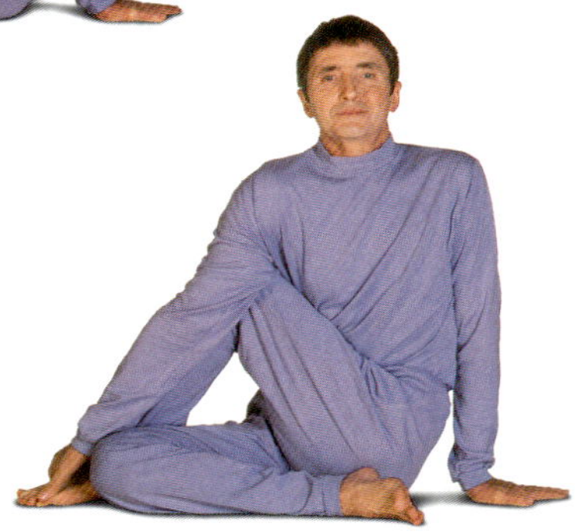

Achtung
Verursacht die Übung Schmerzen in den Knie- oder Hüftgelenken, so soll sie nicht durchgeführt werden.

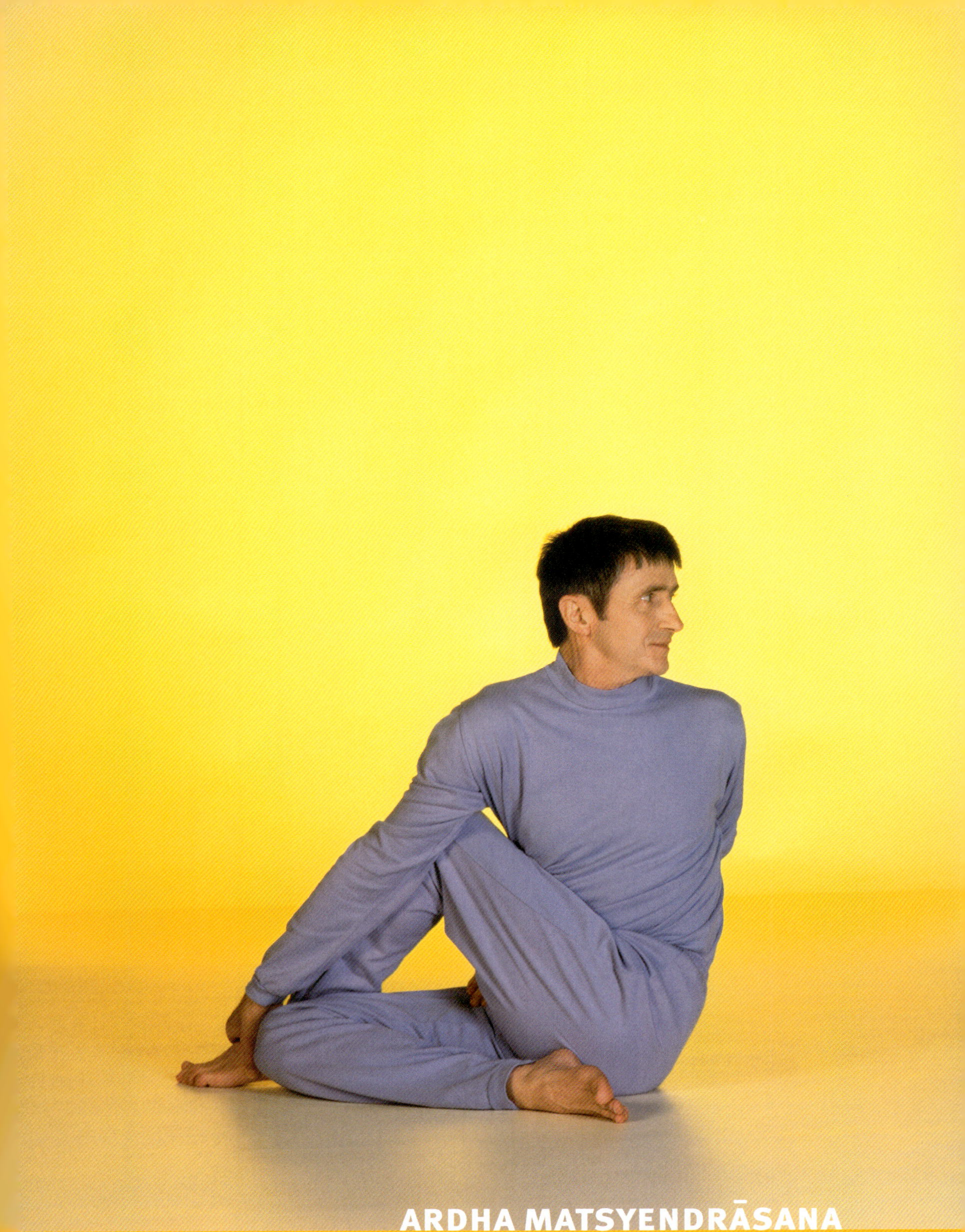

ARDHA MATSYENDRĀSANA

Grundstellung: Stand
Konzentration: auf das Körpergleichgewicht
Atmung: normaler Atem
Wiederholungen: 1–3 Minuten lang mit jedem Bein
Durchführung: Stehe aufrecht und entspannt mit geschlossenen Beinen. Das Körpergewicht ist gleichmäßig auf beide Füße verteilt. ··· Normal atmend konzentriere dich auf den ganzen Körper. ··· Nun verlagere das Gewicht langsam auf das linke Bein. Beuge das rechte Bein und lege die Fußsohle auf die Innenseite des linken Oberschenkels. ··· Falte die Hände vor der Brust. Konzentriere dich auf einen Fixpunkt und halte die Position. ··· Bei einem guten Gleichgewichtsgefühl können die Augen auch geschlossen werden. ··· Komme danach langsam wieder in die Ausgangsposition zurück und führe die Übung mit dem anderen Bein durch.

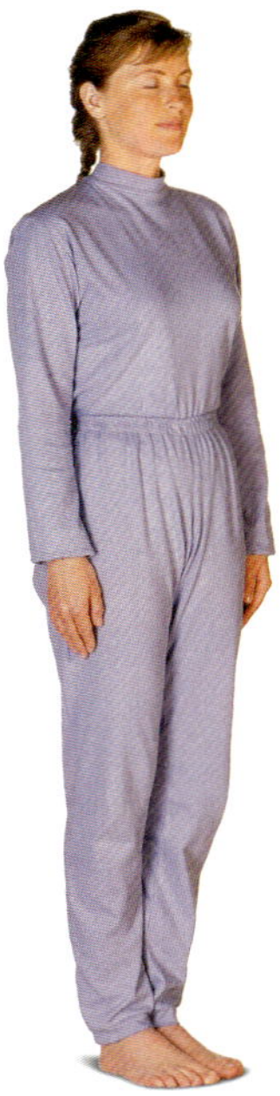

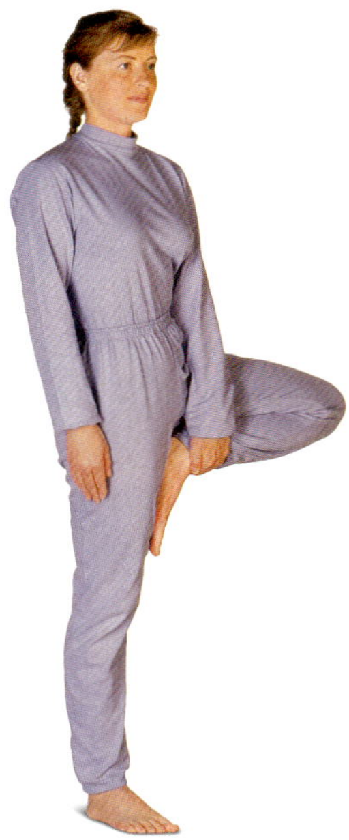

Gut für

Entwickelt einen guten Gleichgewichtssinn, fördert die Konzentrationsfähigkeit und das Selbstbewußtsein. Wirkt ausgleichend und beruhigend auf den Geist.

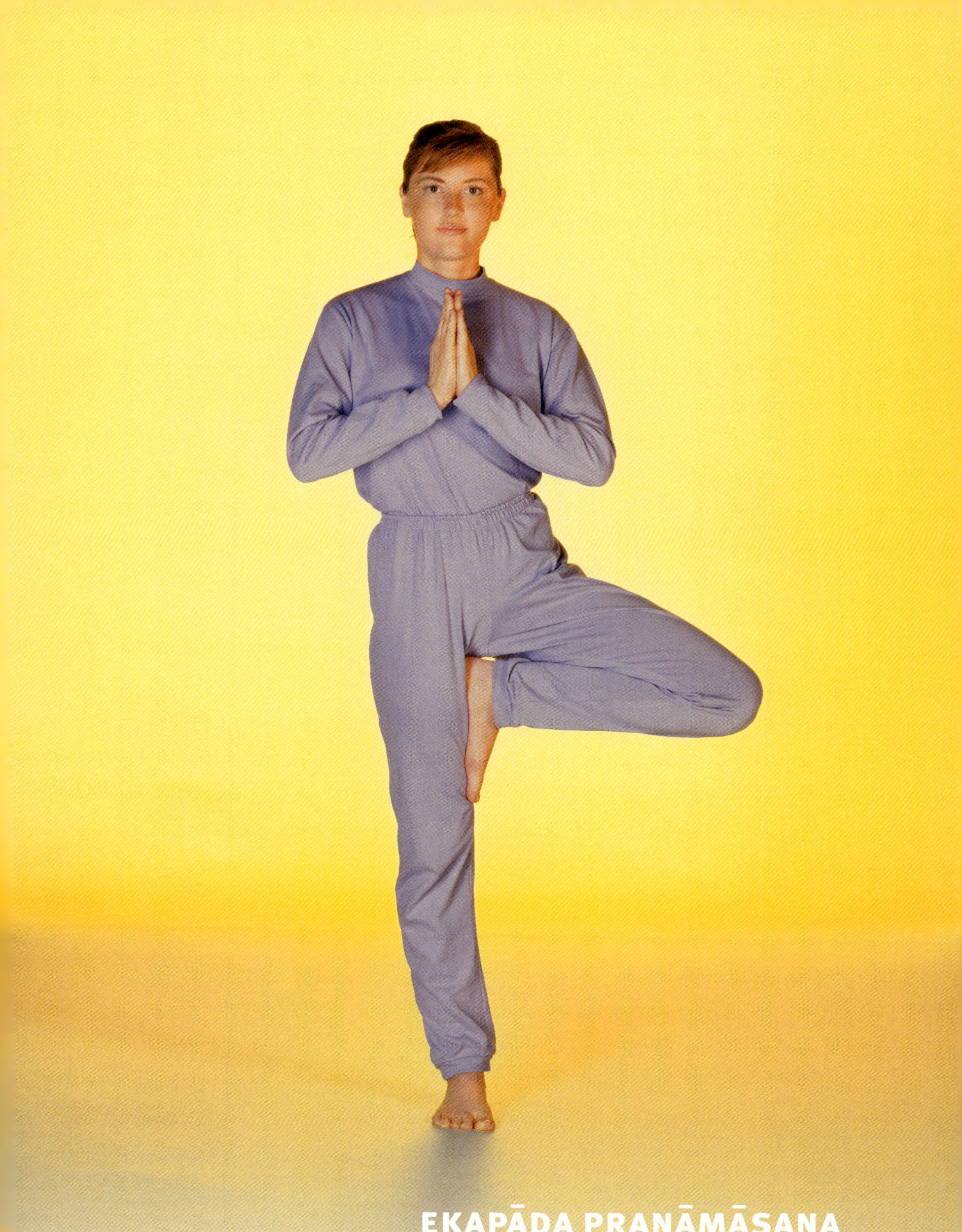

EKAPĀDA PRANĀMĀSANA

Grundstellung: Vajrāsana
Konzentration: auf den ganzen Körper
Atmung: mit der Bewegung koordiniert, in der Position normal atmen
Wiederholungen: 1–3 x
Durchführung: Nimm Vajrāsana ein. ⋯› Atme tief ein. ⋯› Ausatmend stütze die Hände und den Kopf auf den Boden, sodaß diese ein gleichseitiges Dreieck bilden. Die Ellbogen sind zum Körper gerichtet. ⋯› Normal atmend hebe die Knie und stütze sie auf die Oberarme. Der Rücken soll möglichst gerade sein. Das Körpergewicht verteilt sich auf Kopf und Hände. Nun strecke langsam die Beine nach oben. Verweile einige Zeit in dieser Position. ⋯› Ausatmend beuge die Beine wieder, bis die Knie auf den Oberarmen liegen. Kehre langsam in die Ausgangsposition zurück.

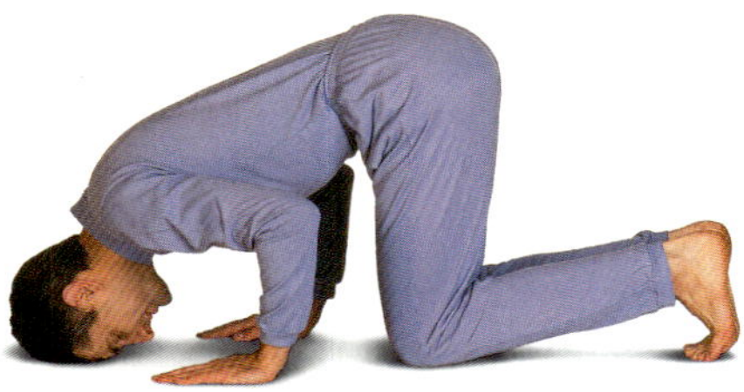

Führe die Āsana anfangs 3 x ohne längeres Verweilen durch. Nachdem du sie auf diese Weise eingeübt hast, bleibe mit normalem Atem für einige Minuten in der Position.

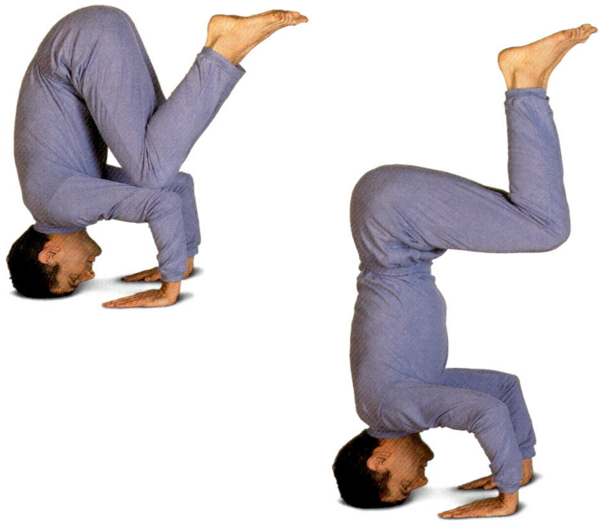

Gut für
Diese Übung leitet die Energie in die oberen Chakras. Sie stärkt die Schulter- und Rückenmuskeln sowie den Nacken und die Arme.

Achtung
Die Übung langsam und konzentriert durchführen. Bei hohem Blutdruck und Gefäßstörungen im Kopfbereich, erhöhtem Augendruck sowie bei Problemen im Bereich der Halswirbelsäule darf diese Āsana nicht geübt werden.

Nach dieser Übung entspanne dich in **ĀNANDĀSANA.**

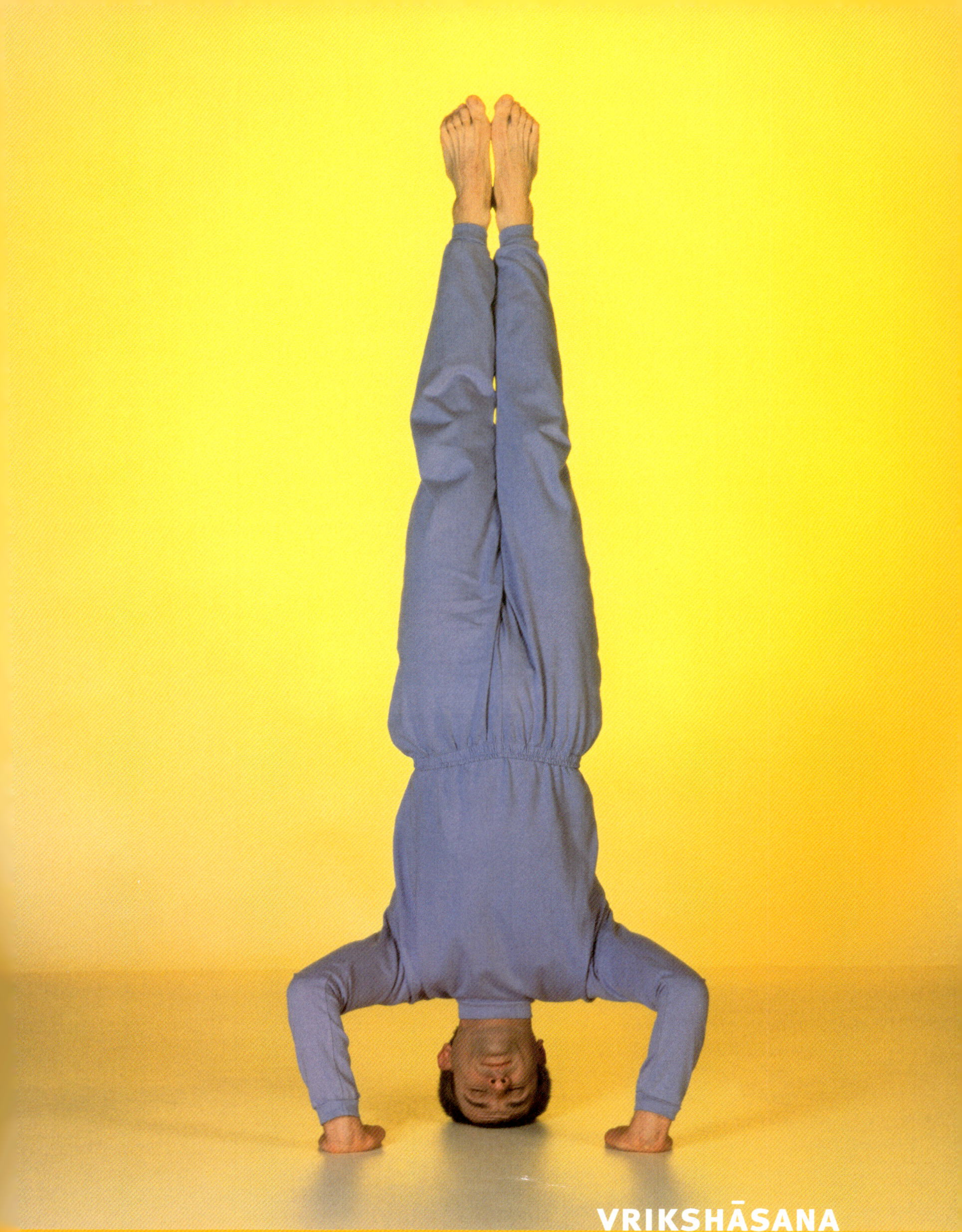

VRIKSHĀSANA

Bevor Bhastrikā Prānāyāma geübt wird, soll die 4. Stufe von Nādī Shodhana Prānāyāma zumindest drei Monate lang geübt worden sein.

Grundstellung: Meditationssitz
Konzentration: auf das Manipūra Chakra
Wiederholungen: 2–4 Runden
Durchführung: Spüre die Bewegungslosigkeit deines Körpers und beobachte dabei deinen Atem. ···› Nimm Prānāyāma Mudrā ein.
···› Verschließe das rechte Nasenloch mit dem Daumen und atme durch das linke Nasenloch in schneller Folge 20 x ein und aus. Die Bauchdecke bewegt sich nach außen und innen wie ein Blasebalg. Die Schultern und der Oberkörper beteiligen sich nicht an der Bewegung.
···› Nach dem 20. Atemzug atme links tief ein und aus, wechsle dann das Nasenloch und setze die Blasebalg-Atmung mit dem rechten Nasenloch fort.
···› Nach dem 20. Atemzug atme rechts tief ein und lange aus.
Lege die Hand auf das Knie und wiederhole die Übung mit beiden Nasenlöchern.

Bleibe eine Weile mit normalem Atem. In den weiteren Runden beginne die Bhastrikāübung abwechselnd mit dem rechten und dem linken Nasenloch.

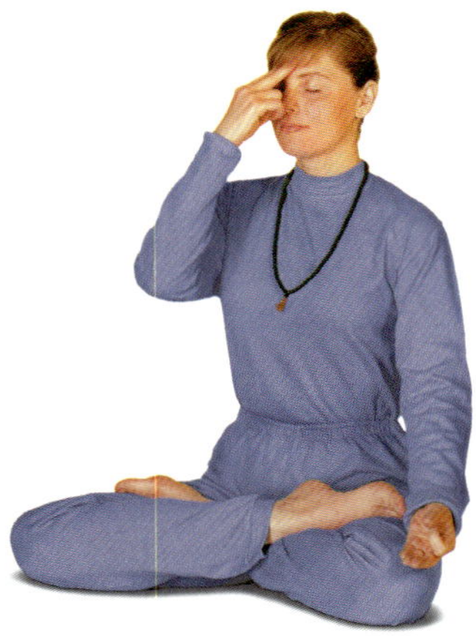

Gut für

Bhastrikā Prānāyāma erfrischt Körper und Geist. Es wirkt regenerierend und verjüngend auf den ganzen Körper und verbessert das Gedächtnis. Durch die verstärkte Durchblutung des Kopfes verbessert es die Sehkraft und das Gehör. Die Lungen werden gestärkt, und es ist hilfreich bei Bronchitis, da das Atmungssystem rasch und tiefgreifend gereinigt wird. Kreislauf und Verdauung werden angeregt. Der Stoffwechsel, insbesondere der Fettabbau, wird beschleunigt. Der Kreislauf wird angeregt. Weiters werden durch diese Atemtechnik der Solarplexus und das Manipūra Chakra aktiviert.

Achtung

Die Anzahl der Runden darf nur nach längerer Übung und Rücksprache mit dem Yogalehrer erhöht werden. Bei akutem Asthma, Herzkrankheit oder Fieber sollte diese Übung nicht durchgeführt werden.

Durchführung: Die 8 Stufen der Self-Inquiry-Meditation sind im Anschluß an die 8 Übungsteile der Āsanas und Prāṇāyāmas beschrieben.

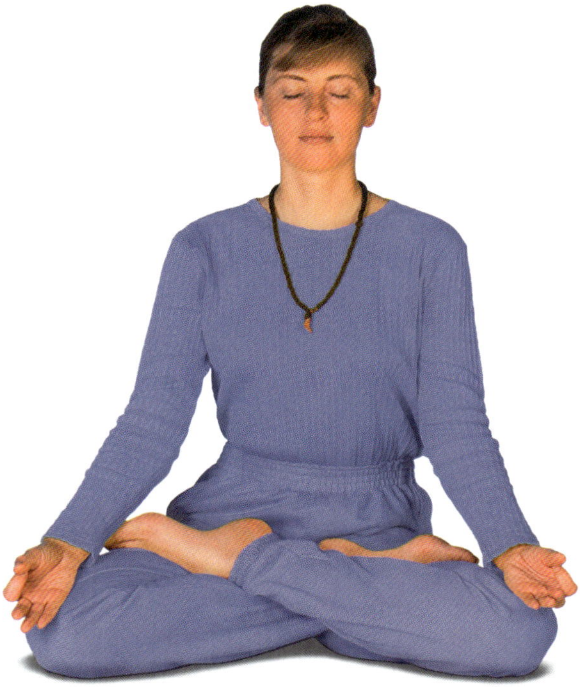

Ebenso wichtig wie die Lauterkeit in Worten und Taten ist die Reinheit des Denkens. Was du dachtest, ist in der Realität des Karmas bereits getan. Gedanken sind mächtig, mächtiger sogar als das gesprochene Wort. Negatives Denken wirkt auf dich selbst zurück wie schleichendes Gift. Gute Gedanken hingegen sind wie Nektar; sie sind deine besten und hilfreichsten Freunde. Mache es dir zum Prinzip: »Mein erster Gedanke soll stets positiv sein.«

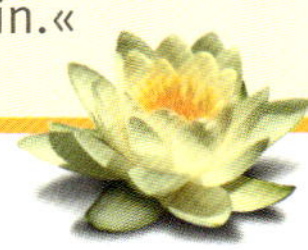

Schaffe das rechte Gleichgewicht zwischen dem materiellen
und dem spirituellen Leben, und du besitzt zwei starke Flügel,
mit denen deine Seele sich zu Gott emporschwingen kann.

Durch systematisches Üben von Āsanas, Prāṇāyāmas und Konzentration konntest du auf dem Yogaweg Fortschritte erzielen. Sicher war der Weg für dich nicht immer leicht. So manche Schwierigkeiten und Hindernisse waren zu überwinden, und du konntest durch eigene Erfahrung feststellen, wie wichtig es ist, das Ziel nicht aus den Augen zu verlieren und vertrauensvoll und unbeirrt weiterzuüben.

In den Konzentrationsübungen hast du begonnen, den Geist zu kontrollieren, und bist dir dabei seiner Unruhe besonders bewußt geworden. Diese Unruhe des Geistes ruft unsere inneren Spannungen und Störungen hervor und verhindert, daß wir einen Gedankengang konsequent zu Ende führen können. Auf diese Weise leitet uns der Geist oft in die Irre.

Es ist daher wichtig, den Geist zu beruhigen und Unterscheidungskraft (Viveka) zu entwickeln. Viveka ist jener Aspekt des Intellekts (Buddhi), der uns zur rechten Einsicht und zu den richtigen Entscheidungen verhilft. Eine der wichtigsten Aufgaben wird es nun für uns sein, neben den Körper-, Atem- und Konzentrationsübungen auch den Verstand zu schulen und richtig einzusetzen.

Yoga entzündet in uns das **LICHT DES WISSENS,** sodaß wir Klarheit gewinnen und der Wirklichkeit gewahr werden können.

ॐ कारं बिन्दु संयुक्तं नित्यं धायन्ति योगिनः ।
कामदं मोक्षदं चैवं ॐ काराय नमो नमः ॥

OMKĀRAṂ BINDU SAṂYUKTAṂ
NITYAṂ DHĀYANTI YOGINAḤ
KĀMADAṂ MOKṢADAṂ CAIVAṂ
OMKĀRĀYA NAMO NAMAḤ

Ich verneige mich vor **OM** – Fundament des Universums, Urgrund allen Seins, Licht, das in jedem Herzen lebt. Die Meditation auf **OM** führt zu Befreiung von Geburt und Tod. Alles im Universum – das Sichtbare wie das Unsichtbare – beginnt in **OM**, besteht in **OM** und löst sich wieder in **OM**. **OM** ist das Höchste; alle Yogis meditieren auf **OM**. Meine tiefste Verehrung dem göttlichen **OM** - Quell von Licht, Liebe, Wahrheit und kosmischem Einklang.

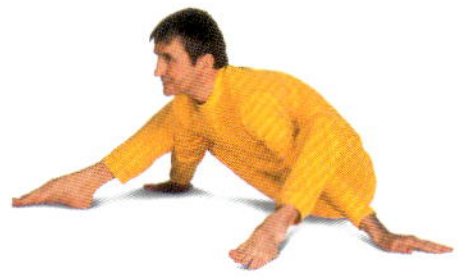

6–1 **YOGA MUDRĀ** – Vorbeugen im Fersensitz - Variationen
6–2 **NOKA SANCHALANĀSANA** – Rudern
6–3 **ARDHA PADMA HALĀSANA** – Pflug im Halblotus
6–4 **PĀDA PRASARA PURANUTTHĀNĀSANA** – Kopf-Fuß-Grätsche
6–5 **KŪRMĀSANA** – Schildkröte
6–6 **MRIGĀSANA** – Reh
6–7 **CHAKRĀSANA** – Rad
6–8 **MAYŪRĀSANA** – Pfau
6–9 **SHĪRSHĀSANA** – Kopfstand
6–10 **BANDHAS** – Erklärung der Bandhas
6–11 **BHASTRIKĀ PRĀNĀYĀMA** mit **JĀLANDHARA BANDHA**
6–12 **SELF-INQUIRY-MEDITATION** – Stufe 6

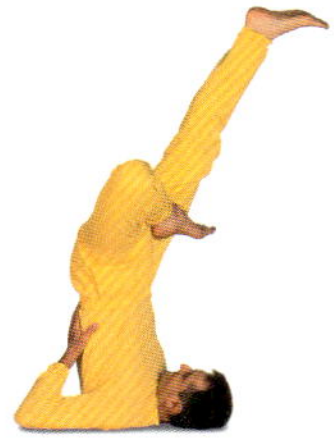

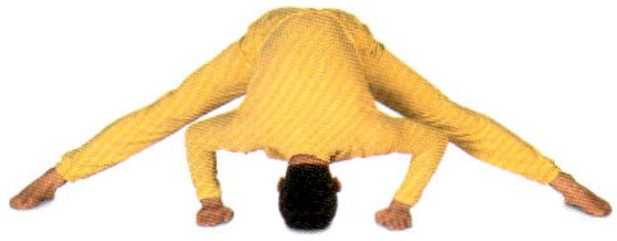

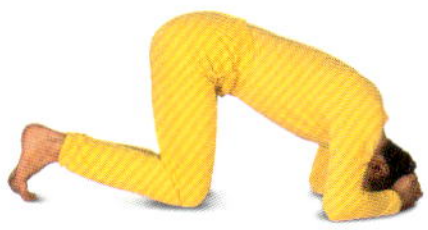

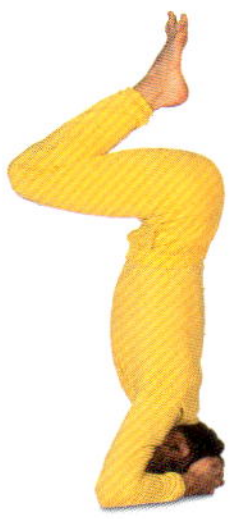

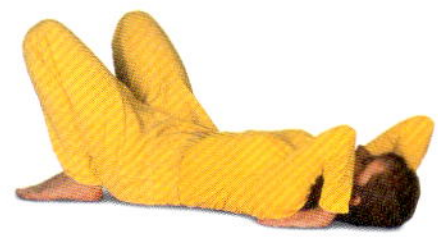

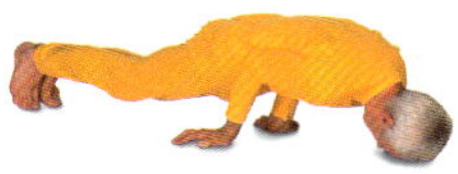

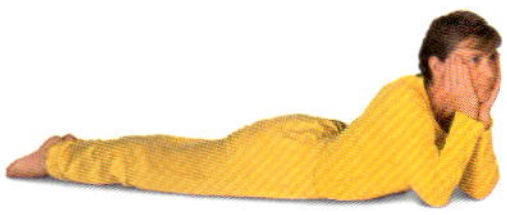

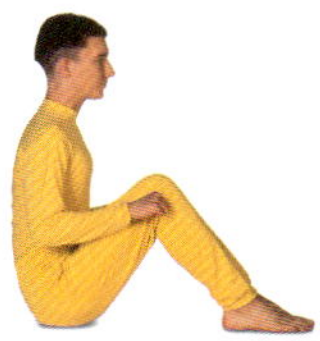

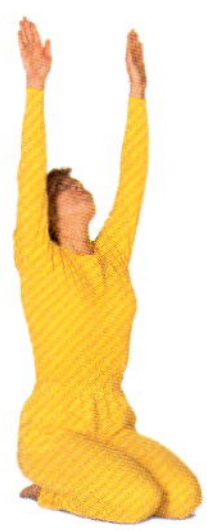

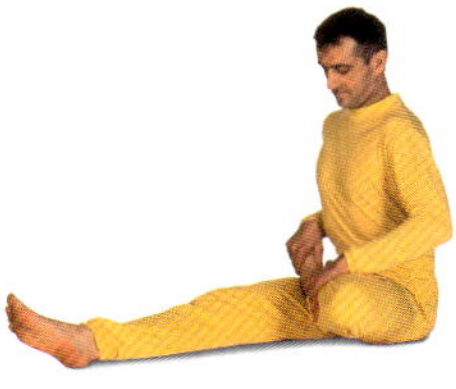

Grundstellung: Vajrāsana
Konzentration: auf die Entspannung des Körpers und das Svādhishthāna Chakra
Atmung: mit der Bewegung koordiniert und in der Position angehalten
Wiederholungen: 2–3 x
Durchführung: Variation A: Nimm Vajrāsana ein. Die Wirbelsäule ist gerade, die Hände ruhen auf den Oberschenkeln. Entspanne deinen Körper und schließe die Augen. ⇢ Einatmend hebe die Arme über den Kopf. ⇢ Ausatmend beuge dich langsam von der Hüfte aus mit geradem Rücken nach vorn, bis die Stirn den Boden berührt. Lege die Arme neben den Körper. Die Handflächen sind nach oben gerichtet. ⇢ Normal atmend bleibe in dieser Haltung, so lange es angenehm ist. Schließe die Augen und entspanne bewußt den ganzen Körper. ⇢ Einatmend richte den Oberkörper mit geradem Rücken auf und strecke die Arme hoch. ⇢ Ausatmend nimm wieder die Ausgangsposition ein.

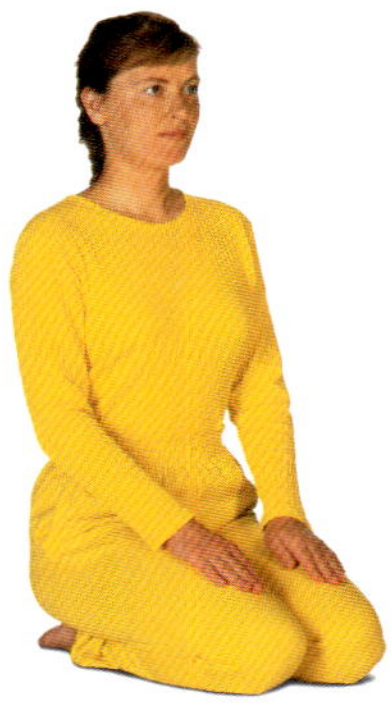

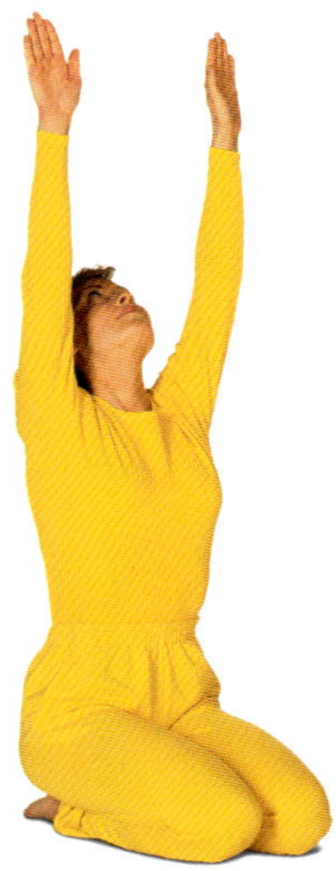

Zur Förderung der spirituellen Entwicklung verweile ca. 5 Minuten in dieser Position.

Variation B (ohne Abb.)
⇢ Einatmend komme aus dem Vajrāsana mit nach vorn gestreckten Armen in den Kniestand. ⇢ Ausatmend beuge dich langsam nach vorn, bis die Stirn den Boden berührt. Führe gleichzeitig die Arme nach hinten und umfasse die Knöchel. ⇢ Normal atmend verweile in dieser Haltung, schließe die Augen und entspanne bewußt den ganzen Körper. ⇢ Einatmend richte dich wieder in den Kniestand auf. Die Arme sind nach vorn ausgestreckt. ⇢ Ausatmend komme in die Ausgangsposition zurück.

Gut für
Stärkt vor allem die Konzentrationsfähigkeit und die Gedächtnisleistung. Wirkt beruhigend, beseitigt Schlafstörungen, Nervosität und viele Unterleibsbeschwerden sowie Verstopfung und gastrische Beschwerden. Variation A mit Ashvinī Mudrā (= mehrmalige kurze Kontraktion der Aftermuskeln) wirkt gegen Depressionen.

Achtung
Bei hohem Blutdruck, Gefäßstörungen im Kopfbereich, erhöhtem Augendruck oder Schwindelgefühl soll diese Āsana nicht geübt werden.

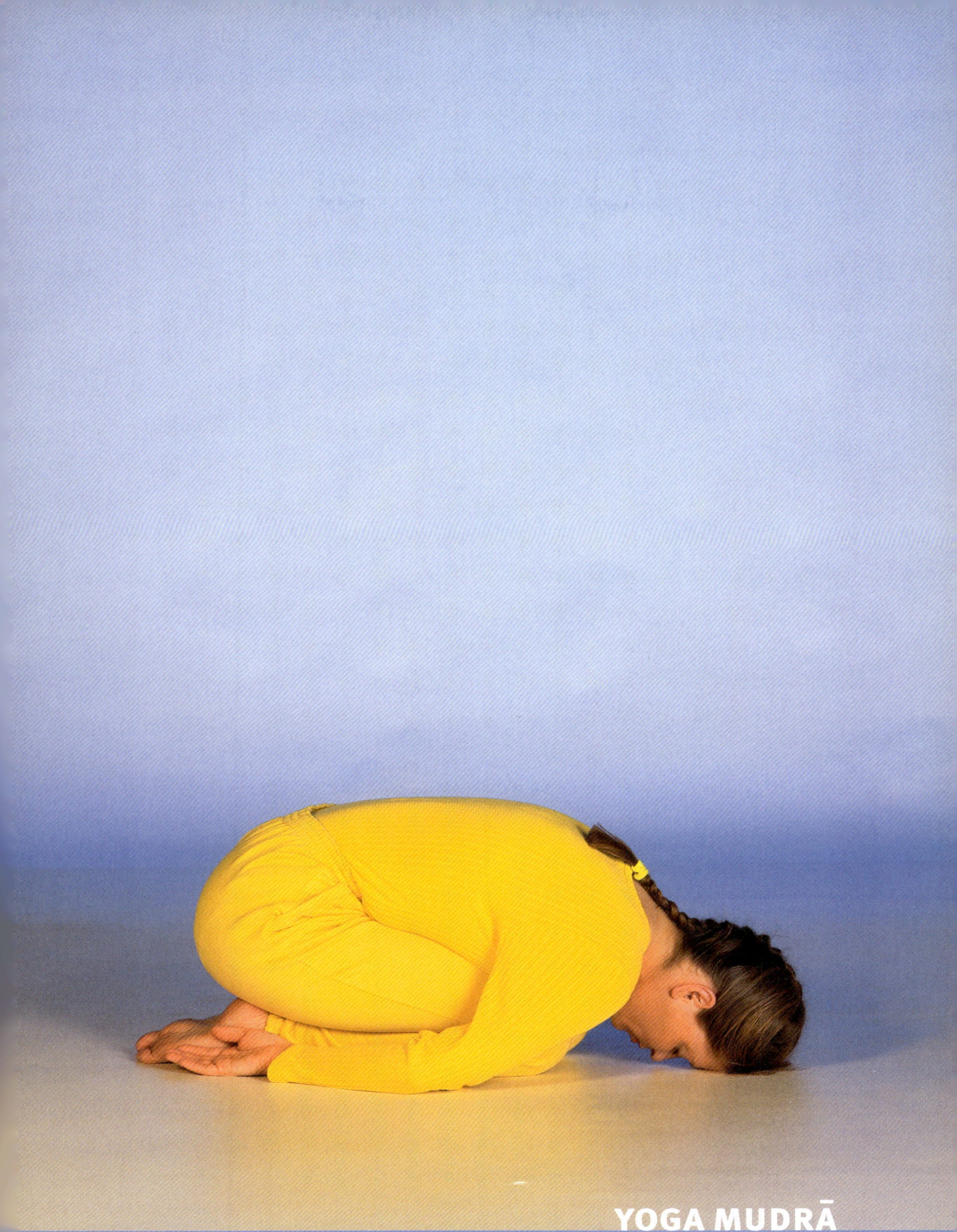

YOGA MUDRĀ

Grundstellung: Langsitz
Konzentration: auf die Bauchmuskeln
Atmung: mit der Bewegung koordiniert und in der Position angehalten
Wiederholungen: 1–3 x

Durchführung: Setze dich in den Langsitz. Beuge die Beine und stelle die Füße auf den Boden. Schließe die Hände zu Fäusten, sodaß die Daumen innen liegen. Führe die Fäuste seitlich an die Knie. Rücken und Nacken bilden eine Linie. ⇢ Einatmend lehne den Oberkörper leicht zurück und hebe die gestreckten Beine etwa bis in Augenhöhe hoch. Die Fäuste bleiben dicht neben den Knien. ⇢ Mit angehaltenem Atem balanciere in dieser Stellung den Körper auf dem Gesäß. ⇢ Ausatmend kehre wieder in die Ausgangsposition zurück.

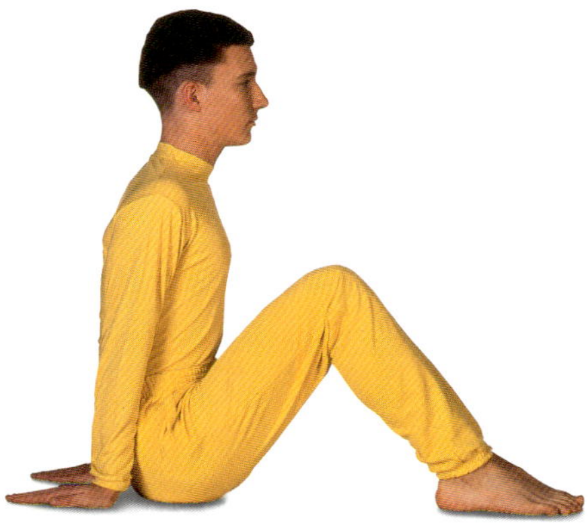

Führe die Āsana anfangs 3 x ohne längeres Verweilen durch. Nachdem du sie auf diese Weise eingeübt hast, verbleibe einige Minuten lang in der Position.

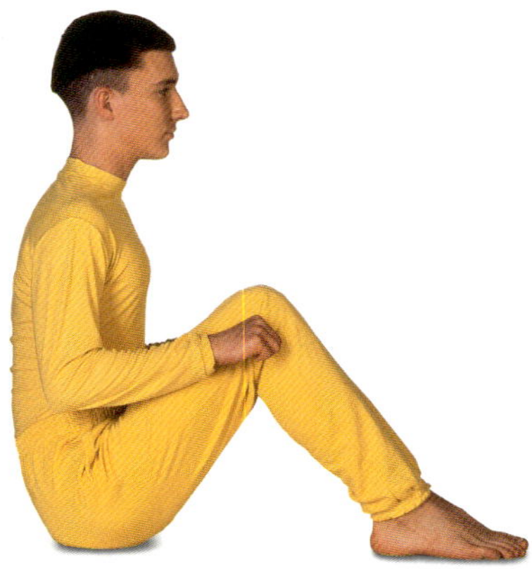

Gut für

Kräftigt Bauch-, Oberschenkel- und Rückenmuskulatur und fördert eine gute Körperhaltung sowie eine schlanke Linie. Regt das Manipūra Chakra an und hilft bei Sprach- und Artikulationsproblemen.

Achtung

Bei Leistenbruch, nach Bauchoperationen sowie bei fortgeschrittener Schwangerschaft und während der Menstruation soll diese Āsana nicht geübt werden.

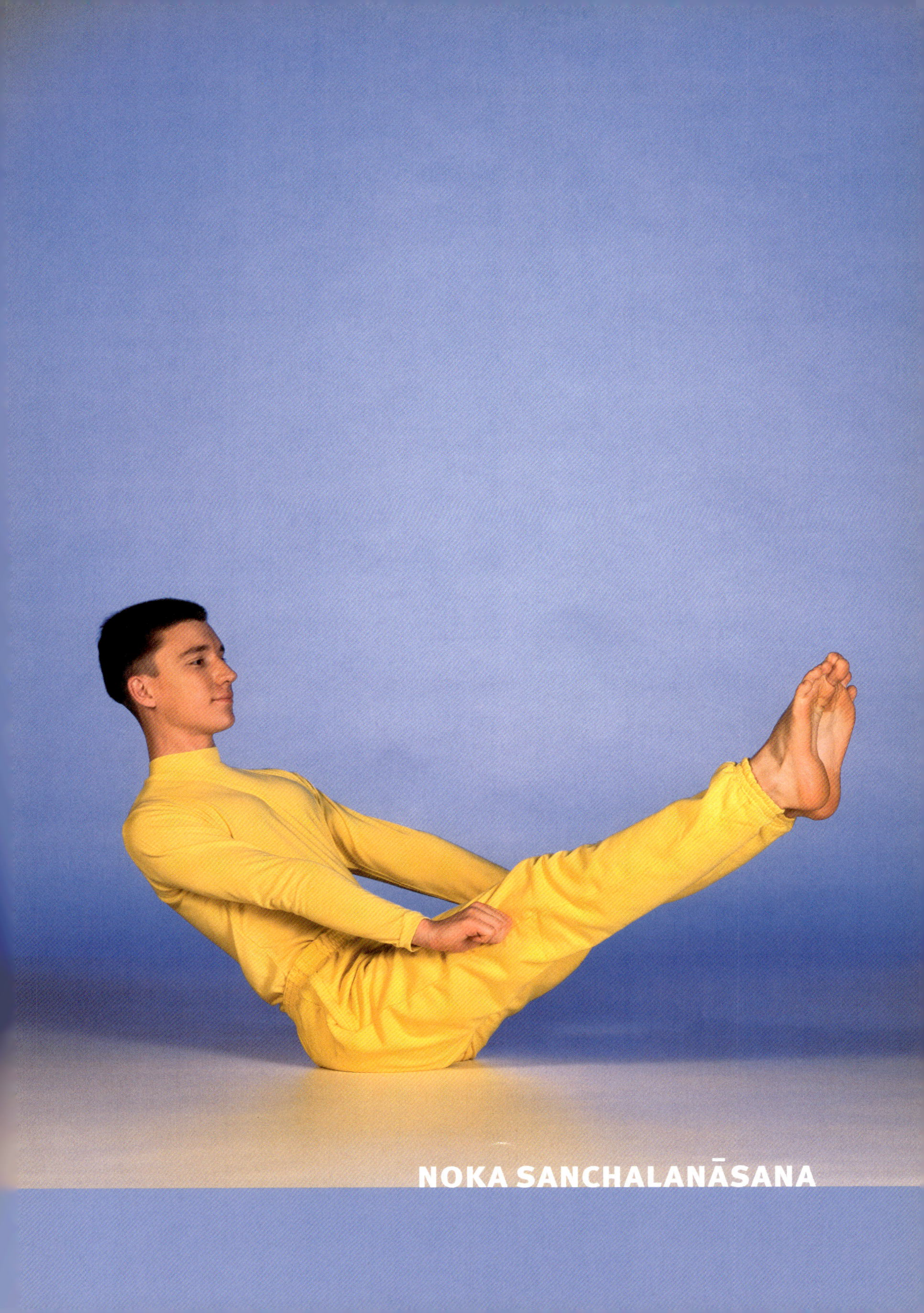

NOKA SANCHALANĀSANA

ARDHA PADMA HALĀSANA – Pflug im Halblotus

Grundstellung: Langsitz
Konzentration: auf Rücken, Hüftgelenke sowie auf Manipūra und Vishuddhi Chakra
Atmung: mit der Bewegung koordiniert, in der Position normal atmen
Wiederholungen: 1 x mit jedem Bein
Durchführung: Lege den rechten Fuß auf den linken Oberschenkel. Lehne dich mit Hilfe der Arme zurück und lege dich auf den Rücken. Nimm in dieser Stellung Sarvāngāsana ein. Stütze den Rücken mit den Händen ab. ···› Normal atmend gehe in Halāsana über, indem du das linke Bein hinter den Kopf absenkst, bis die Zehen den Boden berühren. Der rechte Fuß bleibt auf dem linken Oberschenkel. Führe die Arme über den Kopf und halte mit beiden Händen die Zehen des linken Fußes; das linke Knie bleibt gestreckt. ···› Normal atmend verweile in dieser Position. Stütze mit den Händen wieder den Rücken ab und nimm Sarvāngāsana ein. ···› Ausatmend rolle den Rücken Wirbel für Wirbel bis in die Rückenlage ab und kehre zur Ausgangsposition zurück. Führe die Übung auch mit dem anderen Bein durch.

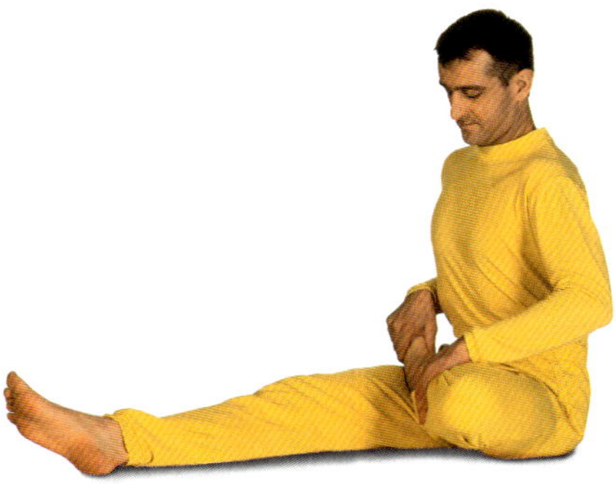

Gut für
Stärkt das gesamte Nerven- und Drüsensystem, fördert den Blutkreislauf, regt das Verdauungsfeuer an und reguliert das Körpergewicht. Dehnt die Muskeln des Rückens, der Hüftgelenke und der Beine. Fördert die Beweglichkeit der Wirbelsäule und steigert das Wohlbefinden. Hilfreich zum Erlernen des Lotussitzes. Wirkt auf das Vishuddhi und Manipūra Chakra.

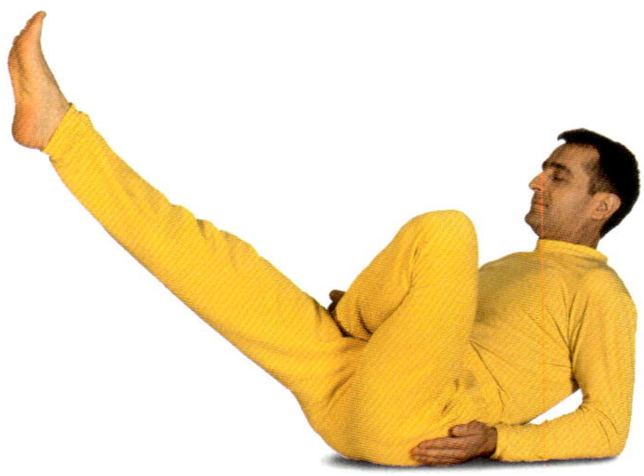

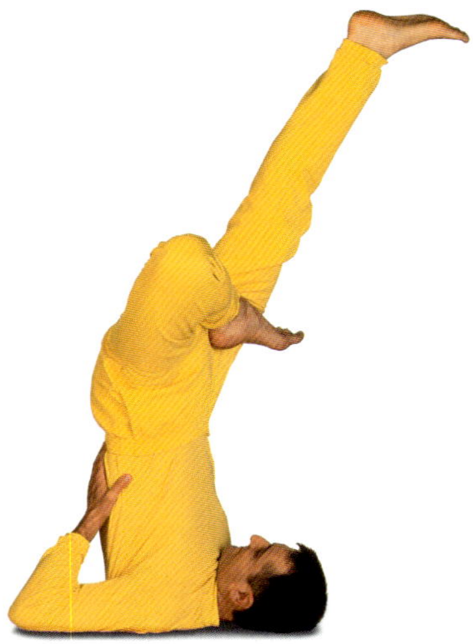

Achtung
Entspanne kurz in **ĀNANDĀSANA** *und führe danach als Ausgleichsübung* **MATSYĀSANA** *durch. Bei Bandscheibenschäden, Beschwerden in den Knie- oder Hüftgelenken und in der Schwangerschaft soll diese Übung nicht durchgeführt werden.*

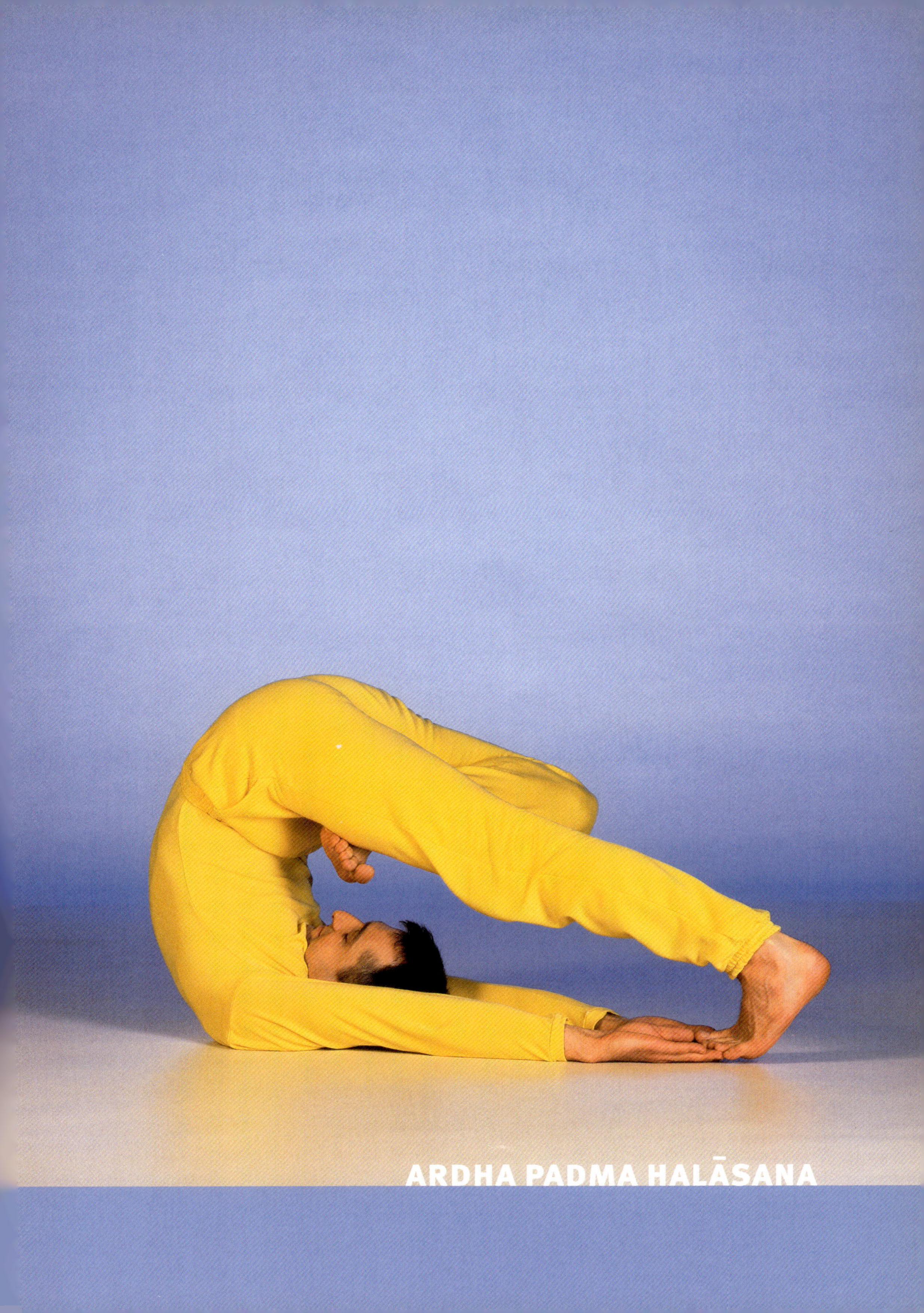

ARDHA PADMA HALĀSANA

PĀDA PRASARA PURANUTTHĀNĀSANA – Kopf-Fuß-Grätsche

Grundstellung: Stand
Konzentration: auf den ganzen Körper
Atmung: mit der Bewegung koordiniert, in der Position normal atmen
Wiederholungen: 2–3 x
Durchführung: Stehe mit breit gegrätschten Beinen. ···› Einatmend hebe die Arme über den Kopf. ···› Ausatmend beuge dich langsam nach vorn. Stütze zuerst die Hände und dann den Kopf auf dem Boden ab. ···› Normal atmend konzentriere dich auf den ganzen Körper. Verteile das Körpergewicht gleichmäßig auf Kopf und Füße und umfasse mit den Händen die Fußgelenke. Bleibe eine Weile in dieser Position. ···› Einatmend stütze die Hände wieder auf dem Boden ab und kehre zur Ausgangsposition zurück.

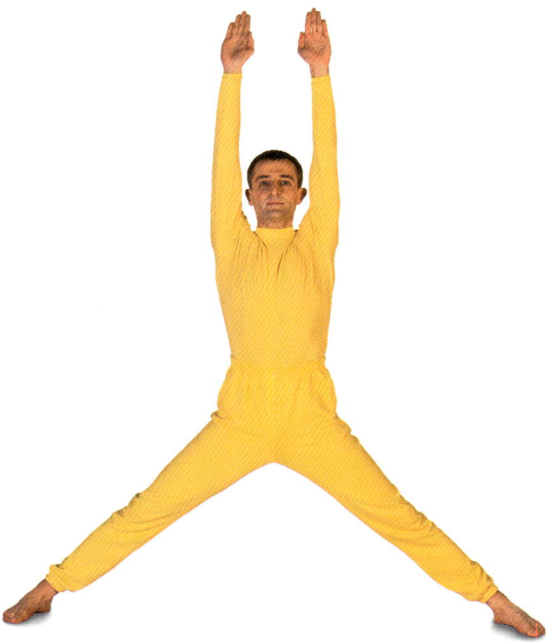

Gut für
Wirkt günstig auf das Verdauungssystem und den Beckenbereich. Kräftigt und dehnt die Muskulatur der Beine und stärkt Rücken- und Nackenmuskeln. Ist eine gute Vorbereitung für den Kopfstand. Regt die gesamte Blutzirkulation an. Durch die verstärkte Durchblutung des Kopfes werden die Gedächtnisleistung und die Sehkraft gefördert.

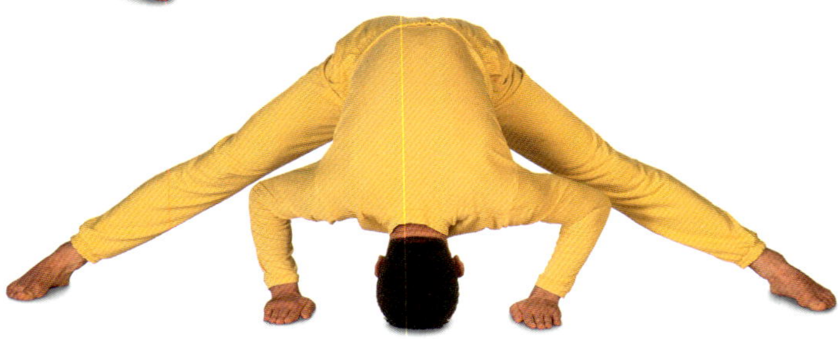

Achtung
Bei hohem Blutdruck, Gefäßstörungen im Kopfbereich und Neigung zu Schwindel sollte diese Übung nicht durchgeführt werden; auch nicht bei Beschwerden im Bereich der Halswirbelsäule.

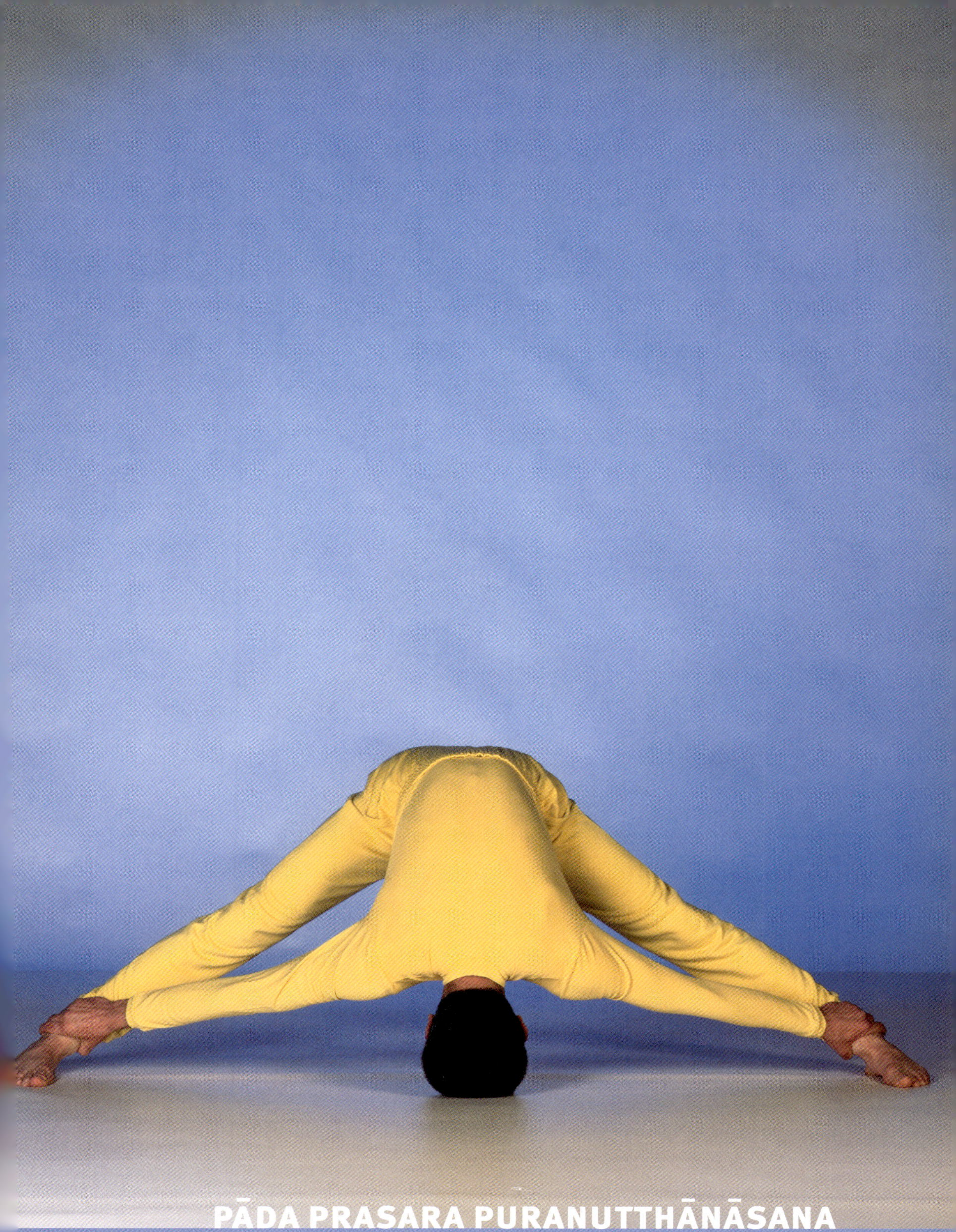

PĀDA PRASARA PURANUTTHĀNĀSANA

Grundstellung: Langsitz
Konzentration: auf die Entspannung der Hüften und auf das Manipūra Chakra
Atmung: mit der Bewegung koordiniert und in der Position angehalten
Wiederholungen: 2–3 x
Durchführung: Sitze mit weit gegrätschten Beinen. Lege die Hände auf die Oberschenkel. ⋯ Einatmend beuge leicht die Knie. ⋯ Atme völlig aus, beuge den Oberkörper aus der Hüfte nach vorn und schiebe die Arme mit nach unten gerichteten Handflächen von der Innenseite der Beine unter den Knien durch. ⋯ Beuge langsam den Oberkörper weiter nach vorn, bis Kinn und Brust den Boden berühren. Strecke die Arme möglichst weit nach hinten. Die Beine sollen so wenig wie möglich gebeugt werden. ⋯ Normal atmend verweile in dieser Position. ⋯ Einatmend kehre in die Ausgangsstellung zurück.

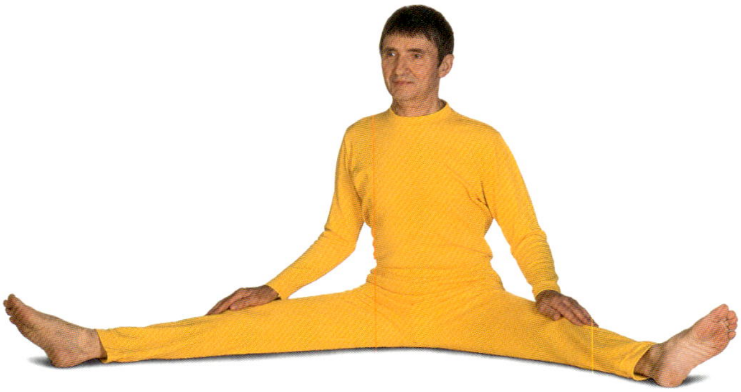

Gut für
Aktiviert die inneren Organe und hilft vor allem bei Beschwerden im Unterleib. Erfrischt den ganzen Körper. Regt den Solarplexus an und wirkt gegen Depressionen. Die Āsana fördert die Beweglichkeit der Hüftgelenke und dehnt die Rücken- und Beinmuskulatur.

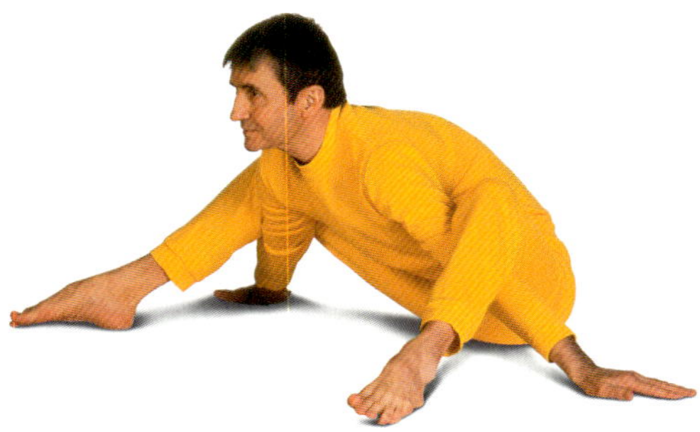

Achtung
Kūrmāsana zählt zu den fortgeschrittenen Āsanas und sollte langsam und kontrolliert durchgeführt werden. Die Beherrschung der Paschimottānāsana-Variationen aus Stufe 5 ist Voraussetzung für diese Āsana. Bei Beschwerden in den Schulter-, Ellbogen- oder Hüftgelenken soll diese Āsana nicht durchgeführt werden.

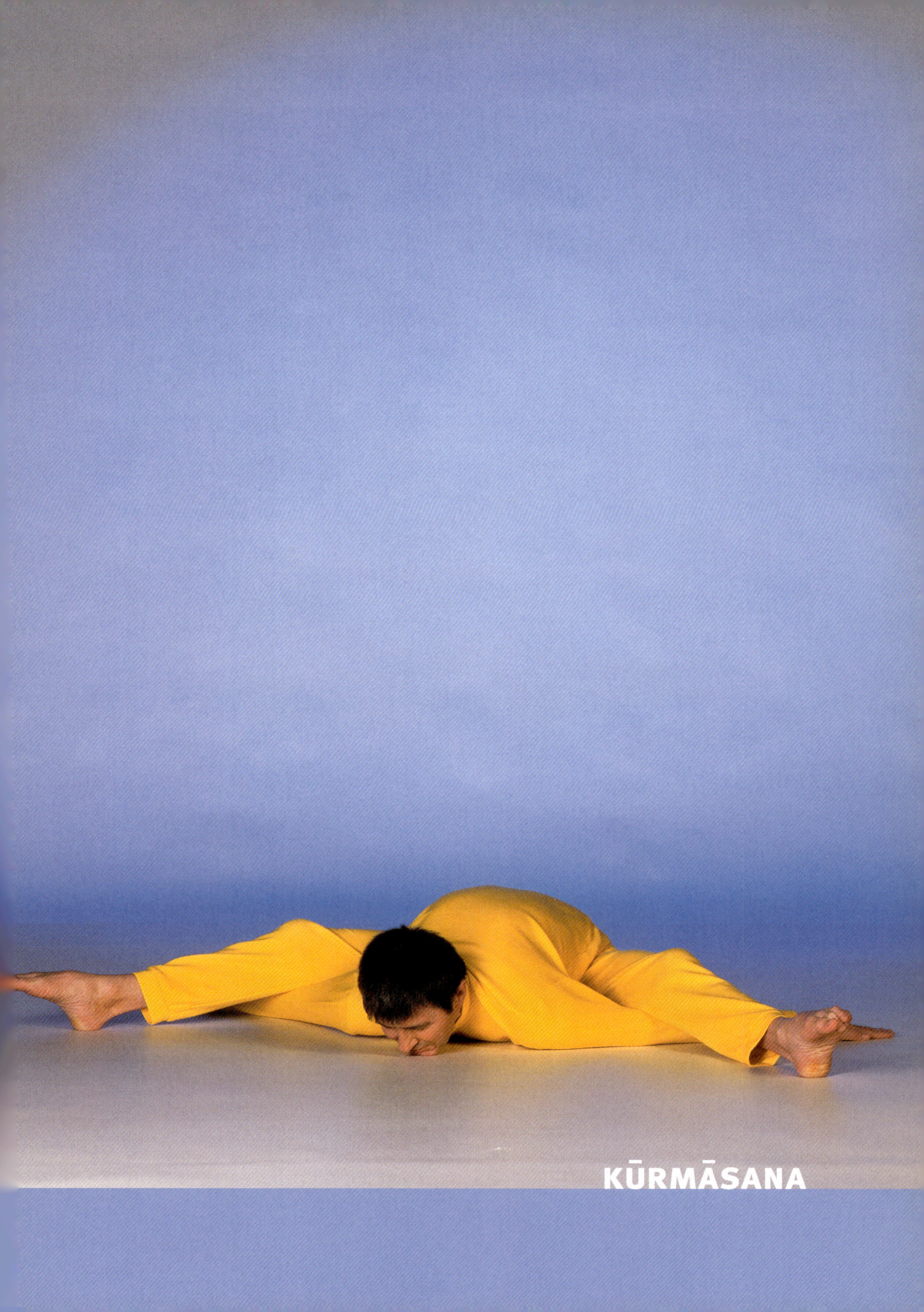
KŪRMĀSANA

Grundstellung: Bauchlage
Konzentration: auf den ganzen Körper
Atmung: normaler Atem
Wiederholungen: 2–3 Minuten
Durchführung: Lege dich auf den Bauch. Stütze die Ellbogen auf und lege das Kinn in die Hände. ···› Normal atmend blicke auf einen entfernt liegenden Punkt und bewege langsam und entspannt abwechselnd den rechten und den linken Unterschenkel auf und ab.

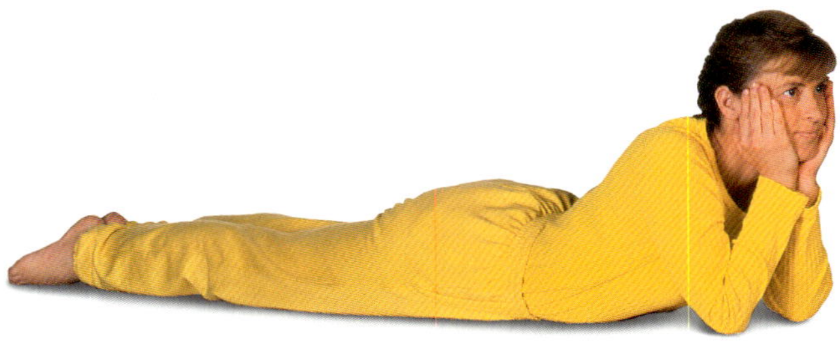

Gut für
Wirkt sehr entspannend und harmonisierend auf Körper und Geist. Hat eine besonders gute und entspannende Wirkung auf die Wirbelsäule, Hüft- und Kniegelenke. Wirkt beruhigend auf den Magen und Darm. Vertieft die Atmung und fördert die Konzentration.

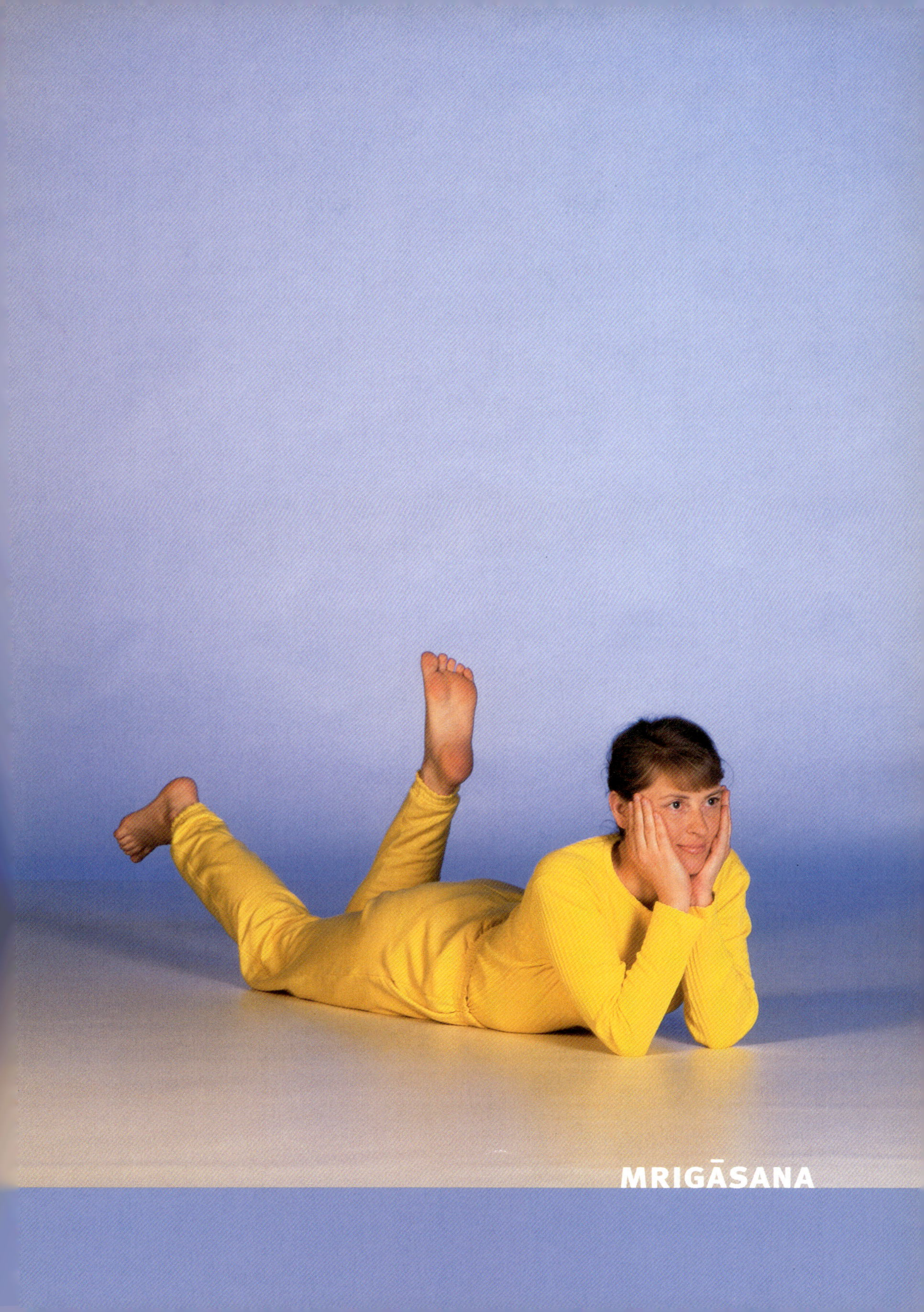

MRIGĀSANA

Grundstellung: Rückenlage
Konzentration: auf das Manipūra Chakra
Atmung: normaler Atem
Wiederholungen: 1–2 x
Durchführung: Nimm die Rückenlage ein; die Arme liegen neben dem Körper. Beuge die Knie und stelle die Füße nahe am Becken auf den Boden. ⋯› Hebe die Arme über den Kopf und stütze die Hände nahe den Schultern auf dem Boden ab. Die Finger weisen dabei zum Körper; die Ellbogen sind nach oben gerichtet. ⋯› Stemme den ganzen Körper hoch, sodaß sich nur mehr die Hände und Füße auf dem Boden befinden. ⋯› Normal atmend bleibe eine Weile in dieser Position und kehre anschließend in die Ausgangsstellung zurück.

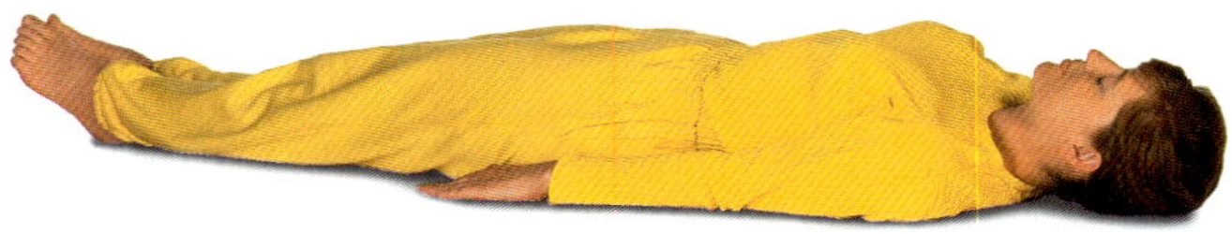

Gut für
Fördert die Elastizität der Wirbelsäule und steigert das Wohlbefinden. Die Dehnung der Vorderseite des Körpers wirkt anregend und ausgleichend auf alle Organe und das gesamte Drüsensystem. Die Āsana kräftigt die Muskulatur des Rückens sowie die Arme und Beine. Sie fördert eine gute Körperhaltung und ist besonders wichtig für Menschen, die viel sitzen. Hilfreich bei Menstruationsbeschwerden.

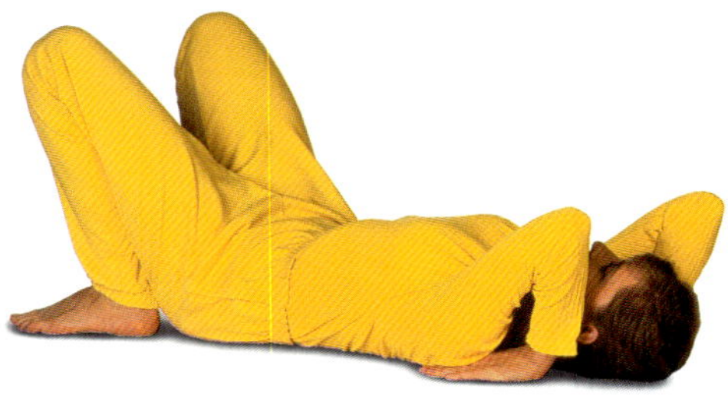

Achtung
Die Übung soll nicht durchgeführt werden: ab dem 3. Schwangerschaftsmonat, nach einer Bauchoperation, bei hohem Blutdruck und Neigung zu Schwindelgefühl, bei akuten Rückenbeschwerden und Schmerzen in den Schulter-, Ellbogen- oder Handgelenken.

Nach dieser Übung entspanne dich in **ĀNANDĀSANA.**

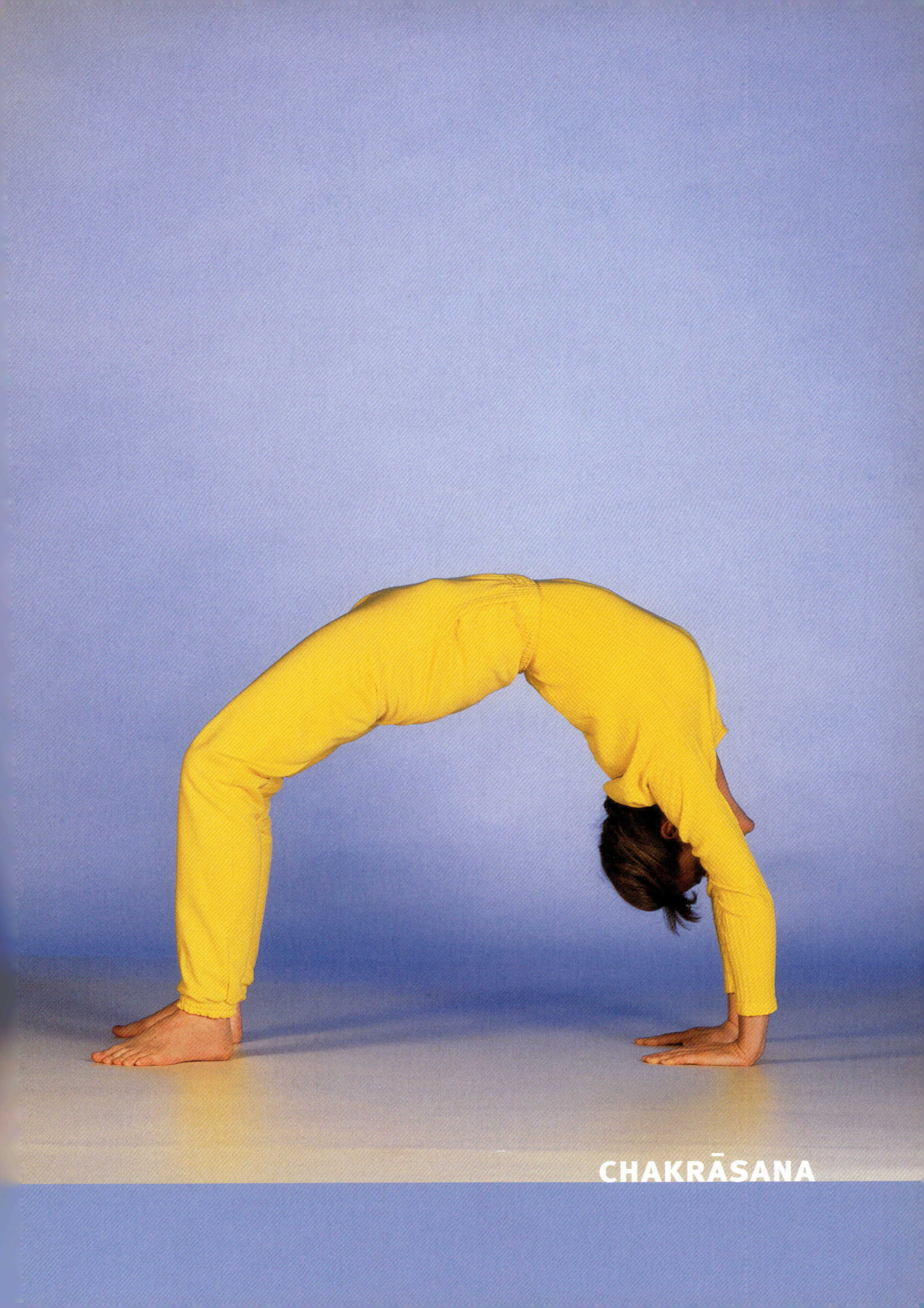
CHAKRĀSANA

Grundstellung: Vajrāsana
Konzentration: auf das Gleichgewicht
Atmung: normaler Atem
Wiederholungen: 1–2 x
Durchführung: Gehe in die Hocke. Die Knie sind etwas auseinander, die Füße nahe beisammen. ⇢ Beuge dich nach vorn und stütze die Hände (die Fingerspitzen sind zu den Füßen gerichtet) auf dem Boden ab. Drücke die Unterarme und Ellbogen aneinander und stütze dich mit dem Bauch darauf. Der Brustkorb liegt auf den Oberarmen. Verlagere das Gewicht nach vorn, strecke die Beine nach hinten auf die Zehenspitzen, hebe sie hoch und balanciere sie aus. ⇢ Bringe Oberkörper und Beine in die Waagrechte. Das Körpergewicht wird nur von den Händen getragen und ausbalanciert. ⇢ Bleibe eine Weile in der Position und kehre dann wieder in die Ausgangsstellung zurück.

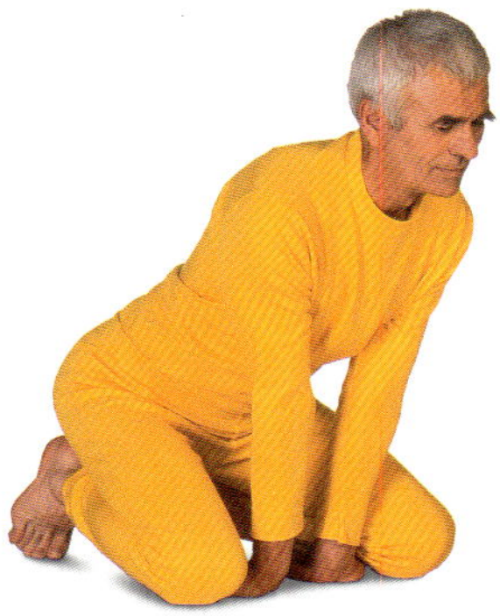

Gut für

Wirkt gegen Depressionen durch Aktivierung des Solarplexus und des Manipūra Chakra. Stimuliert Lungen, Leber, Bauchspeicheldrüse und Nieren und stärkt das Zwerchfell. Vermindert die Gasbildung im Verdauungssystem. Hilft bei Diabetes. Fördert die Körperbalance und Konzentrationsfähigkeit. Kräftigt die Muskulatur des ganzen Körpers und hilft gegen Händezittern.

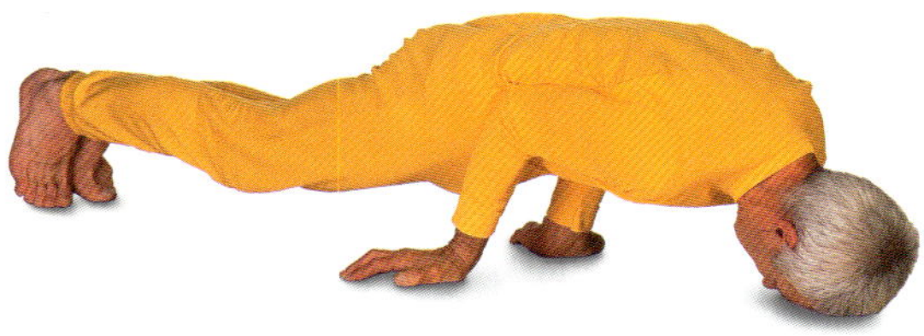

Achtung

Nach einer Bauchoperation, bei Beschwerden in den Hand- und Ellbogengelenken, bei erhöhtem Augendruck und hohem Blutdruck soll die Übung nicht durchgeführt werden. Während der Schwangerschaft und Menstruation soll diese Āsana ebenfalls vermieden werden.

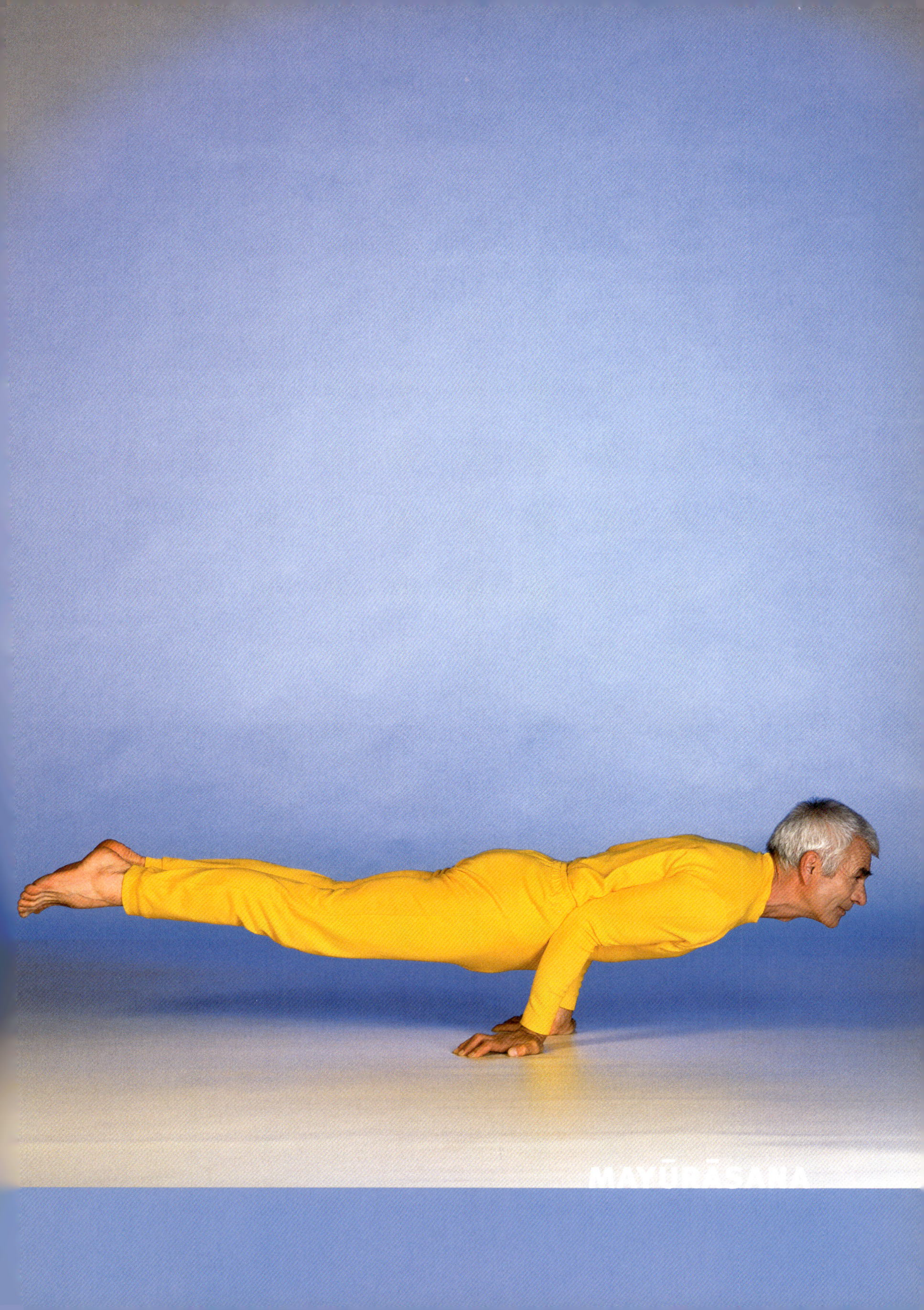

MAYŪRĀSANA

6 | 9 SHĪRSHĀSANA – Kopfstand

Grundstellung: Vajrāsana
Konzentration: auf den ganzen Körper
Atmung: normaler Atem
Wiederholungen: 1 Minute bis maximal 5 Minuten (erst nach längerer Übung)
Durchführung: Nimm Vajrāsana ein; die Hände ruhen auf den Oberschenkeln. → Normal atmend lege den Kopf vor den Knien auf den Boden. Verschränke die Finger hinter dem Kopf und stütze mit den verschränkten Händen den Hinterkopf. Die Unterarme liegen auf dem Boden; die Ellbogen bilden mit dem Kopf ein gleichseitiges Dreieck. → Stelle die Zehen auf und strecke die Beine. Konzentriere dich auf das Gleichgewicht des Körpers. Bringe die Beine nahe zum Körper, sodaß das Gesäß hochgehoben wird. Verlagere das Gewicht auf die Unterarme und hebe die Füße vom Boden. Bringe die Fersen zum Gesäß, während du den Rücken streckst. Zuletzt strecke die Beine vollständig aus; die Füße bleiben entspannt. Balanciere das Körpergewicht entspannt zwischen Unterarmen, Kopf und Nacken aus. → Bleibe so lange es dir möglich ist, aber nicht länger als fünf Minuten, in dieser Position. → Beuge langsam die Beine und bewege die Fersen zum Gesäß. Komme dann langsam mit den Füßen zum Boden. → Verweile noch einige Zeit in **YOGA MUDRĀ** und komme wieder in Vajrāsana zurück.

Shīrshāsana ist neben Padmāsana die königliche Āsana. Es wird empfohlen, Shīrshāsana täglich als Abschluß des Übungsprogrammes durchzuführen. Diese Āsana soll sorgfältig und konzentriert, in einem langsamen, rhythmischen Ablauf ausgeführt werden.

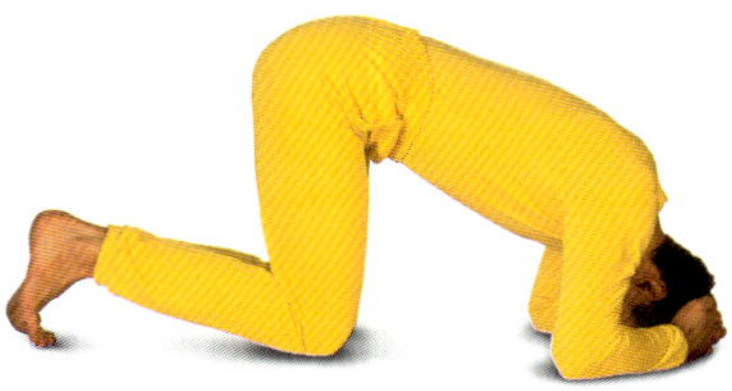

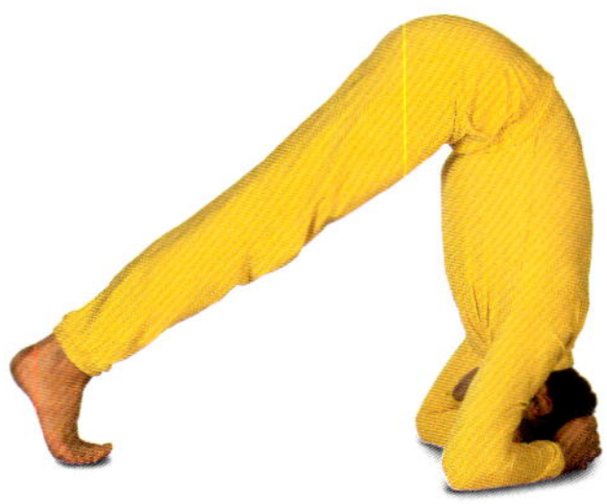

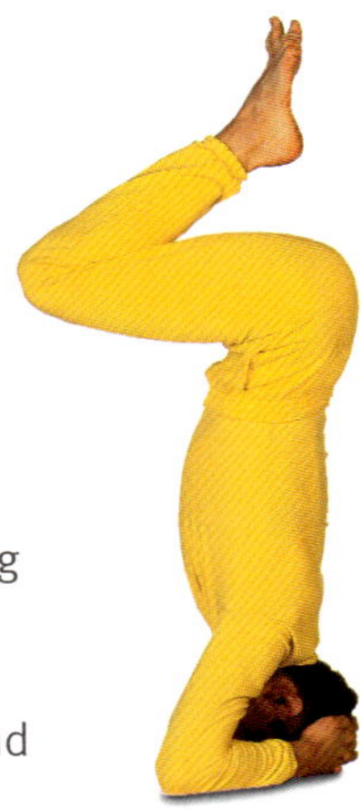

Variation A
Nimm Shīrshāsana ein und halte die Beine waagrecht.
Variation B
Nimm Shīrshāsana ein und grätsche die Beine.

Gut für
Durch die starke Durchblutung des Kopfes wird die Gedächtnisleistung sehr gefördert und alle Organe des Kopfes auf positive Weise beeinflußt. Die Funktion des gesamten Organismus wird durch diese Āsana angeregt. Hilft gegen Wechselbeschwerden. Schafft geistige und körperliche Zufriedenheit und fördert den spirituellen Fortschritt.
Achtung
Bei hohem Blutdruck, Neigung zu Schwindel, Gefäßstörungen im Kopfbereich, hohem Augendruck soll diese Übung nicht durchgeführt werden. Auch bei Problemen im Bereich der Halswirbelsäule wird diese Āsana nicht empfohlen.

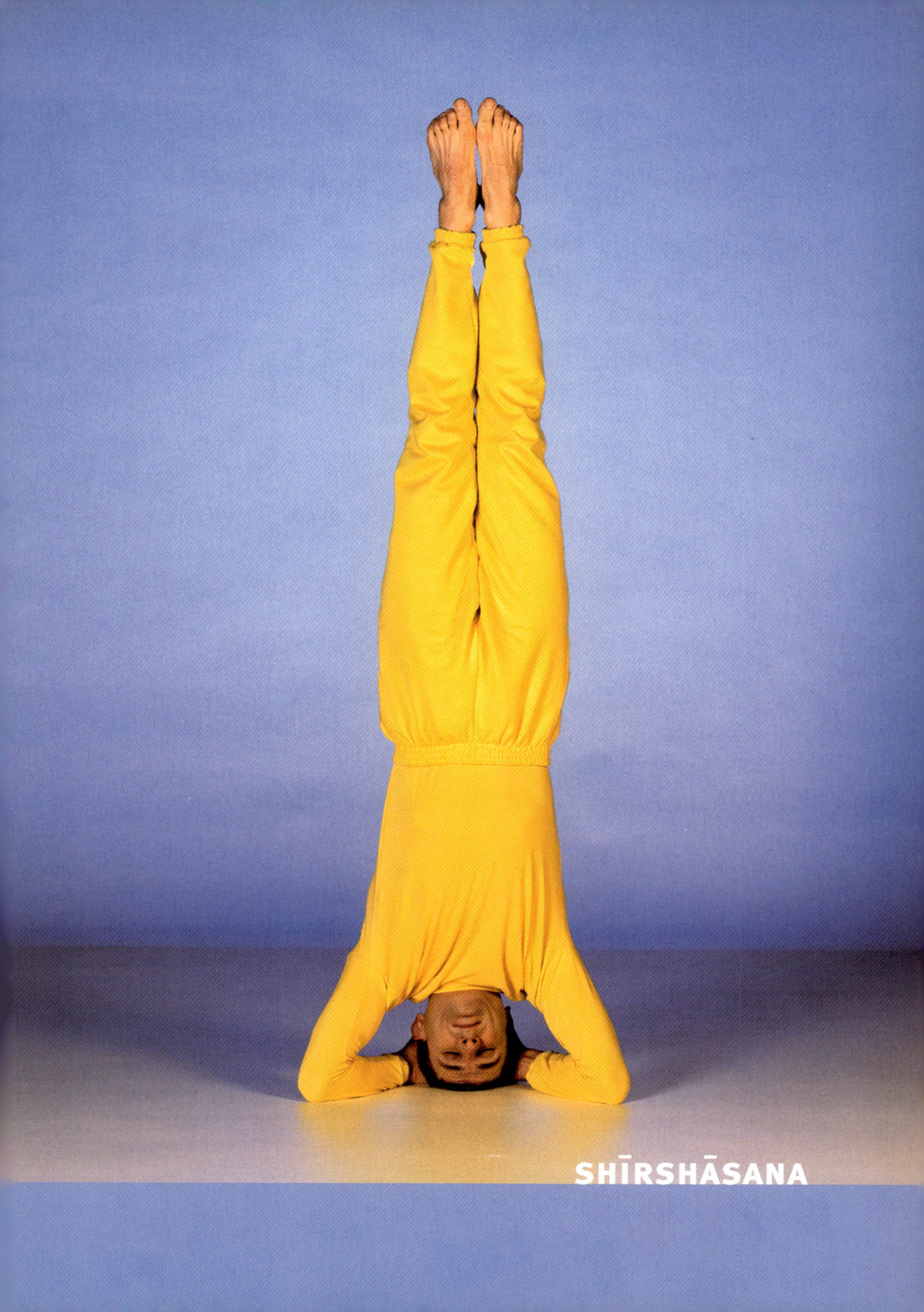

SHĪRSHĀSANA

BANDHAS – Erklärung der Bandhas

Bandha bedeutet verschließen, stauen. Bei der Durchführung eines Bandha wird in kontrollierter Weise der Energiefluß an bestimmten Körperstellen angehalten. Dadurch strömt die Energie beim Lösen des Bandha in verstärkter und vermehrter Weise durch den Körper.

Es gibt vier Arten von Bandhas:

- **MŪLA BANDHA** – Afterverschluß
- **UDDIYĀNA BANDHA** – Heben des Zwerchfells
- **JĀLANDHARA BANDHA** – Kinnverschluß
- **MAHĀ BANDHA** – gleichzeitige Durchführung aller drei Bandhas

Bei der Durchführung von Bandhas wird der Atem in der Regel angehalten. Mūla Bandha und Jālandhara Bandha können sowohl in eingeatmetem Zustand als auch nach der Ausatmung durchgeführt werden. Uddiyāna Bandha und Mahā Bandha werden nur mit Atemanhaltung im ausgeatmeten Zustand durchgeführt.

Gut für

Da die Bandhas den Blutzufluß absperren und aufstauen, fließt beim Lösen der Bandhas vermehrt frisches Blut in den entsprechenden Köperteil ein, wobei alte, abgestorbene Zellen fortgespült werden. Dadurch wird eine Verbesserung der Funktion aller Organe sowie die Anregung des Kreislaufs bewirkt.

Bandhas wirken außerdem auf die Gehirnzentren sowie auf die Nādīs und Chakras. Die Energiebahnen werden gereinigt, Blockaden gelöst und der Energieaustausch verstärkt. Bandhas lösen Streß und geistige Unruhe und bewirken innere Harmonie und Ausgewogenheit.

Achtung

Die Durchführung von Bandhas setzt voraus, daß die Atemtechniken der vorherigen Stufen längere Zeit hindurch regelmäßig geübt wurden.

Suche Zufriedenheit, Freundschaft, Glück und Liebe nicht außen.
Du selbst bist dein Frieden, deine Liebe, dein Feind oder dein Freund.

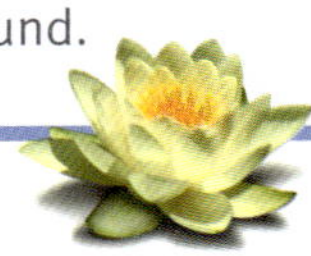

6 | 10/1 JĀLANDHARA BANDHA – Kinnverschluß

Grundstellung: Meditationssitz
Konzentration: auf das Vishuddhi Chakra
Atmung: tief einatmen und den Atem anhalten
Wiederholungen: 3–5 Runden
Durchführung: Atme tief ein und halte den Atem an. Stütze die Hände auf die Knie, hebe die Schultern und beuge den geraden Oberkörper leicht nach vorn. Drücke das Kinn fest gegen die Brust bzw. zwischen die Schlüsselbeine, sodaß Luft- und Speiseröhre fest verschlossen werden. ⋯› Konzentriere dich auf das Vishuddhi Chakra und halte den Atem an, so lange es angenehm ist. ⋯› Hebe den Kopf und kehre mit einer langen Ausatmung in die Ausgangsposition zurück. ⋯› Verweile normal atmend einige Zeit in dieser Stellung.

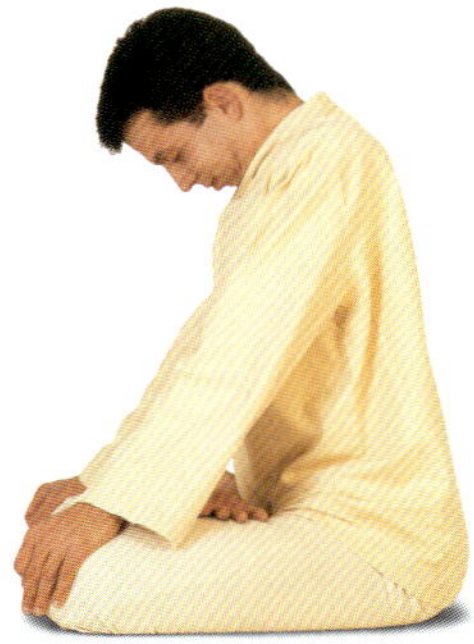

Gut für

Diese Übung erweckt die Energiezentren, besonders das Vishuddhi Chakra. Sie verstärkt die Fähigkeit, den Atem längere Zeit anhalten zu können und entwickelt die Konzentrationsfähigkeit. Sie übt eine heilende Wirkung auf Halskrankheiten aus. Die Funktion der Schilddrüse wird angeregt und zugleich harmonisiert.

Achtung

Der Atem darf nur so lange angehalten werden, wie dies leicht möglich ist. Bei bestehenden Schilddrüsenproblemen sollte zuerst der Arzt befragt werden.

6 | 10/2 ĀKĀSHĪ MUDRĀ – »Blick zum Himmel«

Diese Mudrā ist die Gegenübung zu JĀLANDHARA BANDHA
Grundstellung: Meditationssitz
Konzentration: auf das Vishuddhi Chakra und Sahasrāra Chakra
Atmung: tief einatmen und den Atem anhalten
Wiederholungen: 3–5 Runden
Durchführung: Atme tief ein und neige den Kopf nach hinten. Richte den Blick nach oben. ⋯› Halte den Atem an, so lange dies angenehm ist, und komme mit der Ausatmung in die Ausgangsposition zurück. ⋯› Verweile einige Zeit normal atmend in der Meditationsstellung.

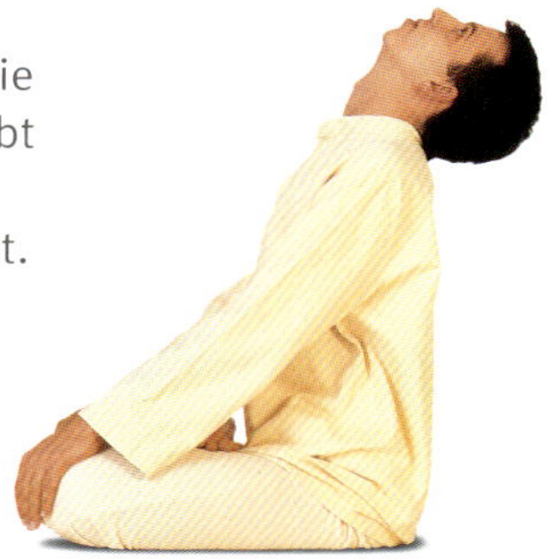

Gut für

Diese Mudrā wirkt auf das Vishuddhi Chakra. Sie aktiviert die Schilddrüse, harmonisiert die Nādīs und beruhigt und erhebt die Gedanken, indem sie von unten kommende Energie abblockt und Energie aus dem Sahasrāra Chakra herableitet.

Achtung

Ākāshī Mudrā niemals im Stehen, sondern nur im Sitzen durchführen. Bei Problemen in der Halswirbelsäule und Neigung zu Schwindel soll der Kopf nicht zu weit zurückgebeugt werden.

6 10/3 UDDIYĀNA BANDHA – Heben des Zwerchfells

Grundstellung: Meditationssitz oder Stand
Konzentration: auf das Manipūra Chakra
Atmung: vollständig ausatmen und den Atem ausgeatmet anhalten
Wiederholungen: 3–5 Runden
Durchführung: Atme vollständig aus und halte den Atem ausgeatmet an. Stütze die Hände auf die Knie, hebe die Schultern und beuge den geraden Oberkörper leicht nach vorn. (Wenn du die Übung im Stehen durchführst, stelle die Beine etwas auseinander und beuge leicht die Knie.) ⋯▸ Konzentriere dich auf das Manipūra Chakra, ziehe die Bauchmuskeln, so weit du kannst, nach innen und oben in den Bauchraum hinein. ⋯▸ Bleibe in dieser Position, so lange es angenehm ist. ⋯▸ Löse die Muskelanspannung und kehre mit einer tiefen Einatmung in die Ausgangsposition zurück. ⋯▸ Verweile normal atmend einige Zeit in dieser Stellung.

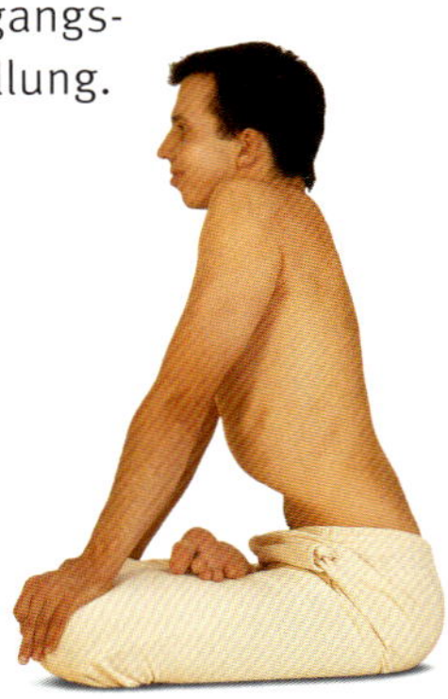

Gut für

Aktiviert das Manipūra Chakra und den Solarplexus. Regt die Darmtätigkeit an und hilft gegen Verstopfung. Stimuliert die Bauchspeicheldrüse und ist hilfreich bei Diabetes. Kräftigt das Immunsystem. Wirkt ausgleichend auf das Gemüt, beruhigt Ärger und Zorn und wirkt gegen depressive Stimmung.

Achtung

Nur nüchtern üben! Bei Bluthochdruck soll dieses Bandha nicht durchgeführt werden.

6 10/4 MŪLA BANDHA – Afterverschluß

Grundstellung: Meditationssitz
Konzentration: auf das Mūlādhāra Chakra
Atmung: tief einatmen und den Atem anhalten
Wiederholungen: 3–5 Runden
Durchführung: Atme tief ein und halte den Atem an. Stütze die Hände auf die Knie, hebe die Schultern und beuge den geraden Oberkörper leicht nach vorn. ⋯▸ Konzentriere dich auf das Mūlādhāra Chakra und ziehe die Aftermuskeln fest an. Halte die Muskelkontraktion und den Atem so lange an, wie es möglich und angenehm ist. ⋯▸ Kehre mit einer langen Ausatmung in die Ausgangsposition zurück. ⋯▸ Verweile normal atmend einige Zeit in dieser Stellung.

Gut für

Kräftigt den Beckenboden, wirkt gegen Hämorrhoiden und fördert die Durchblutung im Beckenbereich. Beruhigt das vegetative Nervensystem und entspannt den Geist. Auf der spirituellen Ebene aktiviert und reinigt Mūla Bandha das Mūlādhāra Chakra. Es erweckt den schlafenden Teil unseres Bewußtseins und die Kundalinī Shakti.

Achtung

Eine längere und intensive Durchführung von Mūla Bandha sollte nur unter Anleitung eines erfahrenen Yogalehrers von »Yoga im täglichen Leben« durchgeführt werden.

6 | 10/5 MAHĀ BANDHA – »Das große Bandha«

Grundstellung: Meditationssitz
Konzentration: auf das Mūlādhāra, Manipūra und Vishuddhi Chakra
Atmung: vollständig ausatmen und den Atem anhalten
Wiederholungen: 3–5 Runden
Durchführung: Nimm eine bequeme Sitzhaltung ein. ⋯› Atme tief ein und durch den Mund völlig aus. ⋯› Halte den Atem ausgeatmet an. ⋯› Stütze die Hände auf die Knie, hebe die Schultern und beuge den geraden Oberkörper leicht nach vorn.
⋯› Nimm Jālandhara Bandha ein und konzentriere dich auf das Vishuddhi Chakra.
⋯› Nimm Uddiyāna Bandha ein und konzentriere dich auf das Manipūra Chakra.
⋯› Nimm Mūla Bandha ein und konzentriere dich auf das Mūlādhāra Chakra.
⋯› Verbleibe in dieser Stellung, so lange du den Atem leicht anhalten kannst.
⋯› Löse die Bandhas in derselben Reihenfolge, wie du sie eingenommen hast.
⋯› Atme tief ein und kehre in die Ausgangsposition zurück.
Verweile normal atmend einige Zeit in dieser Stellung.

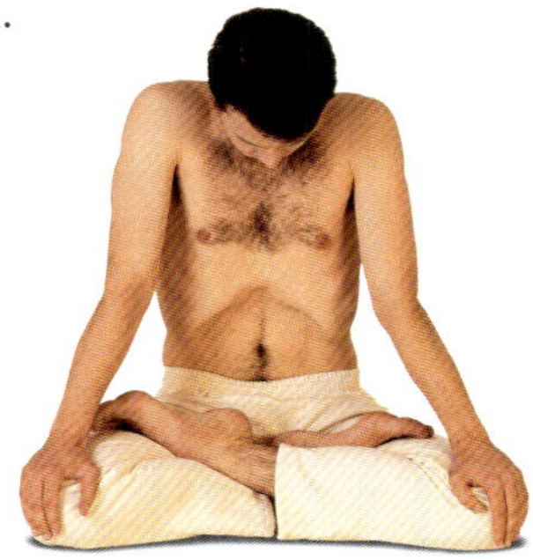

Gut für
Wirkt auf den ganzen Körper, auf das Vegetativum, die Organe, Muskeln und Nerven und hat eine starke Wirkung auf die Psyche.

Achtung
Wie bei den einzelnen Bandhas beschrieben.

6 | 11 BHASTRIKĀ PRĀNĀYĀMA mit JĀLANDHARA BANDHA

Grundstellung: Meditationssitz
Konzentration: auf den Atemvorgang
Wiederholungen: 2–4 Runden
Durchführung: Konzentriere dich mit normaler Atmung einige Minuten auf den ganzen Körper. Nimm Prānāyāma Mudrā ein und beginne mit dem linken Nasenloch. ⋯› Atme 20 x schnell und mit tiefer Bauchatmung ein und aus. ⋯› Nach dem 20. Mal atme durch das selbe Nasenloch einmal tief ein und aus. ⋯› Wiederhole die Übung mit dem rechten Nasenloch. ⋯› Danach lege die Hand auf das Knie und setze die Übung mit beiden Nasenlöchern fort. ⋯› Nach dem 20. Mal atme tief ein und nimm Jālandhara Bandha ein.
Beginne die zweite Runde mit dem rechten Nasenloch und die dritte Runde wieder mit dem linken Nasenloch.

Achtung
Bei akutem Asthma, Herzkrankheit oder Fieber soll diese Übung nicht durchgeführt werden. Den Atem nur so lange anhalten, wie es leicht möglich ist! Bei Schilddrüsenproblemen sollte zuerst der Arzt befragt werden.

6 | 12 SELF-INQUIRY-MEDITATION – Stufe 6

Durchführung: Die 8 Stufen der Self-Inquiry-Meditation sind im Anschluß an die 8 Übungsteile der Āsanas und Prānāyāmas beschrieben.

Das größte Glück und größte Geschenk Gottes ist ein menschliches Leben. Ein Narr ist, wer dies nicht erkennt und achtlos die kostbare Gabe verschwendet. Er handelt wie einer, der einen Diamanten wegwirft, als wäre er wertloses Glas.

Laß deine Lebenszeit nicht verrinnen wie Sand, der deinen Fingern entgleitet.

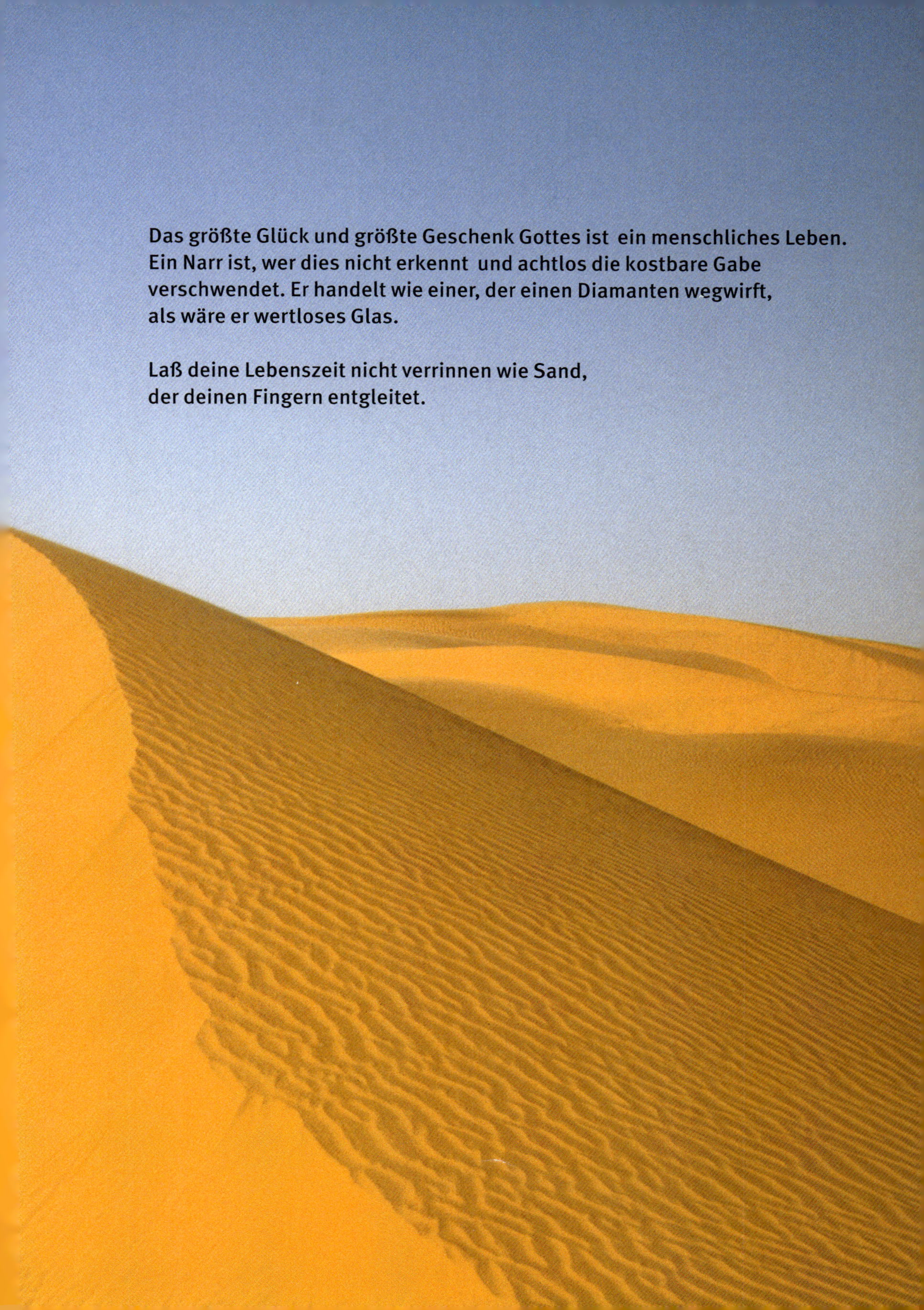

Wiederum stehst du vor einer neuen Stufe deiner Yogaübung und zugleich einer neuen Stufe deiner Entwicklung.

Durch deine tägliche Übung hast du bereits eigene Erfahrungen mit den Wirkungen von Āsanas, Prāṇāyāmas und Meditation auf Körper, Geist und Seele gesammelt. Der nächste Schritt besteht darin, dich auch mit den geistigen und spirituellen Aspekten des Yoga zu beschäftigen. »Woher bin ich gekommen?«, »Aus welchem Grund und zu welchem Zweck bin ich hier?«, »Erfülle ich die Aufgabe, um deretwillen ich hierher gekommen bin?« und schließlich: »Wohin werde ich nach diesem Leben gehen?«

Durch »Yoga im täglichen Leben« können wir die Antwort auf diese fünf Lebensfragen finden und uns aus dem Rad des Schicksals befreien. Denn das letzte und höchste Ziel des Yoga ist die Befreiung – Befreiung von Karma, Wiedergeburt und Tod.

Doch schon auf dem Weg zu diesem Ziel kannst du dich durch das Üben von »Yoga im täglichen Leben« von vielen Schwierigkeiten und Nöten befreien, von Ängsten, Sorgen, gesundheitlichen und psychischen Problemen. Vor allem kannst du dich von jenen Eigenschaften frei machen, die dich an dir selbst stören, wie Abhängigkeit, Sucht, Neid, Gier, Eifersucht, Haß, Zorn und Selbstsucht.

Sei dir stets bewußt, daß Yoga ein freiwilliger Weg ist – hell und klar wie die Strahlen der Sonne und frei wie ein Vogel am Himmel. Niemand soll sich dazu gezwungen fühlen. Niemand soll glauben, ihn gehen zu müssen. Du allein bestimmst den nächsten Schritt, wenn du dich reif dazu fühlst.

Oft aber verleitet uns die Unruhe und Unbeständigkeit unseres Geistes dazu, einen Weg abzubrechen, um wieder etwas Neues zu versuchen. Analysiere daher sehr aufmerksam deine Gedanken und laß dich nicht von bloßer Neugier dazu veranlassen, deinen Weg zu ändern. Der Erfolg auf dem Yogaweg ist wie eine zarte Pflanze, die unter deiner sorgfältigen und liebevollen Pflege heranwächst und Frucht trägt. Wenn du ein Pflänzchen fortwährend umsetzt und nirgends Wurzeln fassen läßt, kann es nicht blühen und gedeihen. So entfaltet sich auch die Blume der Spiritualität nur durch Geduld, Liebe und Ausdauer.

निर्गुणो निष्क्रियो नित्यो । निर्विकल्पो निरञ्जनः ।
निर्विकारो निराकारो । नित्य मुक्तोऽस्मि निर्मलः ॥

NIRGUṆO NIṢKRIYO NITYO
NIRVIKALPO NIRAÑJANAḤ
NIRVIKĀRO NIRĀKĀRO
NITYA MUKTO'SMI NIRMALAḤ

Ich bin eigenschaftslos, unwandelbar,
ewig, wunschlos, makellos, unveränderlich,
ohne Form, ewig befreit und ewig rein.

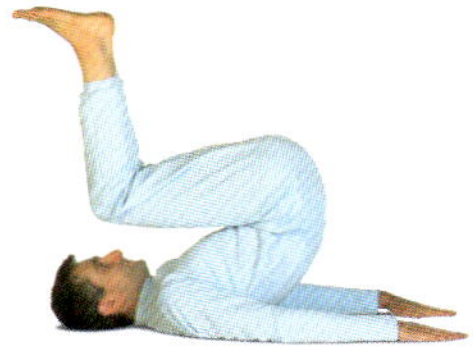

7–1 **KHATU PRANĀM** – Gruß an Khatu
7–2 **EKAPĀDA YOGA MUDRĀ** – Ein-Bein-Yoga Mudrā
7–3 **ARDHA UTTHĀNA KATI ĀSANA** –Drehung im Kniestand
7–4 **BHUJANGĀSANA** – Kobra - Variation
7–5 **YOGA MUDRĀ** – Vorbeugen im Fersensitz - Variation
7–6 **SARVĀNGĀSANA** – Schulterstand - Variation
7–7 **VĪRĀSANA** – Heldenpose - Variation
7–8 **UJJĀYĪ PRĀNĀYĀMA** mit **JĀLANDHARA BANDHA** und **KHECHARĪ MUDRĀ**
7–9 **SELF-INQUIRY-MEDITATION** – Stufe 7

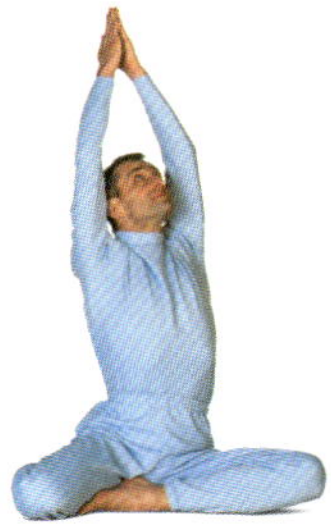

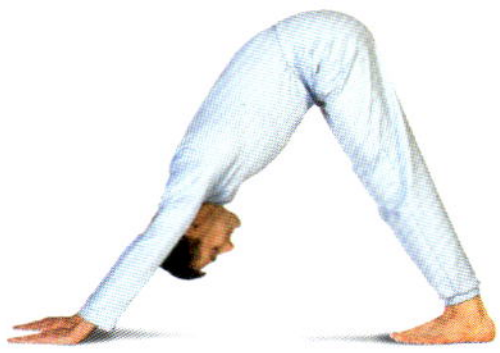

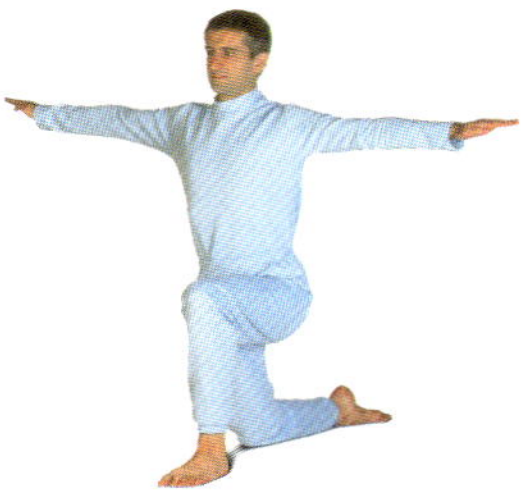

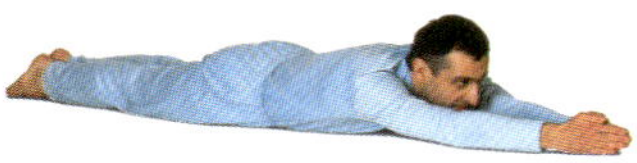

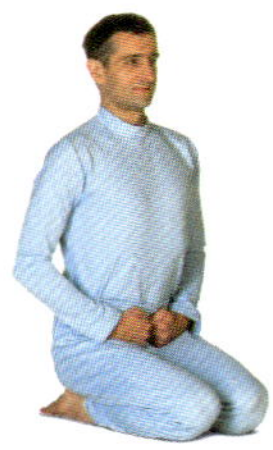

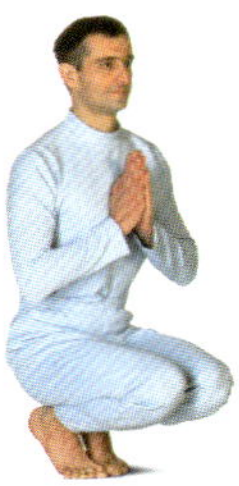

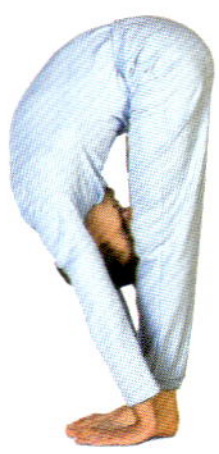

KHATU PRANĀM – Gruß an Khatu*

Diese Übungsfolge wirkt in vollkommener Weise ausgleichend und harmonisierend auf Körper, Geist und Seele.

Im körperlichen Bereich werden die Muskeln, Sehnen und Gelenke des ganzen Körpers gestreckt, gedehnt und entspannt. Die Übung weitet die Lungen und vertieft die Atmung, sodaß die Energie freier im Körper fließen kann. Sie wirkt kreislaufanregend und gegen Müdigkeit. Durch die vermehrte Durchblutung des Kopfbereiches werden Konzentration und Sehkraft gestärkt. Durch Khatu Pranām wird die Beweglichkeit der Wirbelsäule erhöht und die Funktion der Organe und Drüsen reguliert. Bei regelmäßiger Durchführung ist Khatu Pranām eine wirksame Hilfe zur Harmonisierung und Regulierung des gesamten Nervensystems. Es hilft gegen Nervosität und Depressionen, und die Emotionen werden ausbalanciert.

Im spirituellen Bereich ist Khatu Pranām wie ein kosmischer Tanz, eine Mudrā (spirituelle Haltung). Es aktiviert und harmonisiert unsere Energiezentren (Chakras) und erhöht den Fluß der Lebensenergie (Prāna) im ganzen Körper. Tattvas (Elemente) und Biorhythmus werden in Einklang gebracht. Khatu Pranām erweitert unser Bewußtsein, harmonisiert Körper, Atem und Nervensystem und vermittelt ein Gefühl innerer Ruhe und Ausgeglichenheit. Es erhöht unsere Fähigkeit, kosmische Energie aufzunehmen.

Führe ein bis zwei Mal täglich 4–6 Runden Khatu Pranām aus, besonders wenn du dich müde und abgespannt fühlst, und du wirst neue Vitalität und Frische spüren.

Gut für

Position 1 + 19

Dehnt alle Muskeln, Bänder und Gelenke des Oberkörpers, wodurch sich die Organe im Bauch- und Brustraum entspannen. Die Lungen dehnen sich; der Atem breitet sich in allen Bereichen des Brustkorbs, besonders aber in den seitlichen Abschnitten, vermehrt aus. Die Energie kann vor allem in den gedehnten Körperbereichen freier fließen. Wirkt auf das Vishuddhi Chakra.

Position 2 + 18

Die vermehrte Durchblutung des Kopfes fördert die Konzentrationsfähigkeit. Die Āsana wirkt beruhigend, hilft bei Müdigkeit, Nervosität und Depressionen. Entspannt den Nacken- und Schulterbereich und vertieft die Atmung in den Rücken. Hilft bei Verspannungen im Rücken. Durch den Druck auf die Oberschenkel und die Atembewegung des Bauches wird der Darm sanft massiert. Wirkt auf das Mūlādhāra Chakra (insbesonders bei gleichzeitigem Ashvinī Mudrā).

* Khatu ist ein Ort in Rajasthan, Indien. Es ist der Ort, wo Bhagwan Sri Deep Narayan Mahaprabhuji, der Begründer der spirituellen Linie von »Yoga im täglichen Leben«, 135 Jahre lang lebte. Der Khatu Ashram und seine ganze Umgebung sind erfüllt von einer starken und reinen spirituellen Ausstrahlung. Indem wir uns in Verehrung und Hingabe auf diesen Ort konzentrieren, wirkt seine spirituelle Schwingung und Strahlung auf uns.

Position 3 + 17

Streckt die gesamte Wirbelsäule und wirkt gegen Rundrücken. Die Position entspannt den Beckenbereich und wirkt günstig auf die Organe des Unterleibs. Die Stellung fördert die Zwerchfellatmung und regt den Energiefluß im ganzen Körper an.

Position 4 + 16

Streckt die gesamte Wirbelsäule und dehnt die Vorderseite des Körpers. Regt den Energiefluß an und lenkt die Atmung vermehrt in die gedehnten Bereiche des Brustkorbs. Durchblutet alle Organe des Beckens, des Bauch- und Brustraumes und regt die Funktion aller Drüsen an. Die Position wirkt beruhigend bei starken Emotionen. Kräftigt die Rücken-, Arm- und Schultermuskulatur. Die Streckung des Rückens und die Dehnung der Hüftbeugemuskeln wirken vorbeugend gegen Rundrücken, weshalb diese Position bei sitzenden Berufen besonders zu empfehlen ist. Die Āsana hat eine ausgleichende Wirkung auf das Svādhishthāna Chakra.

Position 5 + 15

Wirkt kräftigend auf den ganzen Körper. Regt den Blutkreislauf an und fördert besonders die Durchblutung des Kopfes. Dadurch wirkt die Āsana gegen Müdigkeit und fördert die Konzentration und die Sehkraft. Dehnt die Wadenmuskulatur und wirkt sich günstig auf die Fußbelastung und den Venenrückfluß aus. Die Position harmonisiert den Energiefluß des ganzen Körpers.

Position 6 + 14

Streckt den Rücken und dehnt die Muskeln der Hüftgelenke und des Beckenbodens. Fördert eine gute Haltung. Die Āsana verhilft zu einer tieferen Atmung und gesunden Verdauung. Wirkt auf das Anāhata Chakra.

Position 7 + 13

Dehnt den ganzen Oberkörper, besonders aber die seitlichen Abschnitte des Brustkorbs. Die Lungen können sich in dieser Stellung gut entfalten, wodurch sich der Atem in allen Bereichen der Lungen gleichmäßig ausbreitet. Fördert das Gleichgewicht und die Beinstabilität. Durch die Streckung des Rückens und die Dehnung der Hüftgelenke fördert diese Position eine gute Körperhaltung sowie einen entspannten Meditationssitz. Wirkt auf das Vishuddhi Chakra.

Position 8 + 12 (wie 6 + 14)

Position 9 + 11

Der Oberkörper kann sich in dieser Position entspannen. Alle Gelenke der Wirbelsäule, des Schultergürtels und der Arme sind entlastet und werden vermehrt durchblutet. Die Position wirkt aktivierend auf die Funktionen aller Organe und Muskeln sowie auf die Sinnesorgane des Kopfes. Dehnt die Rückenmuskulatur und die Muskeln auf der Rückseite der Beine. Wirkt auf das Manipūra Chakra.

Position 10

Aktiviert den ganzen Körper, harmonisiert den Energiefluß und regt die Funktion aller Drüsen an. Wirkt sich günstig auf die Atmung aus, regt die Verdauung an und hilft bei Erkrankungen im Halsbereich. Wirkt auf das Vishuddhi Chakra.

Achtung

Bei sehr hohem Blutdruck und bei Schwindel soll die Übung nicht durchgeführt werden.

KHATU PRANĀM – Gruß an Khatu

Grundstellung: Vajrāsana
Konzentration: auf den ganzen Körper
Atmung: mit der Bewegung koordiniert
Wiederholungen: 4–6 x
Durchführung: Setze dich in Vajrāsana. Der Oberkörper ist aufrecht, die Hände ruhen auf den Oberschenkeln. Rücken, Nacken und Kopf bilden eine gerade Linie. Entspanne den Körper.

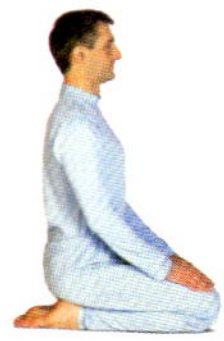

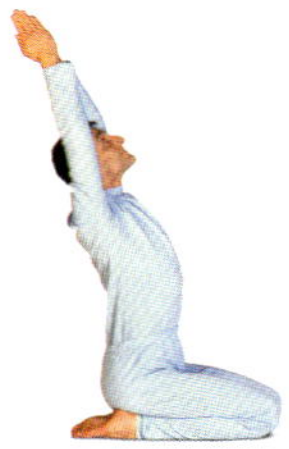

1

→ Einatmend hebe beide Arme über den Kopf. Lege die Handflächen aneinander und strecke dich noch etwas weiter nach oben und leicht nach hinten. Richte den Blick auf die Hände.

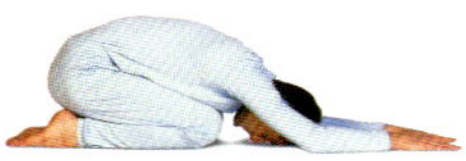

2

→ Ausatmend drehe die Handflächen nach vorn. Beuge aus der Hüfte den Oberkörper mit geradem Rücken zusammen mit den Armen nach vorn, bis Arme und Stirn den Boden berühren (Shashankāsana).

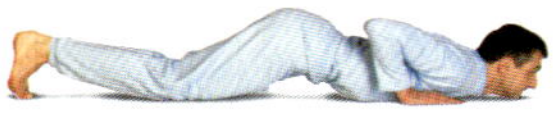

3

→ Einatmend ziehe den Oberkörper dicht über dem Boden nach vorn, bis sich die Schultern zwischen den Händen befinden, und stelle die Zehen auf. Kinn, Brust, Knie und Zehen berühren den Boden. Das Becken ist etwas vom Boden abgehoben.

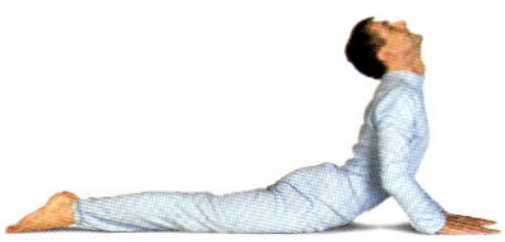

4

→ Den Atem anhaltend senke das Becken zum Boden und richte den Oberkörper mit Hilfe der Arme auf (Bhujangāsana). Drücke dabei die Schultern nach unten. Achte darauf, daß du nicht nur die Lendenwirbelsäule, sondern auch die Brustwirbelsäule durchstreckst, sodaß die gesamte Wirbelsäule gleichmäßig durchgebogen ist. Die Füße liegen flach auf dem Boden. Strecke die Arme nur so weit durch, daß das Becken noch auf dem Boden aufliegen kann. Richte deinen Blick nach oben.

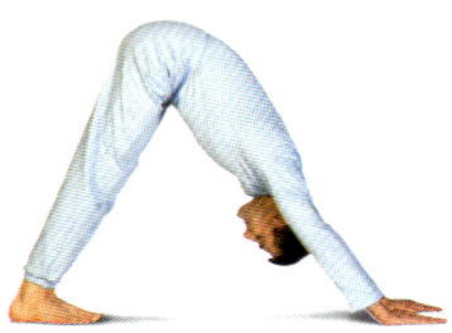

5

→ Ausatmend stelle die Zehen auf, laß die Beine gestreckt und hebe das Becken hoch. Verlagere das Gewicht in Richtung Füße, sodaß die ganzen Fußsohlen belastet werden. Oberkörper und Arme bilden eine gerade Linie. Der Kopf hängt locker zwischen den gestreckten Armen. Das Körpergewicht ruht auf den Handflächen und den Fußsohlen, der Blick ist auf den Nabel gerichtet.

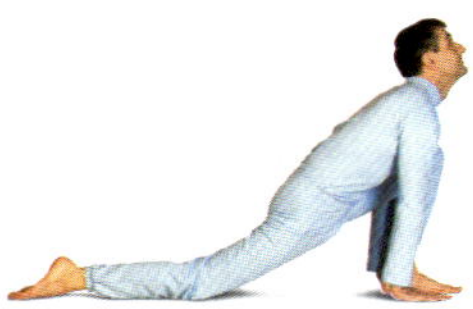

6

→ Einatmend stelle den rechten Fuß zwischen die Hände und senke das linke Knie zum Boden. Die Zehen des linken Fußes können aufgestellt oder flach auf den Boden gelegt werden. Hebe den Kopf und richte den Blick nach oben. Die Handflächen oder Finger berühren den Boden. Die rechte Bauch- und Brustseite liegt auf dem rechten Oberschenkel.

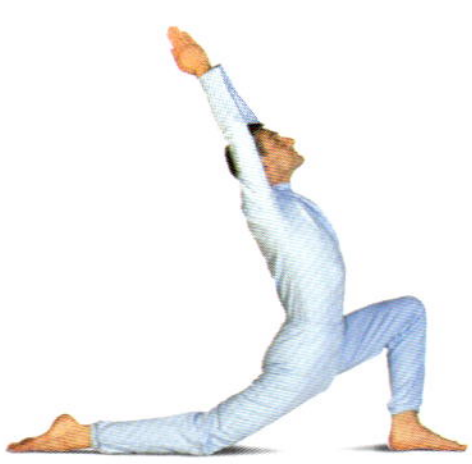

7

→ Den Atem anhaltend hebe die Arme über den Kopf und lege die Handflächen aneinander. Strecke nun den Oberkörper noch etwas mehr nach oben und bewege die gestreckten Arme leicht nach hinten. Richte den Blick auf die Hände.

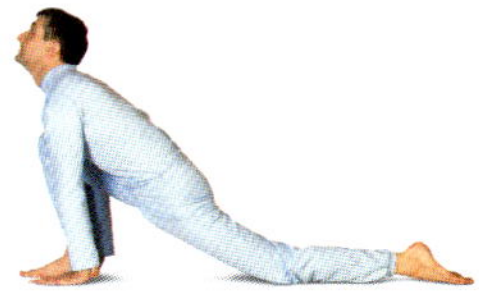

8

⇢ Ausatmend nimm wieder Position 6 ein.

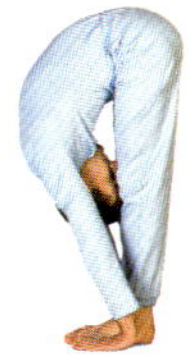

9

⇢ Den Atem anhaltend stelle nun den linken Fuß neben den rechten und strecke die Knie durch. Laß dabei den Oberkörper ganz entspannt hängen. Wenn es dir möglich ist, lege beide Handflächen auf den Boden.

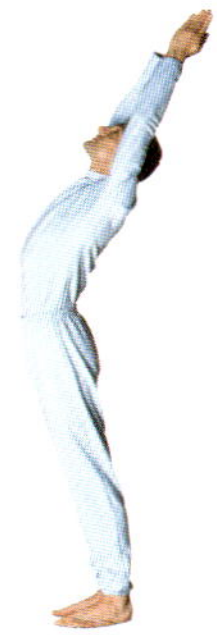

10

⇢ Einatmend hebe den Oberkörper gleichzeitig mit den gestreckten Armen hoch. Lege die Handflächen aneinander und strecke den ganzen Körper nach oben und etwas nach hinten durch. Dein Blick ruht auf den Händen. Der Rücken ist gleichmäßig gestreckt.

Khatu Pranām setzt sich nun in umgekehrter Reihenfolge fort.

11

⇢ Ausatmend beuge dich wieder nach vorn und laß den Oberkörper hängen, wie in Pos. 9.

12

⇢ Einatmend stelle den rechten Fuß zurück, senke das rechte Knie zum Boden und richte den Blick nach oben, wie in Pos. 8 (mit umgekehrter Beinstellung).

13

⇢ Den Atem anhaltend hebe die Arme, wie in Pos. 7.

14

⇢ Ausatmend senke die Arme und stütze die Hände neben dem Fuß auf den Boden, wie in Pos. 6 bzw. 12.

15

⇢ Den Atem anhaltend stelle den linken neben den rechten Fuß und hebe das Becken hoch, wie in Pos. 5.

16

⇢ Einatmend senke das Becken und nimm Bhujangāsana ein, wie in Pos. 4.

17

⇢ Ausatmend stütze Kinn und Brustbein auf den Boden und hebe das Becken hoch, wie in Pos. 3.

18

⇢ Den Atem anhaltend ziehe den Oberkörper zurück in Shashankāsana, wie in Pos. 2.

19

⇢ Einatmend hebe beide Arme über den Kopf und lege die Handflächen zusammen, wie in Pos. 1.

20

⇢ Ausatmend senke die Arme und komme wieder in die Grundstellung.

Stelle in der 2. Runde in Position 6 den linken Fuß zwischen die Hände und in Position 12 wieder nach hinten, in der 3. Runde wieder den rechten Fuß usw. Die Positionen dieser Übungsreihe können auch wie einzelne Āsanas durchgeführt werden. Dabei verweilst du in jeder Position eine Weile mit normaler Atmung.

EKAPĀDA YOGA MUDRĀ – Ein-Bein-Yoga Mudrā

Grundstellung: Langsitz
Konzentration: auf den Rücken und die Hüftgelenke
Atmung: mit der Bewegung koordiniert, in der Position normal atmen
Wiederholungen: 3 x zu jeder Seite
Durchführung: Setze dich in den Langsitz. ⇢ Beuge dein rechtes Bein nach außen, sodaß die Ferse die rechte Beckenseite berührt. Das Knie zeigt dabei nach rechts. ⇢ Beuge das linke Bein nach innen, sodaß die linke Fußsohle die Innenseite des rechten Oberschenkels berührt. Das linke Knie zeigt nach vorn. ⇢ Lege beide Hände auf den linken Oberschenkel. Achte darauf, daß der Rücken gerade ist und belaste beide Gesäßhälften gleichmäßig. ⇢ Normal atmend bleibe kurz in dieser Position. Entspanne den Körper. ⇢ Einatmend hebe die Arme über den Kopf. Lege die Handflächen aneinander und strecke Oberkörper und Arme weit hinauf. Richte den Blick auf die Hände. ⇢ Ausatmend beuge den Oberkörper mit geradem Rücken zusammen mit den Armen nach vorn, sodaß der Brustkorb auf dem linken Oberschenkel aufliegt und Arme und Stirn den Boden berühren. ⇢ Einatmend strecke den Oberkörper zusammen mit den Armen wieder nach oben. Achte darauf, daß sich die Oberarme dicht am Kopf befinden. Blicke nach oben. ⇢ Ausatmend lege die Hände auf das linke Knie und kehre wieder in die Ausgangsposition zurück.
Wiederhole diese Āsana mit umgekehrter Beinstellung.

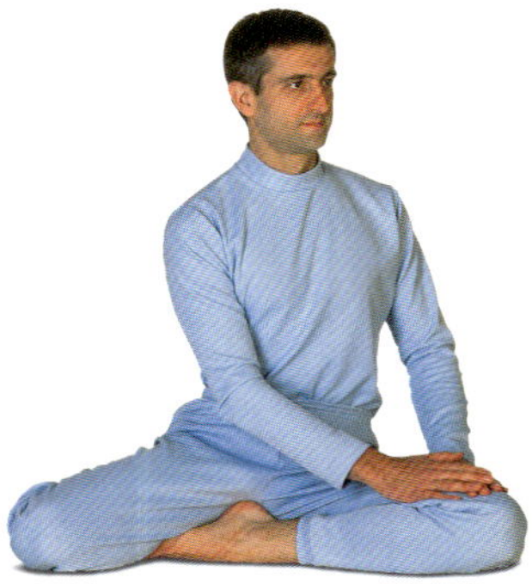

Führe die Āsana zu jeder Seite 3 x durch. Beim 3. Mal bleibe mit normaler Atmung für einige Minuten entspannt in der vorgebeugten Position.

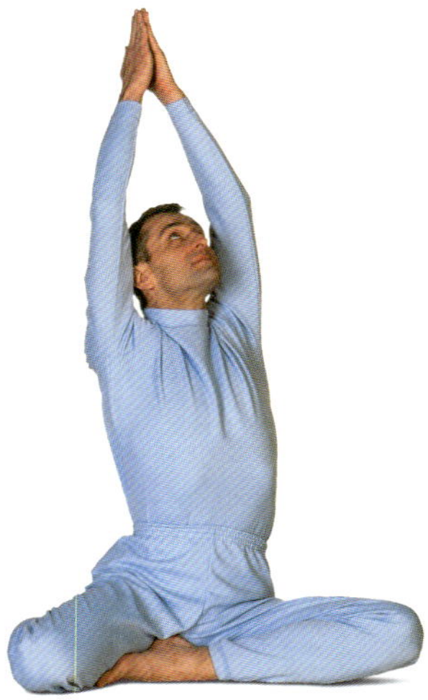

Gut für
Stärkt den Rücken, die Arme, die Hüftgelenke und die Beckenmuskulatur. Dehnt die Hüftmuskeln. Durchblutet und aktiviert die Bauchorgane. Harmonisiert und vertieft die Atmung. Fördert die Durchblutung des Kopfes und die Konzentration. Der Solarplexus und das Manipūra Chakra werden angeregt.
Achtung
Bei Bluthochdruck, erhöhtem Augendruck, Schwindel oder bei Schmerzen im Knie oder Hüftgelenk soll diese Übung nicht durchgeführt werden.

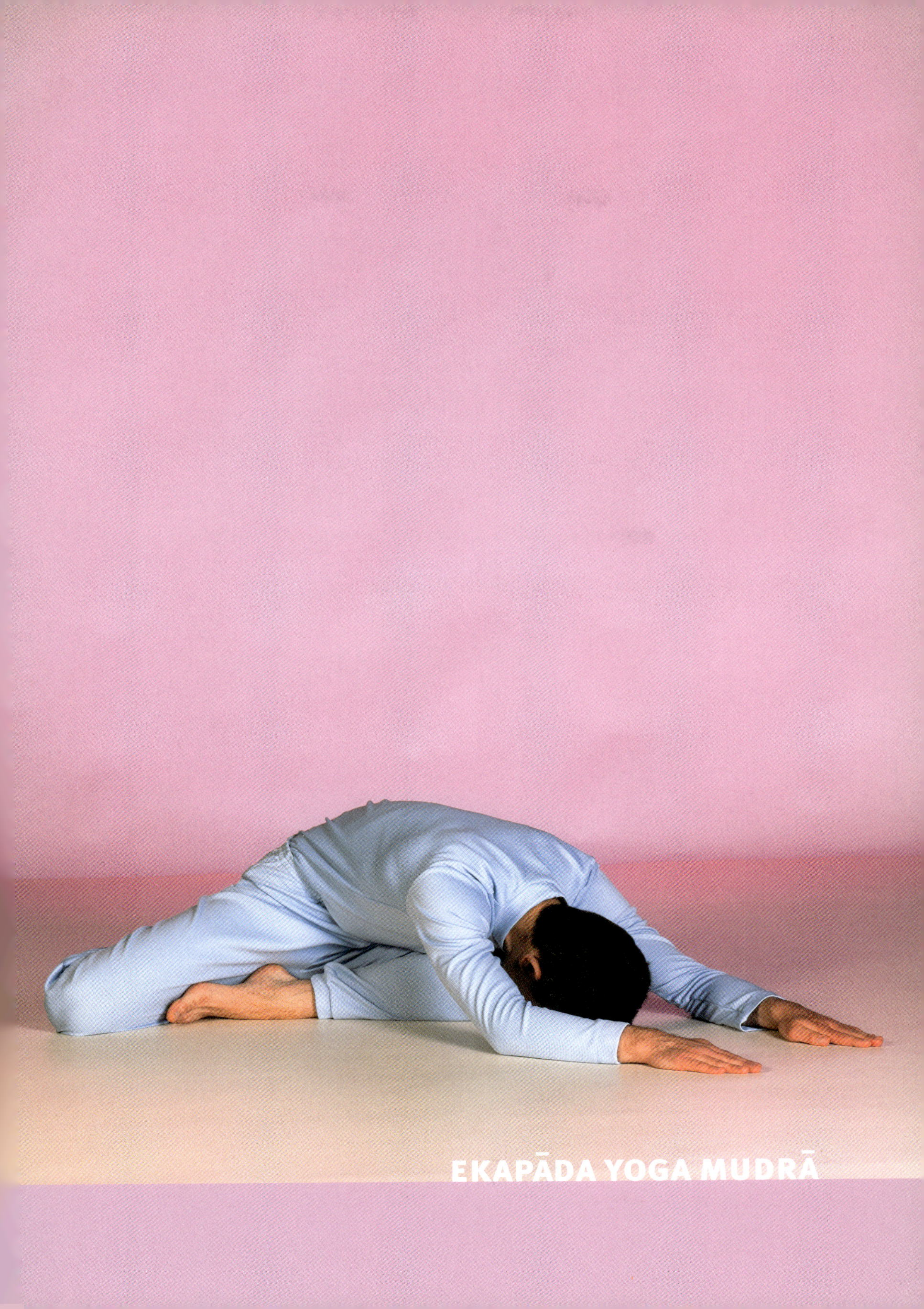

EKAPĀDA YOGA MUDRĀ

7 | 3 ARDHA UTTHĀNA KATI ĀSANA – Drehung im Kniestand

Grundstellung: Vajrāsana
Konzentration: auf die Streckung und Drehung der Wirbelsäule
Atmung: mit der Bewegung koordiniert, in der Position normal atmen
Wiederholungen: 3 x zu jeder Seite
Durchführung: Nimm Vajrāsana ein. ⇢ Einatmend komme in den Kniestand. Die Zehen können aufgestellt oder gestreckt sein. ⇢ Ausatmend stelle den rechten Fuß nach vorn, der Unterschenkel ist senkrecht zum Boden. Lege beide Hände auf das rechte Knie. ⇢ Normal atmend balanciere den Körper aus. ⇢ Einatmend strecke die Arme zur Seite in Schulterhöhe aus. ⇢ Ausatmend drehe den Oberkörper langsam nach rechts, lege die linke Hand auf das rechte Knie und stütze die rechte Hand auf die linke Ferse. Richte den Blick über die rechte Schulter und fühle die Drehbewegung in der Wirbelsäule. ⇢ Einatmend richte den Oberkörper wieder auf und strecke die Arme zur Seite. ⇢ Ausatmend senke die Arme und kehre in die Ausgangsposition zurück. Führe diese Āsana zu jeder Seite 3 x durch.
⇢ Während der 2. Runde konzentriere dich auf die Muskulatur der Körpervorderseite und nimm die Atembewegung wahr.
⇢ In der 3. Runde verweile mit normalem Atem in der geneigten Position.

Entspanne dich danach in **ĀNANDĀSANA**.

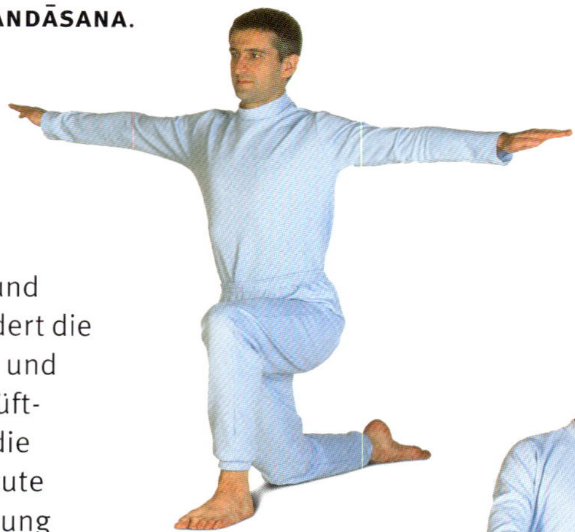

Gut für
Kräftigt die Rücken-, Becken- und Oberschenkelmuskulatur. Fördert die Beweglichkeit der Wirbelsäule und die Beinstabilität. Dehnt die Hüftbeugemuskeln und korrigiert die Beckenstellung. Fördert eine gute Körperhaltung. Durch die Drehung und leichte Dehnung des Bauchraumes hat die Āsana eine stimulierende Wirkung auf den Solarplexus und das Verdauungssystem. Sie fördert den Gleichgewichtssinn und wirkt harmonisierend auf das Nervensystem.

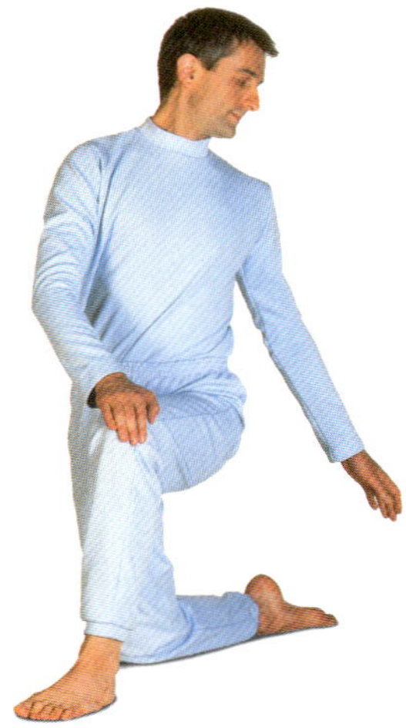

Achtung
Bereitet die Āsana Schmerzen im Rücken, soll sie nicht durchgeführt werden.

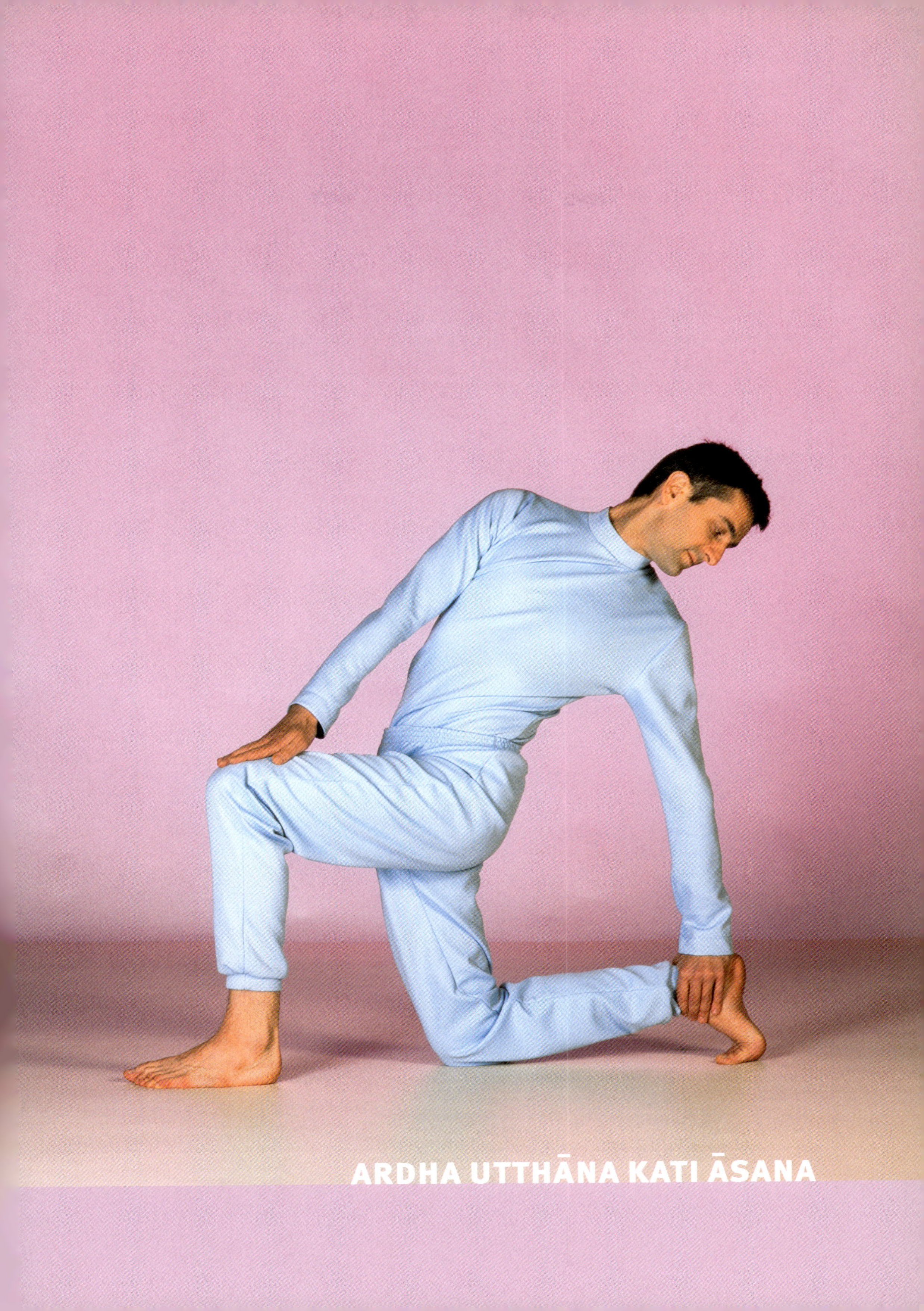

ARDHA UTTHĀNA KATI ĀSANA

Grundstellung: Bauchlage
Konzentration: auf die Streckung des Rückens und das Svādhishthāna Chakra
Atmung: mit der Bewegung koordiniert und in der Position angehalten
Wiederholungen: 3 x
Durchführung: Nimm die Bauchlage ein. Lege die gestreckten Arme mit aneinandergelegten Handflächen vor den Kopf. Die Füße liegen flach auf dem Boden; das Kinn ist aufgestützt. ⋯› Einatmend hebe Oberkörper und Arme hoch, so weit du kannst. Blicke nach oben. Die Beine bleiben auf dem Boden. ⋯› Den Atem anhaltend bleibe eine Weile in dieser Stellung. ⋯› Ausatmend komme in die Ausgangsposition zurück. Führe die Āsana 3 x durch.
⋯› Beim 3. Mal verweile mit normalem Atem in der Position. Entspanne dich anschließend.

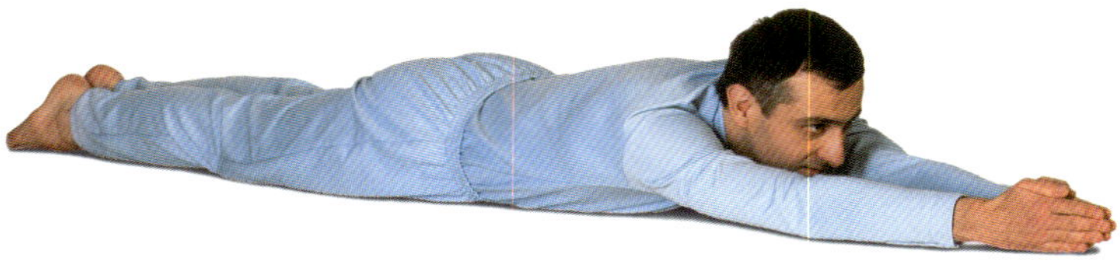

Gut für

Kräftigt die Rücken-, Schulter- und Nackenmuskeln. Fördert die Durchblutung der inneren Organe und stimuliert die Funktion der Nieren, der Leber und des Verdauungssystems. Aktiviert den ganzen Körper und das Nervensystem. Aktiviert das Svādhishthāna Chakra.

Achtung

Nach einer Bauchoperation oder einem Leistenbruch soll diese Āsana nicht durchgeführt werden.

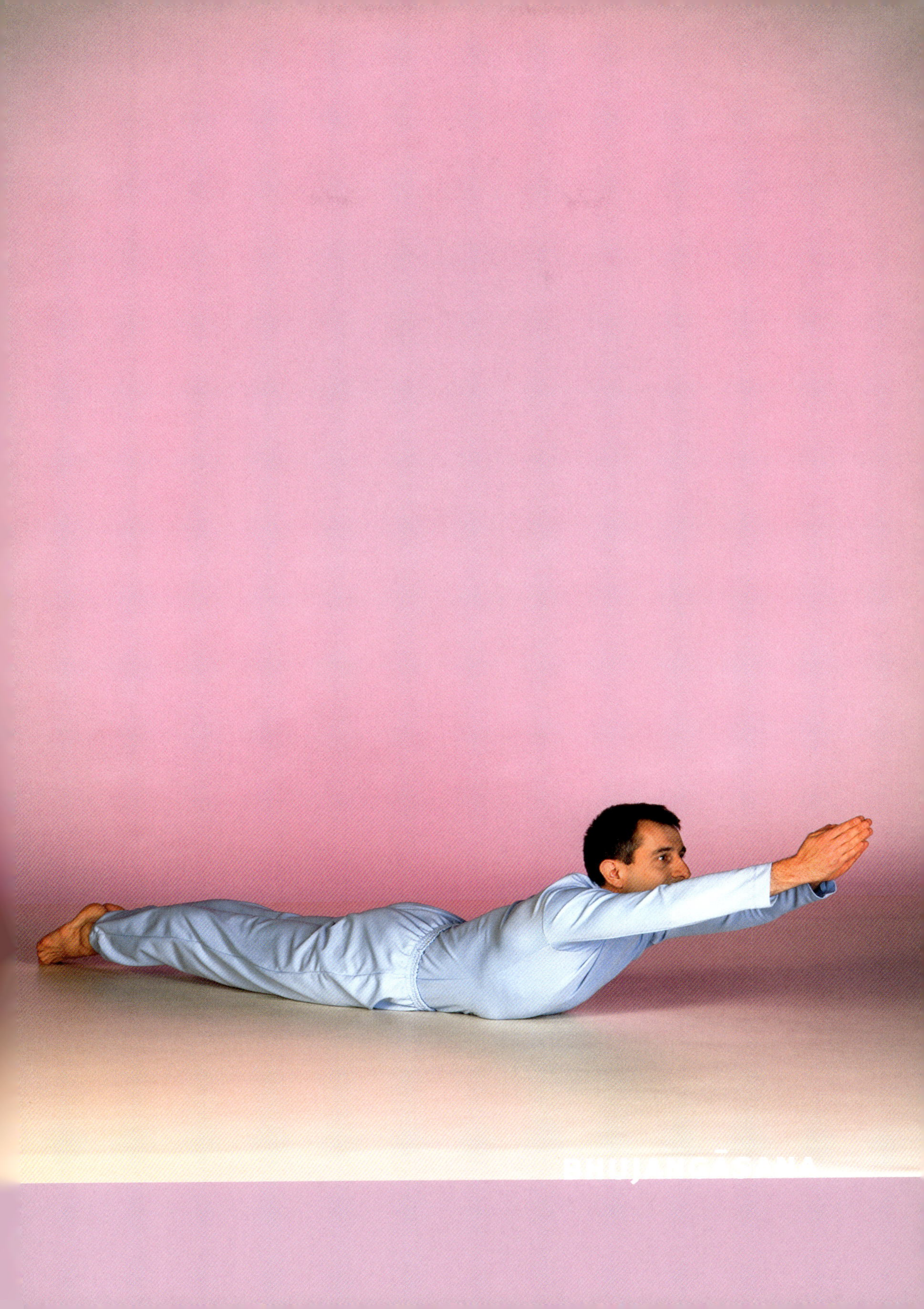

YOGA MUDRĀ – Vorbeugen im Fersensitz - Variation

Grundstellung: Vajrāsana
Konzentration: auf den Unterleib
Atmung: mit der Bewegung koordiniert, in der Position normal atmen
Wiederholungen: 3 x
Durchführung: Nimm Vajrāsana ein. ···⁝ Einatmend strecke den Oberkörper von der Taille nach oben. Mache mit beiden Händen eine Faust (die Daumen liegen innen) und lege die Fäuste in die Leistenbeuge. ···⁝ Ausatmend beuge dich mit geradem Rücken langsam nach vorn, bis die Stirn den Boden berührt. Das Gesäß bleibt auf den Fersen. ···⁝ Normal atmend bleibe in dieser Position und entspanne dich bewußt. Spüre den Druck der Fäuste auf den Unterleib, der sich bei der Einatmung verstärkt. ···⁝ Einatmend komme langsam und mit geradem Rücken hoch. ···⁝ Ausatmend nimm die Ausgangsposition ein.

Führe die Übung 3 x durch. Bei der letzten Durchführung atme in der vorgebeugten Stellung tiefer ein und aus, um den massierenden Effekt auf die inneren Organe zu intensivieren.

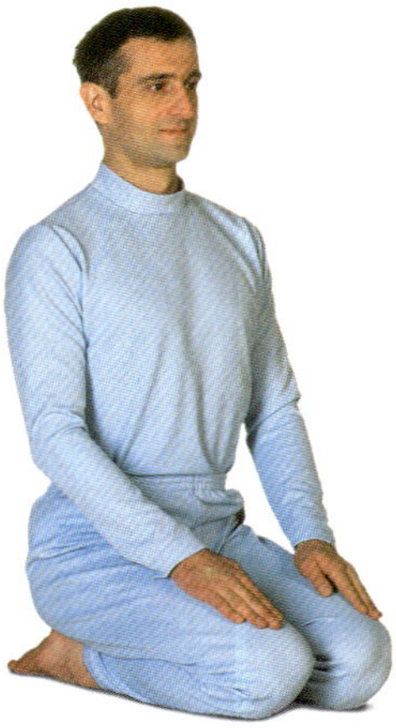

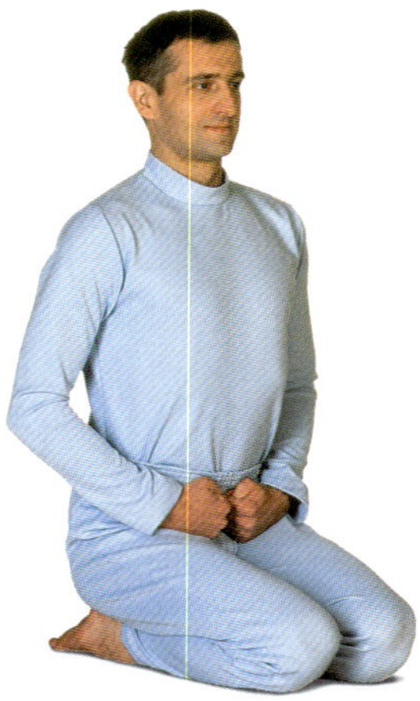

Gut für

Entspannt Rücken und Nacken. Die Becken- und Bauchorgane werden massiert und ihre Durchblutung angeregt. Die verstärkte Durchblutung des Kopfes fördert die Konzentrationsfähigkeit und beruhigt die Nerven.

Achtung

Bei hohem Blutdruck und bei Neigung zu Schwindelgefühl soll diese Āsana nicht durchgeführt werden.

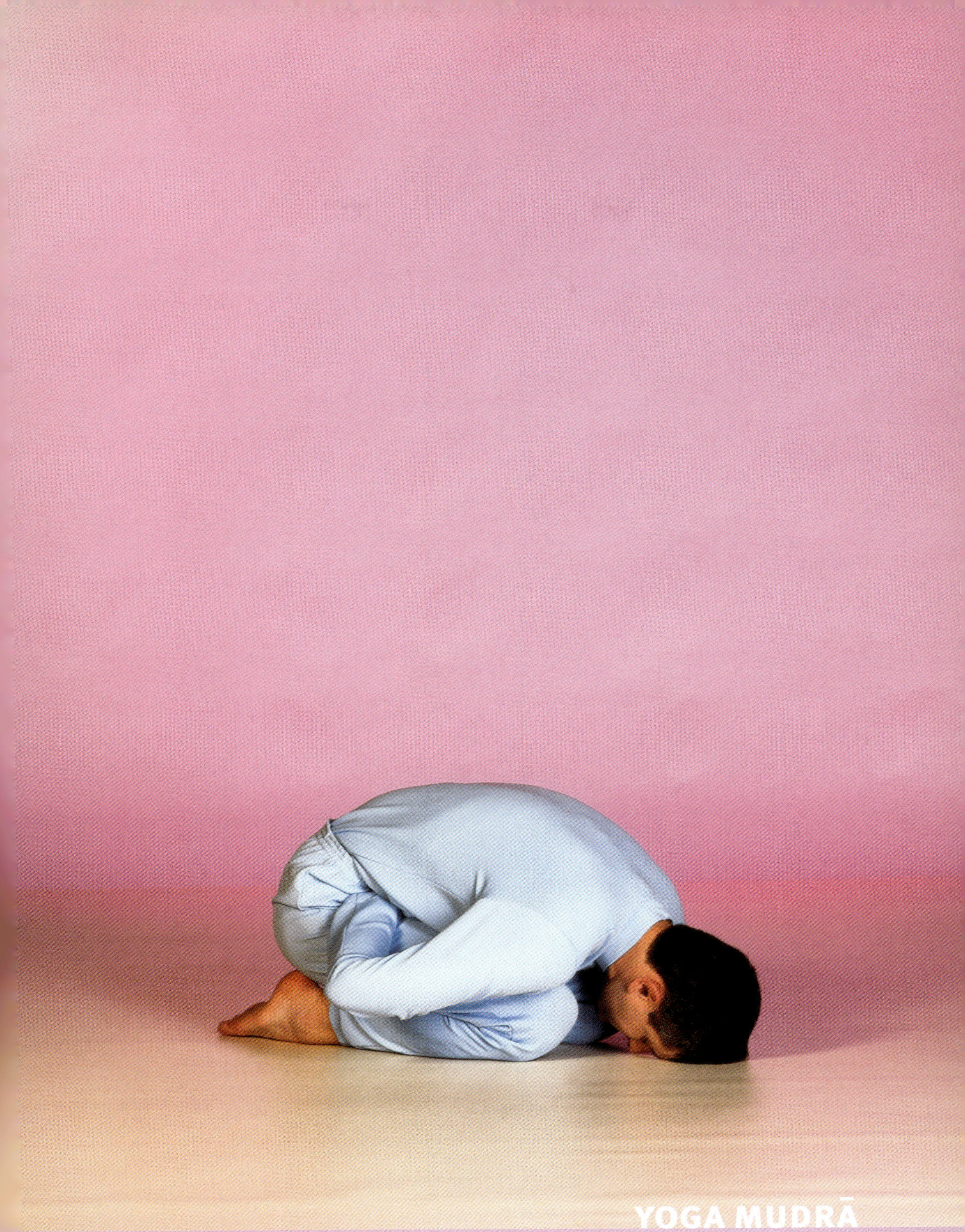

YOGA MUDRĀ

SARVĀNGĀSANA – Schulterstand - Variation

Grundstellung: Sarvāngāsana
Konzentration: auf das Vishuddhi Chakra
Atmung: normaler Atem
Wiederholungen: 1 x
Durchführung: Nimm Sarvāngāsana ein und bleibe für einige Zeit in dieser Stellung. Beobachte deine Atmung im Vishuddhi Chakra. ⇢ Beuge dann die Knie und laß die Unterschenkel locker nach hinten hängen. Die Oberschenkel und der Rücken bleiben in einer senkrechten Linie. Verweile für einige Zeit in dieser Stellung und komme dann zurück in Sarvāngāsana. ⇢ Senke langsam die Beine und den Rücken ab und entspanne dich in der Rückenlage.
⇢ Führe danach **MATSYĀSANA** als Gegenposition durch.

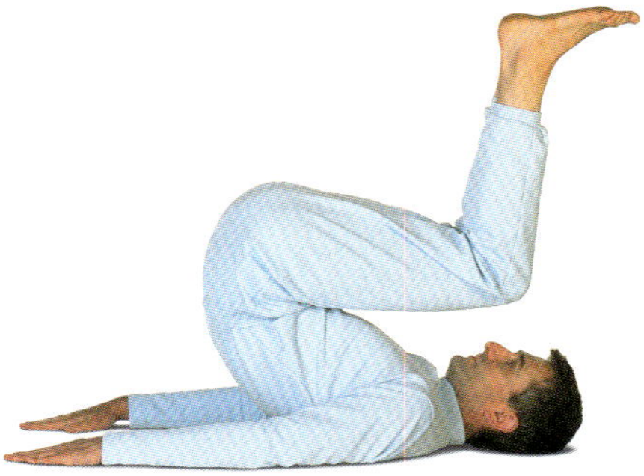

Gut für
Aktiviert die Schilddrüse, das Herz und den gesamten Kreislauf. Harmonisiert das Vishuddhi Chakra. Kräftigt die Muskeln entlang der Wirbelsäule und die Gesäßmuskeln. Dehnt die Nackenmuskeln und die vordere Oberschenkelmuskulatur. Fördert den Blutrückstrom von den Beinen zum Herzen, was vor allem bei gestörtem Venenrückfluß und bei Hämorrhoiden hilfreich ist. Die Stellung hilft auch bei Senkung der Beckenorgane und ist daher einige Wochen nach der Niederkunft zu empfehlen.

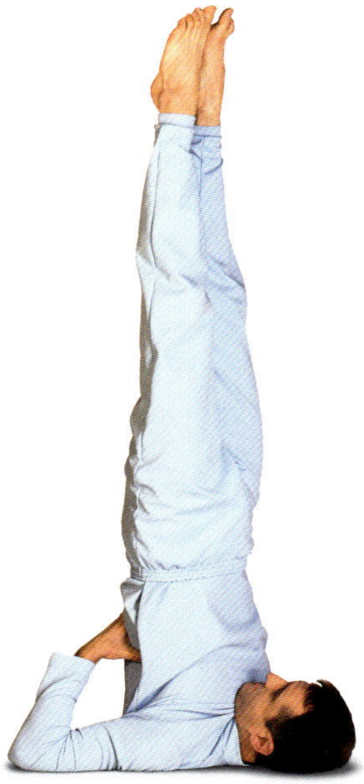

Achtung
Bei Überfunktion der Schilddrüse, bei Bluthochdruck oder bei Schmerzen in der Halswirbelsäule soll diese Übung nicht durchgeführt werden. Kinder bis zum 14. Lebensjahr sollen in der Position nicht länger verweilen.

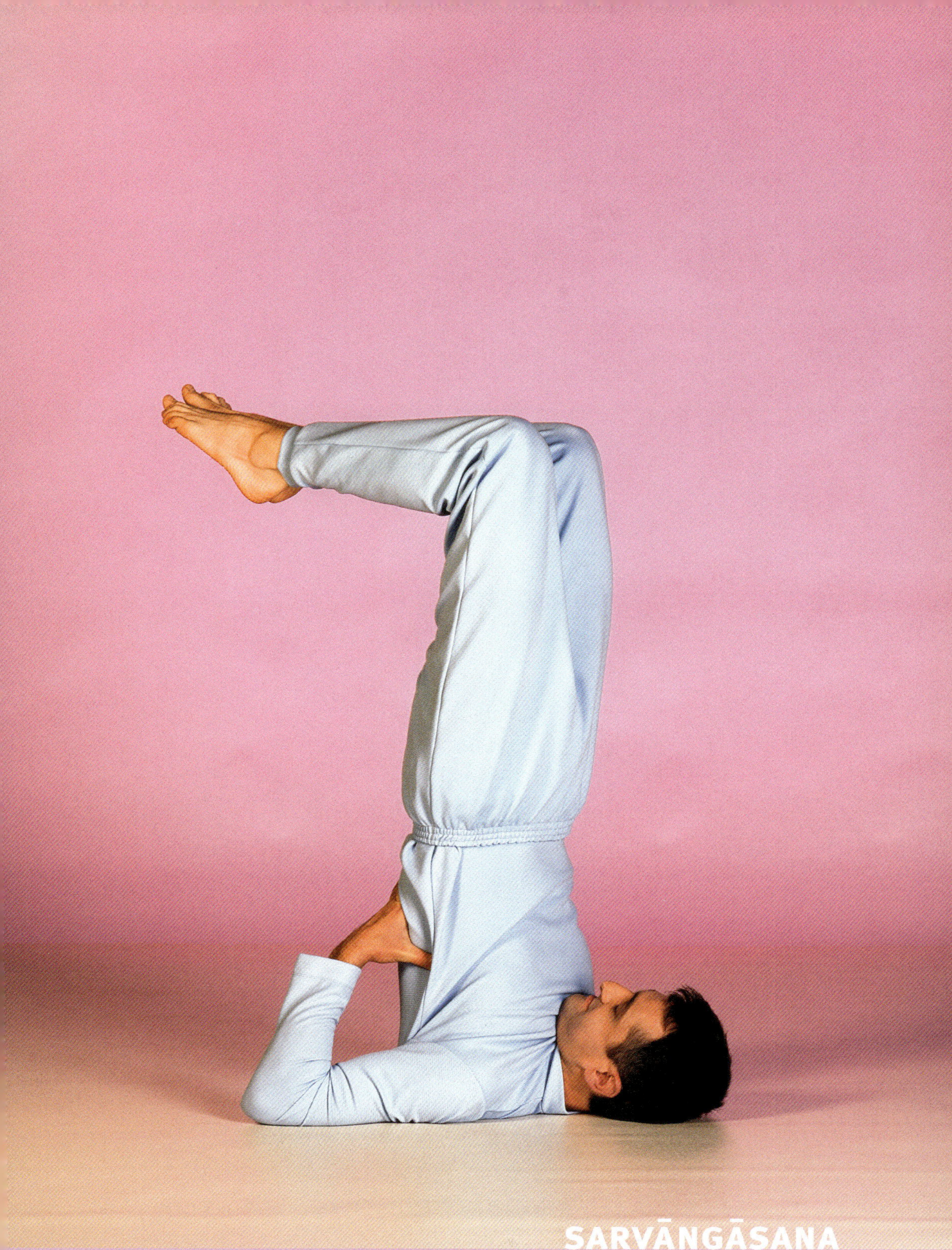

SARVĀNGĀSANA

VĪRĀSANA – Heldenpose - Variation

Grundstellung: Vajrāsana
Konzentration: auf das Gleichgewicht des ganzen Körpers
Atmung: normaler Atem
Wiederholungen: 3 x
Durchführung: Sitze in Vajrāsana. Nimm die Hocke auf den Zehenballen ein. Lege die Hände auf die Knie. Der Rücken ist gerade. ⇢ Normal atmend schließe die Augen und bleibe für einige Zeit in dieser Haltung. Falte die Hände vor der Brust und verweile auch in dieser Position. ⇢ Öffne die Augen und strecke die gefalteten Hände über den Kopf. Drücke die Arme leicht nach hinten und schließe die Augen. ⇢ Nach einer Weile öffne die Augen, senke die Arme und lege die Hände auf die Knie.
Kehre langsam wieder in die Ausgangsposition zurück.

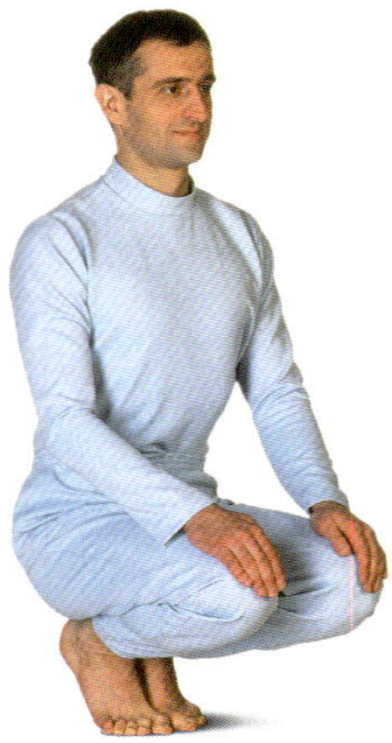

Gut für

Kräftigt den Rücken sowie die Schulter- und Fußmuskulatur. Dehnt die seitlichen Muskeln des Oberkörpers und die Muskulatur der Schultergelenke. Vertieft die Atmung und fördert eine gute Körperhaltung. Verbessert Körperbewußtsein, Gleichgewichtssinn und Konzentration. Beruhigt die Nerven.

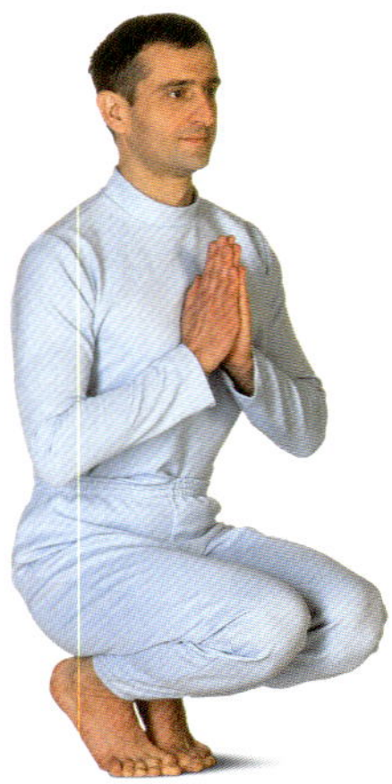

Achtung

Bei Schmerzen in den Fuß- oder Kniegelenken soll diese Āsana nicht durchgeführt werden.

Nach den drei Runden entspanne dich in **ĀNANDĀSANA**.

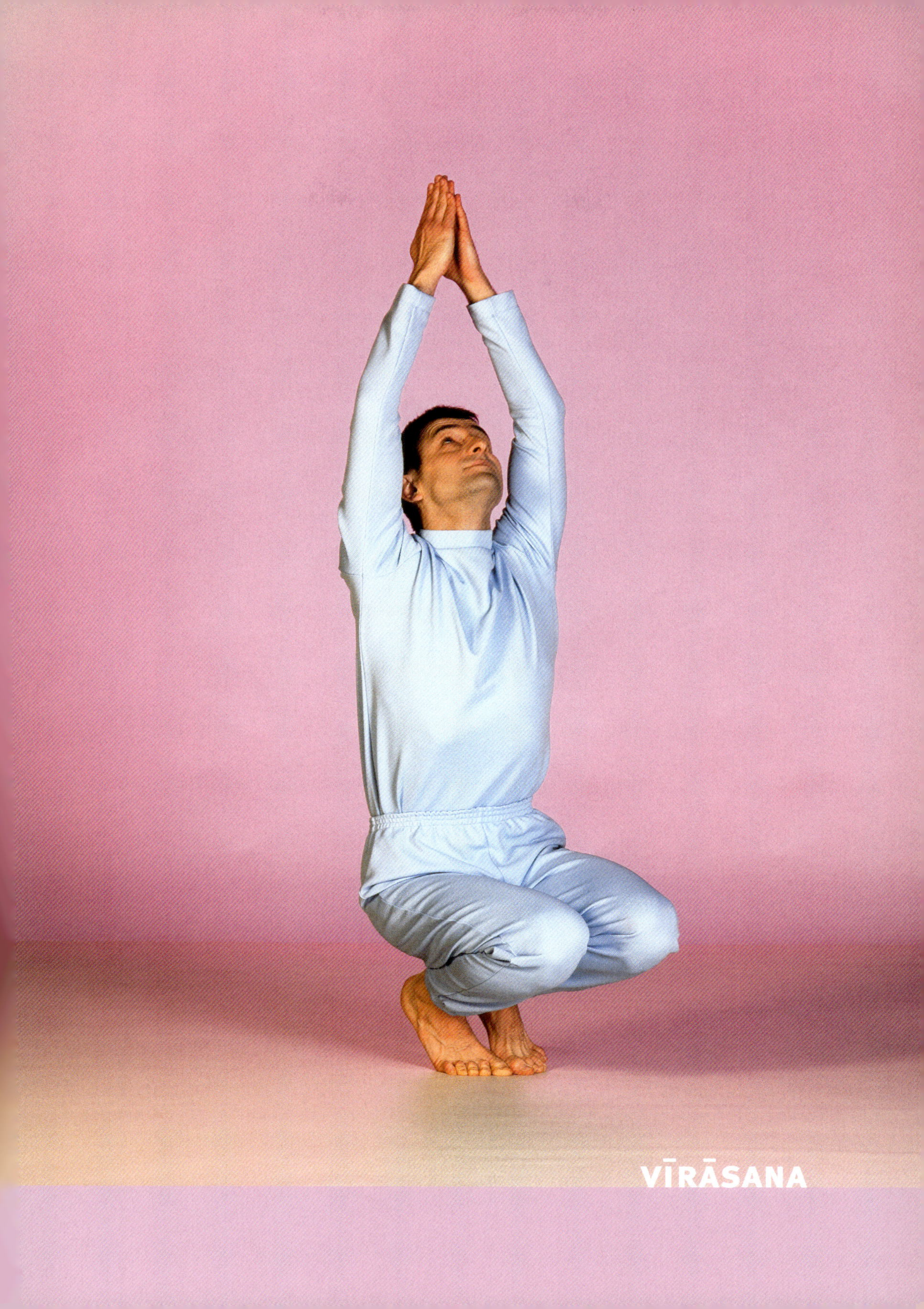

VĪRĀSANA

UJJĀYĪ PRĀNĀYĀMA

Ujjāyī Prānāyāma ist eine Tiefatmung mit Konzentration auf den Atemvorgang im Kehlkopf. Im Tiefschlaf tritt diese Art der Atmung von selbst auf; es ist jedoch wichtig, sie ganz bewußt auszuführen, damit ihre volle Wirkung zum Tragen kommt.

Ujjāyī Prānāyāma wird auch SAHAJA PRĀNĀYĀMA oder ĀJAPA PRĀNĀYĀMA genannt (»spontane« Atemregelung). Sie wird im Kriyā Yoga und in der Meditation angewandt. In den Yogaschriften steht, daß der Weg zum Samādhi oder – mit anderen Worten – zur Erlangung eines höheren Bewußtseins, SAHAJA SVĀSA ist. Sahaja Svāsa bedeutet Konzentration auf den natürlichen Atemvorgang mit dem Mantra SO HAM. Dieses Mantra wirkt als Ruf an das innere Selbst. »SO« bedeutet »Das« und »HAM« bedeutet »Ich«. Mit der kontinuierlichen Wiederholung dieses Mantras schließen sich die beiden Silben SO und HAM zu einem Kreis: Ich bin Das – Das bin Ich – Ich bin Das ...

Ujjāyī Prānāyāma ist sehr hilfreich für unser körperliches und psychisches Wohlbefinden: Es normalisiert hohen Blutdruck und bewirkt eine intensive Entgiftung, sowohl körperlich als auch geistig. Ujjāyī Prānāyāma in Verbindung mit Ashvinī Mudrā oder Mūla Bandha vertreibt innerhalb weniger Minuten negative Gedanken, Traurigkeit und Depressionen. Es ist hilfreich bei Blähungen, Verdauungsproblemen und Übelkeit, hervorgerufen von schwerverdaulichen oder verdorbenen Speisen. Auch die schädliche Wirkung von Abgasen und radioaktiver Strahlung wird durch dieses Prānāyāma gemildert oder sogar aufgehoben.

Die intensivste entgiftende Wirkung ergibt sich, wenn Ujjāyī Prānāyāma mit Einatmung durch die Nase und Ausatmung durch den Mund durchgeführt wird. Diese Technik nennt man Bhujanginī Prānāyāma – »Schlangenatmung«.

In den Purānas* gibt es eine Geschichte, welche die Wirkung des Ujjāyī Prānāyāma illustriert:

Die Devas (Götter) und Asuras (Dämonen) beschlossen, den Ozean durchzuquirlen, um seine Schätze aus der Tiefe an die Oberfläche zu befördern. Sie benutzten den Berg Mandakini als Rührstab und die Weltenschlange Vasuki als Seil. Die Götter faßten die Schlange am Schwanz, und die Dämonen hielten ihren Kopf. Verschiedene Schätze tauchten aus dem Ozean auf. Als erstes erschien die Göttin Lakshmī. Zuletzt stieg Amrita, der Nektar der Unsterblichkeit, in einem goldenen Gefäß an die Oberfläche. Zugleich mit dem Nektar kam jedoch auch tödliches Gift herauf. Götter und Dämonen waren ratlos, wie das Gift, das stark genug war, das ganze Universum zu vernichten, unschädlich gemacht werden könnte. In ihrer Not wandten sie sich an Gott Shiva um Hilfe. Shiva trank das Gift, schluckte es jedoch nicht hinunter, sondern hielt es mit seiner Yogakraft im Vishuddhi Chakra fest und reinigte es mittels Ujjāyī Prānāyāma und Jālandhara Bandha. Auf diese Weise rettete und befreite er die Welt von der tödlichen Gefahr. Seine Kehle aber färbte sich dabei dunkelblau und seither trägt Shiva den Beinamen Nilkantha (=blauer Hals).

* Erzählung aus der indischen Mythologie

7 | 8 UJJĀYĪ PRĀNĀYĀMA mit JĀLANDHARA BANDHA und KHECHARĪ MUDRĀ

Grundstellung: Meditationshaltung
Konzentration: auf den Atemvorgang in der Kehle
Wiederholungen: 3–5 Runden
Durchführung: Entspanne das Gesicht; entspanne den Unterkiefer und die Lippen. ⋯ Nimm Jālandhara Bandha ein. ⋯ Ziehe die Stimmbänder zusammen, sodaß ein leises Atemgeräusch entsteht. Spüre den Atemvorgang in der Kehle. ⋯ Einatmend wiederhole im Geiste die Silbe **SO** und folge dem Atembewußtsein vom Nabel bis zur Kehle. ⋯ Ausatmend wiederhole im Geiste die Silbe **HAM** und folge dem Atembewußtsein von der Kehle bis zum Nabel. ⋯ Nach einigen Atemzügen nimm KHECHARĪ MUDRĀ ein, indem du die Zunge möglichst weit nach hinten in Richtung des weichen Gaumens rollst. Dadurch wird die eingeatmete Luft befeuchtet und die Kehle trocknet nicht aus. Wenn du dich in dieser Position unbequem fühlst, entspanne die Zunge eine Weile und nimm dann wieder Khecharī Mudrā ein. ⋯ Atme gleichmäßig und kontinuierlich weiter.
Atme 25 x auf diese Weise ein und aus, löse dann Jālandhara Bandha und bleibe etwa 3 Minuten mit normalem Atem.
Dies ist eine Runde. Wiederhole die Übung 3–5 x.

Gut für

Reguliert den Blutdruck und entgiftet den Körper. Durch diese Atemtechnik wird der ganze Körper vermehrt mit Sauerstoff versorgt. Sie hilft bei Verdauungsproblemen, Blähungen, Übelkeit und neutralisiert schädliche Umwelteinflüsse.

7 | 9 SELF-INQUIRY-MEDITATION – Stufe 7

Durchführung: Die 8 Stufen der Self-Inquiry-Meditation sind im Anschluß an die 8 Übungsteile der Āsanas und Prānāyāmas beschrieben.

Gebet gibt dir Antwort auf all deine Fragen. Gebet weist dir den Weg zum Ziel. Gebet macht deine Gedanken und Gefühle klar und rein. Gebet steht am Beginn deines Lebens und wird am Ende deines Lebens stehen.

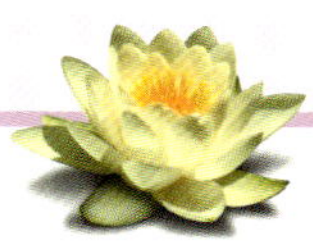

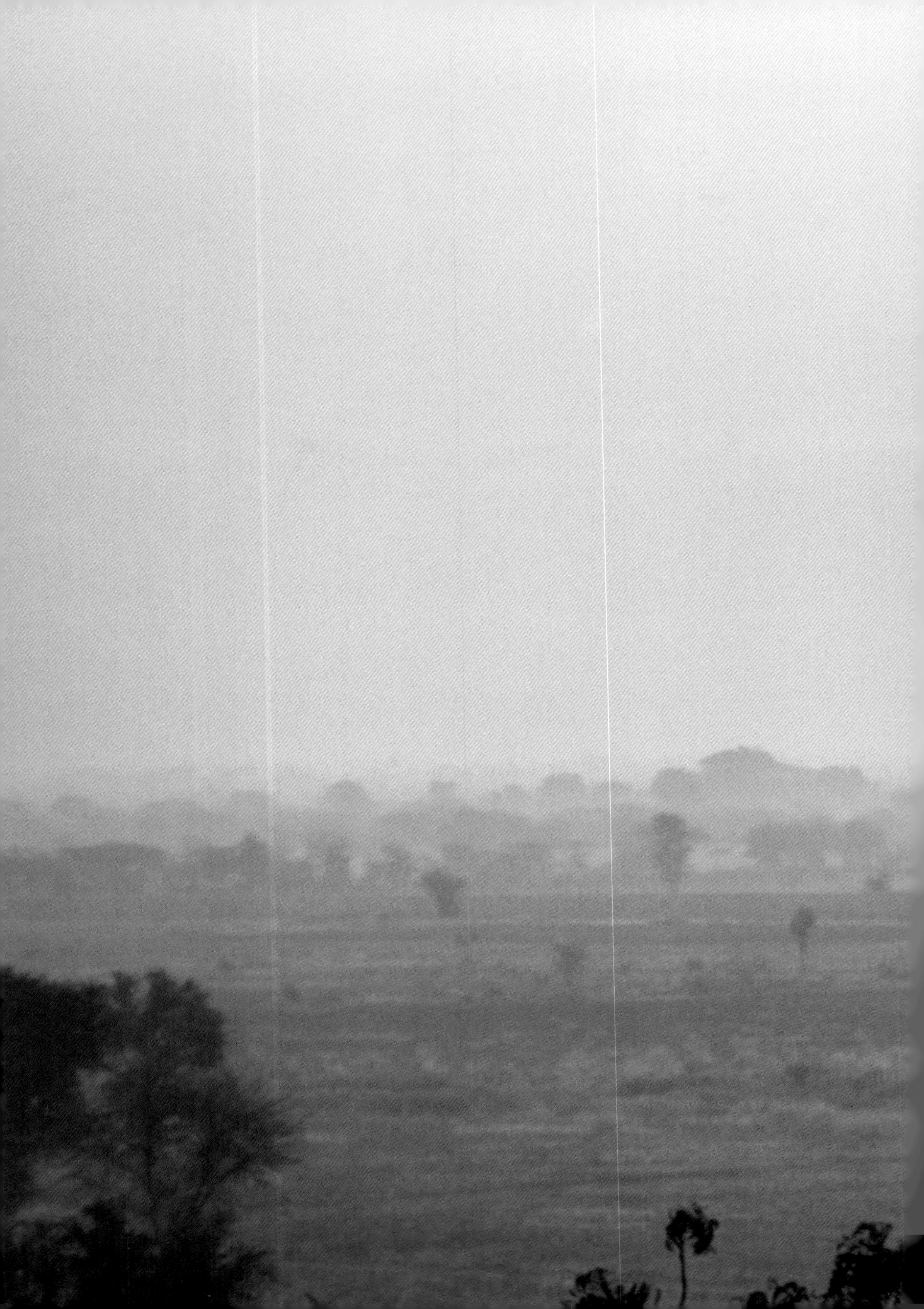

Je mehr Weisheit du besitzst, desto demütiger wird dein Geist.
Je mehr Verständnis du entwickelst, desto hilfreicher wird dein Tun.
Je mehr Güte in deinem Herzen wohnt, desto mehr Liebe empfindest du für alle.

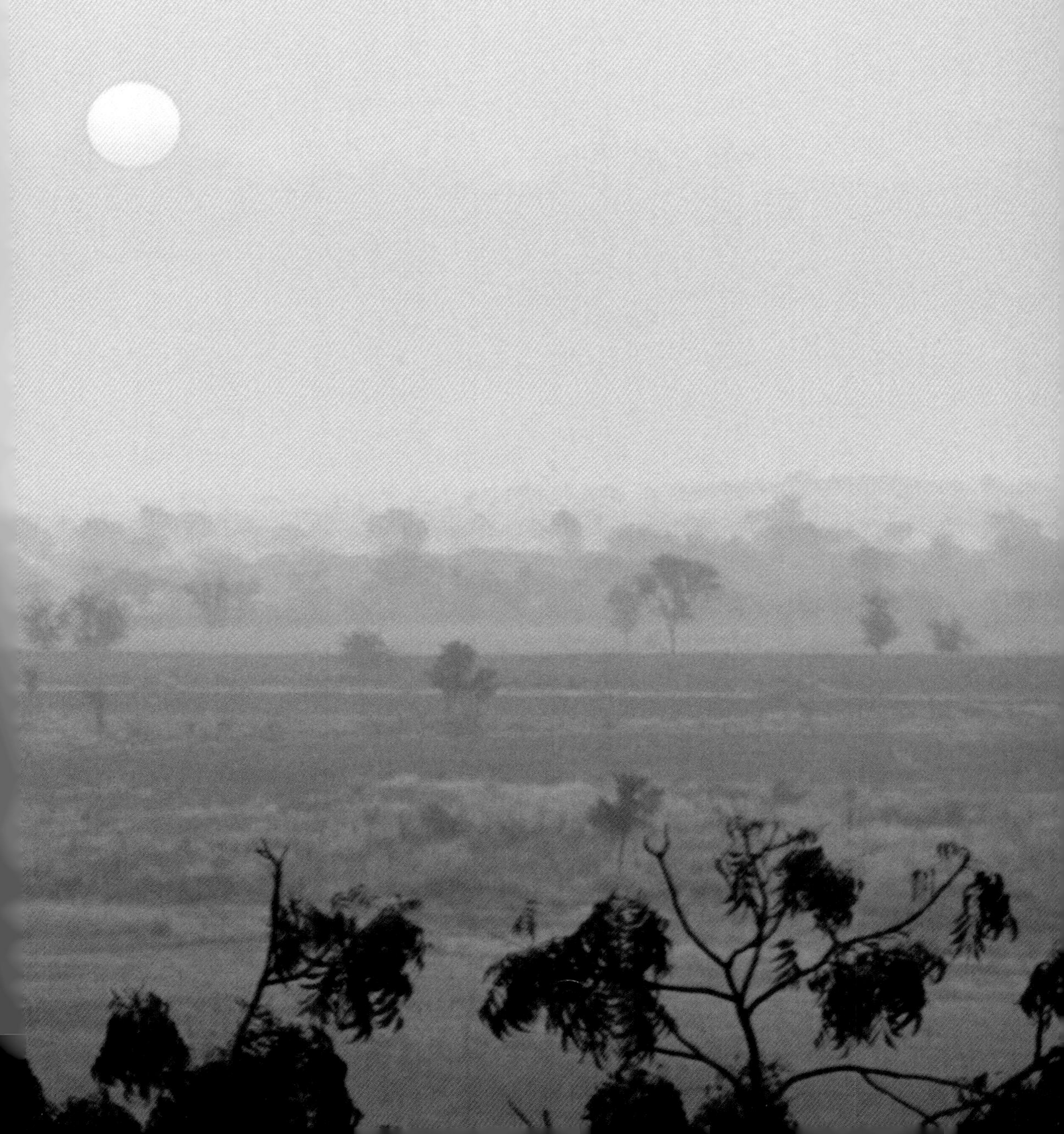

Nun stehst du vor der letzten und höchsten Stufe der Āsanas: **PADMĀSANA** – Lotus bzw. den verschiedenen Positionen in Padmāsana.

Padmāsana ist neben Shīrshāsana die höchste und »königliche« Āsana. Warum ist gerade diese Haltung so bedeutsam? Padmāsana ist die einzige Sitzhaltung, bei der die Wirbelsäule völlig aufgerichtet ist, wodurch sich die Lungen frei entfalten können. Vor allem aber öffnen sich die Chakras entlang der Wirbelsäule und aktivieren die entsprechenden Nervenzentren. Die Eigenschaften jedes Chakras werden erweckt und eröffnen dem Yoga-Aspiranten vielfältige Bewußtseinsebenen. Deshalb sitzen Yogis in tiefer Meditation immer in Padmāsana.

Der Lotus ist ein bedeutungsvolles Symbol für den Yogi und Yoga-Aspiranten. Die Lotusblume ist in der Mythologie das Zeichen für Schönheit, Reinheit und Spiritualität und gibt uns damit ein Leitbild, wie wir in dieser Welt leben sollen. Sie schwimmt stets an der Wasseroberfläche. Das Wasser symbolisiert die Māyā (Welt), die Lotusblume uns Menschen. Mensch und Welt stehen in enger Verbindung.

So wie der Lotus nur im Wasser gedeiht, so können auch wir Menschen und die anderen Lebewesen uns nur in dieser Welt entwickeln und verwirklichen.

So wie die Lotusblume unbenetzt von den Wellen über der Wasseroberfläche steht, so bleibt auch der Yogi sowohl von den Verlockungen der Welt als auch von ihren Schicksalsschlägen innerlich unberührt. In jeder Hinsicht ist er frei, obwohl die Māyā ihn mit den Wellen der Emotionen und Begierden zu verführen sucht.

Die Lotusblume ist für den Yogi auch ein Zeichen für göttliches Bewußtsein und Liebe. Sie ist das Symbol der Gewißheit, von Gott geliebt und angenommen zu sein. Wer über die Lotusblume meditiert, kann ihre Vollkommenheit in sich verwirklichen. Wer in seinem Inneren den göttlichen Lotus findet, für den hört das Suchen auf.

ॐ पूर्णमदः पूर्णमिदं पूर्णात् पूर्णमुदच्यते ।
पूर्णस्य पूर्णमादाय पूर्णमेवावशिष्यते ॥
ॐ शान्तिः शान्तिः शान्तिः

OM PŪRṆAMADAḤ PŪRṆAMIDAṂ
PŪRNĀT PŪRṆAMUDACYATE
PŪRṆASYA PŪRṆAMĀDĀYĀ
PŪRṆAMEVĀVĀŚIṢYATE
OM ŚĀNTIḤ ŚĀNTIḤ ŚĀNTIḤ

Gott ist vollkommen und die Welt ist vollkommen. Denn nur Vollkommenes entstammt dem Vollkommenen. Gleichermaßen vollkommen ist jeder Teil der Vollkommenheit. Wieviel auch immer der Vollkommenheit entnommen wird, es verbleibt stets Vollkommenheit.
OM Frieden, Frieden, Frieden.

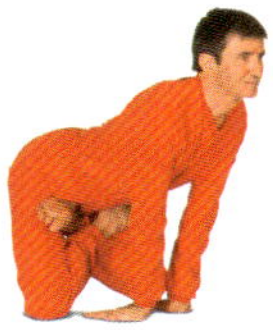
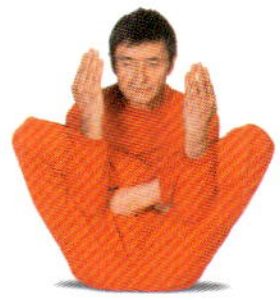

8–1 **PADMĀSANA** – Lotus
8–2 **GORAKHĀSANA** – Benannt nach Yogi Gorakha
8–3 **PADMA PARVATĀSANA** – Lotus-Berg
8–4 **BANDHA PADMĀSANA** – Geschlossener Lotus
8–5 **TĀDĀGĪ MUDRĀ** – Erhobener Lotus
8–6 **PADMA LOLĀSANA** – Lotus-Schaukel
8–7 **GARBHA PINDĀSANA** – Embryo
8–8 **PADMA KUKKUTĀSANA** – Hahn im Lotus
8–9 **GUPTA PADMĀSANA** – Versteckter Lotus
8–10 **BANDHA MAYŪRĀSANA** – Lotus-Pfau
8–11 **PADMA MATSYĀSANA** – Fisch im Lotus
8–12 **PADMA BAKĀSANA** – Kranich im Lotus
8–13 **ARDHA PADMA SARVĀNGĀSANA** – Halblotus im Schulterstand
8–14 **PADMA SARVĀNGĀSANA** – Lotus im Schulterstand
8–15 **PADMA PINDĀSANA** – Doppelt geschlossener Lotus
8–16 **PADMA VRIKSHĀSANA** – Lotus-Baum
8–17 **ŪRDHVA PADMĀSANA** – Lotus im Kopfstand
8–18 **PADMA VRISHCHIKĀSANA** – Skorpion im Lotus
8–19 **NIRĀLAMBĀSANA** – Säule
8–20 **PADMA YOGA MUDRĀ** – Yoga Mudrā im Lotus
8–21 **BHASTRIKĀ PRĀNĀYĀMA mit MAHĀ BANDHA**
8–22 **SELF-INQUIRY-MEDITATION** – Stufe 8

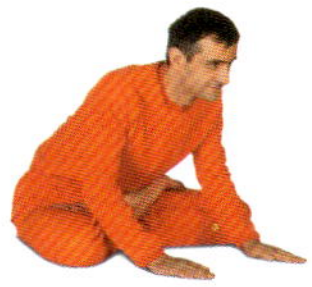
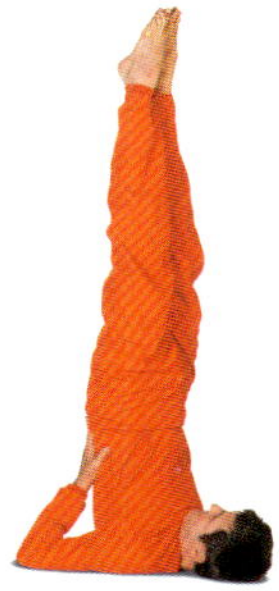
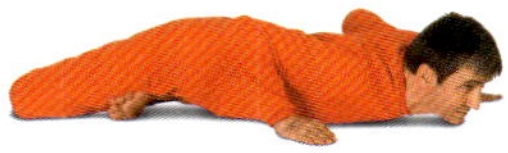
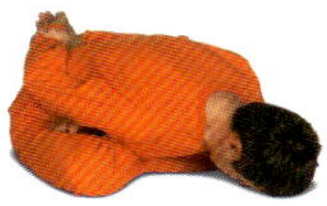
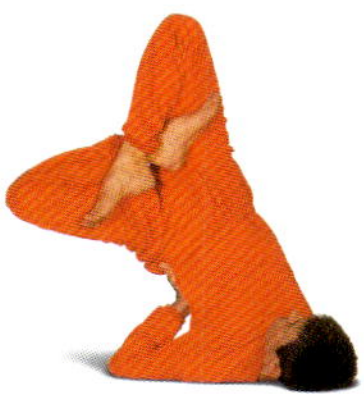
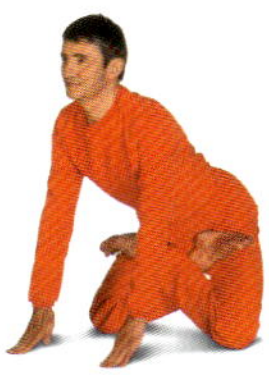
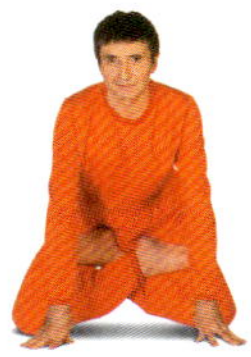
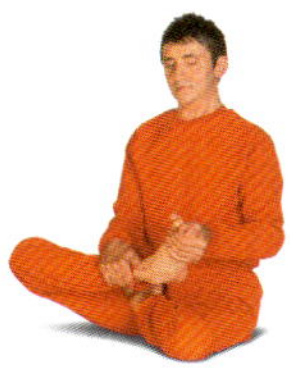
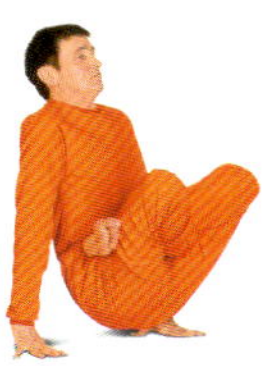
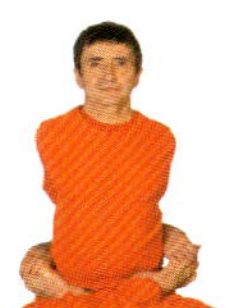

Grundstellung: Langsitz
Konzentration: auf den ganzen Körper
Atmung: normaler Atem
Wiederholungen: 1 x
Durchführung: Setze dich in den Langsitz. Beuge das rechte Bein und lege den rechten Fuß auf den linken Oberschenkel, sodaß die Ferse möglichst nahe beim Körper liegt. Beuge das linke Bein und lege den linken Fuß in gleicher Weise auf den rechten Oberschenkel. ···⁘ Entspanne Beine und Hüften sowie Oberkörper, Arme und Schultern. Lege die Hände in Chin Mudrā auf die Knie.
Schließe die Augen und bleibe eine Weile bewegungslos in dieser Position.
Konzentriere dich auf die Entspannung des ganzen Körpers und des Atems.

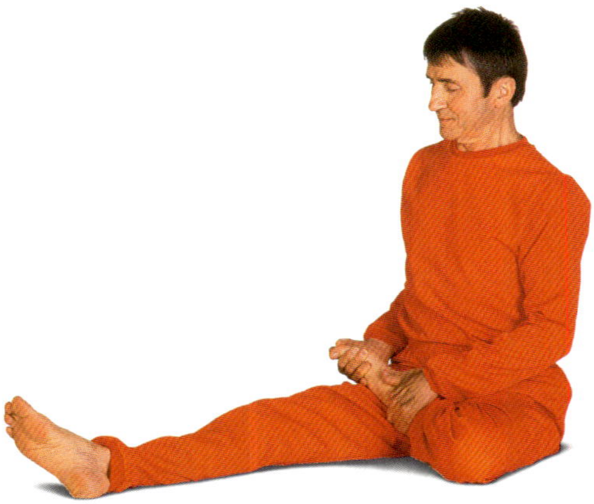

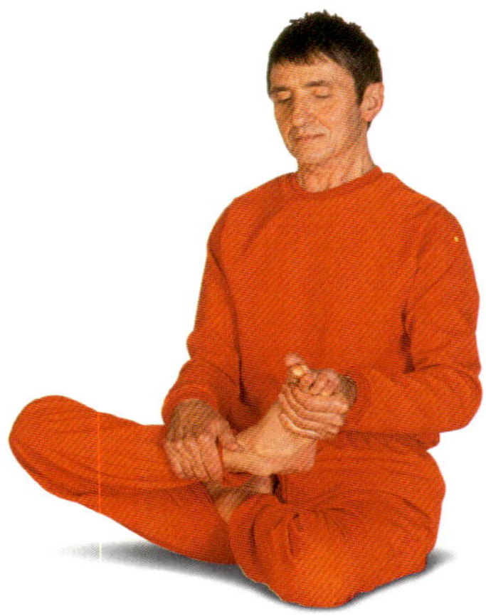

Gut für
Padmāsana ist der beste Sitz für die Meditation. Er wirkt ausgleichend auf alle Chakras.

Achtung
Bei Beschwerden in den Knie- oder Fußgelenken soll diese Āsana nicht durchgeführt werden.

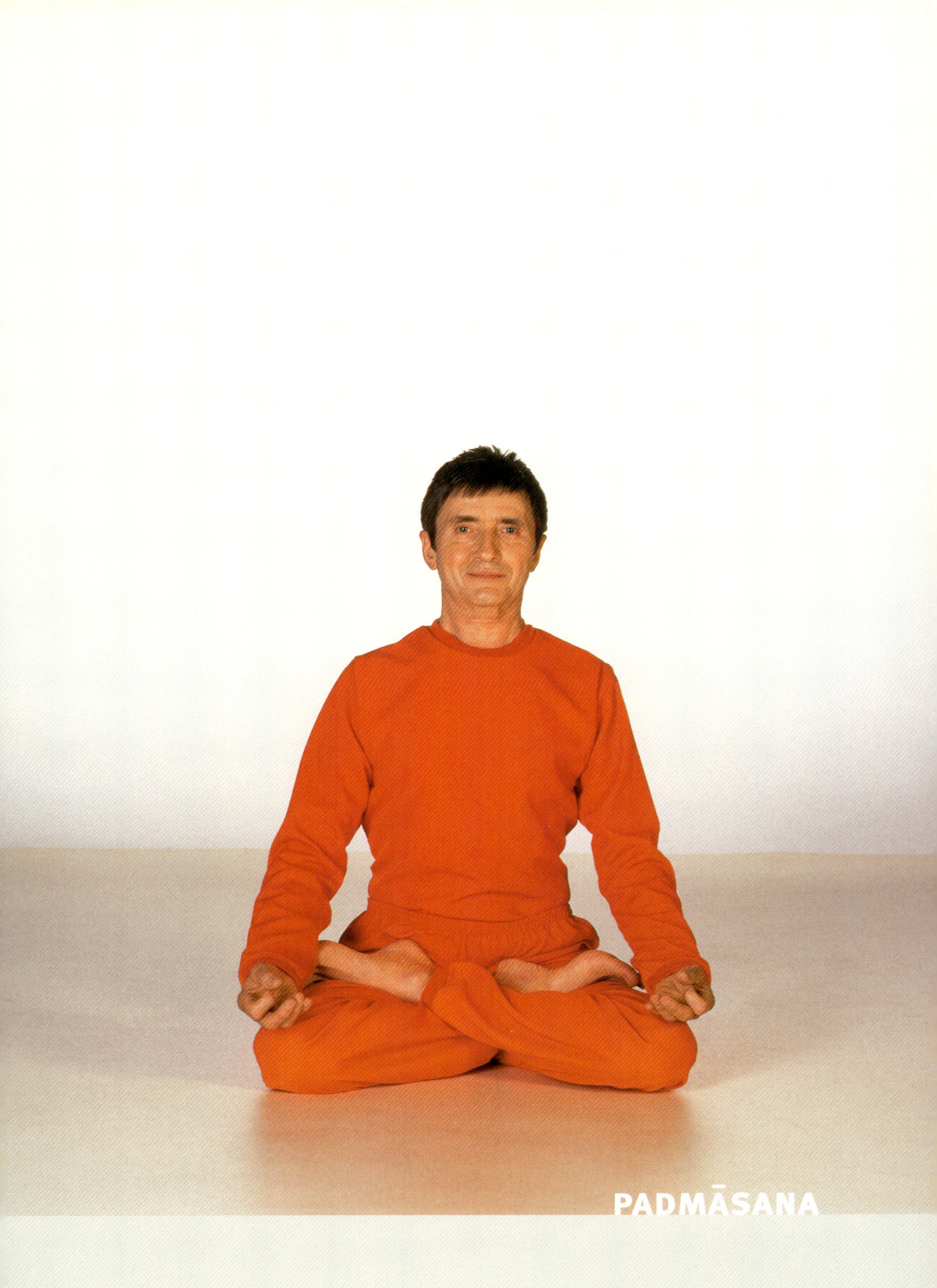
PADMĀSANA

8|2 GORAKHĀSANA – Benannt nach Yogi Gorakha

Grundstellung: Padmāsana
Konzentration: auf das Gleichgewicht
Atmung: normaler Atem
Wiederholungen: 1 x
Durchführung: Nimm Padmāsana ein. ···› Stelle dich mit Hilfe der Hände auf die Knie. ···› Richte deinen Oberkörper auf und falte die Hände vor der Brust. Um besser das Gleichgewicht zu finden, konzentriere dich auf einen Fixpunkt vor dir.
Verweile 1-2 Minuten in dieser Position. Komme dann langsam wieder in die Ausgangsstellung zurück.

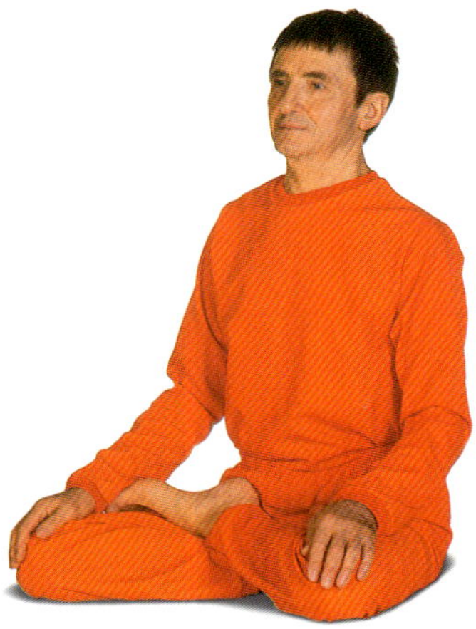

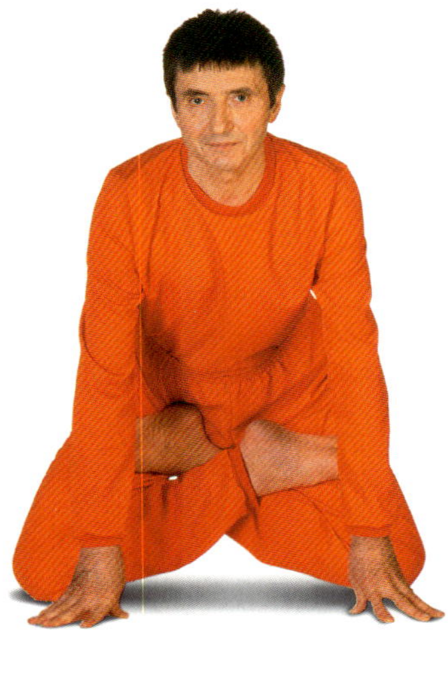

Gut für
Verbessert den Gleichgewichtssinn und die Konzentrationsfähigkeit. Gorakhāsana wirkt beruhigend auf das Nervensystem und hilft gegen Hüftdysplasie (Abflachung der Hüftgelenkspfanne).

Achtung
Nach einer Meniskusoperation und bei Kniebeschwerden soll diese Āsana nicht durchgeführt werden.

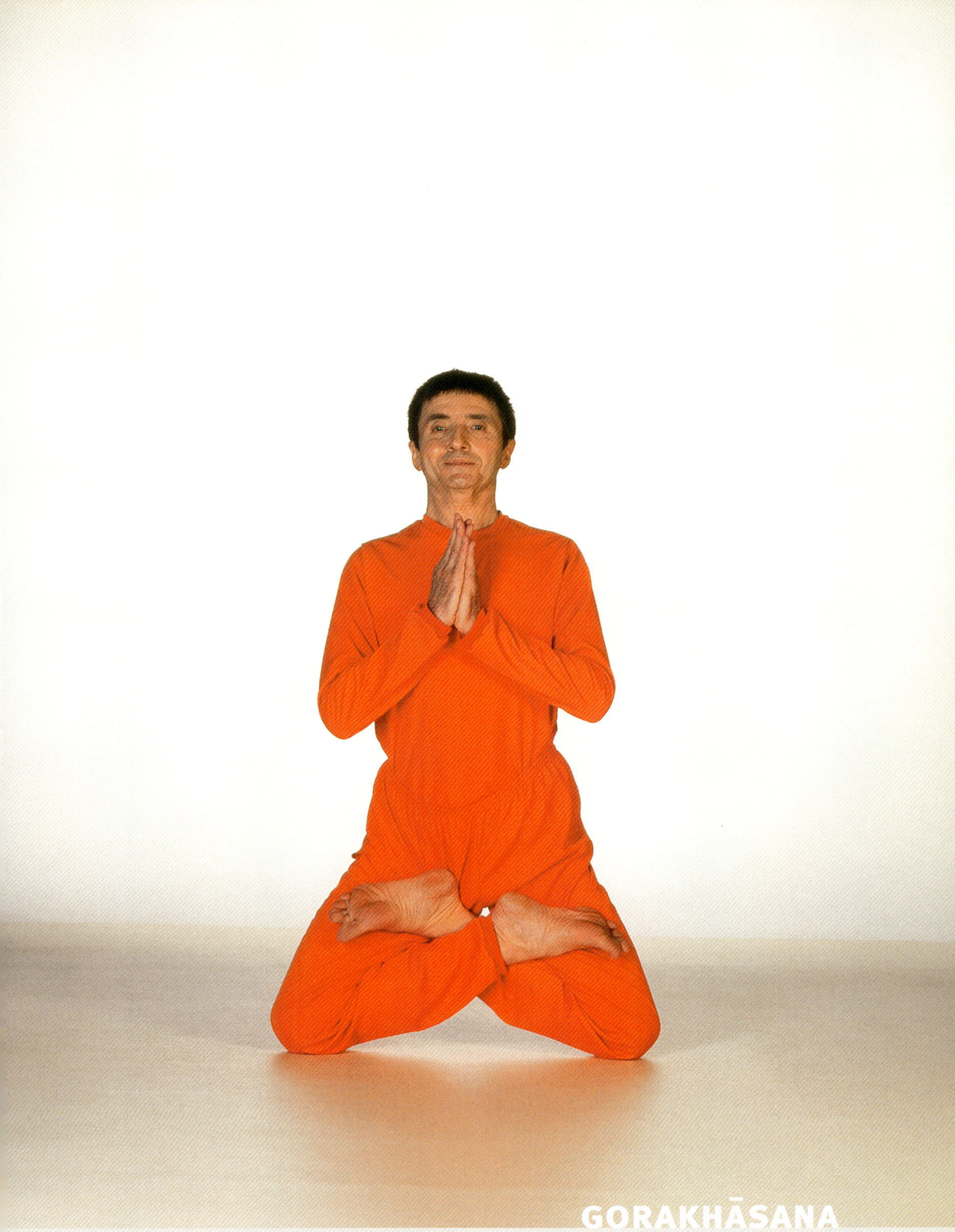

GORAKHĀSANA

PADMA PARVATĀSANA – Lotus-Berg

Grundstellung: Padmāsana
Konzentration: auf das Gleichgewicht
Atmung: normaler Atem
Wiederholungen: 1 x
Durchführung: Nimm Padmāsana ein. ⇢ Stelle dich mit Hilfe der Hände auf die Knie. Konzentriere dich auf das Gleichgewicht in dieser Position. ⇢ Strecke die Arme weit nach oben, sodaß der ganze Oberkörper gedehnt wird, und konzentriere dich auf einen Fixpunkt vor dir.
Verweile 1-2 Minuten in der Position. Komme dann langsam wieder in die Ausgangsposition zurück.

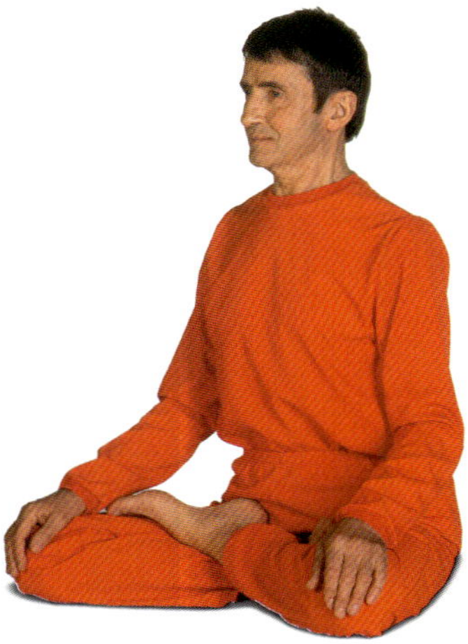

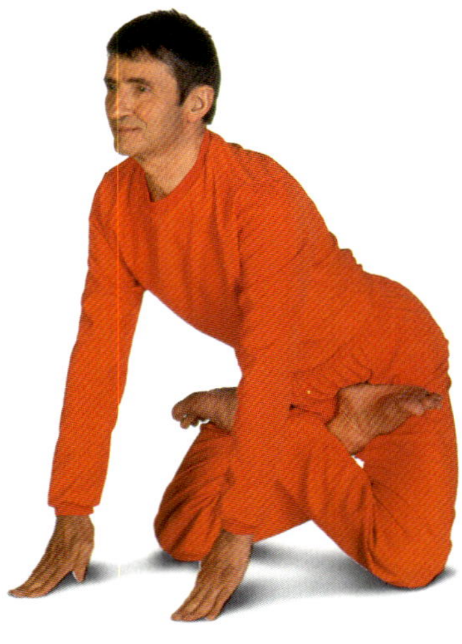

Gut für

Fördert den Gleichgewichtssinn und die Konzentrationsfähigkeit. Regt die Atemfunktion an und beruhigt das gesamte Nervensystem. Kräftigt die Gesäß-, Rücken-, Schulter- und Armmuskulatur und hilft außerdem bei Hüftdysplasie.

Achtung

Bei Beschwerden in den Kniegelenken soll diese Āsana nicht durchgeführt werden.

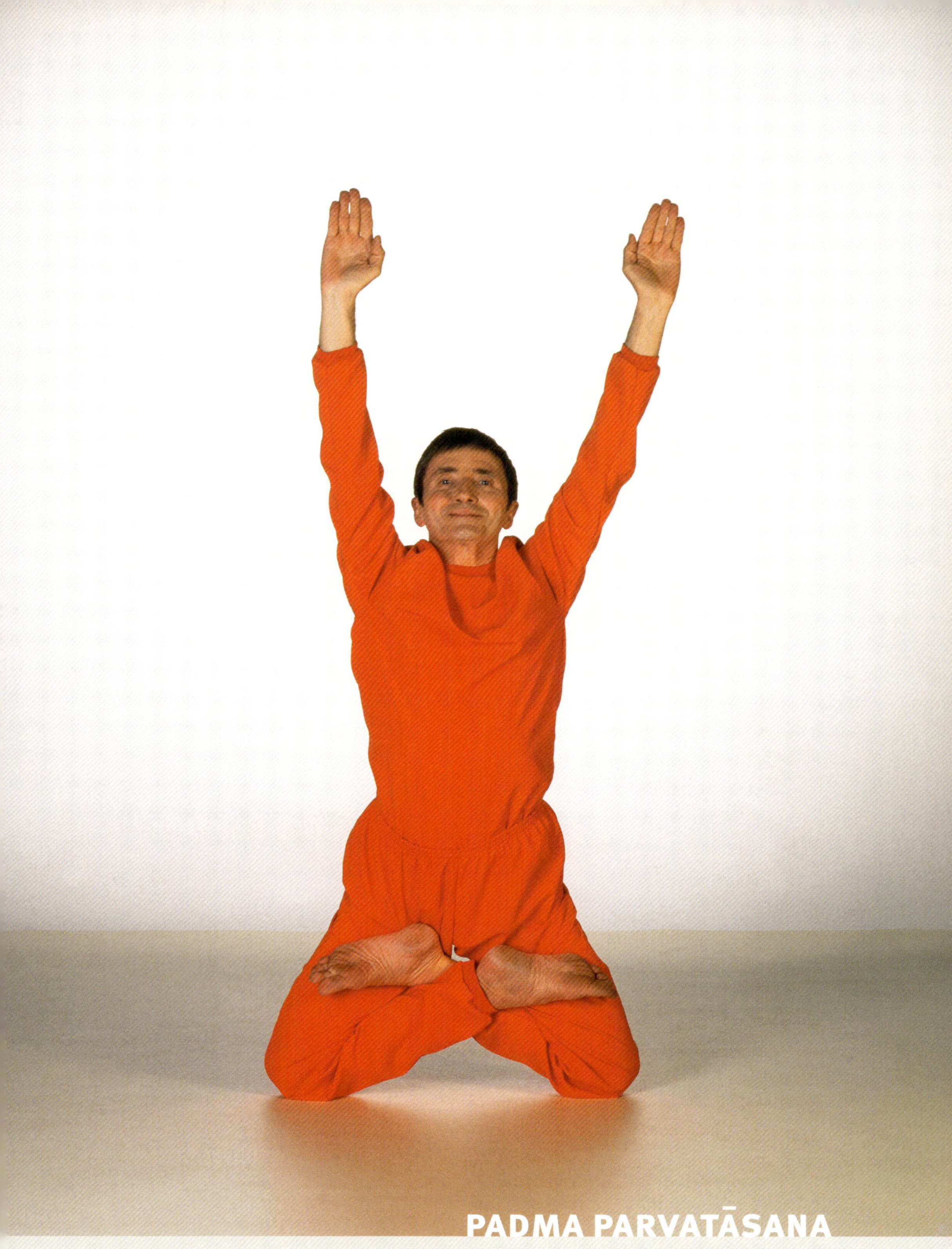

PADMA PARVATĀSANA

Grundstellung: Padmāsana
Konzentration: auf den ganzen Körper
Atmung: mit der Bewegung koordiniert und in der Position normal atmen
Wiederholungen: 3 x
Durchführung: Nimm Padmasan ein. ···› Überkreuze die Arme hinter dem Rücken und fasse mit der rechten Hand die große Zehe des rechten Fußes und mit der linken Hand die große Zehe des linken Fußes. ···› Atme tief ein. ···› Ausatmend beuge den Oberkörper langsam vor, bis die Stirn den Boden berührt. ···› Normal atmend entspanne den ganzen Körper. ···› Einatmend komme wieder in die Ausgangsposition zurück.

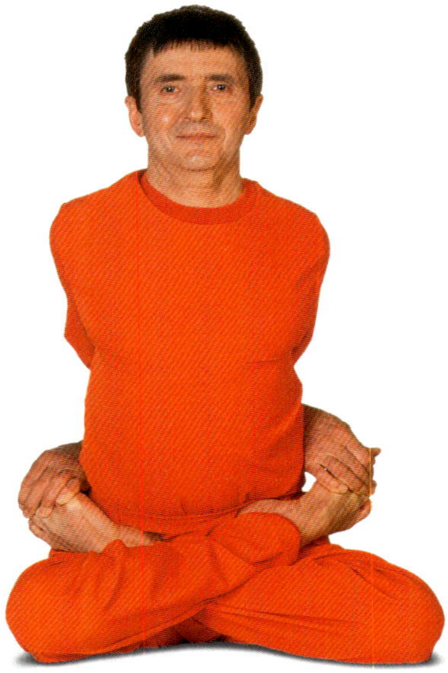

Gut für
Wirkt gegen Rundrücken. Kräftigt und entspannt die Rückenmuskulatur und dehnt die Brustmuskeln. Gut gegen Darmträgheit.

Achtung
Die Āsana soll bei Verletzungen in den Fuß- oder Kniegelenken und während der Schwangerschaft nicht durchgeführt werden.

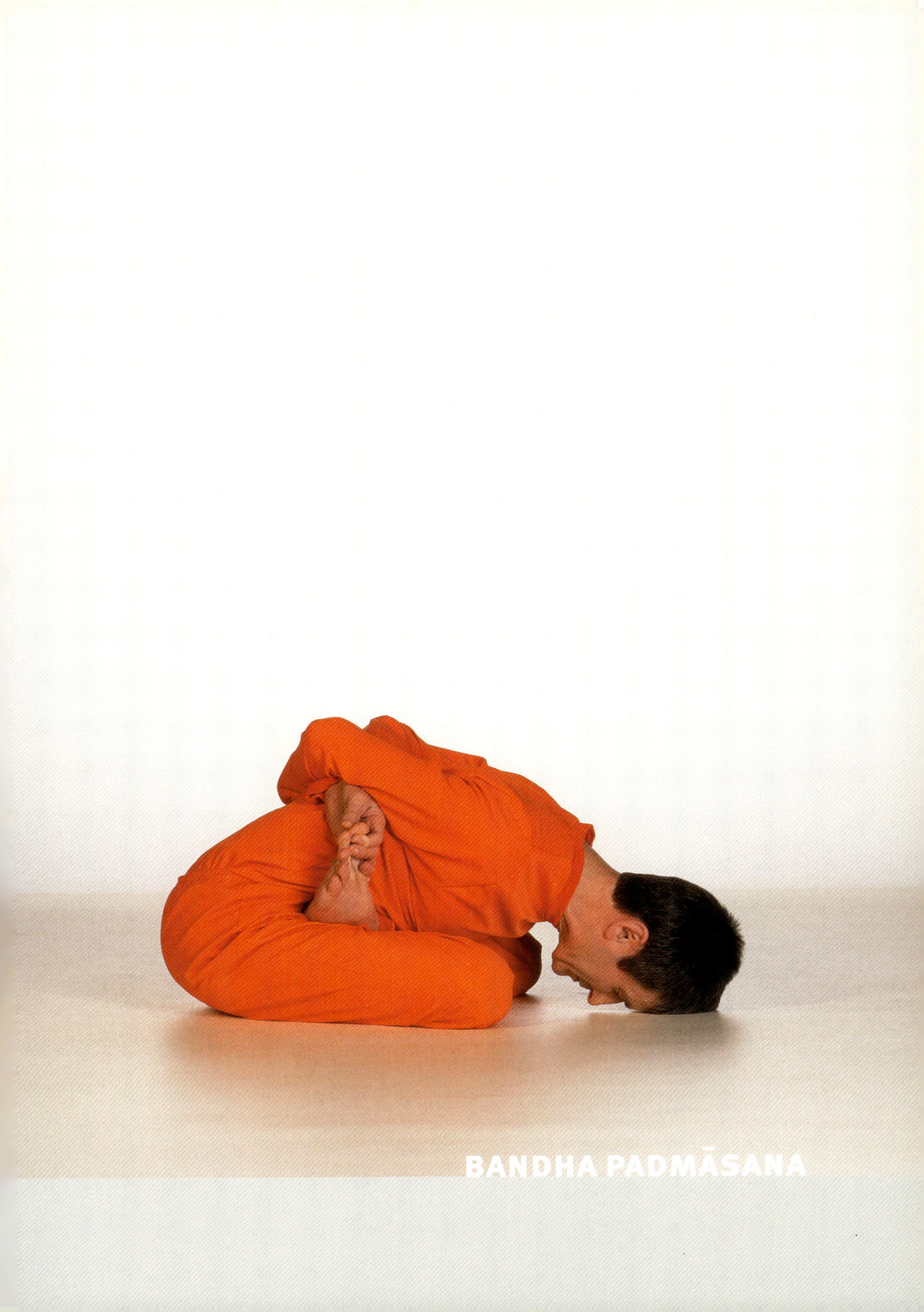
BANDHA PADMĀSANA

TĀDĀGĪ MUDRĀ – Erhobener Lotus

Grundstellung: Padmāsana
Konzentration: auf die Arme und Finger
Atmung: normaler Atem
Wiederholungen: 10 x
Durchführung: Nimm Padmāsana ein. ⇢ Stütze dich seitlich vom Körper mit den Fingerspitzen auf dem Boden ab. ⇢ Hebe den Körper 10 x kurz in die Höhe und achte darauf, daß das Körpergewicht nur von den Fingerspitzen getragen wird.
Komme langsam wieder in die Ausgangsposition zurück.

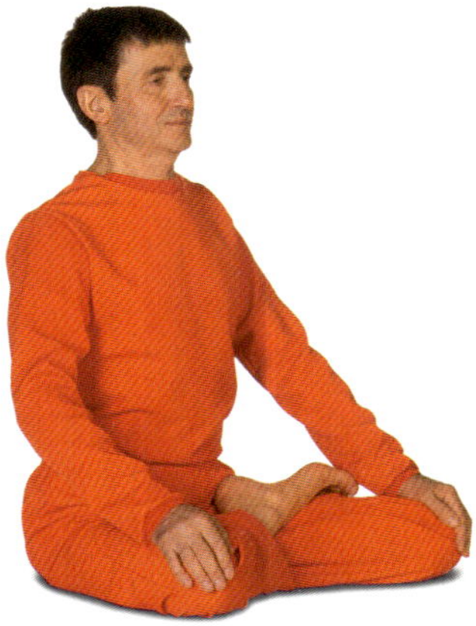

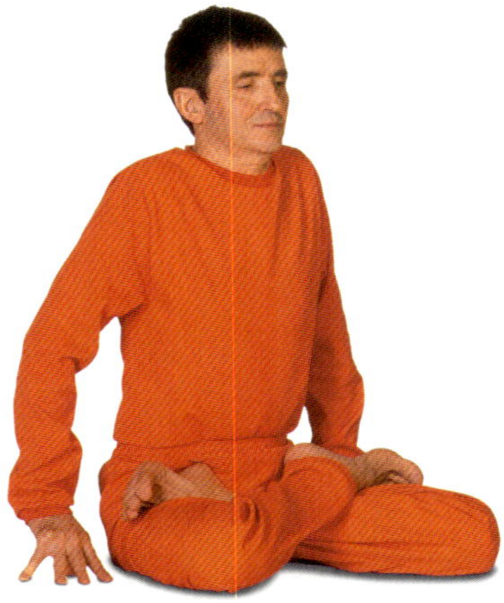

Gut für
Wirkt gegen Depressionen und Kopfschmerzen. Fördert die Verdauung. Stärkt die Finger-, Arm-, Schulter-, Brust- und Bauchmuskulatur. Diese Āsana wird auch im Kriyā Yoga verwendet.

Achtung
Während der Menstruation oder Schwangerschaft und bei Hämorrhoiden soll die Āsana nicht durchgeführt werden. Bereitet die Āsana Schmerzen in den Fingern, so führe sie ebenfalls nicht durch.

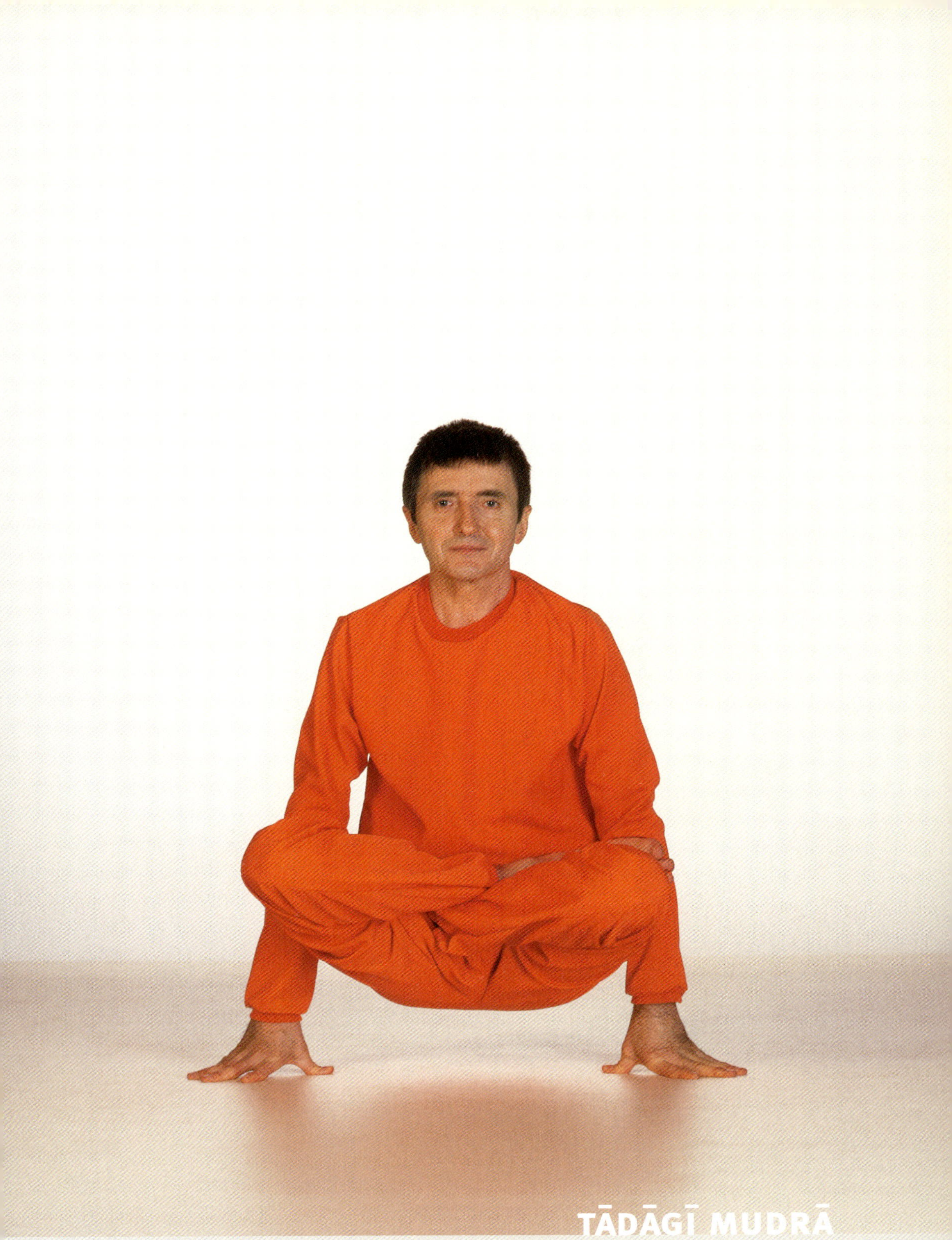
TĀDĀGĪ MUDRĀ

Grundstellung: Padmāsana
Konzentration: auf den ganzen Körper
Atmung: normaler Atem
Wiederholungen: 2 x
Durchführung: Nimm Padmāsana ein. ⇢ Stütze dich mit den Fingerspitzen so weit seitlich vom Körper auf dem Boden ab, daß beim Durchschwingen des Körpers die Knie nicht die Arme berühren. ⇢ Hebe den Körper hoch, sodaß das Körpergewicht nur von den Fingern getragen wird. Kannst du diese Stellung gut halten, dann schwinge den Körper 10 x zwischen den Armen vor und zurück. ⇢ Atme ruhig und gleichmäßig. Kehre in die Ausgangsstellung zurück und führe die Āsana noch einmal durch.

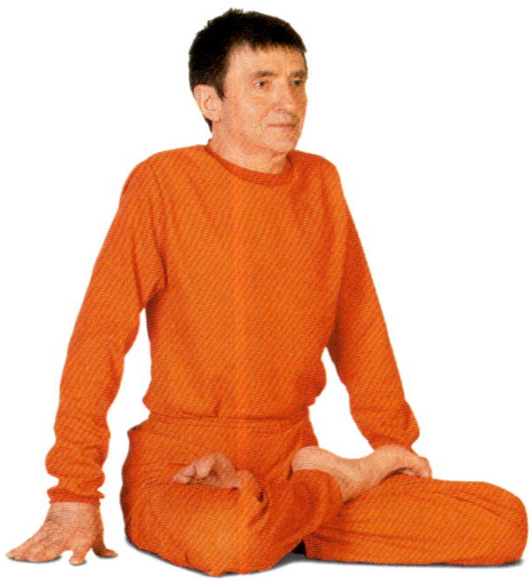

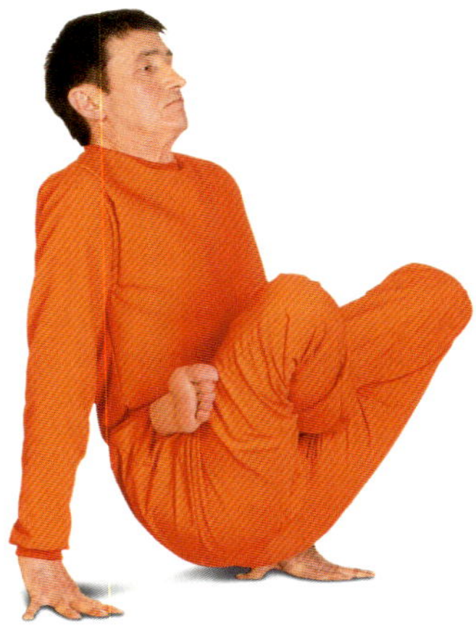

Gut für
Kräftigt die Finger-, Arm-, Schulter- sowie die gesamte Oberkörpermuskulatur.

Achtung
Bereitet die Übung Schmerzen in den Fingergelenken, soll diese Āsana nicht durchgeführt werden.

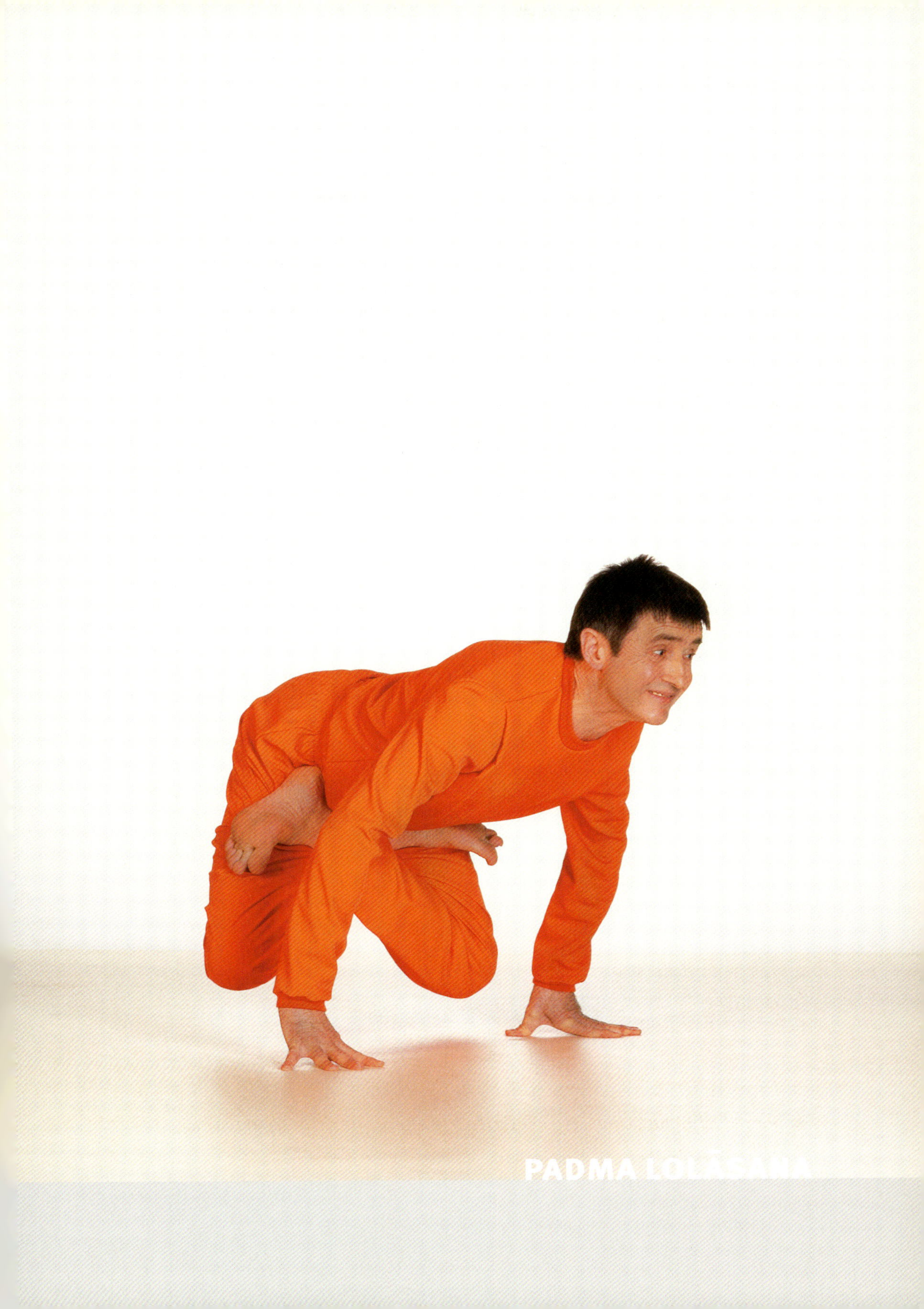
PADMA LOLĀSANA

GARBHA PINDĀSANA – Embryo

Grundstellung: Padmāsana
Konzentration: auf das Gleichgewicht
Atmung: normaler Atem
Wiederholungen: 1–2 x
Durchführung: Nimm Padmāsana ein. ⇢ Neige den Körper leicht zurück und hebe die Knie zum Körper hoch. ⇢ Schiebe die Händen zwischen den abgewinkelten Knien durch. ⇢ Beuge die Ellbogen und falte die Hände. Die Fingerspitzen zeigen nach oben. Kehre dann langsam wieder in die Ausgangsposition zurück.

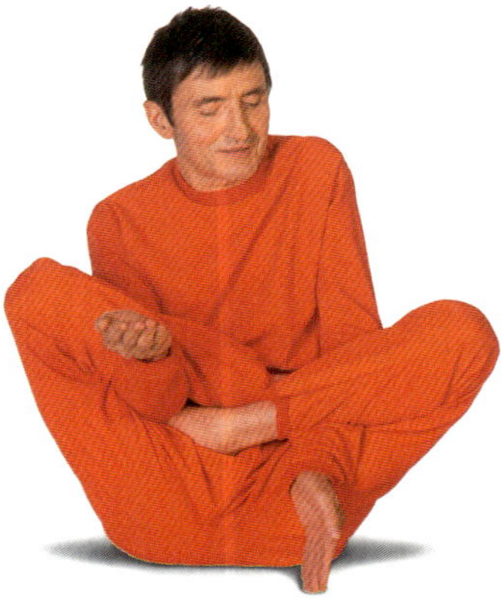

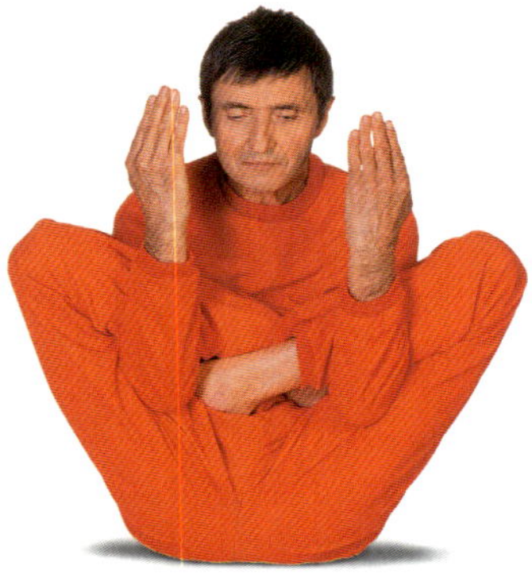

Gut für
Entspannt die ganze Wirbelsäule, besonders aber die Muskulatur im Bereich der Lendenwirbelsäule. Hilft bei Bauchkrämpfen und kräftigt die gesamte Bauchmuskulatur.

Variation
Führe die Āsana wie oben beschrieben durch. Führe Hände und Kopf zusammen und lege die Hände auf die Ohren.

Verweile in jeder Variation 2 Minuten lang oder führe jede Variation 2 x durch, indem du 1 Minute lang in der Position verweilst.

Achtung
Bei Problemen in den Hüft-, Knie- oder Fußgelenken soll diese Āsana nicht durchgeführt werden.

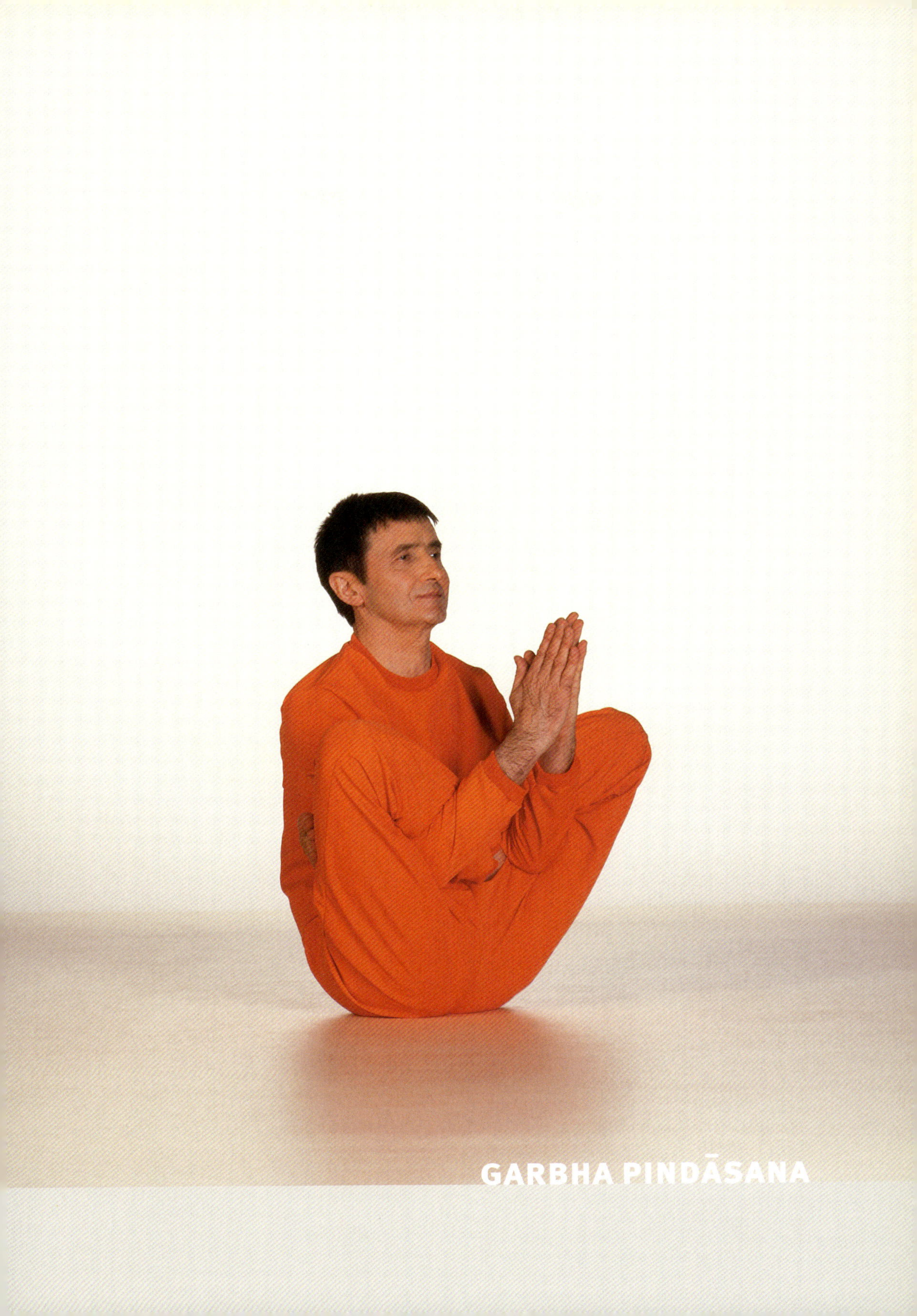

GARBHA PINDĀSANA

Grundstellung: Padmāsana
Konzentration: auf das Gleichgewicht
Atmung: normaler Atem
Wiederholungen: 1 x
Durchführung: Nimm Padmāsana ein. ⇢ Schiebe die Hände zwischen Oberschenkel und Waden durch, stütze dich auf die Hände. Die Finger sind gespreizt und zeigen nach außen. ⇢ Verlagere das Gewicht nach vorn auf die Hände. ⇢ Hebe den Körper hoch und bleibe eine Minute lang in dieser Position. Komme langsam wieder in die Ausgangsposition zurück.

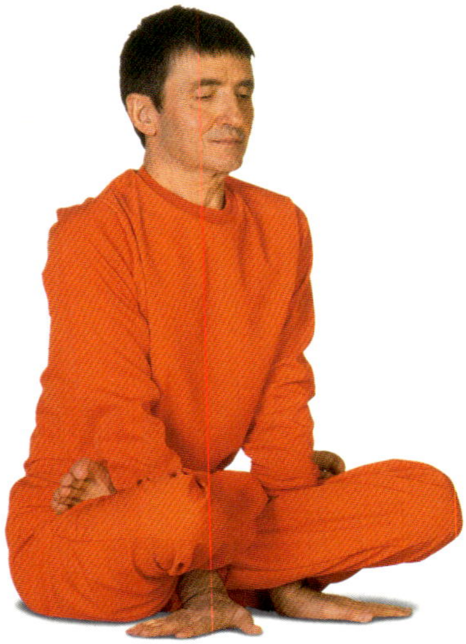

Gut für

Kräftigt vor allem die Arm- und Schulterblattmuskulatur. Trainiert das Gleichgewicht und fördert die Konzentrationsfähigkeit.

Achtung

Bei Sehnenscheidenentzündungen und Beschwerden im Handgelenk soll diese Āsana nicht durchgeführt werden.

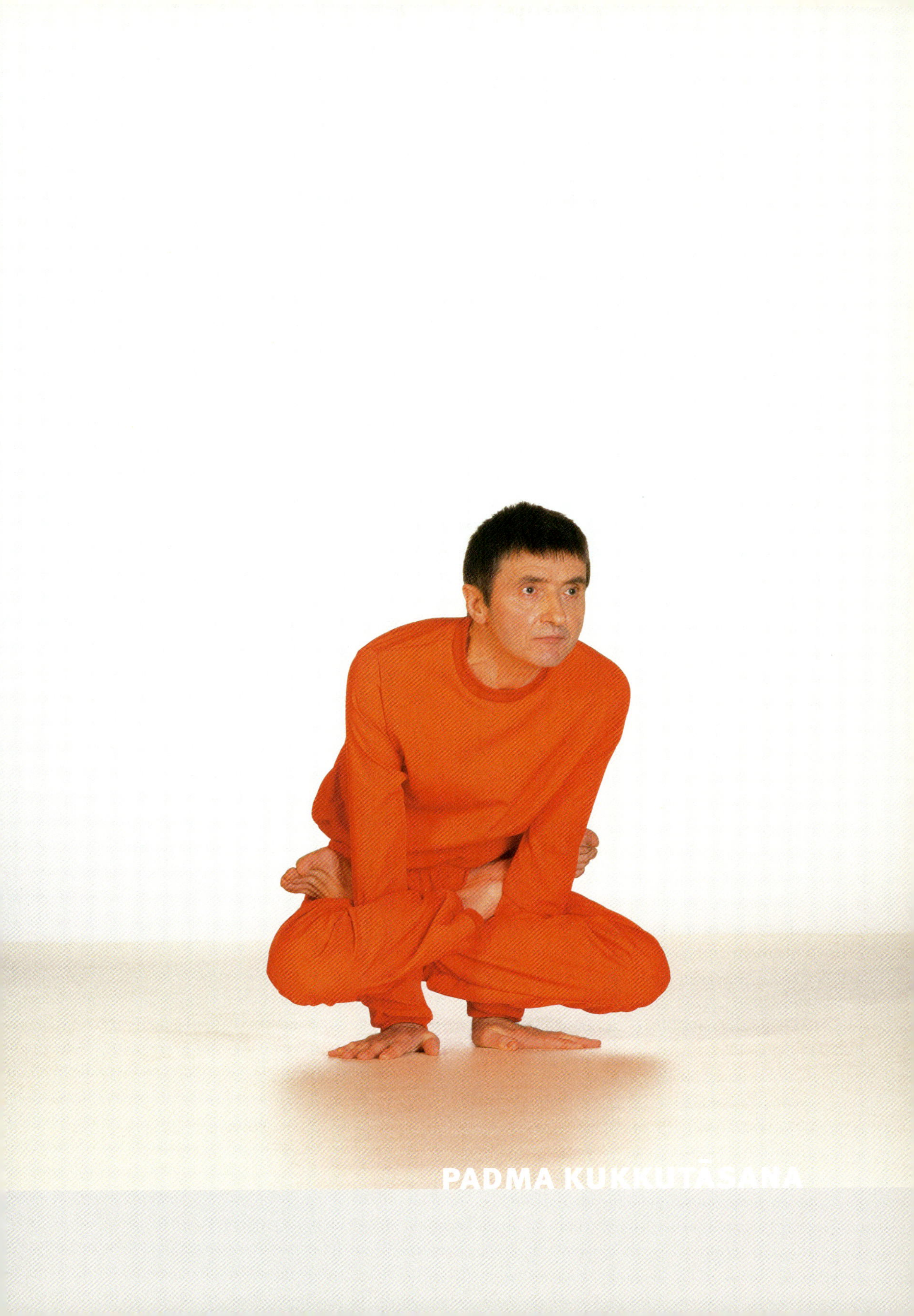

PADMA KUKKUTĀSANA

GUPTA PADMĀSANA – Versteckter Lotus

Grundstellung: Padmāsana
Konzentration: auf den ganzen Körper
Atmung: normaler Atem
Wiederholungen: 1 x
Durchführung: Nimm Padmāsana ein. ⇢ Komme mit Hilfe der Hände in den Kniestand und gehe langsam in die Bauchlage über. Stütze das Kinn auf dem Boden ab. Führe die Arme auf den Rücken und lege die Handflächen aneinander, die Fingerspitzen zeigen zum Kopf. ⇢ Liege ganz flach auf dem Boden und versuche den ganzen Körper zu entspannen. Atme ruhig und entspannt und bleibe eine Weile in dieser Position. Komme langsam wieder in die Ausgangsstellung zurück.

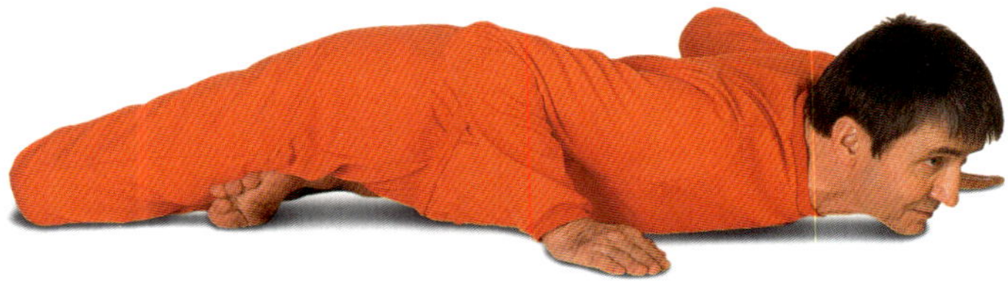

Gut für
Hilft bei Migräne und hat eine positive Wirkung auf die ganze Wirbelsäule. Besonders gut gegen Rundrücken und bei Hüftdysplasie.

Achtung
Bei Schmerzen in den Hüft-, Knie oder Schultergelenken und bei Beschwerden im Bereich der Halswirbelsäule soll diese Āsana nicht durchgeführt werden.

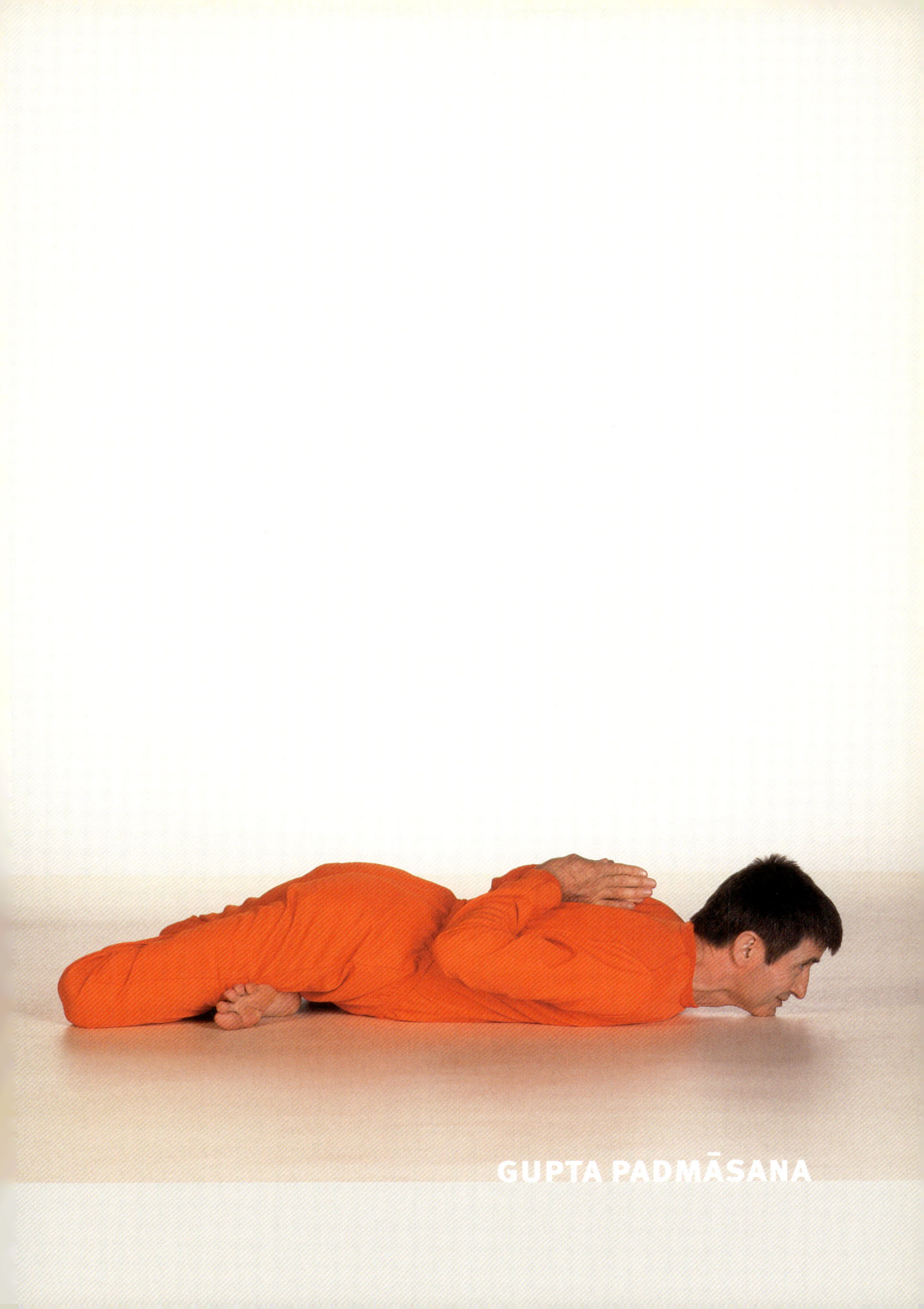

GUPTA PADMĀSANA

Grundstellung: Padmāsana
Konzentration: auf das Gleichgewicht und das Manipūra Chakra
Atmung: normaler Atem
Wiederholungen: 1–3 x
Durchführung: Nimm Padmāsana ein und komme in den Kniestand. Stütze die Hände vor dir auf dem Boden ab; die Fingerspitzen zeigen nach außen. Spanne die Bauchmuskeln an und drücke die Ellbogen gegen den Körper. Verlagere das Körpergewicht auf die Oberarme. Hebe die Knie und den Kopf so weit in die Höhe, bis der Körper sich in der Waagrechten befindet. Der Körper wird nur von den Händen getragen. ···⁝ Bleibe mit normalem Atem eine Weile in dieser Stellung. Kehre dann in die Ausgangsposition zurück.

Führe die Āsana anfangs 3 x ohne längeres Verweilen durch. Nachdem du sie auf diese Weise eingeübt hast, bleibe mit normalem Atem für einige Minuten in der Position.

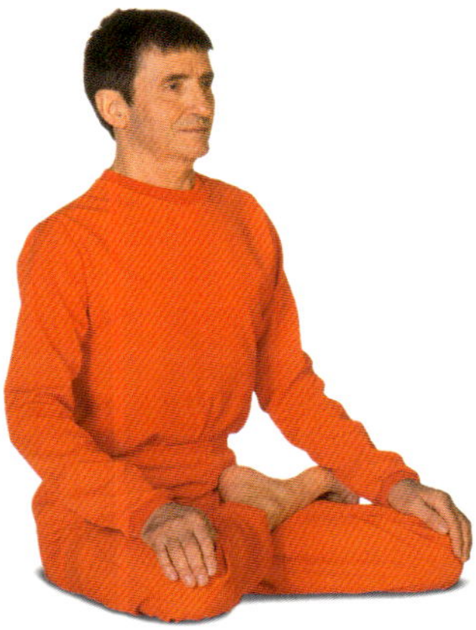

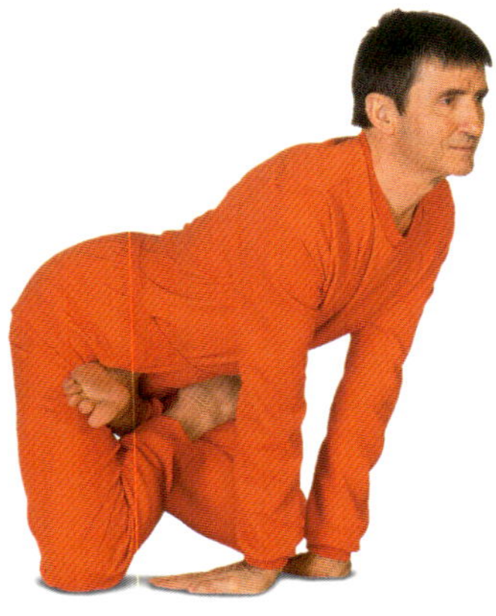

Gut für
Wirkt anregend auf das Manipūra Chakra. Fördert eine gesunde Verdauung, aktiviert den ganzen Körper und verhilft zu Selbstsicherheit. Trainiert den Gleichgewichtssinn.

Achtung
Bei Sehnenscheidenentzündung, Problemen mit den Handgelenken, Nabelbruch oder nach einer Bauchoperation soll diese Āsana nicht durchgeführt werden. Auch Schwangere sollten diese Āsana nicht durchführen. Vermeide die Āsana ebenfalls bei hohem Blutdruck oder erhöhtem Augendruck.

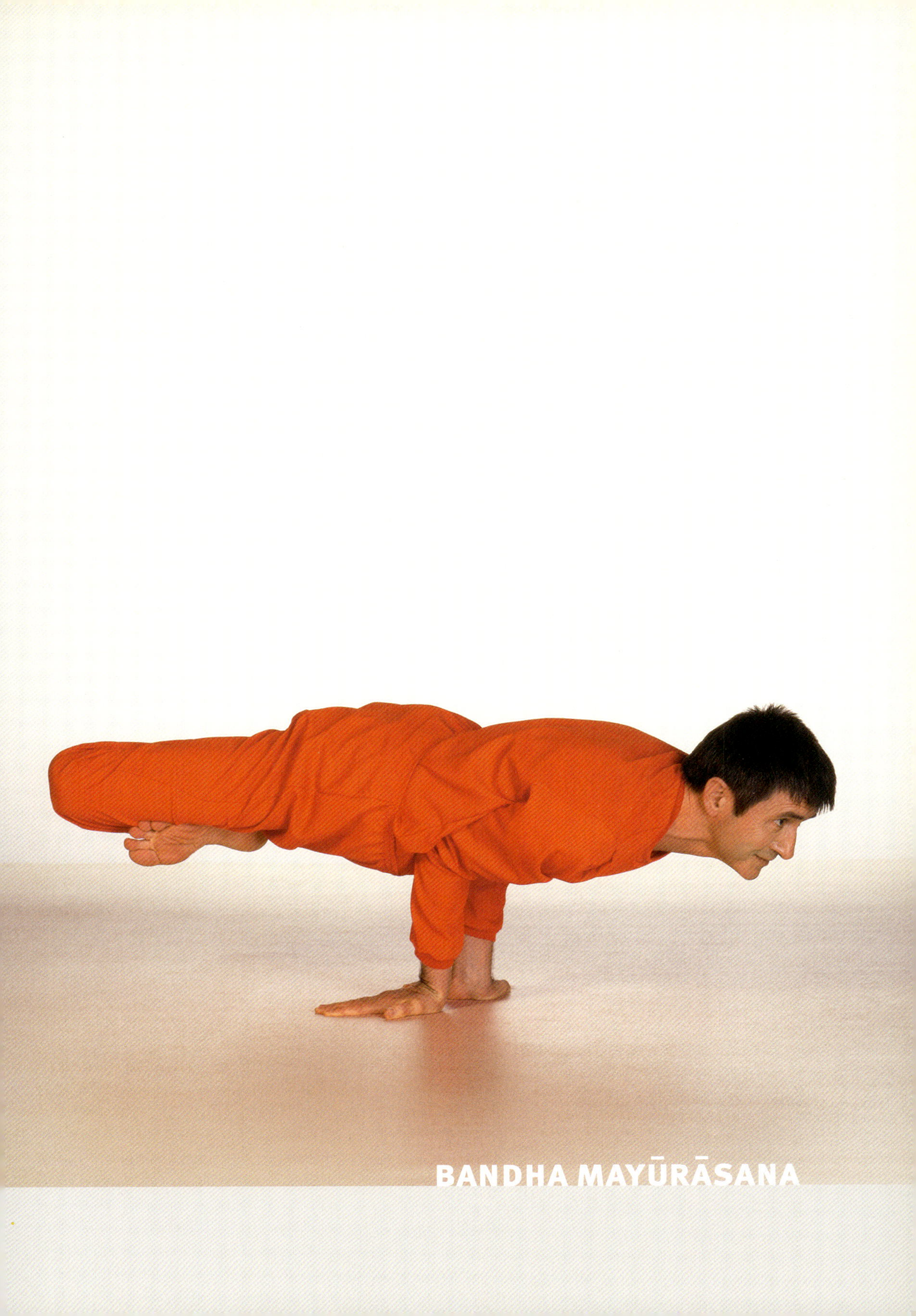
BANDHA MAYŪRĀSANA

PADMA MATSYĀSANA – Fisch im Lotus

Grundstellung: Rückenlage oder Padmāsana
Konzentration: auf das Vishuddhi Chakra
Atmung: in der Position durch die Nase einatmen und durch den Mund ausatmen
Wiederholungen: 1 x
Durchführung: Lege dich auf den Rücken. ⇢ Die Beine sind gestreckt, die Arme liegen neben dem Körper. Hebe den Brustkorb mit Hilfe der Arme so weit vom Boden, daß die Spitze des Kopfes den Boden berührt. Lege den linken Fuß auf den rechten Oberschenkel in die Nähe des Hüftgelenkes und ebenso den rechten Fuß auf den linken Oberschenkel. Halte die Füße mit den Händen fest. ⇢ Atme tief durch die Nase ein und langsam durch den Mund aus.
Verweile 1/2 Minute in der Position. Komme langsam wieder in die Ausgangsposition zurück.

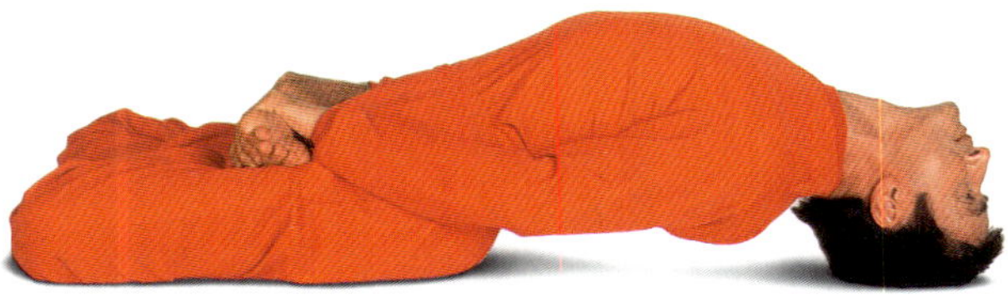

Gut für

Regt das Vishuddhi Chakra an und stimuliert damit auch die Schilddrüsenfunktion. Dehnt die Hals- und Brustmuskulatur und kräftigt den Nacken und den Rücken. Hilft gegen Asthma, Bronchitis und gegen Rundrücken.

Variation

Nimm Padmāsana ein. Beuge mit Hilfe der Arme den Oberkörper langsam zurück, bis der Scheitel den Boden berührt. Falte die Hände über der Brust. Verweile 1/2 Minute in der Position, während du tief durch die Nase ein- und langsam durch den Mund ausatmest. Komme dann mit Hilfe der Ellbogen wieder in die Ausgangsstellung zurück.

Achtung

Bei Bluthochdruck, erhöhtem Augendruck und Beschwerden in der Halswirbelsäule soll diese Āsana nicht durchgeführt werden.

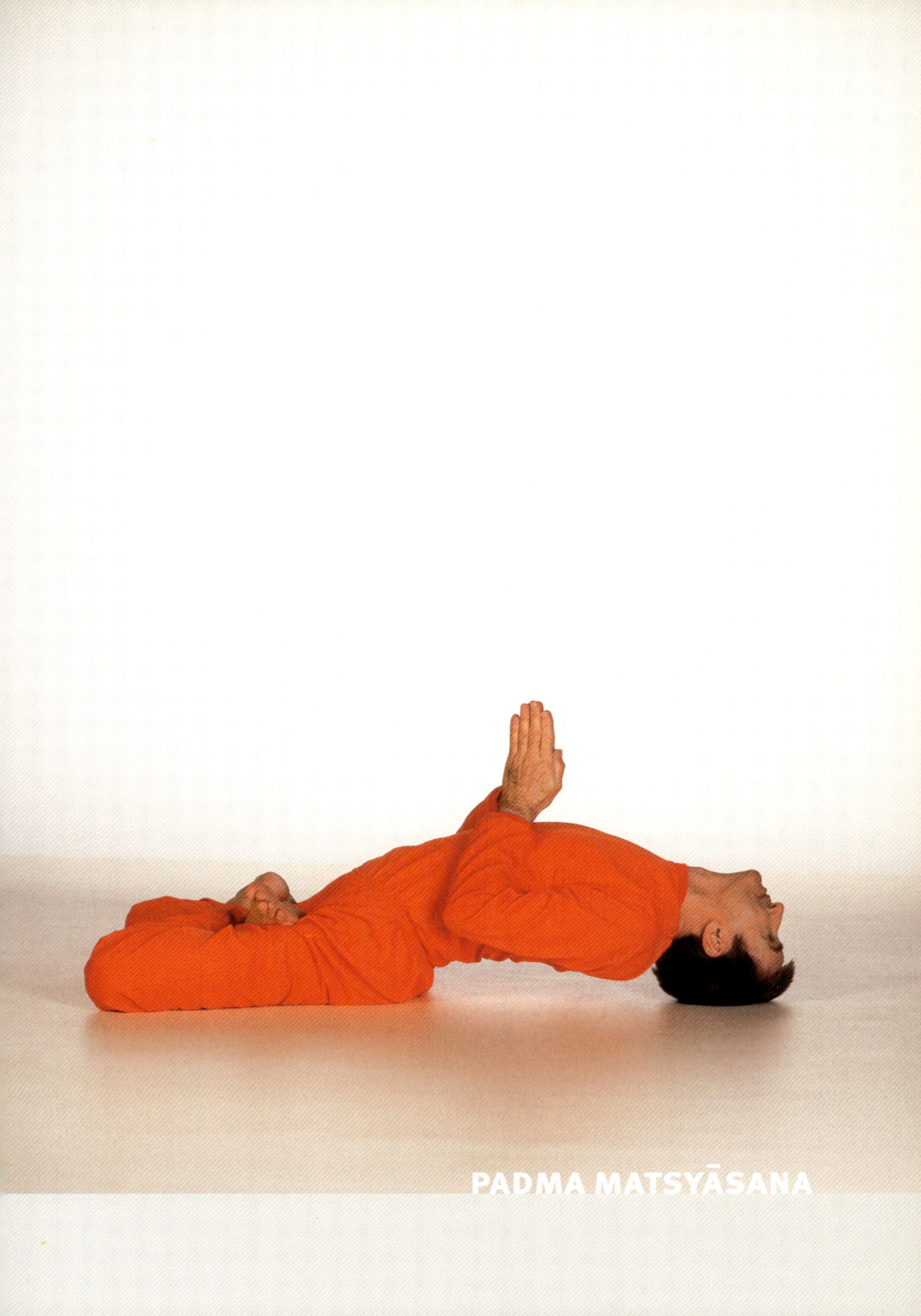

PADMA MATSYĀSANA

Grundstellung: Padmāsana
Konzentration: auf das Gleichgewicht und das Manipūra Chakra
Atmung: normaler Atem
Wiederholungen: 1–3 x
Durchführung: Nimm Padmāsana ein und komme langsam mit Hilfe der Hände in den Kniestand. ···› Stütze die Hände vor dem Körper auf dem Boden ab, wobei die Finger gespreizt und die Fingerspitzen nach vorn gerichtet sind. Verlagere das Körpergewicht auf die Hände. ···› Hebe langsam das Becken und die Beine hoch und stütze die Knie auf die Ellbogen. Richte den Blick nach vorn. Kehre dann langsam wieder in die Ausgangsposition zurück.

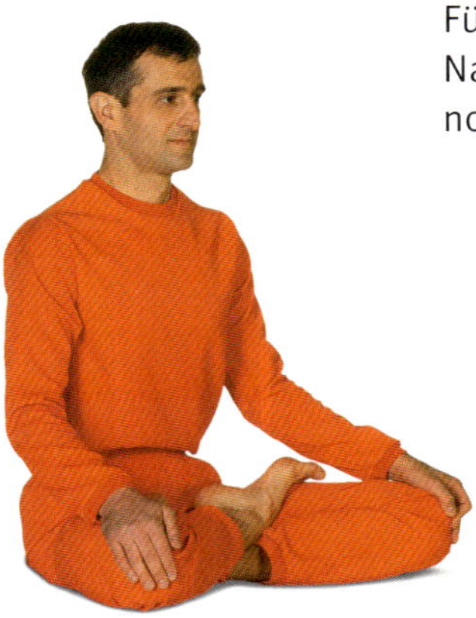

Führe die Āsana anfangs 3 x ohne längeres Verweilen durch. Nachdem du sie auf diese Weise eingeübt hast, bleibe mit normalem Atem für einige Minuten in der Position.

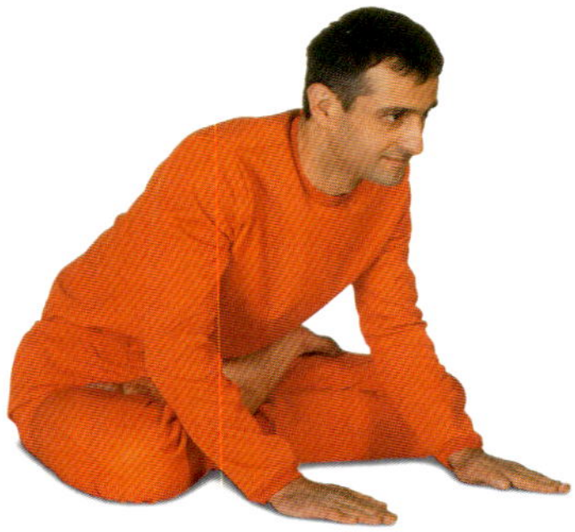

Gut für
Aktiviert das Manipūra Chakra und bewirkt dadurch körperliches und seelisches Gleichgewicht. Stärkt das Selbstbewußtsein. Kräftigt die Arm-, Schulter-, Rücken- und Nackenmuskulatur sowie die Bauch- und Beckenmuskeln. Reguliert die Funktion der Bauchspeicheldrüse und das Verdauungssystem.

Variation
Eine andere Möglichkeit, in Padma Bakāsana zu kommen, ist mittels Vrikshāsana. Führe Vrikshāsana durch und bringe die Beine in die Lotusposition. Verlagere das Gewicht auf die Hände, sodaß der Kopf entlastet wird. Hebe den Kopf und senke die Knie zu den Ellbogen. Strecke die Ellbogen noch etwas mehr. Konzentriere dich bei normaler Atmung auf einen Fixpunkt.
Komme langsam wieder in die Ausgangsposition zurück.

Achtung
Bei hohem Blutdruck und bei Sehnenscheidenentzündung soll diese Āsana nicht durchgeführt werden.

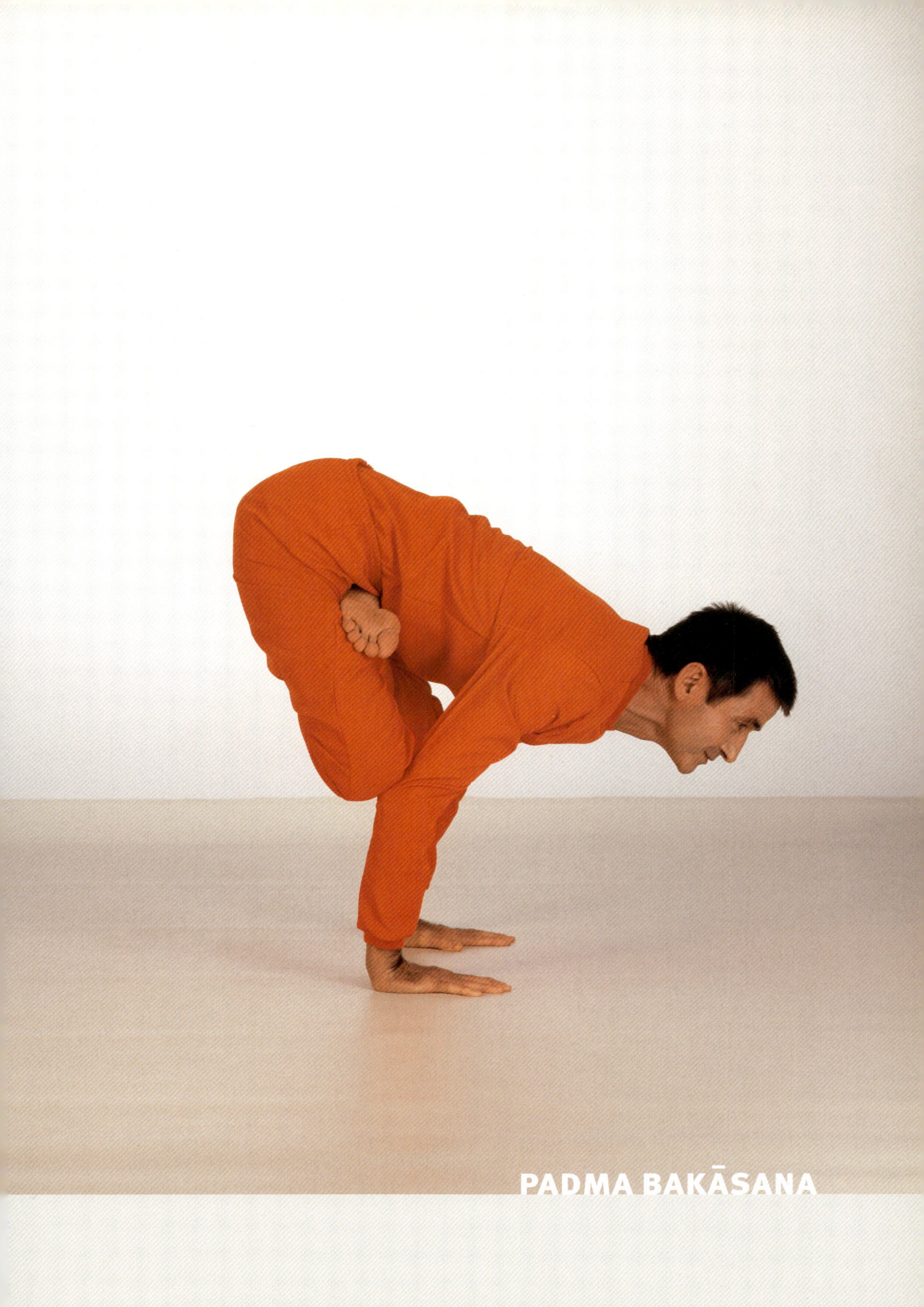

PADMA BAKĀSANA

Grundstellung: Rückenlage
Konzentration: auf das Vishuddhi Chakra
Atmung: normaler Atem
Wiederholungen: 1 x mit jedem Bein
Durchführung: Entspanne den Körper in der Rückenlage. ···> Hebe Beine und Becken langsam hoch und komme mit Hilfe der Hände in Sarvāngāsana. Verweile kurz in dieser Stellung. ···> Beuge nun das linke Knie und lege den Fuß auf den rechten Oberschenkel nahe dem Hüftgelenk. ···> Verweile in dieser Position mit normaler Atmung. Komme langsam wieder in die Ausgangsposition zurück und führe die Āsana mit dem anderen Bein durch.

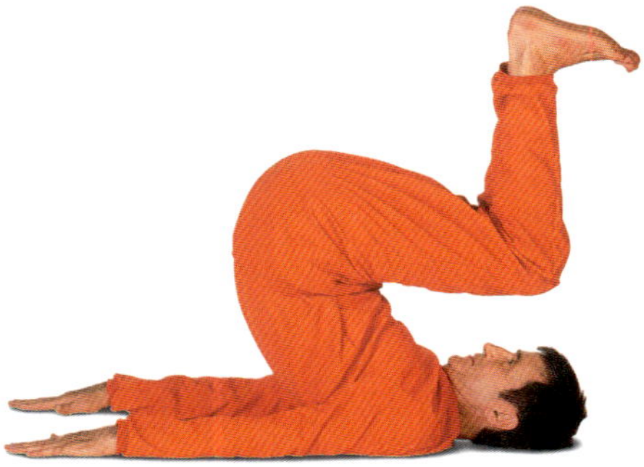

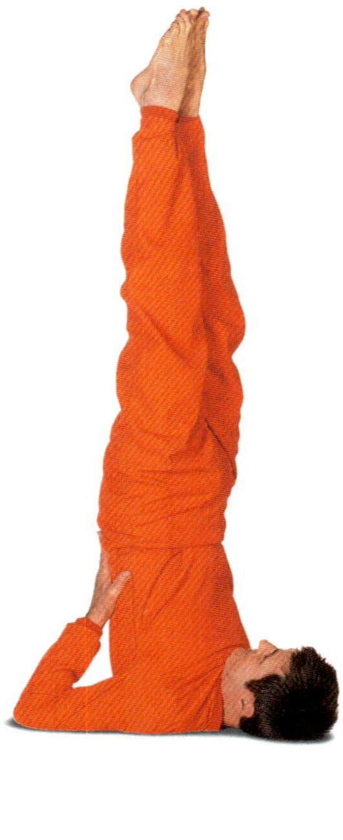

Gut für
Hilft bei Wanderniere und wirkt anregend und harmonisierend auf das Vishuddhi Chakra. Fördert die Durchblutung, besonders den Blutrückstrom aus den Beinen. Regt die Atmung an.

Achtung
Bei Beschwerden in den Hüft- und Kniegelenken oder in der Halswirbelsäule soll diese Übung nicht durchgeführt werden. Ebenso soll sie bei Bluthochdruck und Überfunktion der Schilddrüse vermieden werden.

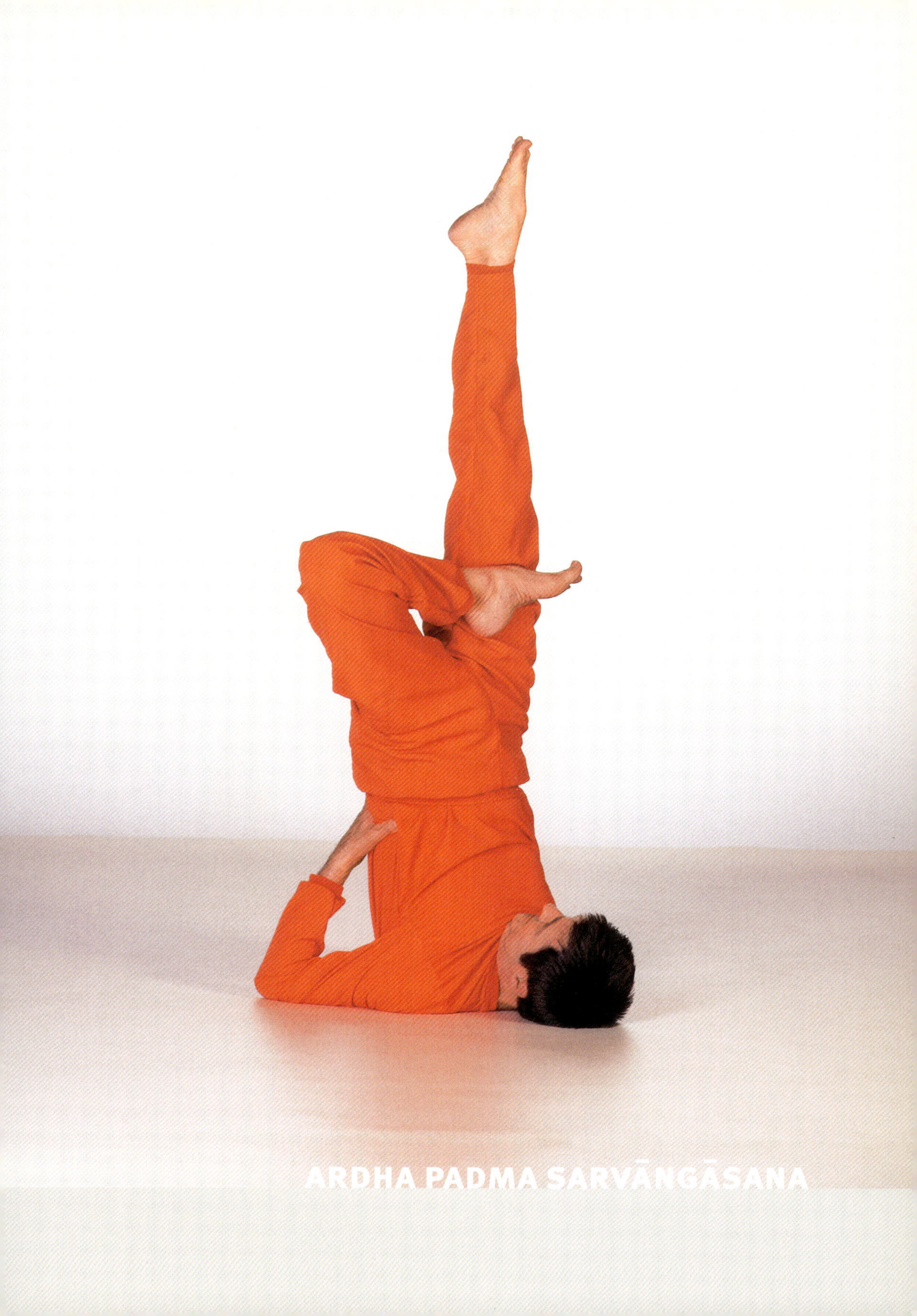
ARDHA PADMA SARVĀNGĀSANA

PADMA SARVĀNGĀSANA – Lotus im Schulterstand

Grundstellung: Rückenlage
Konzentration: auf das Vishuddhi Chakra
Atmung: normaler Atem
Wiederholungen: 1 x jede Variation
Durchführung: Lege dich auf den Rücken. ···› Führe Sarvāngāsana durch und stütze dabei den Rücken mit den Händen ab. ···› Nimm in dieser Stellung Padmāsana ein und verweile in dieser Position ca. 1 Minute lang. Komme dann langsam wieder in die Ausgangsposition zurück.

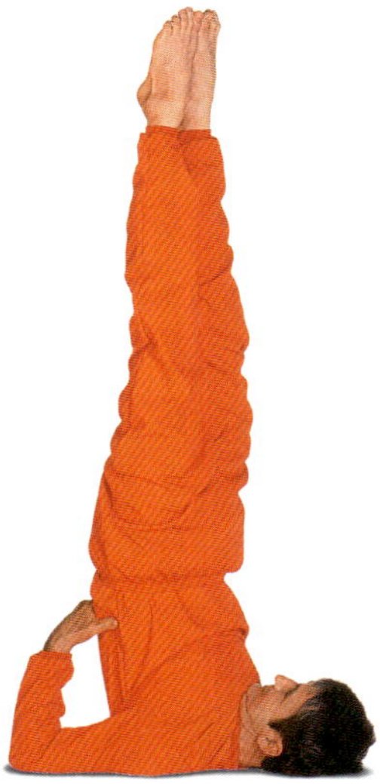

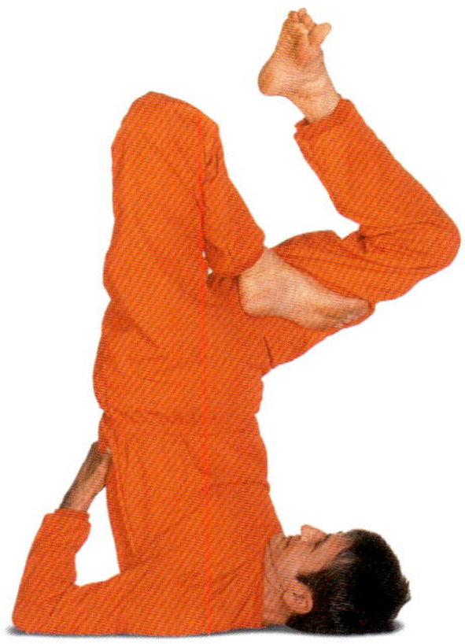

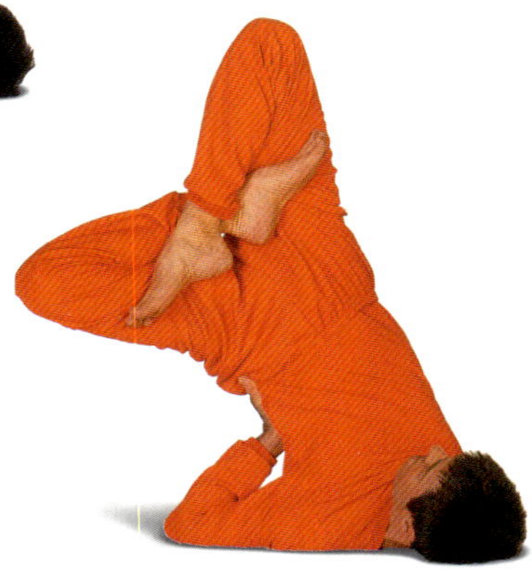

Gut für

Stimuliert die Funktion der Schilddrüse, Nieren und Bauchorgane. Regt den Kreislauf und die Atmung an. Kräftigt die Arme und die gesamte Muskulatur des Oberkörpers.

Achtung

Bei Überfunktion der Schilddrüse sowie bei Bluthochdruck soll die Āsana vermieden werden.

Variation

Drehe in der Position das Becken und die Beine nach rechts und stütze die rechte Beckenseite auf die rechte Hand. Verweile in dieser Position ca. 1 Minute lang. ···› Drehe dann Becken und Beine zur linken Seite und stütze die linke Beckenseite auf die linke Hand. Verweile auch in dieser Position ca. 1 Minute lang. Komme dann langsam wieder in die Ausgangsposition zurück.

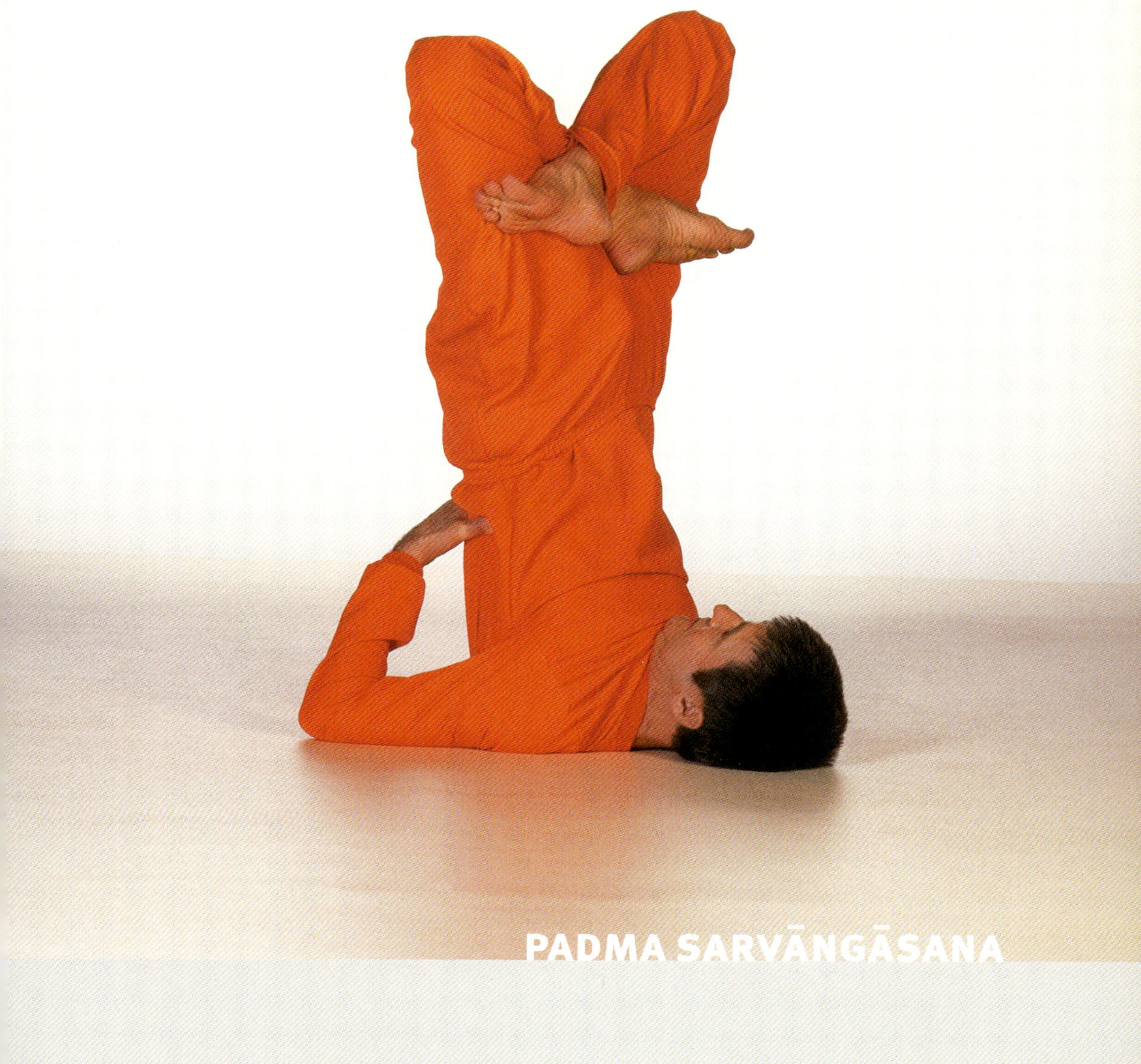

PADMA SARVĀNGĀSANA

PADMA PINDĀSANA – Doppelt geschlossener Lotus

Grundstellung: Padma Sarvāngāsana
Konzentration: auf das Manipūra Chakra und das Vishuddhi Chakra
Atmung: normaler Atem
Wiederholungen: 2 x
Durchführung: Nimm Padma Sarvāngāsana ein und führe die Beine langsam in Richtung Kopf, bis die Knie neben den Ohren den Boden berühren. Stütze den Rücken mit den Händen ab.
Entspanne den ganzen Körper und bleibe ca. 1 Minute in dieser Stellung. Komme dann langsam wieder in die Ausgangsposition zurück.

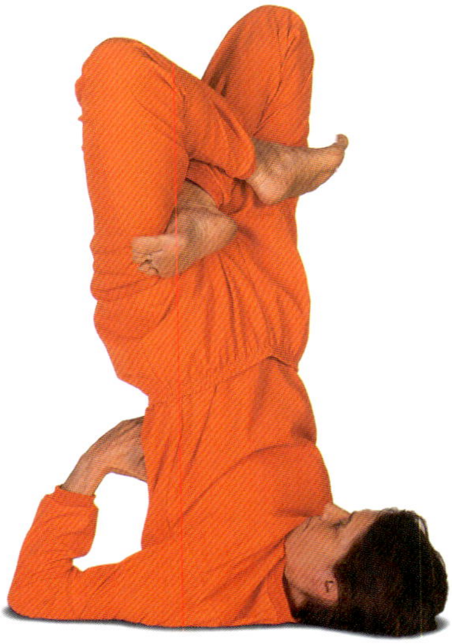

Gut für
Dehnt und entspannt die Rücken- und Nackenmuskulatur. Regt die Schilddrüse, die Nieren und alle Organe im Bauchraum an. Harmonisiert den Atem und hilft bei Wanderniere.

Achtung
Bei Beschwerden in der Halswirbelsäule, bei Bluthochdruck und Überfunktion der Schilddrüse soll diese Āsana nicht durchgeführt werden.

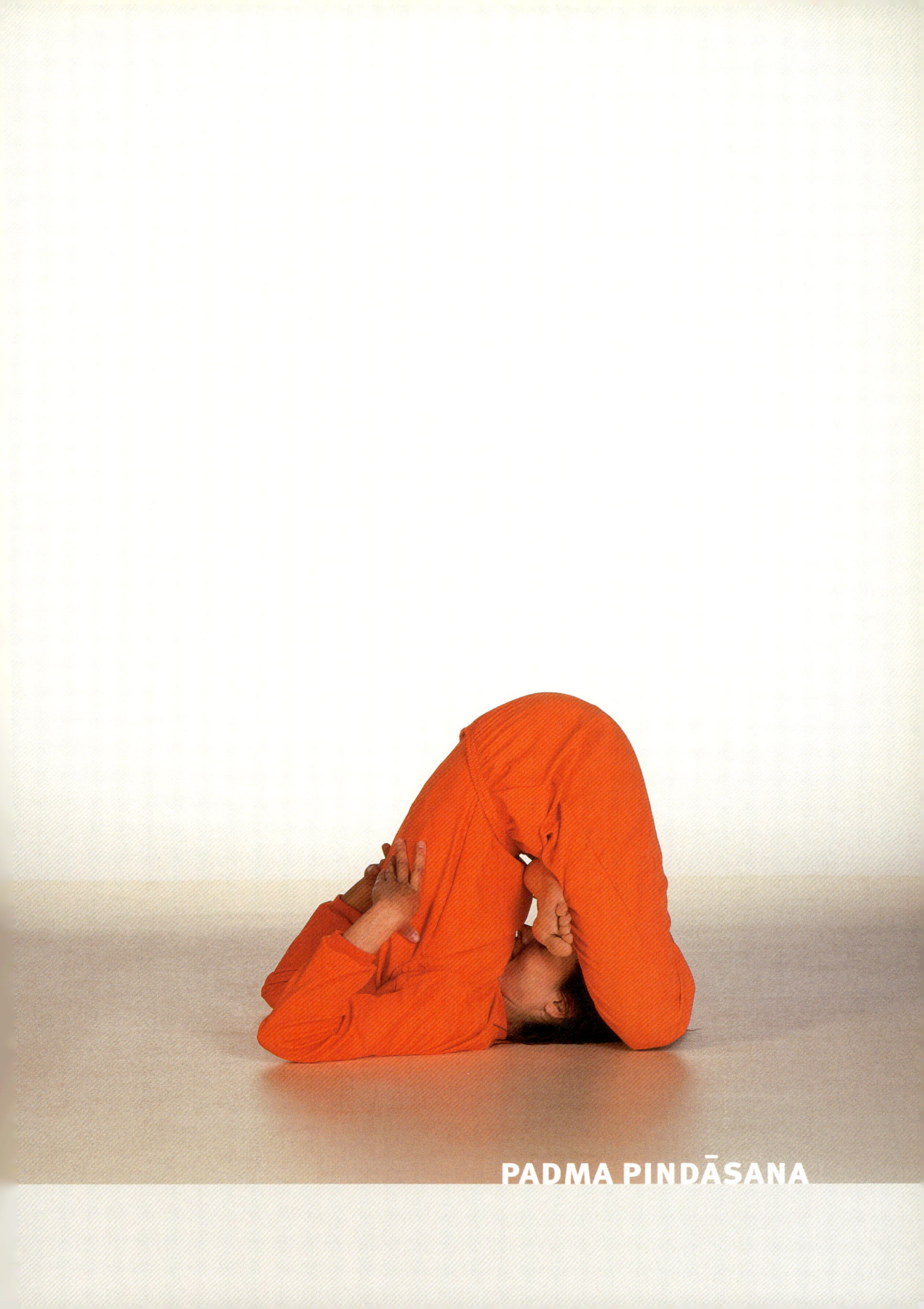

PADMA PINDĀSANA

8 | 16 PADMA VRIKSHĀSANA – Lotus-Baum

Grundstellung: Padmāsana
Konzentration: auf den ganzen Körper
Atmung: normaler Atem
Wiederholungen: 1–3 x
Durchführung: Nimm Padmāsana ein. ⇢ Komme langsam mit Hilfe der Hände in den Kniestand. Stütze die Hände vor dir auf dem Boden ab, die Finger sind gespreizt und zeigen nach vorn. ⇢ Beuge nun den Oberkörper langsam nach vorn, bis der Kopf den Boden berührt und mit den Händen ein gleichseitiges Dreieck bildet.
⇢ Hebe das Becken hoch, bis die Knie auf den Ellbogen liegen. Verweile für einige Zeit in dieser Stellung und konzentriere dich auf das Gleichgewicht. ⇢ Hebe nun die Beine, sodaß die Knie nach oben zeigen und das Körpergewicht von Kopf und Händen getragen wird. Kehre anschließend in die Ausgangsposition zurück.

Führe die Āsana anfangs 3 x ohne längeres Verweilen durch. Nachdem du sie auf diese Weise eingeübt hast, bleibe mit normalem Atem für einige Minuten in der Position.

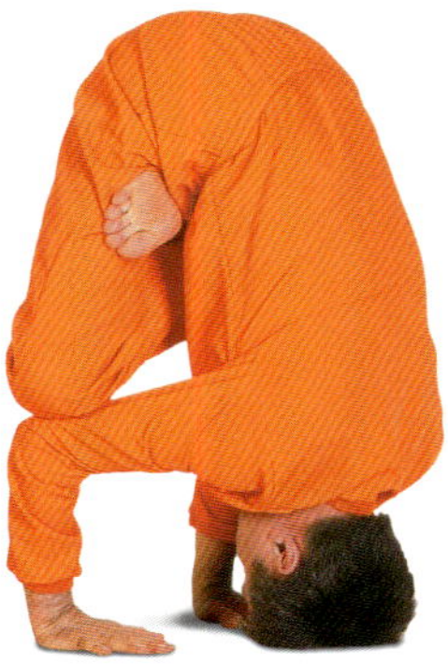

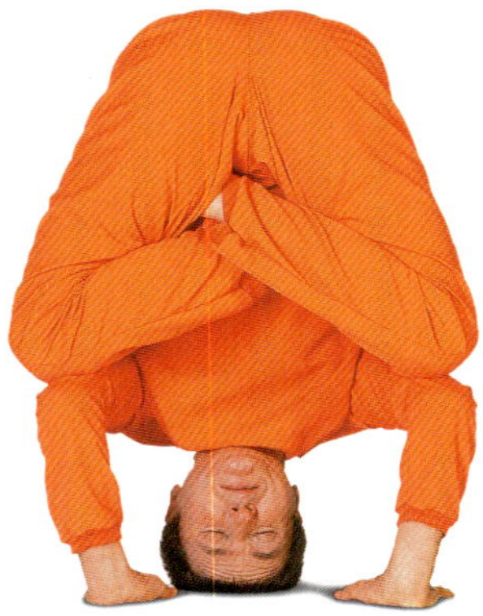

Gut für
Kräftigt Arm-, Schulter-, Nacken- und Rückenmuskulatur. Wirkt günstig auf den Halsbereich, besonders auf die Mandeln. Fördert die Durchblutung des Kopfes und ist gut für Gehirn, Augen, Ohren und Nase.

Achtung
Bei Problemen in der Halswirbelsäule, bei Bluthochdruck und bei erhöhtem Augendruck soll diese Āsana nicht durchgeführt werden.

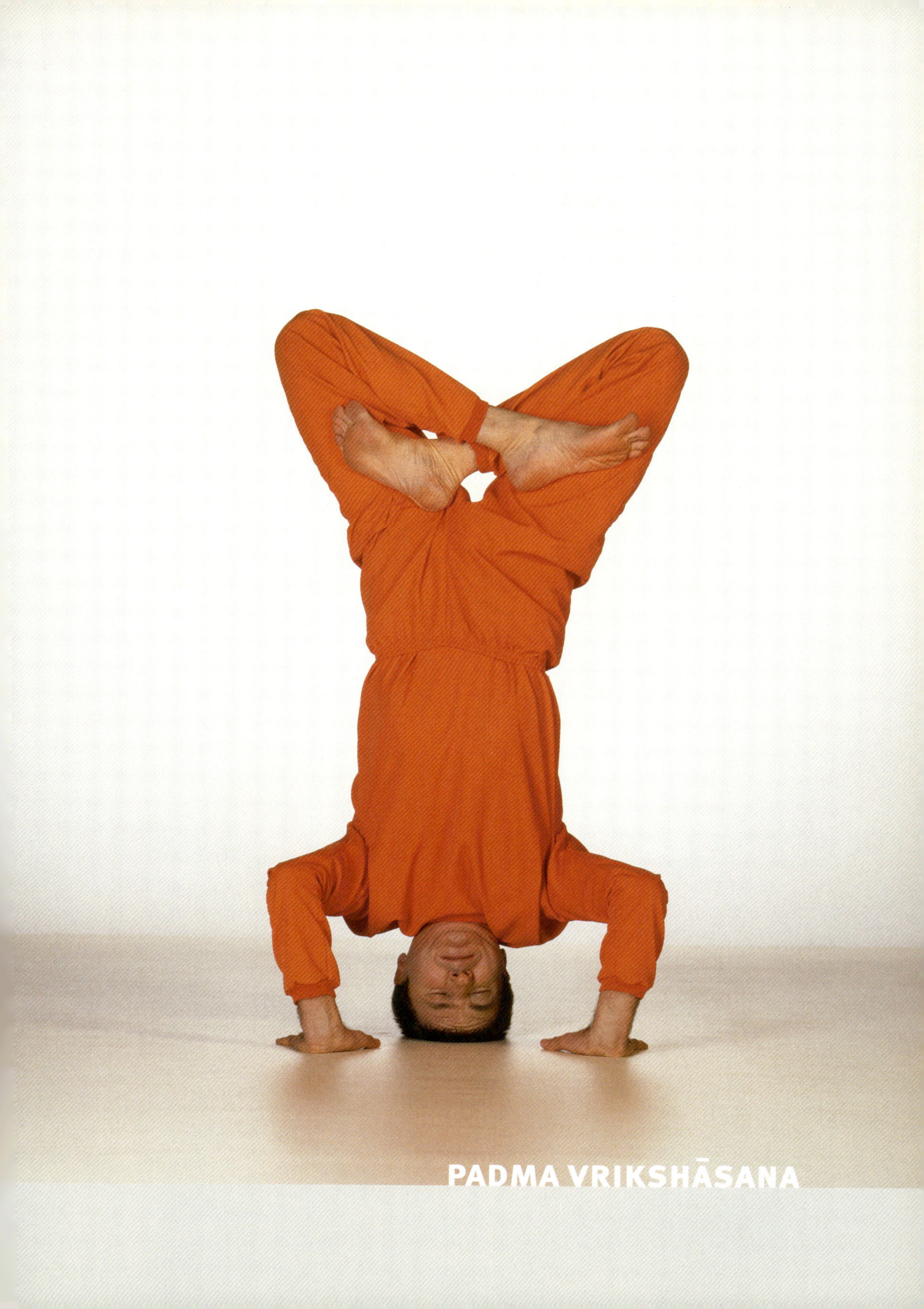

PADMA VRIKSHĀSANA

ŪRDHVA PADMĀSANA – Lotus im Kopfstand

Grundstellung: Vajrāsana
Konzentration: auf den ganzen Körper und das Sahasrāra Chakra
Atmung: normaler Atem
Wiederholungen: 1 x
Durchführung: Nimm Vajrāsana ein und führe Shīrshāsana durch. ···› Konzentriere dich auf das Gleichgewicht. ···› Nimm langsam mit den Beinen den Lotus ein. Verweile mit normalem Atem in dieser Stellung. Löse dann langsam Padmāsana und kehre in die Ausgangsposition zurück.

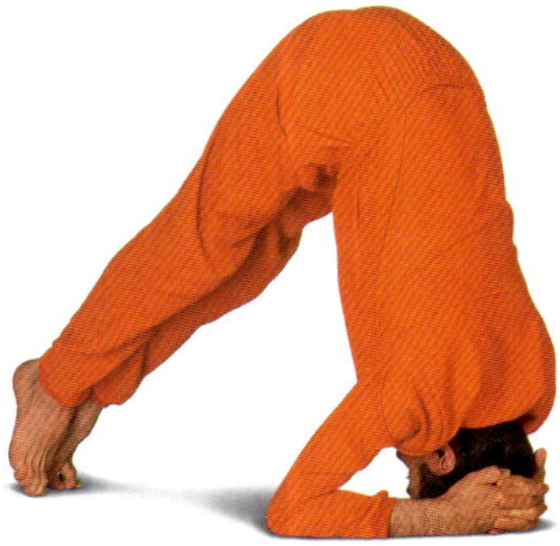

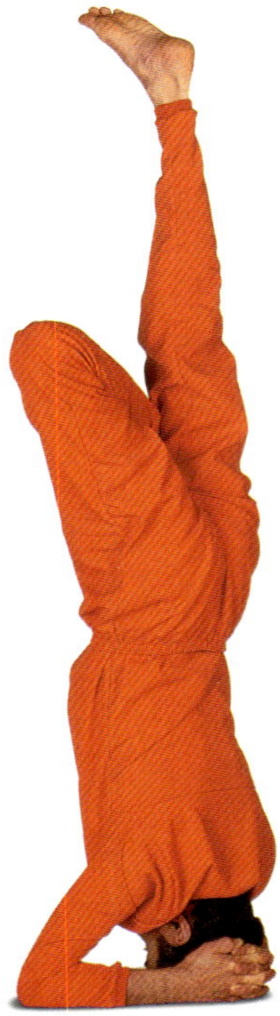

Gut für
Kräftigt Arm-, Schulter-, Nacken- und Oberkörpermuskulatur. Fördert die Konzentrationsfähigkeit, das Körperbewußtsein und das Gleichgewicht. Sorgt für eine bessere Durchblutung des Gehirns. Wirkt positiv auf alle Organe im Bauchraum.

Variation
Wenn du das Gleichgewicht mühelos in dieser Position halten kannst, drehe Becken und Beine langsam nach rechts und links.

Achtung
Bei Problemen mit der Halswirbelsäule sowie bei Bluthochdruck soll diese Übung nicht durchgeführt werden.

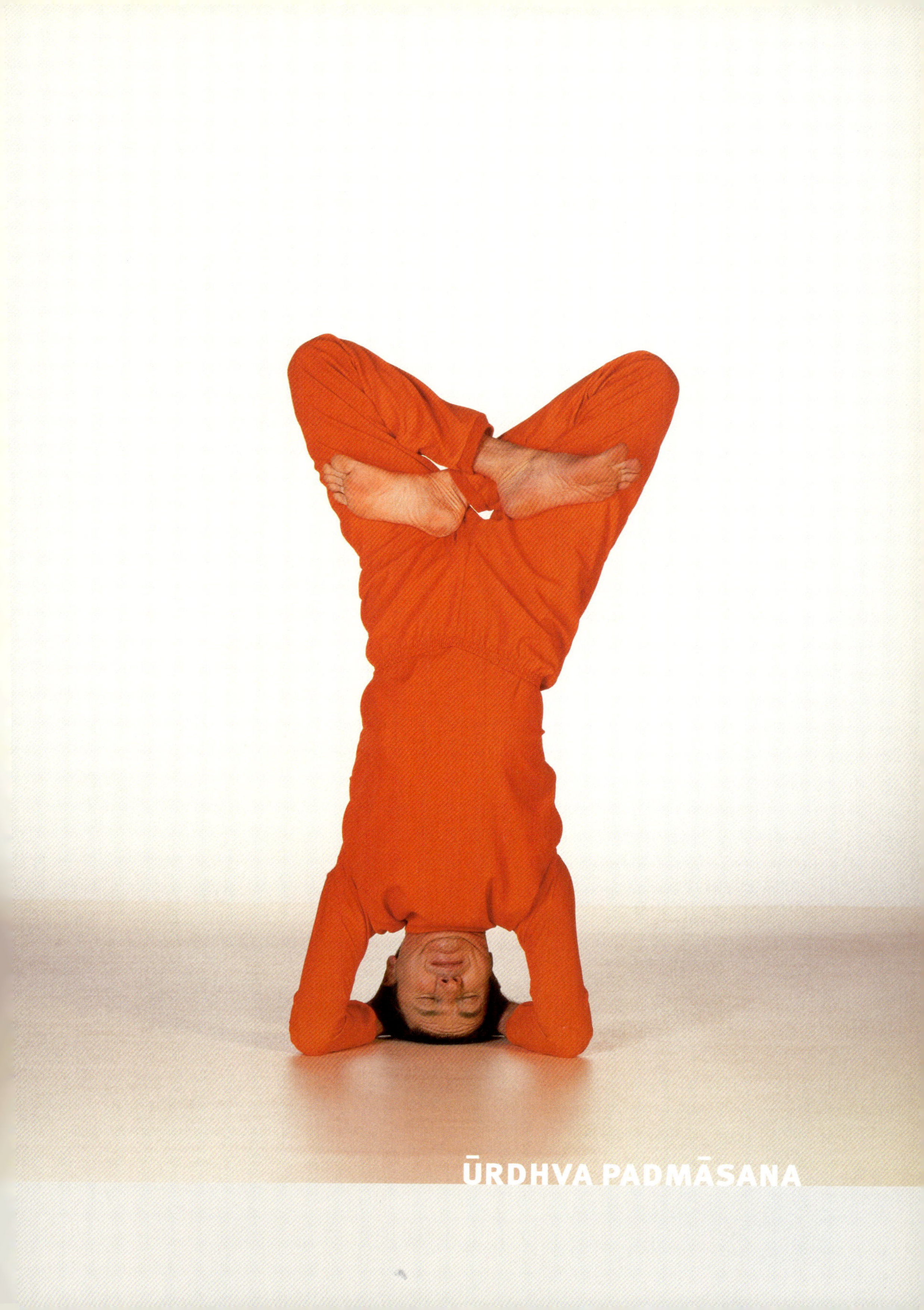

ŪRDHVA PADMĀSANA

PADMA VRISHCHIKĀSANA – Skorpion im Lotus

Grundstellung: Vajrāsana
Konzentration: auf das Gleichgewicht
Atmung: normaler Atem
Wiederholungen: 1–3 x
Durchführung: Nimm Vajrāsana ein und führe Ūrdhva Padmāsana durch. ⇢ Bleibe eine Weile in dieser Stellung und konzentriere dich auf das Gleichgewicht. Löse die Verschränkung der Finger und öffne das Dreieck der Unterarme, indem du sie etwas nach außen drehst. Die Handflächen sind dabei nach unten gerichtet. ⇢ Verlagere das Gewicht auf die Unterarme und Hände. Körper und Knie bleiben die ganze Zeit gerade nach oben gestreckt. Hebe den Kopf, lege ihn langsam in den Nacken und richte den Blick zum Boden. ⇢ Bleibe eine Weile mit normaler Atmung in dieser Stellung. Komme langsam in die Ausgangsposition zurück.

Führe die Āsana anfangs 3 x ohne längeres Verweilen durch. Nachdem du sie auf diese Weise eingeübt hast, bleibe mit normalem Atem für einige Minuten in der Position.

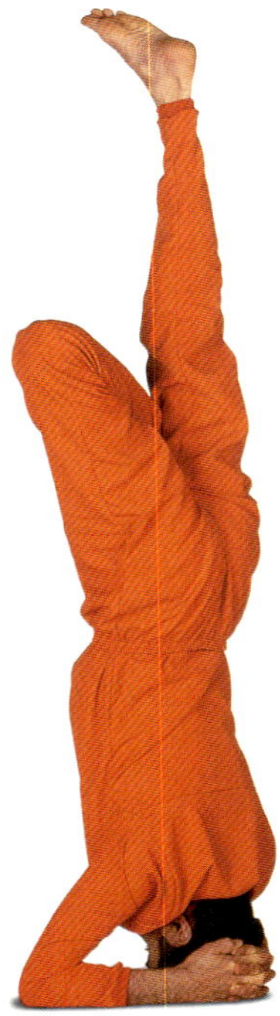

Gut für

Kräftigt Arm-, Schulter-, Nacken- und Rückenmuskulatur. Wirkt besonders günstig auf alle Organe im Becken- und Bauchraum. Regt den Kreislauf an und durchblutet das Gehirn. Die Āsana ist sehr gut für Stirnhöhlen, Augen und Ohren.

Achtung

Bei Problemen in der Halswirbelsäule und in den Schulter- oder Ellbogengelenken soll diese Āsana nicht durchgeführt werden. Ebenso soll sie bei hohem Blutdruck vermieden werden.

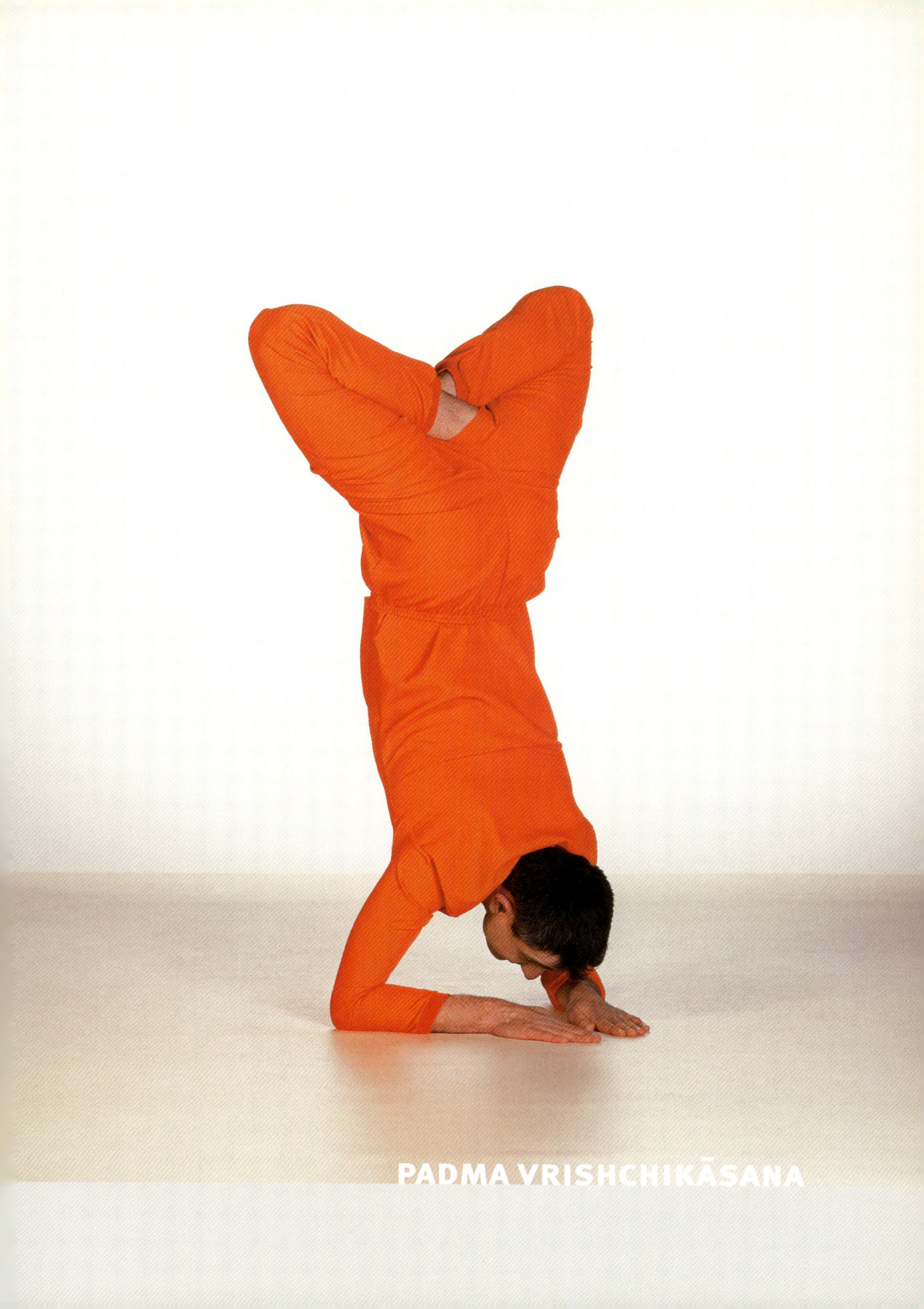

PADMA VRISHCHIKĀSANA

Grundstellung: Bakāsana
Konzentration: auf den ganzen Körper
Atmung: normaler Atem
Wiederholungen: 1–3 x
Durchführung: Nimm Bakāsana ein. ⇢ Hebe langsam und konzentriert die Beine nach oben und strecke gleichzeitig die Arme durch. Rücken und Beine bilden eine gerade Linie. Der Kopf liegt im Nacken; der Blick ist zum Boden gerichtet. ⇢ Bleibe eine Weile mit normaler Atmung in dieser Stellung. ⇢ Komme dann langsam und Schritt für Schritt in die Ausgangsposition zurück.
Führe die Āsana anfangs 3 x ohne längeres Verweilen durch. Nachdem du sie auf diese Weise eingeübt hast, bleibe mit normalem Atem für einige Minuten in der Position.

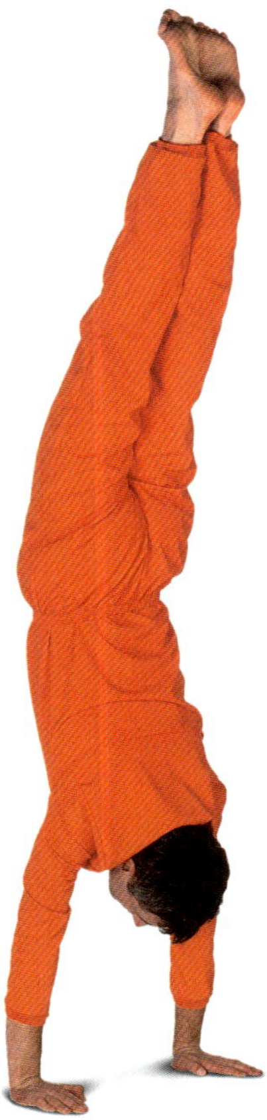

Variation (große Abb.)
Wenn du in dieser Position das Gleichgewicht gut halten kannst, nimm mit den Beinen die Lotusposition ein.

Gut für
Kräftigt Arm-, Schulter-, Nacken-, Bauch- und Rückenmuskulatur. Fördert das gesamte Kreislaufsystem und wirkt sich günstig auf alle Organe im Becken- und Bauchraum aus. Schult den Gleichgewichtssinn und die Konzentrationsfähigkeit.

Achtung
Bei Problemen mit den Hand-, Ellbogen- und Schultergelenken und bei hohem Blutdruck soll diese Āsana nicht durchgeführt werden.

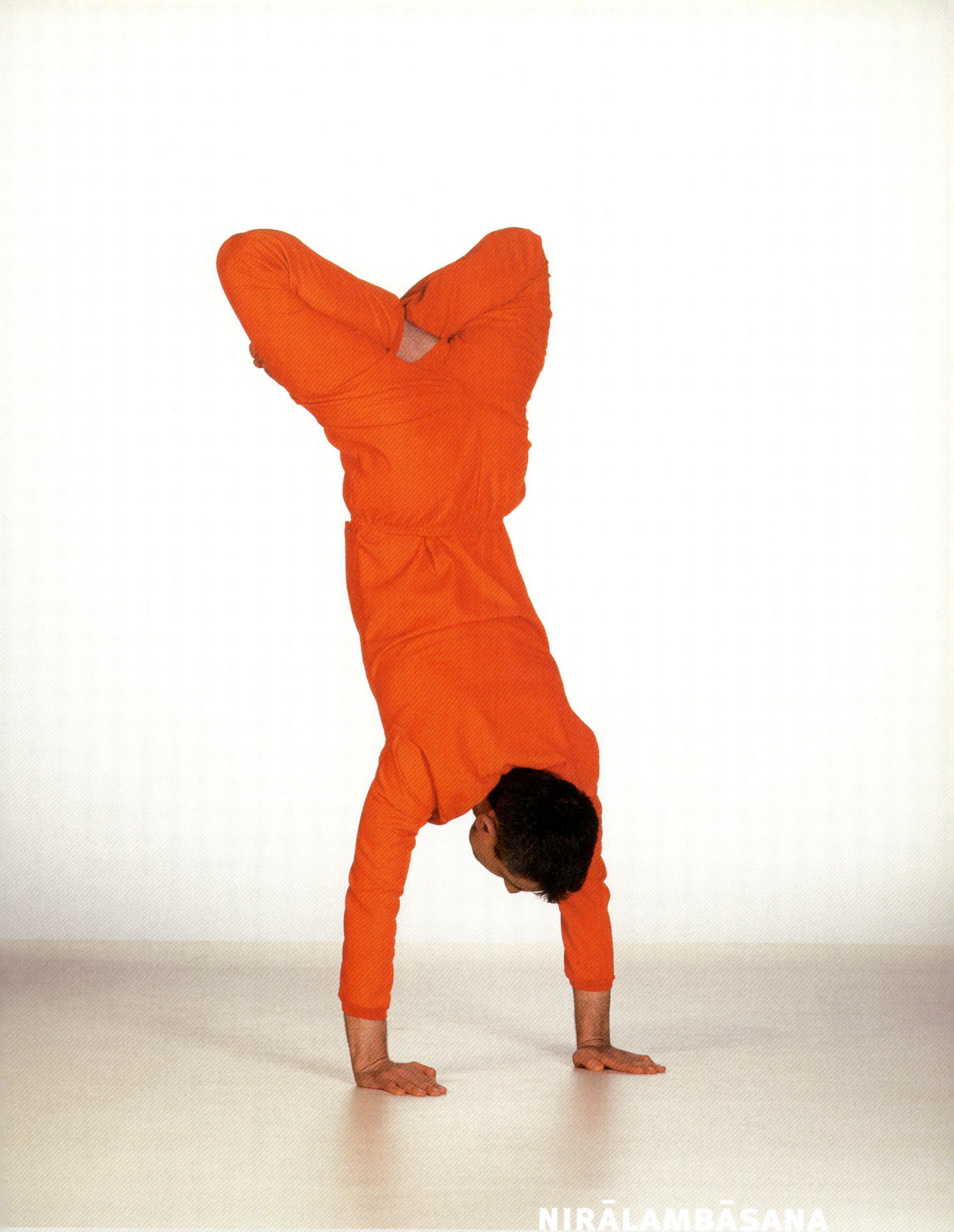

NIRĀLAMBĀSANA

PADMA YOGA MUDRĀ – Yoga Mudrā im Lotus

Grundstellung: Padmāsana
Konzentration: auf den ganzen Körper
Atmung: mit der Bewegung koordiniert und in der Position normal atmen
Wiederholungen: 1–3 x
Durchführung: Nimm Padmāsana ein; die Hände liegen auf den Knien. ⇢ Tief einatmend führe die Arme hinter den Rücken und umfasse mit der rechten Hand das linke Handgelenk. ⇢ Langsam ausatmend beuge den Oberkörper nach vorn, bis die Stirn den Boden berührt. ⇢ Normal atmend bleibe eine Weile in dieser Stellung und entspanne den ganzen Körper. ⇢ Tief einatmend richte dich langsam wieder auf und komme in die Ausgangsposition zurück.

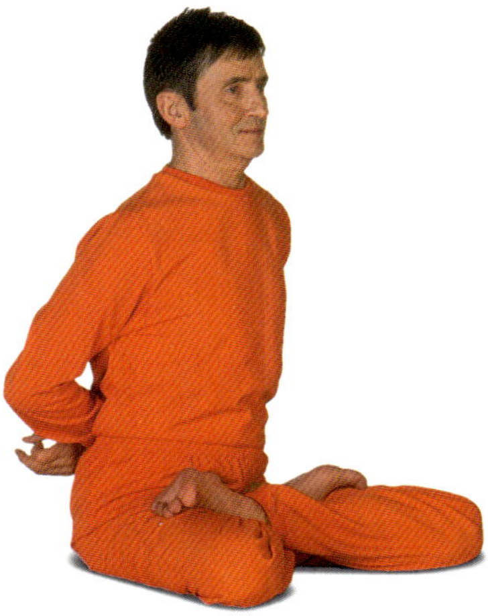

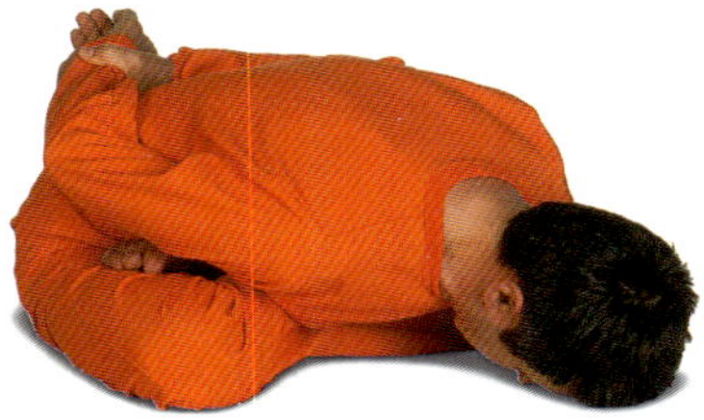

Gut für
Wirkt stark beruhigend auf Körper und Geist. Hat eine günstige Wirkung auf die Hüftgelenke. Hilft gegen Depressionen. Hat einen positiven Einfluß auf die Verdauung und ist auch hilfreich bei Hämorrhoiden.

Variation (große Abb.)
Nimm Padmāsana ein; die Hände liegen auf den Knien. ⇢ Tief einatmend mache mit beiden Händen eine Faust (mit dem Daumen innen) und lege beide Fäuste in die Leistenbeuge. ⇢ Langsam ausatmend beuge den Oberkörper nach vorn bis die Stirn den Boden berührt. ⇢ Normal atmend bleibe eine Weile in dieser Position. ⇢ Tief einatmend richte dich langsam auf und komme in die Ausgangsposition zurück.

Achtung
Diese Āsana soll während der Schwangerschaft oder bei hohem Blutdruck nicht durchgeführt werden. Bei Schmerzen in den Hüftgelenken, soll sie ebenfalls vermieden werden.

Nach dieser Übung entspanne dich in **ĀNANDĀSANA.**

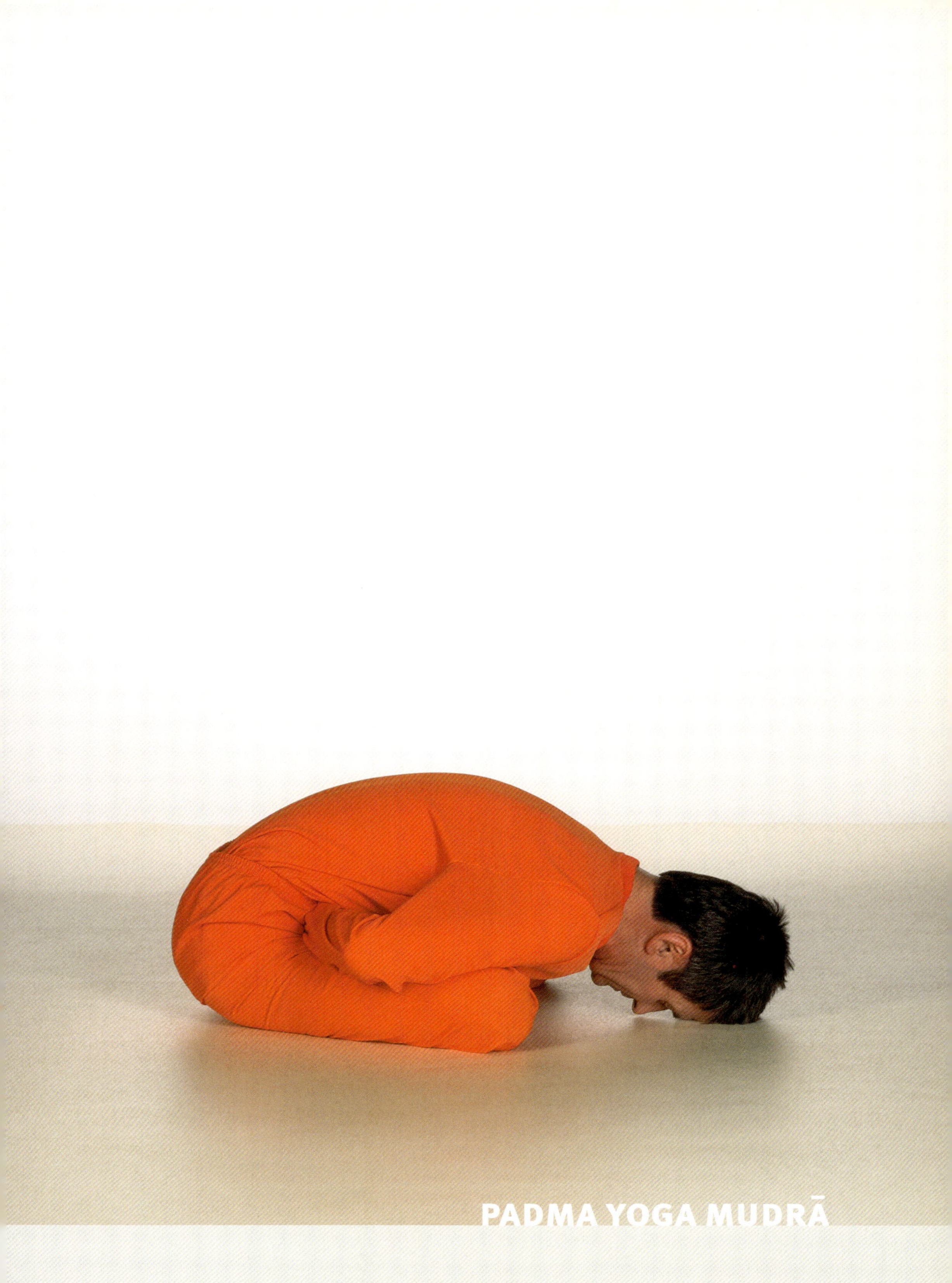

PADMA YOGA MUDRĀ

Grundstellung: Padmāsana
Konzentration: auf den Bauch
Wiederholungen: 2–4 Runden
Durchführung: Konzentriere dich ca. 5 Minuten lang auf den normalen Atem.
··· Nimm Prānāyāma Mudrā ein und führe Bhastrikā Prānāyāma durch:

- 30 x durch das linke Nasenloch
- 30 x durch das rechte Nasenloch
- 30 x durch beide Nasenlöcher

··· Atme dann durch die Nase tief ein und durch den Mund lange aus. ··· Halte den Atem nach der Ausatmung an. Neige den Oberkörper etwas nach vorn und stütze die Hände auf den Oberschenkeln ab. ··· Nimm Mahā Bandha ein. Bleibe in dieser Haltung, so lange du den Atem ohne Schwierigkeiten anhalten kannst. ··· Atme dann durch die Nase ein, richte den Oberkörper auf, hebe den Kopf und entspanne die Bauch- und Aftermuskeln. Konzentriere dich 3-5 Minuten auf den normalen Atem. Dies ist eine Runde.

In den weiteren Runden beginne die Bhastrikā-Übung jeweils abwechselnd mit dem rechten und mit dem linken Nasenloch.

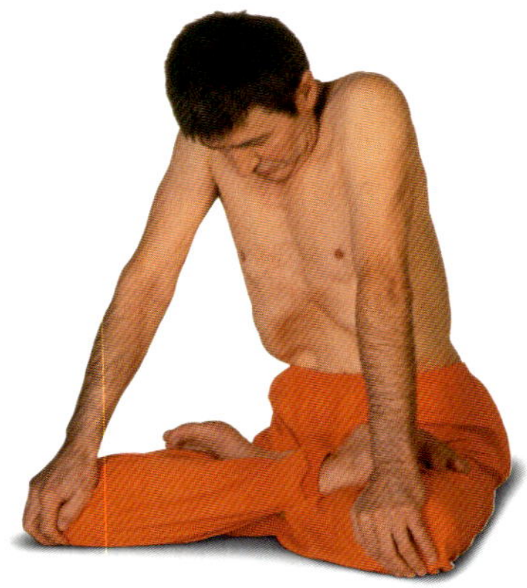

Gut für

Diese Atemtechnik ist eine gute Vorbereitung für die Meditation. Sie wirkt gegen Nervosität und Depression. Dieses Prānāyāma stärkt die Lebensvitalität (Prāna), löst Energieblockaden im Körper und reinigt die Chakras.

Achtung

Diese Atemübung darf nur durchgeführt werden, wenn vorher systematisch alle Stufen von Prānāyāma entsprechend dem System »Yoga im täglichen Leben« geübt worden sind.

Durchführung: Die 8 Stufen der Self-Inquiry-Meditation sind im Anschluß an die 8 Übungsteile der Āsanas und Prānāyāmas beschrieben.

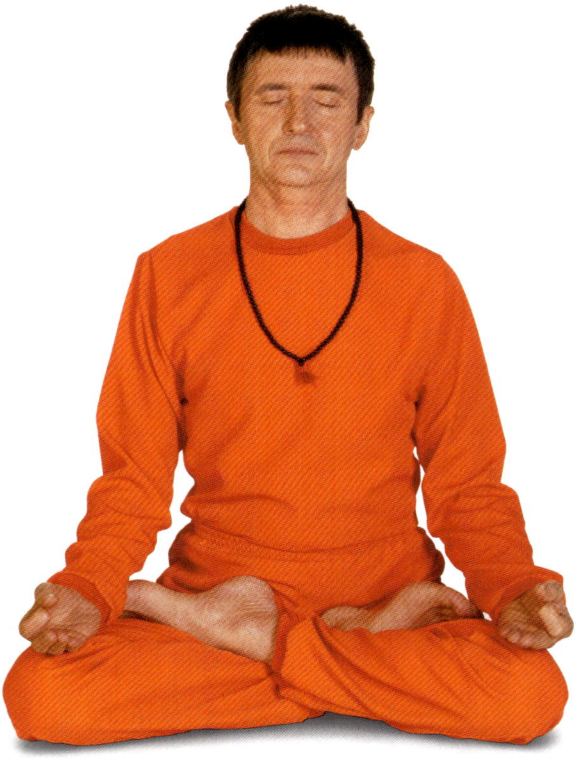

Das wichtigste Prinzip, das wir im Leben beachten sollen, ist: niemanden mit unseren Gedanken, Worten und Taten zu verletzen. Gemäß dem Gesetz des Karma kehrt alles, was wir tun, wieder zu uns zurück. Für hilfreiche und gute Taten erhalten wir gleichermaßen Gutes, fügen wir andern hingegen Schmerzen und Schaden zu, so ernten auch wir Probleme und Leid.

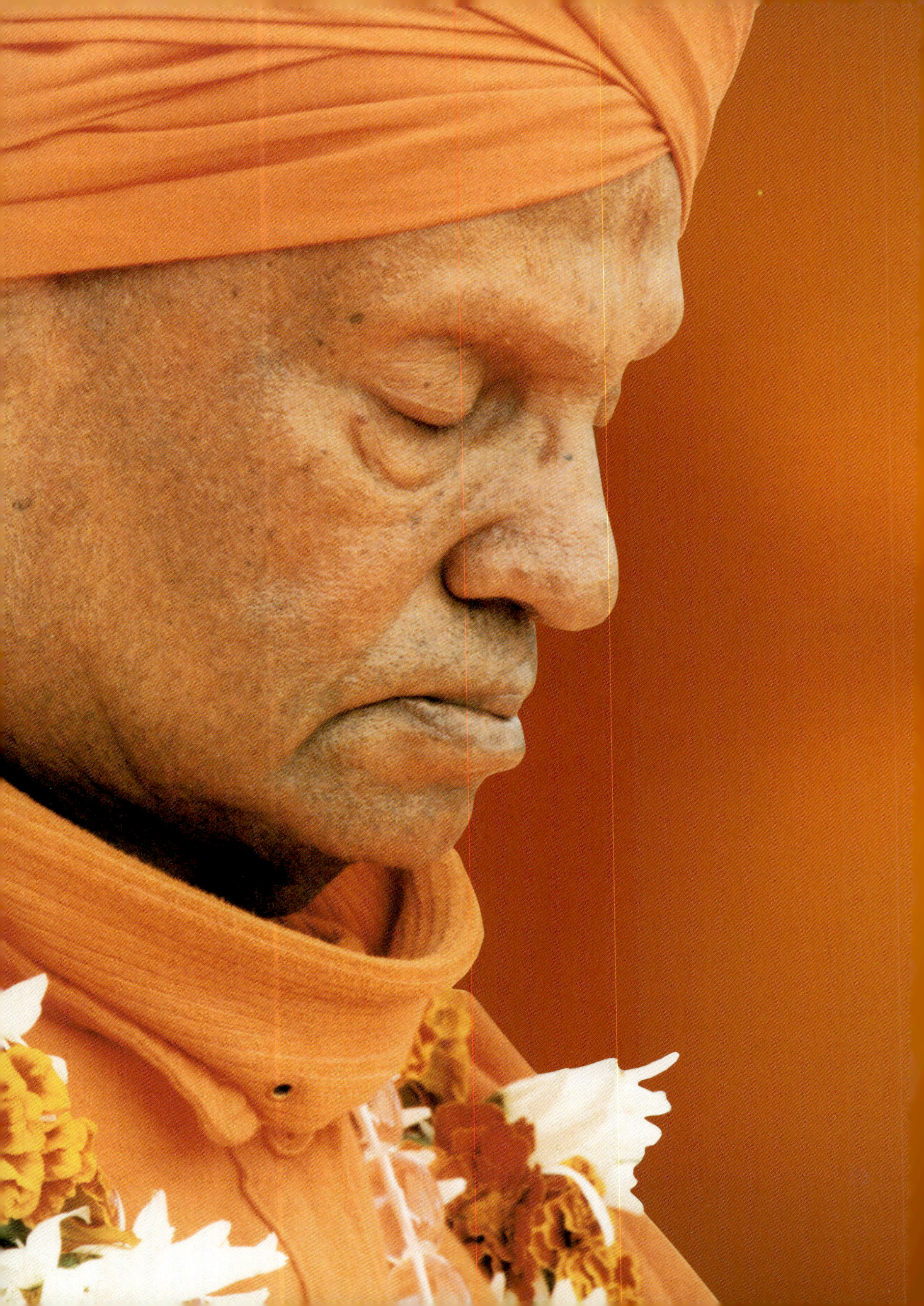

Die wichtigste Entsagung ist die innere Entsagung.
Wenn du innerlich nicht entsagst, wird dein Bemühen um äußere Entsagung erfolglos bleiben. Entsage vor allem den schlechten Eigenschaften und entferne die Steine von Ego, Zorn, Gier und Haß von deinem inneren Weg.

Self-Inquiry-Meditation

Die **»Self-Inquiry-Meditation«** ist ein Teil des Systems »Yoga im täglichen Leben«. Ebenso wie wir in diesem System bei der Übung von Āsanas und Prānāyāmas systematisch angeleitet und weitergeführt werden, sind auch die Konzentrations- und Meditationsübungen stufenweise aufbauend.

Die Techniken der »Self-Inquiry-Meditation« verhelfen uns zur Selbst-Erkenntnis, Selbst-Kontrolle und Selbst-Entfaltung, mit dem Ziel der Erfahrung und Verwirklichung des göttlichen Selbst (Ātma) in uns. Ein so hohes Ziel kann nicht von heute auf morgen erreicht werden, sondern erfordert Selbstdisziplin, Übung und Anleitung durch einen Meister.

Die »Self-Inquiry-Meditation« beginnt mit der Frage: »Wie bin ich?«, um schließlich zur Antwort auf die grundlegende Fragestellung unseres Daseins: »Wer bin ich?« zu finden.

Durch Meditation erlangen wir spirituelles Wissen (Para Vidyā), das im Unterschied zum intellektuellen Wissen (Apara Vidyā) ewig und unveränderlich ist. Para Vidyā kann nicht gelehrt und daher auch nicht erlernt werden. Es entfaltet sich im Innern durch Anerkennen und Befolgen der kosmischen Gesetze, durch Mantraübung, Meditation und den Segen des Meisters.

Um zur Erkenntnis des Ātma gelangen zu können, ist es zuvor notwendig, die drei Bewußtseinsschichten – Bewußtsein, Unterbewußtsein und Unbewußtes – gründlich zu erforschen und zu durchleuchten. Nur dann, wenn alle Bewußtseinsinhalte freigelegt und gereinigt sind – und dies kann nur geschehen, indem wir sie uns bewußt gemacht haben –, eröffnet sich das Tor zum höchsten Bewußtsein und offenbart sich uns der göttliche Ātma.

In der »Self-Inquiry-Meditation« führen wir zuerst Übungen zur Erlangung vollkommener körperlicher Entspannung und geistiger Ruhe durch. Als nächstes trainieren und erweitern wir unsere Konzentrationsfähigkeit, Vorstellungskraft und Imagination. Dann wenden wir uns den Inhalten unseres eigenen Bewußtseins zu, unseren Eigenschaften, Vorstellungen und Denkweisen.

Dabei ist es wichtig, sich von vorgefaßten Meinungen und Urteilen zu lösen und einen neutralen, unvoreingenommenen Standpunkt einzunehmen. Nur so können wir neue Perspektiven und Erkenntnisse gewinnen.

Haften wir also nicht an eingefahrenen Gleisen, wiederholen wir nicht »altbekannte Lektionen« und bleiben wir auch nicht in Emotionen stecken, sondern wagen wir uns über die Grenzen des Intellekts hinaus, um einzutauchen in die Tiefen unseres Bewußtseinsraumes.

Oft glauben wir, uns gut zu kennen, wenn wir aber tiefer in uns hineinblicken, zeigt sich bald, daß wir so manches über uns nicht wissen. Vielleicht werden wir erstaunt sein, wie viele schöne und positive Eigenschaften wir in uns entdecken: Mitgefühl, Verständnis, Liebe, Demut, Geduld und Disziplin, Aufrichtigkeit, Zielstrebigkeit, Zufriedenheit, Freude und tiefinnere Glückseligkeit. Indem wir uns ihrer bewußt werden, bedeuten sie eine große Hilfe für uns selbst, unsere spirituelle Entwicklung und unsere Beziehung zu den Mitmenschen.

In manchen Fällen werden wir jedoch auch von negativen Seiten überrascht. Diese behindern unsere spirituelle Entwicklung und schaffen Disharmonie in uns selbst und in unserer Umgebung. Prüfen wir uns ehrlich: Sind wir ängstlich, gierig, ehrgeizig, neidisch, eifersüchtig, intolerant, nachtragend, jähzornig, eitel, mit Komplexen behaftet? Oft sind wir uns solcher Wesenszüge gar nicht bewußt oder meinen, wir hätten sie bereits völlig überwunden. Doch irgendwann tauchen sie doch wieder aus der »Versenkung« auf. Sie ruhen im Unterbewußtsein wie Samen, die darauf warten, günstige Bedingungen zum Keimen zu finden.

Unser Dasein bewegt sich im Bereich von vier Bewußtseinsebenen:

- Unbewußtes,
- Unterbewußtsein,
- Bewußtsein und
- Überbewußtsein.

Im Unbewußten befinden sich die karmischen Spuren unserer früheren Inkarnationen. Im Unterbewußtsein liegen alle Erfahrungen und Eindrücke des gegenwärtigen Daseins, welche seit dem Eintritt unserer Seele in den Mutterleib dort aufgezeichnet und gespeichert wurden.

Das Unterbewußtsein enthält alles, was wir je erlebt und erfahren haben, alle Sinneseindrücke, bewußte wie unbewußte. Man könnte es mit einem Tonband vergleichen, das alle Geräusche festhält, die von einem Mikrofon aufgenommen werden. Das Unterbewußtsein speichert alles, Schönes und Freudvolles ebenso wie unterdrückte Probleme, zwiespältige und aggressive Gefühle, Ängste, Traurigkeit, Hoffnungen und Wünsche.

Indem wir in der Meditation tief in uns hineintauchen, können wir uns dieser im Unterbewußtsein ruhenden »Samen« bewußt werden. Durch das Erkennen und Analysieren der Ursachen und Zusammenhänge wird es uns möglich, sie aufzulösen und damit endgültig zu beseitigen.

Ein Beispiel: Jemand leidet unter scheinbar grundlosen Ängsten und sucht Hilfe bei einem Psychiater. Bei der Analyse seiner Vergangenheit findet er heraus, daß der Ursprung dieser Ängste in einem bestimmten Ereignis in der Kindheit liegt. Durch das Erkennen der Ursache verliert die Angst an Bedeutung, und der Betroffene kann sich bewußt davon lösen.

Die unbewußten oder unbewältigten Überreste von Ereignissen aus der Vergangenheit, die im Unterbewußtsein lagern, beeinträchtigen uns nur so lange, bis uns die wirklichen Zusammenhänge bewußt werden. Im Licht des Wissens verschwinden diese »Schatten« sofort.

In der Übung der »Self-Inquiry-Meditation« erforschen wir unsere innere Welt und lernen jene psychische Funktion in uns näher kennen, welche die Verbindung zwischen Unterbewußtsein und Bewußtsein herstellt, den Geist.

Der Geist gleicht einem mächtigen Fluß. Ein Fluß kann nicht auf Dauer zurückgestaut oder zum Stillstand gebracht werden. Wenn wir einen Damm errichten, ohne eine Abflußrinne vorzusehen, so wird das Wasser zwar zunächst zurückgehalten, irgendwann aber wird es zu einer Katastrophe kommen. Der Damm bricht, und das Land wird von den reißenden Fluten überschwemmt. Indem wir den Geist zu stark zügeln und unsere Wünsche und Gefühle gänzlich unterdrücken, entlädt sich die Spannung im Unterbewußtsein explosionsartig, sobald der innere Druck zu hoch geworden ist.

Wir können dem Geist zwar nicht Einhalt gebieten – wir können ihm aber eine Richtung weisen, so wie man einen Fluß reguliert, um unkontrollierte Überflutungen und Schäden zu vermeiden. Durch die »Self-Inquiry-Meditation« lernen wir, die »Instrumente« unseres Bewußtseins – den Geist und die Sinne – zu kontrollieren und zu regulieren, ohne ihre Aktivität zu unterdrücken. Die notwendige Voraussetzung dafür ist, daß wir uns selbst und unsere inneren Beweggründe kennen und verstehen lernen. Dadurch können wir rechtzeitig eingreifen und verhindern, daß die Gedanken eine Richtung einschlagen, die uns in der Folge Probleme und Leid verursachen könnte.

In der »Self-Inquiry-Meditation« lernen wir, uns selbst und auch die anderen zu verstehen. Wir lernen uns selbst und auch den anderen zu verzeihen. Wir reinigen unser Unterbewußtsein und lösen allmählich unsere inneren Hemmungen und Komplexe auf. Unser Denken wird geordnet und klar, wodurch wir viele Schwierigkeiten im Leben überwinden oder überhaupt vermeiden können. Wir erkennen schließlich unser wahres Wesen und unser Ziel im Leben und bringen das innere Selbst zur Entfaltung.

Prüfen wir unser eigenes Leben. Suchen wir nur materiellen Genuß oder streben wir nach Erkenntnis und spirituellem Wissen? Essen, Trinken, Schlafen und Zeugen füllt das Leben der Tiere aus. Wer nur danach und nach nichts Höherem strebt, vergeudet sein menschliches Potential. Wer sich aber bewußt ist, welche Chance das menschliche Dasein bietet, nimmt sich Zeit zu beten und zu meditieren, ganz gleich zu welcher Religion er sich bekennt. Gott ist überall. Er ist die allgegenwärtige, bewußte Energie, die alles Geschaffene und Lebendige durchdringt.

Das Ziel, zu dem »Yoga im täglichen Leben« und »Self-Inquiry-Meditation« uns führt, ist Selbsterkenntnis und Selbstverwirklichung in der Vereinigung mit unserem wahren Selbst.

Übungsstufen 1 – 8

Grundstellung

- Meditationssitz

Atmung

- normaler Atem

Dauer

- anfangs 10–20 Minuten, später 30–60 Minuten

Vorbereitung auf die Meditationsübung (ca. 20 Minuten)

- Nimm eine Sitzhaltung ein, in der es dir möglich ist, während der ganzen Übung bequem, entspannt und bewegungslos zu verbleiben.
- Der Oberkörper ist aufrecht. Kopf, Nacken und Rücken bilden eine gerade Linie.
- Du kannst dir ein Meditationstuch umlegen.
- Die Hände ruhen in Chin Mudrā auf den Knien oder Oberschenkeln.
- Schließe die Augen.
- Entspanne die Gesichtsmuskeln, insbesonders die Augenlider und die Stirn.
- Vertiefe die Körperentspannung, indem du Bauch, Ellbogen, Unterkiefer und Stirn bewußt entspannst – wenn diese »Schlüsselbereiche« entspannt sind, ist auch die ganze Sitzhaltung entspannt.
- Verbleibe ungefähr 5 Minuten in dieser Stellung; beruhige deine Gedanken und Gefühle.
- Singe OM und führe die Meditationsübung gemäß der entsprechenden Übungsstufe aus.

Beenden der Meditationsübung

- Singe OM.
- Reibe die Handflächen fest aneinander, lege sie auf dein Gesicht und wärme die Gesichtsmuskeln.
- Beuge den Oberkörper nach vorn, bis die Stirn den Boden berührt. Lege die Arme entspannt neben den Kopf auf den Boden. Spüre die Durchblutung der Gesichtsmuskeln. Bleibe eine kurze Weile in der vorgebeugten Stellung. Dadurch wird nach dem bewegungslosen Sitzen der Kreislauf angeregt und der Kopfbereich durchblutet.
- Richte dich langsam auf und öffne die Augen.

Stufe 1 – Grundstufe

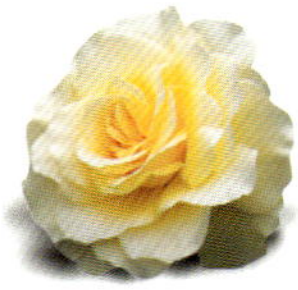

Die folgenden sechs Übungen bauen aufeinander auf. Sie sind in der Weise durchzuführen, daß der jeweils aktuelle Übungsteil den Schwerpunkt der Übung bildet, die davorliegenden Teile in verkürzter Form jedoch weiterhin mitgeübt werden.

Dauer: 10–20 Minuten

1 **Stufe 1 – Grundstufe**

1/1 Raumbewußtsein

- Nimm den Raum wahr, in dem du dich befindest, und sei dir deiner selbst im Raum bewußt.
- Sei dir deines Daseins in seiner Ganzheit, körperlich, geistig und seelisch bewußt.

1/2 Körperbewußtsein und Bewegungslosigkeit

- Nimm deinen Körper bewußt wahr.
- Wenn Körperbereiche noch verspannt sind, löse die Verspannungen nach und nach, bis der ganze Körper tief entspannt ist.
- Spüre die Bewegungslosigkeit deines Körpers in der Meditationshaltung.

1/3 Bewußtsein der Einheit von Körper und Atem

- Spüre deinen normalen Atem und sei dir deines Atemvorganges bewußt.
- Nimm die Einheit von Körper und Atem wahr. Fühle und beobachte das Ausdehnen des Körpers beim Einatmen und das Zusammenziehen beim Ausatmen.
- Fühle, wie der Atem nicht nur durch die Nase, sondern auch durch die Haut aufgenommen wird und der Atemstrom den gesamten Körper durchfließt.

1/4 Konzentration auf die innere Reinigung

- Stelle dir vor und spüre, wie bei der Ausatmung verbrauchte und schädliche Stoffe aus dem Körper fließen.
- Stelle dir vor und spüre, wie alle düsteren Gedanken und Gefühle sich beim Ausatmen lösen.
- Fühle eine innere Reinigung und Erfrischung von Körper und Geist.

1/5 Konzentration auf die Aufnahme von Prāna (Lebensenergie)

- Stelle dir vor und spüre, wie beim Einatmen kosmische Energie in deinen Körper einströmt.
- Nimm die Energie auf und fühle, wie sie in jede Zelle deines Körpers einfließt und sich im ganzen Körper verteilt.
- Stelle dir vor und spüre, wie dein Gemüt sich aufhellt und mit der Einatmung lichtvolle Kraft, Freude und Optimismus deinen Geist erfüllen.
- Spüre, wie du dich mit jedem Atemzug ruhiger, ausgeglichener und frischer fühlst.

1/6 Konzentration auf das Anāhāta Chakra (Herzzentrum)

- Lenke deine Aufmerksamkeit in die Mitte der Brust und nimm den sanften Strom des Atems in diesem Bereich wahr.
- Spüre den ruhigen und gleichmäßigen Schlag deines Herzens und vertiefe dadurch die Entspannung weiter.
- Richte schließlich die Konzentration voll auf die Mitte der Brust im Bereich des Herzens und senke dein Bewußtsein in dein Herz hinein.
- Stelle dir einen Lichtstrom im Inneren deines Herzens vor. Fühle Licht und Glückseligkeit im Innern deines Herzens (Hridayākāsha).

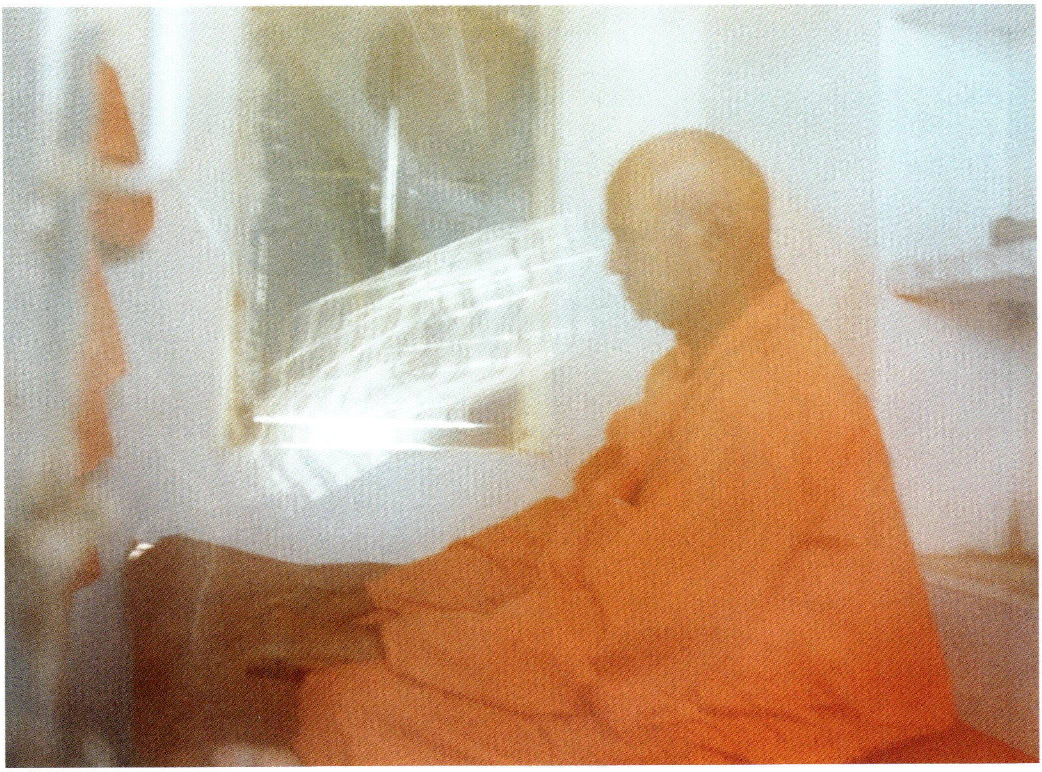

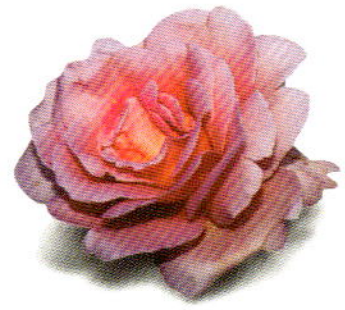

Stufe 2 – Konzentrationsübungen

Jeder Teil der folgenden Meditationsstufen ist eine eigenständige Übung.
Am Beginn wird ca. 10 Minuten lang die Grundstufe durchgeübt und dann gemäß der Thematik des jeweiligen Übungteiles fortgesetzt.

Jeder Übungsteil soll zumindest 2 Wochen lang geübt werden.

Dauer: 20–30 Minuten

2 | Stufe 2 – Konzentrationsübungen

2/1 Konzentration auf den Atem mit dem Mantra SO HAM

- Richte deine Aufmerksamkeit in die Mitte der Brust und nimm den sanften Strom des Atems in diesem Bereich wahr. (ca. 10 Minuten)
- Vernimm den inneren Klang des Atems als **SO HAM**. Lausche dem natürlichen, leisen Atemgeräusch, wie bei der Einatmung der Laut **SO** und bei der Ausatmung der Laut **HAM** entsteht. (ca. 10 Minuten)

2/2 Vertiefung der Konzentration auf den Atem mit dem Mantra SO HAM

- Nimm wie in der vorigen Übung den Strom des Atems in deiner Brust wahr. (ca. 5 Minuten)
- Denke bei jedem Atemzug das Mantra **SO HAM** – »Das bin ich.« (ca. 15 Minuten)
  - Einatmend sprich im Geist die Silbe **SO** und folge dabei dem Atembewußtsein vom Nabel bis zur Kehle, wie der Pegel in einem Glas steigt, wenn Wasser eingegossen wird.
  - Ausatmend sprich im Geist die Silbe **HAM** und folge dabei dem Atembewußtsein von der Kehle bis zum Nabel, wie der Pegel im Glas sinkt, wenn das Wasser entleert wird.
  - Versuche, nur an das Mantra zu denken. Wenn andere Gedanken auftauchen, so wehre diese nicht ab, halte sie aber auch nicht fest. Beobachte sie und laß sie einfach vorüberziehen.
- Kehre wieder zur einfachen Wahrnehmung des Atems zurück. (ca. 5 Minuten)

2/3 Konzentration auf den inneren Raum (Chidākāsha)

- Betrachte den inneren Raum hinter der Stirn im Bereich des Āgyā Chakra. Nimm ihn einfach wahr, so wie er vor deinen inneren Augen erscheint. Bleibe ganz entspannt, ohne Vorstellungen oder Phantasien. (ca. 15 Minuten)
- Sieh nun dich selbst in deinem inneren Raum. Beobachte, wie es zuweilen scheint, als wäre der Raum in dir, dann wieder, als wärest du im Inneren des Raumes. (ca. 10 Minuten)

2/4 Beobachtung der Gedanken

- Beobachte das Kommen und Gehen deiner Gedanken. Beurteile und beeinflusse die Gedanken nicht. Versuche nicht, bestimmte Gedanken abzuwehren oder festzuhalten. Verbleibe in der Position eines neutralen Beobachters. (ca. 15 Minuten)
- Beobachte weiterhin die Gedanken, ohne sie zu beeinflussen. Untersuche und ergründe deine Beziehung zu den einzelnen Gedanken. Finde heraus, wie du sie bewertest (gut-schlecht, angenehm-unangenehm, schön-häßlich usw.) und warum du sie so bewertest. (ca. 15 Minuten)

2/5 Ausdehnung des Bewußtseins auf vergangene Ereignisse

- Dehne dein Bewußtsein in die Vergangenheit aus. Versuche, dich systematisch – von der Gegenwart angefangen – an vergangene Ereignisse zu erinnern. Beginne mit dem heutigen Tag, gehe zurück zum gestrigen und vorgestrigen Tag, zur letzten Woche, zum letzten Monat, zum vorigen Jahr. Vergegenwärtige dir ein Erlebnis nach dem anderen, so weit du dich zurückerinnern kannst. (ca. 10 Minuten)
- Kehre in umgekehrter Reihenfolge der Ereignisse wieder in die Gegenwart zurück. (ca. 10 Minuten)
- Entspanne deinen Geist und beobachte die Gedanken in ihrem Kommen und Gehen. (ca. 5 Minuten)

2/6 Meditation auf das Gāyatrī Mantra

- Singe oder wiederhole im Geist 5 x das Gāyatrī Mantra:

OM BHŪR BHUVAḤ SVAḤ
TAT SAVITUR VAREṆYAṂ
BHARGO DEVASYA DHĪMAHI
DHIYO YO NAḤ PRACODAYĀT

Laßt uns meditieren
über das bewundernswerte und segensvolle Licht des Göttlichen,
das in unserem Herzen lebt.
Möge es alle unsere Fähigkeiten erwecken,
unseren Intellekt leiten und unser Verständnis rasch erhellen.

- Beende die Übung mit dem Friedensmantra OM ŚĀNTIḤ ŚĀNTIḤ ŚĀNTIḤ.
Entspanne dich im inneren Raum deines Herzens (Hridayākāsha). (ca. 5 Minuten)

Stufe 3 – Imagination und Visualisation, Selbstbefragung

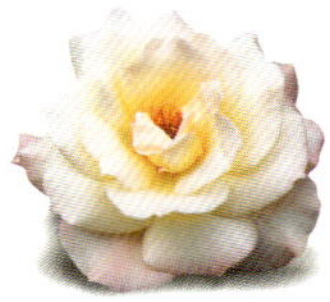

Ab dieser Stufe sollte die Meditation mit einem Mantra durchgeführt werden. Wenn du kein persönliches Mantra von einem spirituellen Meister hast, so verwende ein allgemeines Mantra, wie OM oder SO HAM.

Jeder Übungsteil soll zumindest 2 Wochen lang geübt werden.

Dauer: 20–40 Minuten

3 Stufe 3 – Imagination und Visualisation, Selbstbefragung

3/1 Visualisation

- Stelle dir ein schönes Bild aus der Natur vor, eine Morgen- oder Abenddämmerung, den Vollmond, das Meer, einen Wasserfall, Bergsee oder Wald, eine blühende Wiese ... Wähle ein Bild gemäß deiner Vorliebe und Intuition und konzentriere dich darauf. (ca. 10 Minuten)
- Beobachte und erkunde dein Vorstellungsbild genau. Untersuche es bis ins Detail. (ca. 10 Minuten)

3/2 Visualisation und Beobachtung der Gefühle

- Stelle dir wie in der vorigen Übung ein schönes Bild vor und beobachte es. (ca. 5 Minuten)
- Untersuche nun, welche Beziehung du zu diesem Bild hast. Beobachte die dabei entstehenden Gedanken und Gefühle. Bleibe in der Position eines neutralen Beobachters. (ca. 10 Minuten)
- Untersuche die Verbindung zwischen dem Bild und den Gefühlen, die in dir hervorgerufen werden. Finde die Ursache dafür heraus. (ca. 10 Minuten)

3/3 Visualisieren einer Folge von Bildern

- Verbinde in einer ca. 30 Minuten dauernden Übung verschiedene Bilder zu einer Abfolge oder einem »Film«, in dem du auch selbst mitwirken kannst (zum Beispiel Morgendämmerung – Wandern – Wald – Wasserfall – Abenddämmerung), oder verbinde Bilder aus dem Lauf der Jahreszeiten.

3/4 Analyse der Beziehung zu den Mitmenschen

- Visualisiere im Geist die Menschen deiner näheren Umgebung – Eltern, Kinder, Partner, Freunde, Arbeitskollegen usw. Sieh sie ganz deutlich vor dir. (ca. 10 Minuten)
- Untersuche nun deine Beziehung zu diesen Menschen. Werde dir bewußt, welche Gefühle diese Personen in dir auslösen. Bewerte oder beeinflusse die auftauchenden Emotionen und Gedanken nicht. Bleibe in der Position eines neutralen Beobachters. (ca. 20 Minuten)

3/5 Untersuchung der eigenen Gemütslage

- Überdenke dein ganzes Leben, deine gegenwärtige Situation, deine Gedanken und Gefühle und frage dich selbst: »Bin ich glücklich?« (ca. 10 Minuten)
- Ist deine Antwort »JA«, dann frage weiter: »Was macht mich glücklich?« – Sind es äußere Umstände oder die innere Einstellung? Hängt mein Glück von etwas/jemand anderem ab? Engt mein Glück andere ein? Ist mein Glück dauerhaft oder vergänglich? (ca. 20 Minuten)
- Bei einem »NEIN«, frage weiter: »Warum bin ich nicht glücklich?« – Ist es aufgrund eines äußeren Umstandes, wegen einer Person? Ist dieses Gefühl gleichbleibend und andauernd oder veränderlich? Wodurch ändert es sich? Wovon mache ich mein Glück abhängig – von einer Person, von Position, Ehre, Geld, Gesundheit, Familie? Könnte ich durch Änderung meiner inneren Einstellung oder durch eigenes Bemühen dieses Gefühl des »Nicht-Glücklich-Seins« überwinden? (ca. 20 Minuten)

3/6 Innere Freiheit

- Erwecke in dir das Gefühl innerer Freiheit. (ca. 10 Minuten)
- Mache dich frei von deinen Gedanken und Gefühlen – jedoch ohne Zwang auszuüben. Löse dich sanft und in Frieden von ihnen los, ohne etwas wegzuschieben oder zu unterdrücken. (ca. 10 Minuten)
- Halte kein Gefühl und keinen Gedanken fest, sei nur JETZT – DA. (ca. 10 Minuten)

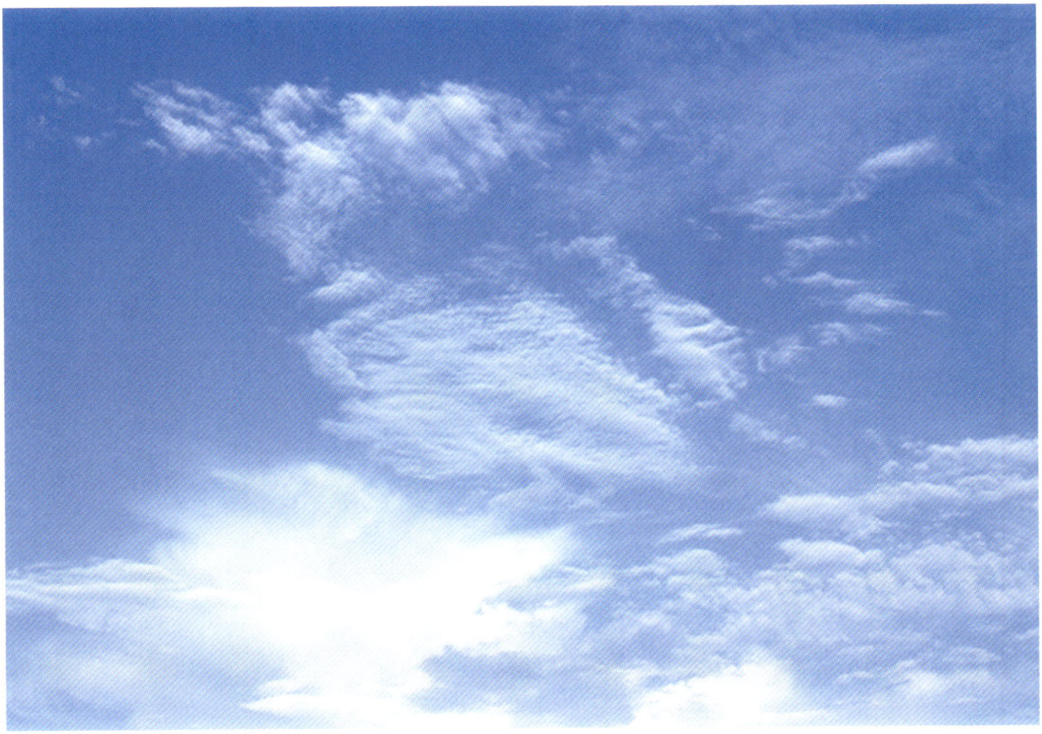

Stufe 4 – Erweckung des Inneren Lichtes und Bhakti Dhyāna

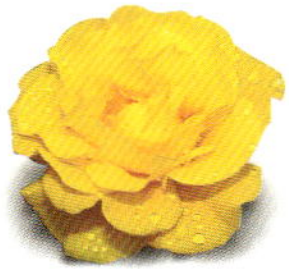

Jeder Übungsteil soll zumindest 3 Wochen lang geübt werden.
Dauer: 30–40 Minuten

4 **Stufe 4 – Erweckung des Inneren Lichtes und Bhakti Dhyāna**

4/1 Übung von Trātaka

- Führe Trātaka auf eine Kerzenflamme durch (3 Runden, je ca. 5 Minuten).* Wiederhole dabei im Geist dein Mantra.
- Meditiere noch ca. 10 Minuten mit dem Mantra weiter und richte dein Bewußtsein auf den inneren Raum im Anāhata Chakra oder Āgyā Chakra.

4/2 Visualisierung des inneren Lichtes

- Visualisiere in deinem inneren Raum ein strahlendes Licht. Stelle dir das Licht vor so lange, bis es erscheint. Mit einiger Übung und wenn die Gedanken ruhig geworden sind, wird das innere Licht sichtbar werden. (ca. 30 Minuten)

4/3 Ausstrahlung des inneren Lichtes

- Sieh dich selbst von einer Lichtaura umgeben. Betrachte dich von allen Seiten. Beobachte die Intensität und die Farben des Lichtes. (ca. 15 Minuten)
- Blicke in dich hinein und finde die Quelle des Lichtes, das aus dir strahlt. Öffne dich und laß dein inneres Licht verstärkt nach außen strahlen und sich im Raum immer weiter ausbreiten. (ca. 15 Minuten)

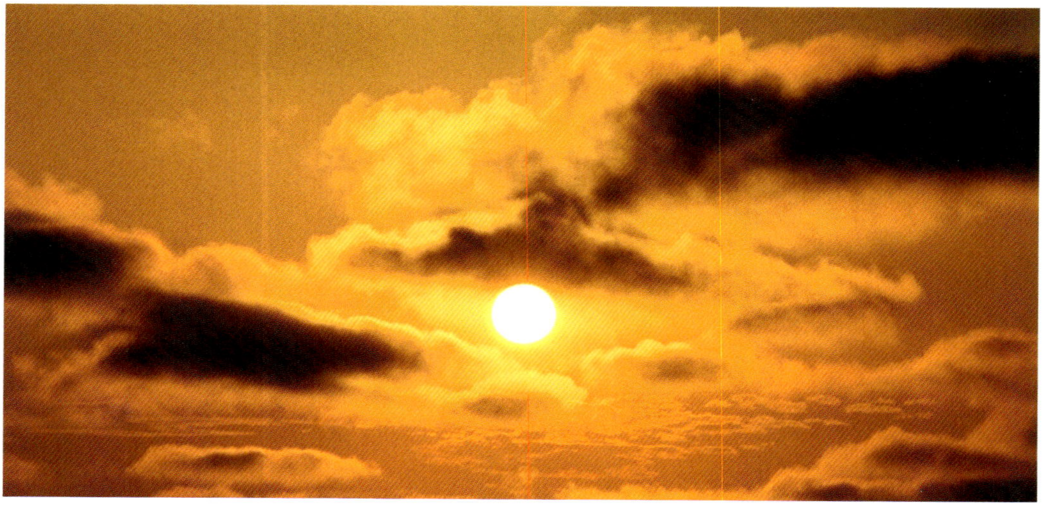

* Anleitung siehe Seite 362

4/4 Bhakti Dhyāna (Bhakti-Meditation)

- Singe 3 x OM.
- Fühle, wie die Schwingung des OM-Klanges vom Manipūra Chakra bis zum Sahasrāra Chakra hochsteigt. In Form von Licht durchfließt die OM-Vibration deinen ganzen Körper und strahlt weiter in den Kosmos. Der OM-Klang bildet einen Schutzmantel um dich, der alle negativen Strahlungen und Einflüsse fernhält.

- **Verweile bei jedem der folgenden Bilder, Gedanken oder Gefühle etwa 3–4 Minuten.**

- Entspanne dich. Spüre deinen Körper und fühle seine Bewegungslosigkeit. Werde dir deines Daseins in seiner Ganzheit – körperlich, geistig und seelisch – bewußt. Versuche, ohne Ablenkung einfach nur »da zu sein«.
- Tauche nun tief in dein inneres Selbst; spüre und fühle es. Beobachte dein inneres Selbst und deine Umgebung voll Liebe (Bhakti). Bhakti bedeutet Mitgefühl, Verzeihung, Verständnis, Liebe und Hingabe an die von dir verehrte Gottheit (Ishta Devata), das Licht in deinem Herzen. Spüre dein Herz und die Anwesenheit des Lichts in dir und um dich und laß das Licht in dir immer stärker werden.
- Fühle die kosmische Energie, die in Form von Prāna deinen Körper durchfließt. Spüre die feine Berührung des Prāna auf deiner Haut und in deinem Inneren. Erkenne Verzeihung, Mitgefühl, Liebe, Verständnis und Hingabe als die Eigenschaften deines Herzens und laß deine liebevollsten Empfindungen zu allen Lebewesen strömen. Fühle dich in Liebe mit der Natur, mit den Pflanzen, Tieren und Menschen, mit allen Lebewesen verbunden.
- Verweile bei diesen schönen Gefühlen in deinem Herzen. Fühle, daß deine Gedanken weit hinaus ins Universum reichen, und sei dir bewußt, daß jeder Gedanke eine Wirkung hat und sich einmal manifestieren wird.
- Lege dein Leben in Gottes Hände. Sage zu dir selbst: »Herr, ich habe alles getan, so gut ich es konnte. Ich gebe nun mein Leben in Deine Hände. Ich übergebe Dir alle meine Taten, die guten wie die schlechten. Bitte, nimm sie an und lenke Du mein Leben weiter. Meine Gedanken, mein Körper und mein Geist mögen sich in Harmonie miteinander verbinden. Möge mein Selbst, der göttliche Teil in mir, sich eines Tages mit Dir vereinen.«
- Mit diesen Gedanken laß deine tiefsten Gefühle aus dem Herzen weiterfließen. Sende deine Gefühle und Gedanken nicht in den leeren Raum, sondern übermittle sie der von dir verehrten Gottheit. Es gibt nur einen Gott, doch Er kommt in der Form zu dir, in der du an Ihn glaubst und zu Ihm betest.
- Verweile in deinem inneren Tempel und spüre deinen persönlich verehrten Gott im Herzen. Sprich mit Ihm und errichte Ihm in deinem Herzenstempel einen wunderschönen Altar, auf den du Sein Bild oder Symbol stellst.
- Sieh dir selbst dabei zu, wie du diese Tätigkeiten verrichtest. Du siehst den Altar und deine eigene Gestalt davor. Bereite den Altar mit Liebe und Hingabe. Entzünde ein Licht, ein Räucherstäbchen und schmücke ihn mit Blumen. Gib das Beste, was Du zu geben hast, deine Liebe, deine schönen und guten Eigenschaften, dein ganzes Dasein. Dies bereitet dir große und tiefe Freude. Frieden und Ruhe durchströmen dich.

All deine Ängste und Probleme fallen von dir ab. Du fühlst dich vollkommen beschützt und geliebt.

- Verweile einige Minuten lang ohne weitere Gedanken und Vorstellungen und laß die eben gemachte Erfahrung in deinem Herzensraum nachklingen.
- Zum Abschluß singe 3 x OM und das Friedensmantra:

ASATO MĀ SAD GAMAYA	*Führe uns von der Unwirklichkeit zur Wirklichkeit.*
TAMASO MĀ JYOTIR GAMAYA	*Führe uns von der Dunkelheit zum Licht.*
MṚITYOR MĀ AMṚITAṂ GAMAYA	*Führe uns vom Tod zur Unsterblichkeit.*
SARVEṢĀM SVASTIR BHAVATU	*Möge überall Gesundheit sein.*
SARVEṢĀM ŚĀNTIR BHAVATU	*Möge überall Frieden sein.*
SARVEṢĀM MAṆGALAM BHAVATU	*Möge überall Harmonie sein.*
SARVEṢĀM PŪRNAM BHAVATU	*Mögen alle Vollkommenheit erlangen.*
LOKĀḤ SAMASTĀḤ SUKHINO BHAVANTU	*Möge in der ganzen Welt Glück sein.*
OM TRYAMBAKAM YAJĀMAHE	*Meine Verehrung dem dreiäugigen Gott Shiva,*
SUGANDHIṂ PUṢṬIVARDHANAM	*der allgegenwärtig ist.*
URVĀRUKAMIVA BANDHANĀN	*Möge er uns und die Natur mit Gesundheit segnen.*
MṚITYOR MUKṢĪYA MĀMṚITĀT	*Möge uns sein Segen befreien und zur Unsterblichkeit führen.*

NĀHAM KARTĀ	*Nicht ich bin es, der handelt.*
PRABHU DĪP* KARTĀ	*Prabhu Dip ist es, der handelt.*
MĀHAPRABHU DĪP KARTĀ HĪ KEVALAM	*Nur Mahaprabhu Dip ist es, der handelt.*
OM ŚĀNTIḤ ŚĀNTIḤ ŚĀNTIḤ	*OM, Frieden, Frieden, Frieden.*

- Reibe deine Handflächen aneinander. Bedecke dein Gesicht mit den Händen und wärme die Gesichtsmuskeln. Verbeuge dich und danke Gott und deinem Höheren Selbst für diese Meditation.

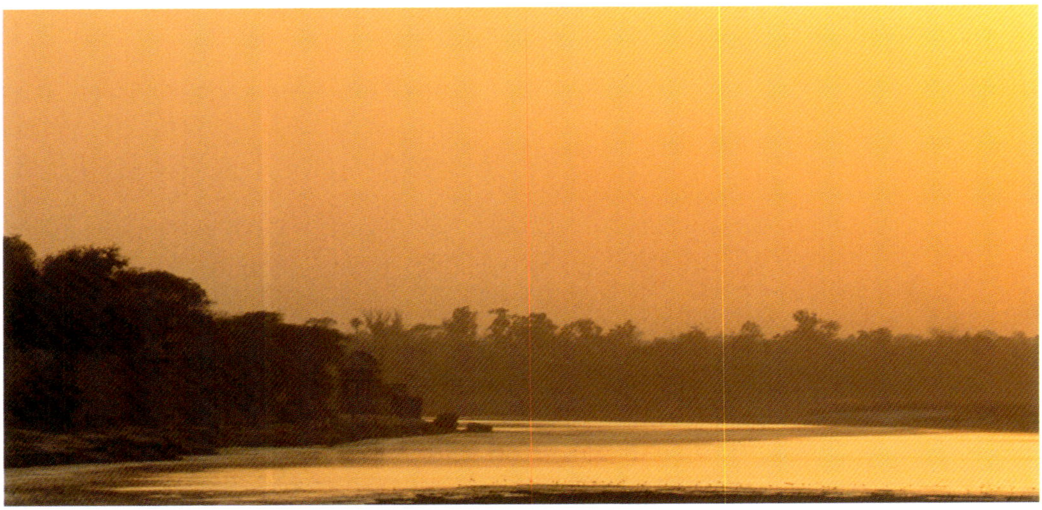

* Prabhu = Gott, Dip = Licht

Stufe 5 – Analyse der eigenen Eigenschaften

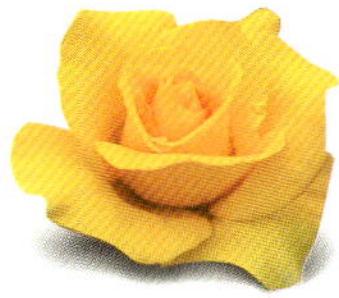

Jeder Übungsteil soll zumindest 2 Wochen lang geübt werden.
Dauer: 30–45 Minuten

5 | Stufe 5 – Analyse der eigenen Eigenschaften

5/1 Analyse der eigenen guten Eigenschaften

- Finde deine Vorzüge heraus, z.B. Aussehen, Wissen, Fähigkeiten, Talente usw. (ca. 10 Minuten)
- Untersuche, welche Vorteile sie dir bringen. (ca. 10 Minuten)
- Überlege, wie sie von den Menschen deiner Umgebung beurteilt werden. (ca. 10 Minuten)
- Bleibe emotionell neutral und nimm die Haltung eines Beobachters ein.

5/2 Analyse der eigenen schlechten Eigenschaften

- Finde deine Schwachstellen heraus und analysiere sie. (ca. 10 Minuten)
- Untersuche, welche Nachteile sie dir bringen. (ca. 10 Minuten)
- Überlege, wie sie von deinen Mitmenschen beurteilt werden. (ca. 10 Minuten)
- Nimm auch hierbei die Haltung eines neutralen Beobachters ein.

5/3 Beurteilung der eigenen guten und schlechten Eigenschaften

- Betrachte nun deine sogenannten »guten« Eigenschaften kritisch. Sind sie wirklich gut und hilfreich oder stärken sie nur dein Ego, d. h. pflegst du sie nur, um vor den anderen gut zu erscheinen? Fördern sie deine Beziehung zu den Mitmenschen oder entfernen sie dich von ihnen? (ca. 15 Minuten)
- Betrachte nun deine angeblichen oder tatsächlichen Schwächen und Schattenseiten kritisch. Sind sie wirklich schlecht? Handelt es sich vielleicht eher um Minderwertigkeitsgefühle und Komplexe? Wodurch sind sie entstanden? Wie haben sie sich entwickelt? (ca. 15 Minuten)

5/4 Freimachen vom Urteil der Umwelt

- Analysiere deine Eigenschaften, Wesenszüge und Gewohnheiten weiter.
- Mache dich frei vom Urteil der Umwelt. Lege alle »Masken« und »Rollen« ab, die nur dazu dienen, dich vor anderen »gut« erscheinen zu lassen. Befreie dich ebenso von Vorurteilen und Komplexen, die du aus deiner Umgebung übernommen hast. (ca. 15 Minuten)
- Finde in dir jene Qualitäten und Fähigkeiten, die dich frei und glücklich machen können. Fühle, wie sich diese Eigenschaften in dir entwickeln und entfalten. (ca. 15 Minuten)

5/5 Analyse der schlechten Gewohnheiten

- Mache dir jene Eigenschaften und Gewohnheiten bewußt, die wirklich hemmend und schädlich für dich sind. Sei ehrlich zu dir selbst und verstecke nichts. Laß aber keine Komplexe oder Schuldgefühle entstehen. Bleibe immer in der Haltung eines Beobachters.
- Finde konkrete Möglichkeiten, jene Eigenschaften und schlechten Angewohnheiten zu überwinden, die dich hemmen oder dir schaden.
- Stelle dir vor, wie du nach der Überwindung dieser Hemmnisse leben könntest.
- Verbleibe ohne Selbstvorwürfe oder Minderwertigkeitsgefühle in der Haltung eines wohlwollend-objektiven Beobachters.

5/6 Entwicklung von Shāntabhāva (heiligmäßige Lebenseinstellung)

- Entwickle und entfalte in dir die Eigenschaften und Gefühle von Shāntabhāva: Liebe, Verständnis, Geduld, Mitgefühl, Verzeihung, Zufriedenheit, Frieden, Ehrfurcht und Achtung gegenüber Menschen, Tieren und der Natur. (ca. 15 Minuten)
- Löse dich innerlich von allen Problemen, Ängsten, Komplexen und Selbstvorwürfen, die dich quälen. (ca. 15 Minuten)
- Verbleibe immer in der Position des Beobachters und sei dir bewußt, daß alles, was du tust, Übung ist: »Ich bin es, der übt.«

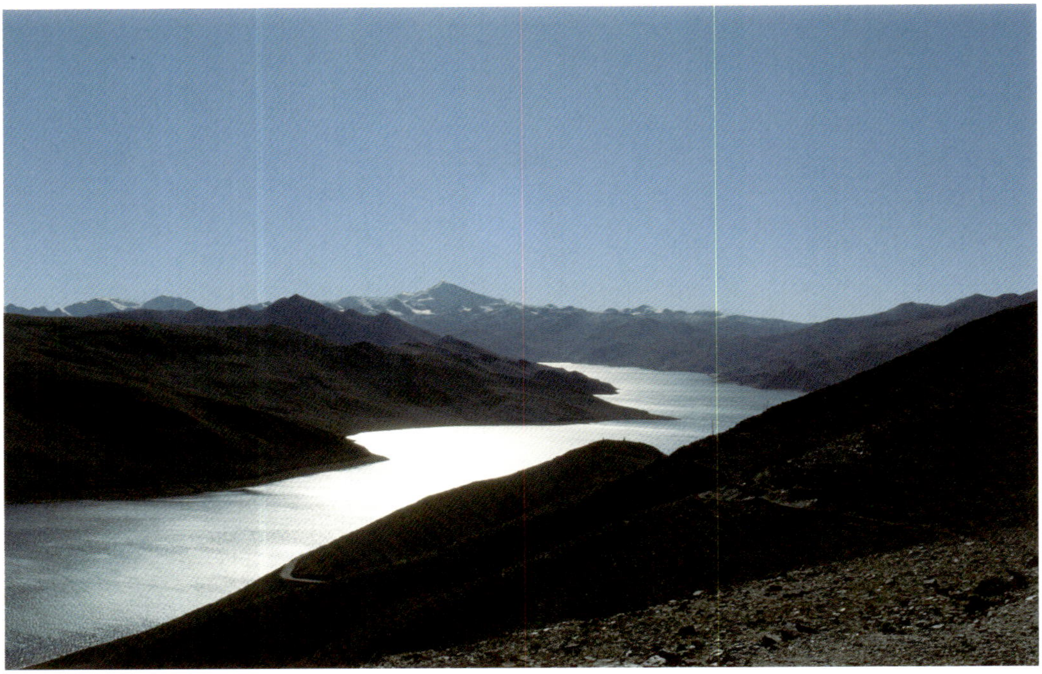

Stufe 6 – Chakra Dhāranā (Konzentration auf die Chakras)

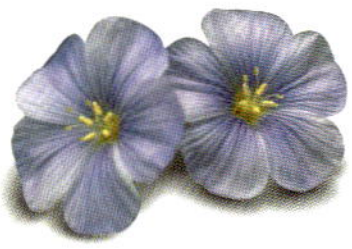

Die Übungsteile 6/1 bis 6/3 sollen jeweils 2–3 Wochen,
der Übungsteil 6/4 etwa 4–6 Wochen lang geübt werden.

Dauer: 40–50 Minuten

6 | Stufe 6 – Chakra Dhāranā (Konzentration auf die Chakras)

6/1 Konzentration auf Manipūra-, Anāhata-, Vishuddhi- und Āgyā Chakra

- Richte deine Aufmerksamkeit nacheinander (je ca. 10 Minuten lang) auf das Manipūra Chakra, Anāhata Chakra, Vishuddhi Chakra und Āgyā Chakra, bis du das jeweilige Zentrum gut fühlen kannst. Bleibe ruhig und entspannt in der Haltung eines Beobachters.

6/2 Analyse der Eigenschaften und Symbole dieser Chakras

- Fühle, wie in der vorigen Übung, nacheinander die vier Chakras.
- Visualisiere und analysiere ihre Eigenschaften, Symbole und Wirkungen.*

6/3 Konzentration auf die Chakras in Verbindung mit dem Atem

- Verbinde die Konzentration auf die vier Chakras mit dem Atemstrom und mit dem Mantra SO HAM: Beim Einatmen vernimm innerlich den Klang SO, beim Ausatmen HAM.

6/4 Erweckung der Chakra-Energie

- Verbinde wie in der vorigen Übung die Konzentration auf die vier Chakras mit dem Atem und dem Mantra SO HAM. Visualisiere nun den Atem als einen Strom von Energie oder Licht. Beim Einatmen strömt das Licht vom Manipūra Chakra zum Āgyā Chakra; beim Ausatmen fließt es von Āgyā zu Manipūra. In beiden Richtungen wird das Herzzentrum berührt und mit Licht erfüllt. (ca. 10 Minuten)
- Beobachte, welche Farben der Lichtstrom annimmt und welche Gefühle in dir erweckt werden, wenn der Atemstrom durch die Chakras fließt. (ca. 10 Minuten)
- Lenke den Atem- bzw. Lichtstrom in deiner Vorstellung in der Weise, daß ein Kreislauf entsteht. Fühle die Energie beim Ausatmen vom Āgyā Chakra durch deine Wirbelsäule bis zum Manipūra Chakra hinabströmen und beim Einatmen auf der Vorderseite des Körpers wieder aufwärts bis zum Āgyā Chakra fließen. (ca. 10 Minuten)
- Meditiere noch ca. 10 Minuten mit deinem eigenen Mantra weiter und richte dein Bewußtsein auf den inneren Raum im Anāhata Chakra oder Āgyā Chakra. Entspanne dich und fühle dich eins mit dir selbst.

* Siehe Kapitel Chakras

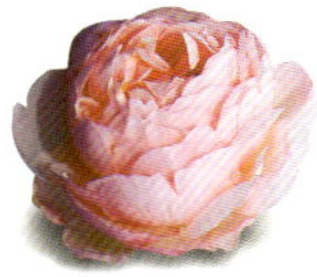

Stufe 7 – Chidākāsha Dhāranā (Konzentration auf den inneren Raum)

Dauer: 45–60 Minuten

7 | Stufe 7 – Chidākāsha Dhāranā (Konzentration auf den inneren Raum)

7/1 Konzentration auf den inneren Raum

- Konzentriere dich auf deinen inneren Raum (Chidākāsha). Es ist der Raum, den du vor dir siehst, sobald du die Augen schließt – der Raum deines inneren Bewußtseins. Halte die Aufmerksamkeit auf den normalen Atem gerichtet, verbunden mit dem Mantra SO HAM. Erzwinge nichts, sieh den Raum, so wie er sich dir präsentiert, ohne Imaginationen, ohne Bewertung. Beobachte das Licht im inneren Raum, und wie es sich verändert; vielleicht erscheinen darin Wolken, Lichtpunkte oder -wellen, verschiedene Farben und Muster. Bleibe bewegungslos, entspannt und beobachte ruhig deine innere Welt. Laß alle deine Gefühle und Gedanken frei, beobachte nur. (ca. 10 Minuten)

Verweile bei jedem der folgenden Bilder, Gedanken oder Gefühle 4–5 Minuten.

- Stelle dir nun vor, daß du in einem Raum sitzt und in etwa einem Meter Entfernung vor dir eine brennende Kerze steht. Der ganze Raum ist von einer wunderschönen, harmonischen Atmosphäre erfüllt.
- Sieh in diesem Raum dich selbst, wie du vor der Kerze sitzt. Du siehst deine Haare, dein Gesicht, Ohren, Nase, Augen, Augenlider, Schultern, Hände ... den ganzen Körper, so wie er wirklich aussieht. Du sitzt ganz friedvoll und entspannt in der Meditationshaltung.
- Wenn dir diese Vorstellung nicht gelingt, verweile einfach im inneren Raum und beobachte ihn weiter. Sei Zeuge deiner Gedanken und Gefühle und sei dir immer deines Atems und des Mantras SO HAM bewußt. Versuche nach einiger Zeit wieder, dir die Kerze vorzustellen – sie steht auf einem kleinen Tisch vor dir und verbreitet ein sanftes Licht im ganzen Raum. Die Flamme brennt ganz still und ruhig, so wie auch dein Körper völlig bewegungslos ist.
- Du siehst dich selbst in der Meditation und betrachtest dich von allen Seiten – von hinten, von der Seite und von vorn. Konzentriere dich auf das Licht im inneren Raum. Laß deine Gedanken, Visionen und Gefühle an dir vorüberziehen. Wehre nichts ab und erzwinge nichts. Betrachte alles wie in einem Film.
- Fasse den Vorsatz, in dieser Meditation alle Gefühle und Gedanken deiner spirituellen Entwicklung und deinem höheren Selbst zu widmen. Fühle in deinem Herzen Bhakti – Verzeihung, Liebe und Hingabe für alle Lebewesen. Laß diese Gefühle dein ganzes Herz erfüllen. Du möchtest alles für das Wohlergehen aller Lebewesen tun und hingeben.

- Sprich im Geiste dein persönliches Gebet an die Gottheit oder göttliche Gestalt, an die du glaubst. Wiederhole im Geiste: »Meine Seele ist in allen Lebewesen. Alle Lebewesen sind in meiner Seele. Liebe und Verzeihung für alle Wesen.«
- Laß dich durch diese Gefühle erheben. Empfinde Liebe für alle Wesen, deine Familie, deine Verwandten und Freunde, für alle Menschen, für die Pflanzen und Tiere.
- Mit diesen Gefühlen singe 3 x OM. Laß den OM-Klang, der dich und alle Wesen beschützt, in den Kosmos ausdehnen und sende deine guten Gedanken in das Universum hinaus.
- Reibe die Handflächen aneinander, lege sie über die Augen und wärme die Augenlider und Gesichtsmuskeln. Falte deine Hände und verbeuge dich. Danke deinem inneren Selbst für diese Meditation und die Erfahrung, die du dabei machen durftest.
  Öffne die Augen.

7/2 Dein innerer Tempel

- Tauche tief in dein inneres Selbst. Du kannst es im Agya, Vishuddhi, Anāhata oder Manipūra Chakra fühlen. Konzentriere dich auf jenes Chakra, das du am meisten spüren kannst. Laß dich dabei von deinem inneren Selbst führen. (ca. 10 Minuten)
- Dehne nun deinen inneren Raum nach außen aus. Der innere Raum erscheint jetzt wie der Himmel – endlos, unbegrenzt, unabhängig von Zeit und Raum. Durchdringe mit deinem Selbst den grenzenlosen Raum deines Bewußtseins. (ca. 5 Minuten)

Der folgende Ablauf gibt ein Beispiel, wie du deinen inneren Raum gestalten kannst. Laß dich von deinem inneren Selbst und deiner Intuition durch deinen Bewußtseinsraum leiten. Verweile bei jedem der folgenden Bilder, Gedanken oder Gefühle 3-5 Minuten.

- Vor dir eröffnet sich eine weite, menschenleere Landschaft. Am Horizont erblickst du einen Hügel, auf dem ein weithin leuchtender Tempel steht.
  Du gehst auf diesen Tempel zu. Fühle dich ganz leicht, so als würdest du schweben.
- Spüre, daß du auf diesem Weg nicht allein bist – Gott führt und begleitet dich. Es ist heller Tag, der Himmel ist dunkelblau. Du stehst nun vor dem weißen Marmortempel, der im Sonnenlicht glänzt. Berühre mit den Händen den Marmor. Im Schatten fühlt er sich kühl an; dort, wo er von der Sonne beschienen wird, warm.
- Langsam verändert der Himmel sein Licht, die Abenddämmerung bricht an. Von überall her erklingen Gesänge, Mantras und Gebete – es klingt wie eine Begrüßung für dich.
- Du betrittst den Tempel und siehst, daß sein Inneres ganz leer ist. Dies ist der Tempel deines inneren Selbst. Er wartet nur auf dich. Er wird so sein, wie du ihn gestaltest, richte ihn also nach deinen Wünschen ein.
- Auf jeder Seite des Tempels öffnet sich ein Tor, durch das du den Himmel sehen kannst. Bei jedem Tor hat das Firmament eine andere Farbe, eine andere Dimension. Auf einer Seite ist es vielleicht strahlend blau, auf der anderen ganz dunkel. Eine Seite kann flammendrot sein, eine andere zartrosa, violett oder orange.
- Vom Tempel strahlen nach allen Richtungen Lichtblitze, Schwingungen und Klänge aus. Du stehst im Zentrum all dieser Erscheinungen, die von deinem eigenen Selbst ausgehen.

- Stelle dir in der Mitte des Tempelraumes einen Altar vor und schmücke ihn mit Blumen, Kerzen und Räucherstäbchen – so wie du es möchtest. Stelle das Bildnis deiner verehrten Gottesgestalt auf den Altar oder auch nur ein Licht.
- Fühle die Anwesenheit von göttlicher Kraft, Liebe, Frieden und Licht.
- Spüre, wie sich deine Gestalt wandelt, wie sie zu strahlendem Licht wird, gleich einem glänzenden Stern. Du bist nicht bloß ein kleiner Funke im Kosmos, sondern ein Teil des Kosmos selbst. Laß dein Licht immer weiter ausstrahlen, richte deine guten Wünsche und Gedanken auf alle Lebewesen.
- Versuche, dir aller Richtungen gleichzeitig bewußt zu sein – erahne die endlose Grenzenlosigkeit deines Seins.
- Alles löst sich, auch der Tempel – fühle die Vereinigung und Einheit mit dem Höchsten. Du befindest dich nun in einer ganz anderen Dimension. Das Licht wird heller und strahlt wie Silber und Gold. Der ganze Kosmos atmet. Du spürst das Ausdehnen und Zusammenziehen des Universums, das ewige Werden, Vergehen und Wiedererstehen. Es existiert keine Gestalt mehr, keine Form – nur Ganzheit und vollkommenes Einssein.
- Verweile in diesem Zustand höchster Glückseligkeit, in der Vereinigung mit dem Höchsten. Ohne Gestalt und Individualität erblicke die Wanderungen deiner Seele, deine unzähligen früheren Leben. Du fühlst weder Leid noch Schmerzen; du bist eins mit der Kosmischen Seele. Alle Lebewesen sind Zellen dieser Seele; spüre die Einheit in allem.
- Gehe weiter in andere Dimensionen. Die Farben um dich verändern sich. Sie erstrahlen in Orange, Blau, Gelb, Grün und Rot. Sieh deine eigene Gestalt vom Himmel herabgleiten und sich leuchtend wie ein Engel auf die Erde senken.
- Du findest dich wieder in deinem inneren Raum, in deinem Körper. Du bist glücklich und fühlst dich ganz rein, strahlend und voll spiritueller Kraft.
- Singe 3 x OM und dann das Mantra:

NĀHAM KARTĀ	*Nicht ich bin es, der handelt.*
PRABHU DĪP KARTĀ	*Prabhu Dip ist es, der handelt.*
MĀHAPRABHU DĪP KARTĀ HĪ KEVALAM	*Nur Mahaprabhu Dip ist es, der handelt.*
OM ŚĀNTIḤ ŚĀNTIḤ ŚĀNTIḤ	*OM, Frieden, Frieden, Frieden.*

- Reibe deine Handflächen aneinander, lege sie über die Augen und wärme die Augenlider und Gesichtsmuskeln. Falte dann deine Hände und verbeuge dich. Danke im Geist dem inneren Selbst für diese Meditation. Öffne die Augen.

Stufe 8 – Dhyāna (Meditation)

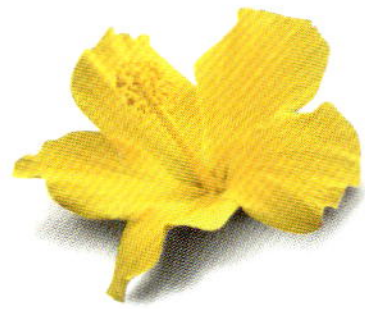

Dauer: 45–60 Minuten

Stufe 8 – Dhyāna (Meditation)

8/1 Chidākāsha Dhyāna (Meditation auf den inneren Raum)

- Nimm Padmāsana ein. Bleibe während der Meditation so weit es möglich ist, in derselben Position. Die Hände ruhen in Chin Mudrā auf den Knien oder Oberschenkeln.
- Singe 3 x OM.
- Fühle, wie der OM-Klang zuerst vom Manipūra bis zum Sahasrāra Chakra hochsteigt, sich danach vom Sahasrāra Chakra als ein Strom von Licht im Körper ausbreitet und sich zuletzt im ganzen Raum verteilt und ihn erfüllt.
- Der OM-Klang reinigt deine Umgebung. Er beschützt dich in allen Ebenen und in jedem Bereich, in den du dein Bewußtsein ausdehnst. Er bildet einen Schutzmantel für deine Existenz. OM führt und begleitet dich überall. Vergegenwärtige dir dies beim OM-Singen.
- Nach dem OM-Singen konzentriere dich einige Minuten lang auf deinen Körper und sei dir deines Daseins in seiner Ganzheit bewußt – körperlich, geistig und seelisch. Dein Körper ist dabei bewegungslos wie eine Statue. Doch im Unterschied zur Statue bist du lebendig und atmest.
- Sei dir deines Mantras bewußt. Eine Meditation ohne Mantra ist wie ein Körper ohne Seele. Mit einem Mantra ist die Meditation hingegen kreativ und lebendig. (Wenn du kein persönliches Mantra von einem spirituellen Meister hast, verwende ein allgemeines Mantra wie OM oder OM SOHAM). Durch das Mantra werden alle Gedanken, Emotionen und Gefühle gereinigt und beruhigt. Es beschützt dich auf deinem Weg. Es beseitigt alle Hindernisse und gibt deinem inneren Selbst die Kraft, sich in die göttliche Dimension zu erheben.
- Spüre, wie der Atem durch deinen Körper fließt; er strömt ganz normal und natürlich. Jeder Atemzug ist eine Verbindung zwischen dem Kosmos und deinem Körper, zwischen Bewußtsein und Materie. Fühle das Ausdehnen und Zusammenziehen deines Körpers im Gleichklang mit dem Atem.
- Dein Atem ist Prāna, göttliche Energie. Sei dir der Anwesenheit des göttlichen Selbst im Raum in der Form von Prāna bewußt. Prāna durchströmt deinen ganzen Körper – spüre dies als feine Vibration auf deiner Haut.
- Tauche nun tief in deinen inneren Raum. Fühle dein inneres Selbst. Konzentriere dich auf jenes Chakra, das du am deutlichsten empfinden kannst – Āgyā Chakra, Vishuddhi Chakra, Anāhata oder Manipūra Chakra. Bringe den Intellekt und den Geist für eine Weile zum Schweigen und laß dich von deinem inneren Selbst weiterführen.
Vertraue dich ihm ganz an.

Verweile bei jedem der folgenden Bilder, Gedanken oder Gefühle 3–4 Minuten.

- Dein innerer Raum dehnt sich weiter aus. Er ist unendlich, unbegrenzt und zeitlos. Laß alles frei und klammere dich nicht an bestimmte Gedanken oder Gefühle.
- Erhebe dein Bewußtsein in andere Ebenen und laß dich von deinem inneren Selbst weiterführen.
- Du befindest dich nun in der Umgebung, die du vor dir siehst.
- Du stehst am Ufer eines Sees, der wie ein tiefblaues Juwel eingebettet inmitten einer wunderbaren, unberührten Landschaft liegt. Auf dem See schwimmen weiße Lotusblüten mit großen, grünen Blättern. Auf einer kleinen Insel mitten im See steht ein weißer Marmortempel. Seine Kuppel scheint wie eine große Lotusknospe über dem Wasser zu schweben.
- Vom Ufer führt eine schmale, fast durchscheinende Alabasterbrücke zum Tempel hinüber. Langsam und mit freudig bewegtem Herzen betrittst du die Brücke und gehst auf den Tempel zu. Dein Schritt ist leise und leicht – zuweilen schwebst du über dem Wasser oder gleitest von einem Lotusblatt zum anderen, dann wieder spürst du den glatten Alabaster der Brücke unter deinen Füßen.
- Deine Kleidung ist so weiß und rein wie der Lotus, und in den Händen trägst du eine wunderschöne Blüte als Gabe für den Altar. Du hast nun die Tempelstufen erreicht. Um dich herum ist alles blau und weiß – Himmel und See strahlen in tiefem Blau, die Lotusblumen, der Tempel und du selbst in reinem Weiß.
- Du gehst in den Tempel hinein. Es ist dein innerer Tempel – der Tempel deiner geistigen Gestalt. Ein wunderbarer, feiner Klang erfüllt den Raum, die Atmosphäre ist voller Musik und Schwingung.
- Im Tempelraum umgibt dich strahlendes Licht, in dem du eine glänzende Gestalt – deinen Ātma – erkennst. Mit deinen inneren Augen erblickst du die leuchtende Form deines göttlichen Selbst, und du bringst ihm die Lotusblüte dar.
- Der ganze Tempel ist erfüllt von Licht, Kraft und Frieden. Du läßt dich vor dem Altar nieder, um zu meditieren. Dein Herz ist voll Dankbarkeit, Liebe und Hingabe und du betest um Gottes Segen und Gnade.
- Du siehst dich selbst in der Meditation sitzend, umgeben von strahlend weißem Licht. Du selbst bist hell und schön wie eine Lotusknospe. Versenke dich in diese Gestalt, tauche ein bis zum Innersten des Lotus. Vor dir öffnet sich der Raum deines Herzens in seiner Unendlichkeit und Tiefe – du löst dich in deinem inneren Selbst.
- Du hörst die Stimme deines Selbst, die dir deine Aufgabe in dieser Welt verkündet. Du erkennst jetzt, wer du bist und was das Ziel deines Lebens ist. Nimm diese Erfahrung und dieses Wissen ganz tief in dich auf. Laß sie dein ganzes Wesen durchdringen. Verneige dich in Ehrfurcht, Dankbarkeit und Liebe vor deinem göttlichen Selbst.
- Löse dich nun langsam aus deinem inneren Raum. Du nimmst wieder den Tempel wahr, in dem du dich befindest. Du verneigst dich vor dem Altar, stehst auf und verläßt den Tempel, so wie du gekommen bist – leise und mit leichten Schritten. Du trittst aus dem Tempel, gehst die Stufen hinab, gleitest oder schwebst über die Brücke zum Ufer des Sees zurück.

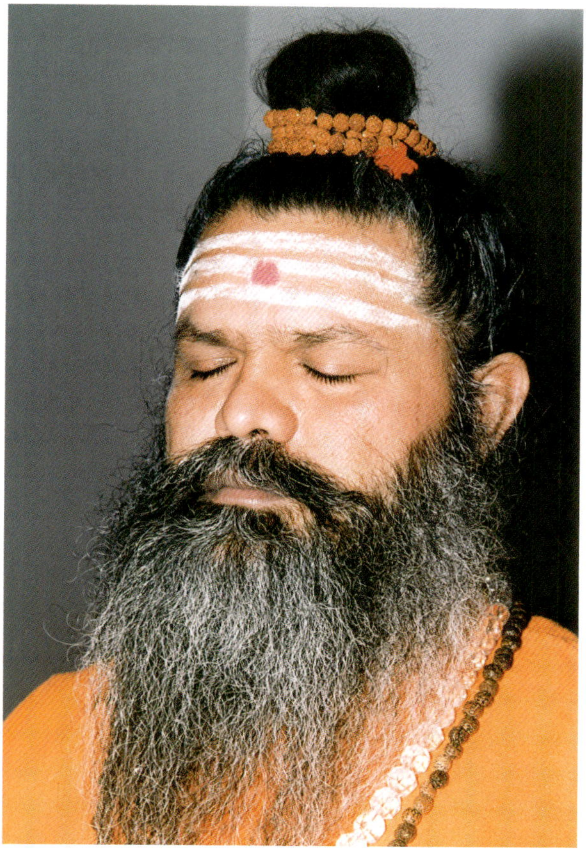

- Die Erinnerung in dir bleibt jedoch lebendig. Tief in dir trägst du das Bild des Marmortempels, des Altars und der strahlenden Gestalt, die du schauen durftest. In dir blüht die reine, weiße Lotusblüte des Selbst. Wo immer du hinkommst, trägst du das Wissen um deinen Auftrag in dir. Dein Dasein, deine Gedanken, Worte und Taten entfalten sich wie die Blütenblätter deiner inneren Lotusblume.
- Du findest dich wieder in dem Raum, in dem du deine Meditation durchführst. Du fühlst dich glücklich und rein, erfüllt von tiefem Frieden und spiritueller Kraft. Spüre Gottes Segen und danke Ihm, daß du für eine Weile bei Ihm sein durftest.
- Nach der Meditation singe 3 x OM und dann das Mantra:

NĀHAM KARTĀ	*Nicht ich bin es, der handelt.*
PRABHU DĪP KARTĀ	*Prabhu Dip ist es, der handelt.*
MĀHAPRABHU DĪP KARTĀ HĪ KEVALAM	*Nur Mahaprabhu Dip ist es, der handelt.*
OM ŚĀNTIḤ ŚĀNTIḤ ŚĀNTIḤ	*OM, Frieden, Frieden, Frieden.*

- Reibe deine Handflächen aneinander, lege sie auf das Gesicht und wärme die Augen, Augenlider und Gesichtsmuskeln. Falte die Hände und verbeuge dich in Liebe und Dankbarkeit vor dem göttlichen Selbst. Öffne die Augen.

8/2 Nirguna Dhyāna (Meditation auf das Gestaltlose)

- Singe 3 x OM.
- Konzentriere dich während des OM-Singens auf den OM-Klang. Spüre die OM-Vibration vom Nabel bis zum Kopf. Vom Kopf aus durchflutet die Schwingung deinen ganzen Körper. Sie bildet einen Schutzmantel um dich. Fühle diesen Schutzmantel.

Verweile bei jedem der folgenden Bilder, Gedanken oder Gefühle 3–4 Minuten.

- Mache dir bewußt, daß in dir das göttliche Selbst, der ĀTMA, wohnt. Dein Ātma ist ein Funke des göttlichen Lichtes, das in allen Lebewesen existiert. So wie der Samen alle Eigenschaften des Baumes in sich trägt, so trägt auch der Ātma alle Eigenschaften des Höchsten Selbst in sich. Das Wesen des Höchsten Selbst ist SAT CHIT ĀNANDA: Wahrheit, Bewußtsein und Glückseligkeit. Das sind die Eigenschaften, die tief in deinem Inneren vorhanden sind.
- Sage nun zu dir selbst: »Laß mich eins mit meinem inneren Selbst sein.«
- Keine Konzentration, keine Vorstellungen und keine Visionen. Löse dich von intellektuellen Gedankengängen und Ideen. Den ganzen Tag über warst du beschäftigt und konzentriert, nun mache dich innerlich frei und ruhe dich im Höchsten Selbst aus.
- Fühle deine Anwesenheit im unendlichen Raum deines Bewußtseins.
- Bleibe nur ein Beobachter, auch wenn Emotionen, Gedanken oder Bilder auftauchen. Nimm sie als etwas ganz Natürliches an; laß dich von ihnen nicht ablenken oder stören. Lege sie einfach ab, so als würdest du abends nach Hause kommen und dich deiner Kleider entledigen. Du legst zuerst den Mantel ab, dann den Schal, den Pullover usw. Befreie dich in gleicher Weise von allen Vorstellungen, Urteilen und inneren Argumentationen.
- Entspanne dich und fühle Glückseligkeit. Keine Imaginationen, fühle nur tiefe Entspannung. Fühle dich ganz frei – frei von allen Aufgaben, aller Verantwortung, von deinem kleinen Ego und all seinen Eigenschaften und Wünschen, seinem Denken und Fühlen. Gib dein Selbst in Gottes Hände. Sein Wille ist dein Wille und Seine Gnade ist deine Gnade. Du bist in Ihm und Er ist in dir.
- Tauche tief ein in die Unendlichkeit und fühle Freiheit und Frieden. Fühle, daß du nicht allein bist. Das göttliche Selbst begleitet dich in allen Ebenen. Fühle dich ganz glücklich und frei.
- Stelle dir eine Taube vor, die in einem Käfig gefangen ist. Voller Liebe öffnest du die Tür ihres Käfigs und gibst ihr die Freiheit. Sieh, wie sie glücklich in die Weite des Himmels fliegt.
- Genauso befreie nun auch dein inneres Selbst. Laß es fliegen, hochsteigen in das Licht und sich mit ihm vereinen. Unendlichkeit und höchste Wahrheit – das ist die wahre Freiheit.
- Du nimmst Energie- und Lichtstrahlen wahr, die aus der Tiefe deines inneren Raumes aufsteigen und nach außen strahlen. In deinem Herzen entsteht ein Gefühl der Glückseligkeit. Du erkennst: Gott ist Liebe und Liebe ist Gott.

- Fühle Glückseligkeit in deinem Herzen. Fühle dich ganz frei, rein und klar. Du bist dir deiner selbst bewußt und gleichzeitig mit allem verbunden. Löse dich einfach; löse dich in der Schwingung und im Licht des Ātma, des göttlichen Selbst, das in dir lebt und aus dir strahlt.
- Fühle die Vereinigung mit deinem eigenen Selbst und tauche immer tiefer ein in deinen inneren Raum. Dein Bewußtsein dehnt sich in die Unendlichkeit aus. Fühle Gott und Seine allgegenwärtige und unermeßliche Gnade und Kraft.
- Kehre nun wieder zurück zu deinem Körper und verspüre Dankbarkeit, daß du dies erleben durftest. In Dankbarkeit sei dir bewußt, daß dein Ātma Teil des göttlichen Selbst ist. Erkenne Glückseligkeit als die Essenz wahrer Liebe und Einheit.
- Bitte Gott, dir die Gnade zu schenken, daß diese Glückseligkeit Tag für Tag in dir wachse. Daß Er durch dich allen Wesen helfen möge, Frieden und Glück zu verwirklichen und weiterzugeben.
- Fühle deine Anwesenheit im Raum, dein Dasein – körperlich, geistig und seelisch. Der Raum ist von einer wunderschönen Schwingung und lichtvollen Kraft erfüllt, die von deinem inneren Selbst ausgehen.
- Singe zum Abschluß 3 x OM und das Mantra:

NĀHAM KARTĀ	*Nicht ich bin es, der handelt.*
PRABHU DĪP KARTĀ	*Prabhu Dip ist es, der handelt.*
MĀHAPRABHU DĪP KARTĀ HĪ KEVALAM	*Nur Mahaprabhu Dip ist es, der handelt.*
OM ŚĀNTIḤ ŚĀNTIḤ ŚĀNTIḤ	*OM, Frieden, Frieden, Frieden.*

- Reibe nun deine Handflächen aneinander. Lege sie über die Augen, wärme deine Augen und die Gesichtsmuskeln. Verbeuge dich in Dankbarkeit und Verehrung vor dem göttlichen Selbst und öffne die Augen.

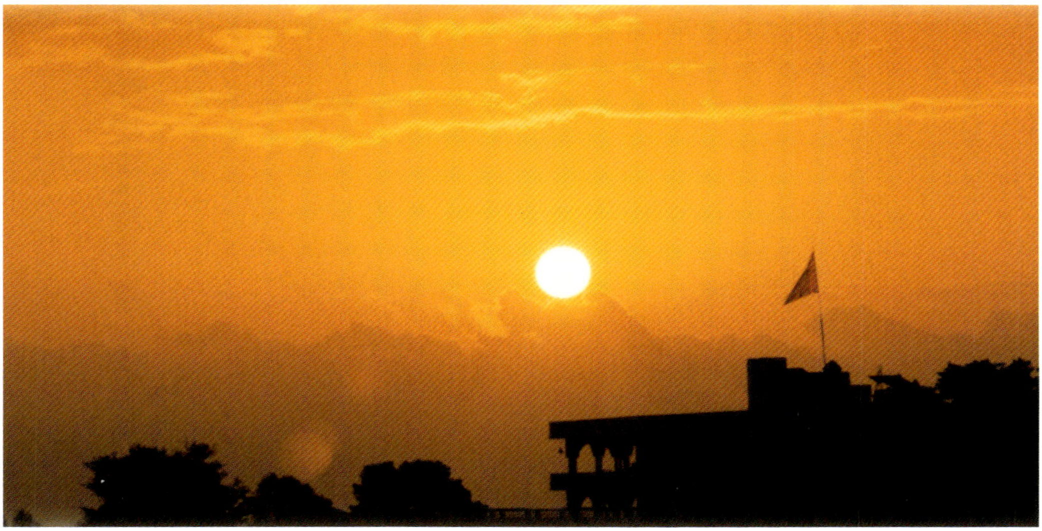

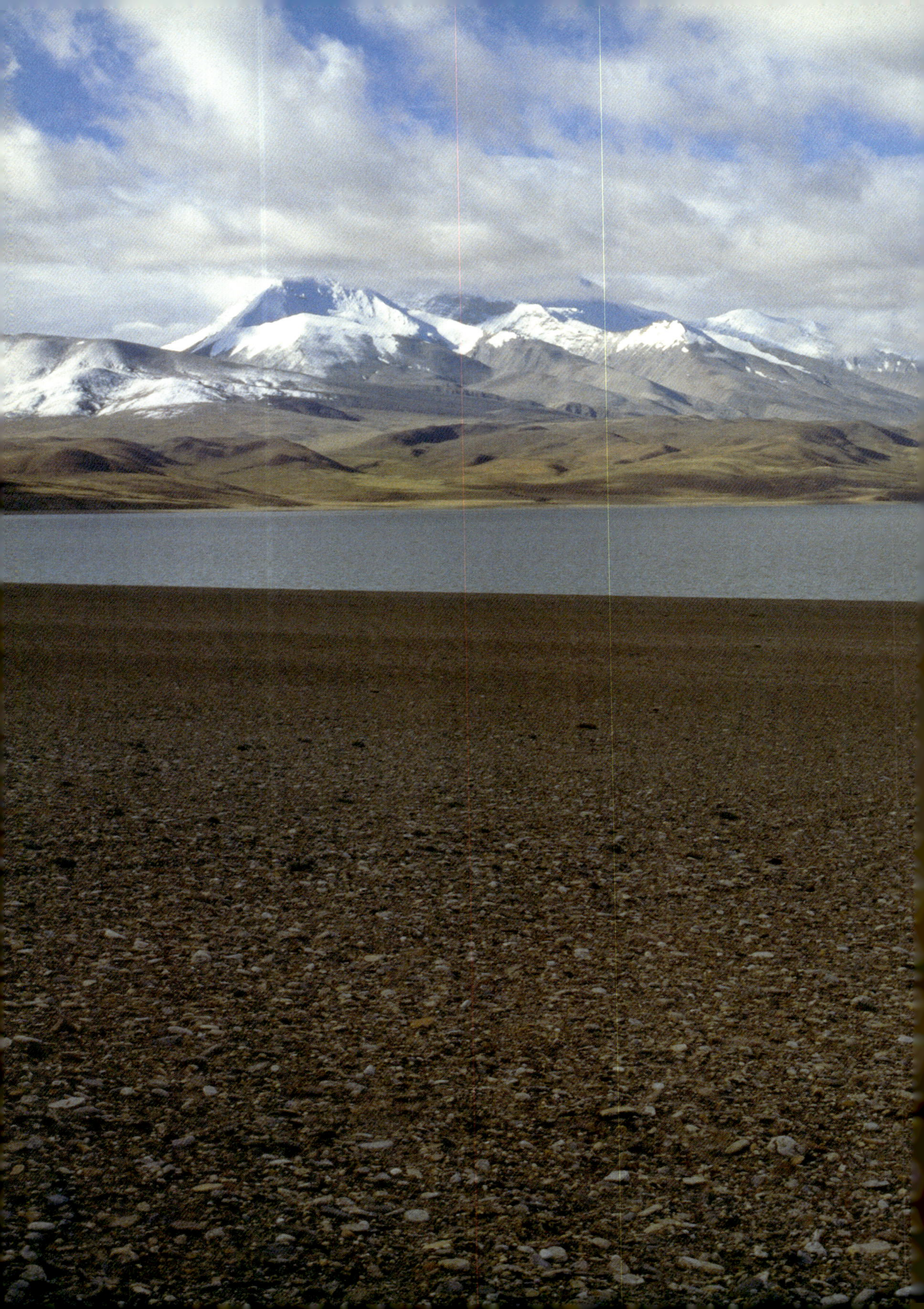

Konzentriere dich auf deine Pflicht, nicht auf die Früchte.
Tue alles in Gottes Namen und laß Ihn für die Früchte sorgen.

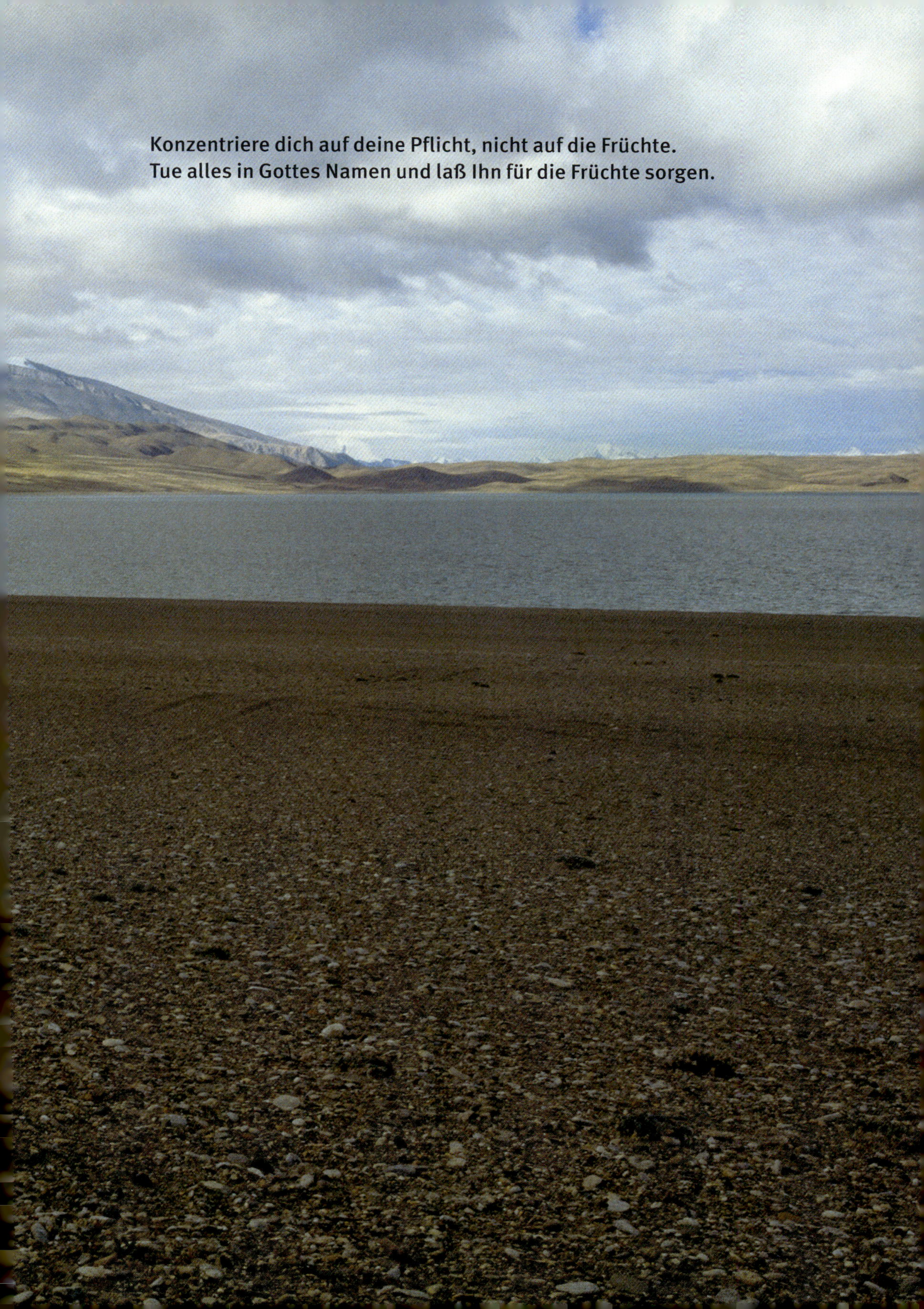

»Hatha« heißt Willenskraft und bedeutet hier: diszipliniertes Üben und Handeln unter Einsatz von Willenskraft und Energie.

Hatha Yoga ist der Weg der Übung und Reinigung (innerlich sowie äußerlich) und somit ein weiterer Yogaweg, zusätzlich zu den vier traditionellen Yogawegen. Die regelmäßige Durchführung dieser Übungen erfordert Willenskraft und Disziplin, deshalb heißt dieser Weg: Hatha Yoga.

HA-THA bedeutet auch Mond und Sonne und bezieht sich auf die Vereinigung und Harmonisierung des Sonnen- und Mondprinzips durch diese Übungen. Zum Hatha Yoga gehören sechs Reinigungstechniken, Shat Karma Kriyās oder Shat Karmas. Āsanas und Prānāyāmas, die eigentlich zum Rāja Yoga zählen, werden im Westen meist auch dem Hatha Yoga zugeordnet.

Achtung

Alle hier beschriebenen Techniken sollen anfänglich nur unter der Anleitung eines Yogalehrers von »Yoga im täglichen Leben« durchgeführt werden.

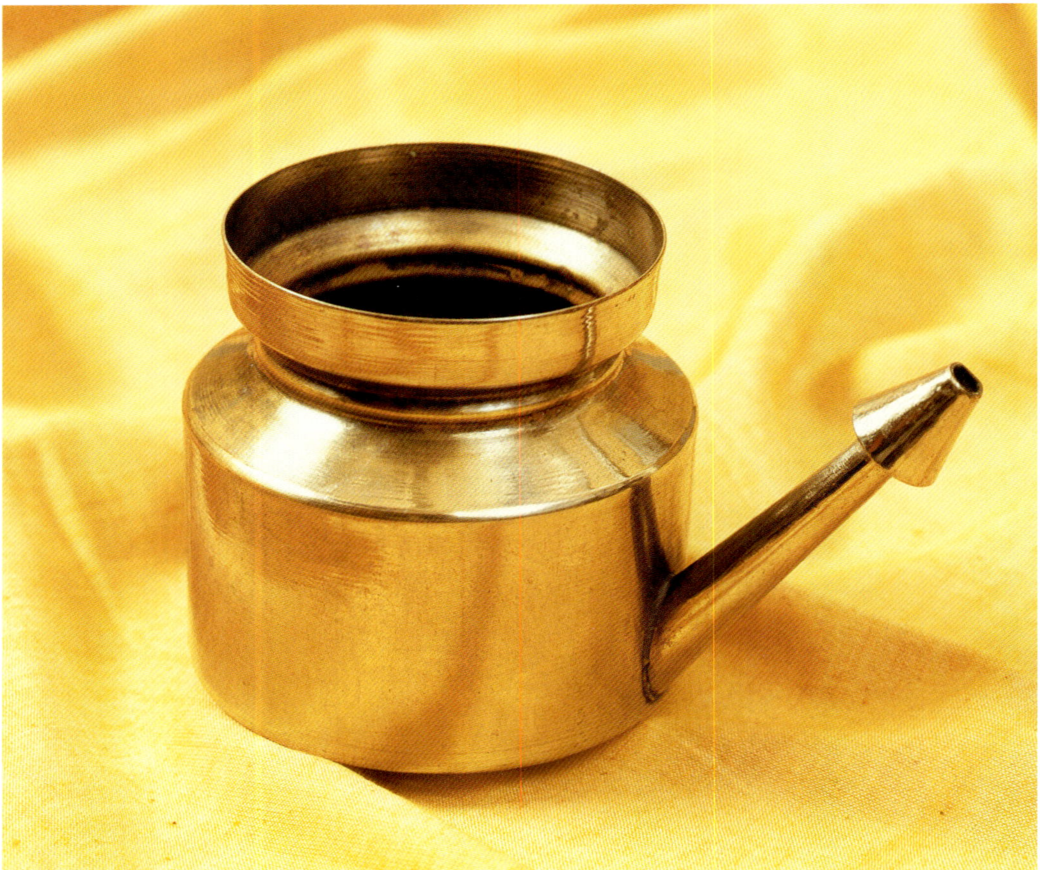

1. NETI – Reinigung der Nase

Es gibt zwei Arten von Neti:

1 | A Jala Neti – Neti mit Salzwasser

Durchführung

In ein speziell dafür angefertigtes Gefäß (Neti-Kanne) wird etwas warmes Salzwasser gegeben (ca. 38–40° C, ca. 1 Teelöffel Salz auf 1 Liter Wasser*). Neige den Kopf über ein Waschbecken und führe den Schnabel der Kanne in das rechte Nasenloch ein (das somit verschlossen ist). Beuge den Kopf etwas nach vorn und neige ihn dabei zur linken Seite, sodaß das Wasser zum linken Nasenloch hinausfließen kann.
Die Atmung erfolgt durch den geöffneten Mund.

Wenn etwa die Hälfte des Kanneninhalts durch die Nase geronnen ist, die Kanne wieder absetzen. Setze sie anschließend an das linke Nasenloch und neige den Kopf nach rechts, sodaß das Wasser durch das rechte Nasenloch ausfließen kann. Danach wird das restliche Wasser mit Kapāla Bhāti Prānāyāma (siehe Hatha Yoga Kriyās 5) ausgeblasen.

Zum abschließenden Reinigen der Nase den Atem noch 3–5 Mal durch jedes Nasenloch kräftig ausstoßen und dabei das jeweils andere Nasenloch zuhalten (wie beim Putzen der Nase). Wichtig ist, daß der Mund dabei geöffnet bleibt, da sonst die Gefahr besteht, daß Wasser in die Ohren gerät.

Es ist empfehlenswert, Neti jeden Tag in der Früh durchzuführen.

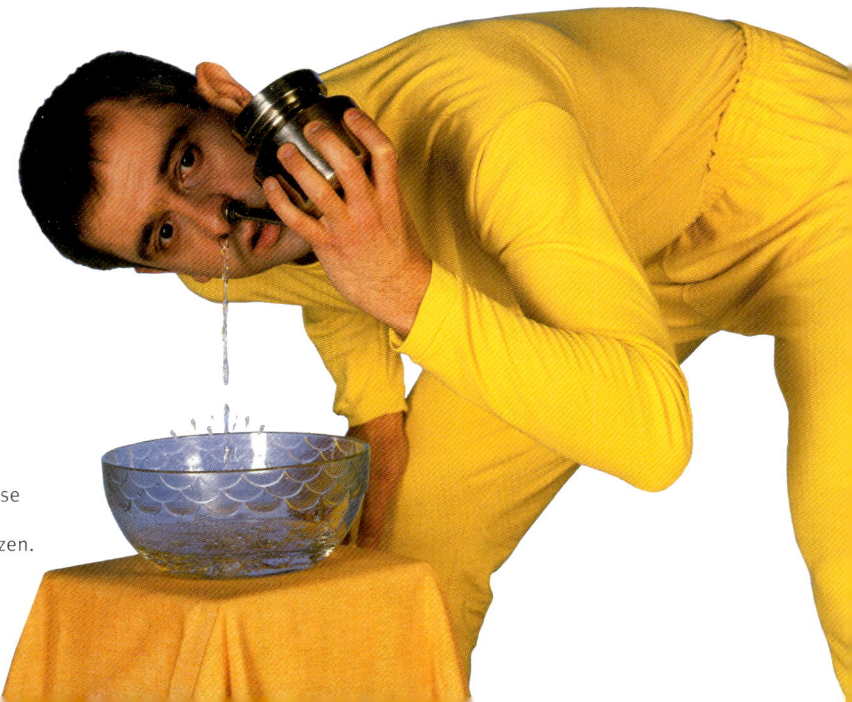

* Wenn das Wasser in der Nase brennt, dann ist es zu kalt, zu wenig oder zu viel gesalzen.

Gut für

Beeinflußt alle Sinnesorgane im Kopfbereich positiv. Stärkt die Sehkraft und wirkt gegen Übermüdung der Augen (z. B. bei langem Arbeiten am Computer). Auch bei Kopfschmerzen kann Neti hilfreich sein. Stärkt die Gedächtnisleistung und Konzentrationsfähigkeit. Es hilft bei Problemen im Nasen- und Stirnhöhlenraum. Neti wirkt vorbeugend gegen Schnupfen und Stirnhöhlenkatarrh und kann bei regelmäßiger Anwendung Heuschnupfen und Pollenallergien heilen oder zumindest lindern.

Achtung

Nicht durchführen bei Erkältung, Stirnhöhlenentzündung und Ohrenschmerzen.

1 B Sūtra Neti – Neti mit einem Katheter aus Gummi oder gewachster Baumwolle

Diese Art von Neti wird mit einer gedrehten Baumwollschnur, die zuvor in geschmolzenes Bienenwachs eingetaucht wurde, oder einem weichen Gummikatheter durchgeführt. Die Durchführung dieser Technik bedarf einiger Praxis und sollte daher die ersten Male nur unter Anleitung eines Yogalehrers von »Yoga im täglichen Leben« durchgeführt werden.

Ebenso wie Jala Neti bewirkt auch Sūtra Neti eine gründliche Reinigung der Nase. Durch die massierende Wirkung des Katheters wirkt es noch intensiver als die Spülung mit Salzwasser.

Diese Technik ist sehr hilfreich für Personen, die Atmungsprobleme durch verengte Nasenlöcher haben. Sie kann bei entsprechender Übung jeden zweiten Tag oder auch täglich durchgeführt werden.

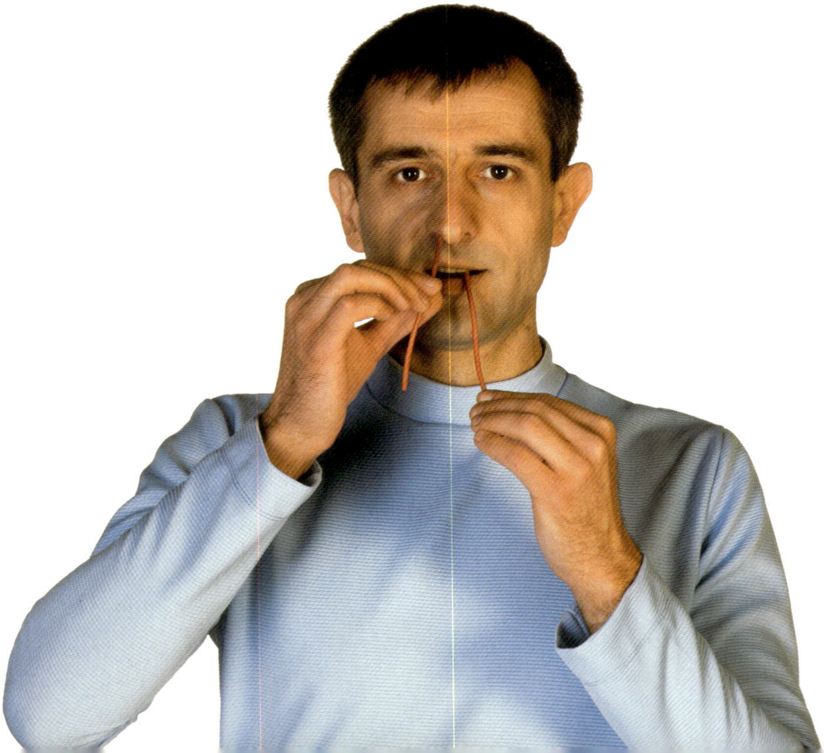

2. DHAUTI – Reinigung von Speiseröhre und Magen

Diese Technik wird auch Gaj Karn genannt (Gaj = Elefant). Wenn ein Elefant ein schlechtes Gefühl im Magen hat, so steckt er seinen Rüssel tief in die Speiseröhre und saugt den Mageninhalt aus. Diese Technik ist also der Natur abgeschaut. Sie hilft bei Übelkeit, wenn man etwas Unverträgliches oder Verdorbenes gegessen hat, bei Übersäuerung des Magens und kann auch bei Nahrungsmittelallergien und Asthma eine Besserung bewirken.

2 | A Jala Dhauti oder Kunjala Kriyā

Durchführung

Zwei Liter 40° C warmes Wasser mit einem Teelöffel Salz vermischen, aufrecht stehen und Glas für Glas zügig trinken. ···› Etwas vorbeugen, mit der linken Hand auf den Unterleib drücken und den rechten Zeige- und Mittelfinger in den Rachen stecken (die Zunge wird dabei hinuntergedrückt), sodaß ein Brechreiz entsteht. Die gesamte Wassermenge kommt innerhalb einer halben Minute wieder heraus.

Gut für

Wirkt günstig bei Übersäuerung, Allergien und Asthma.
Entfernt Mundgeruch.

Kann 1–2 x wöchentlich, am besten in der Früh mit leerem Magen, durchgeführt werden.

Achtung

Bei Bluthochdruck und erhöhtem Augendruck diese Übung nicht durchführen.

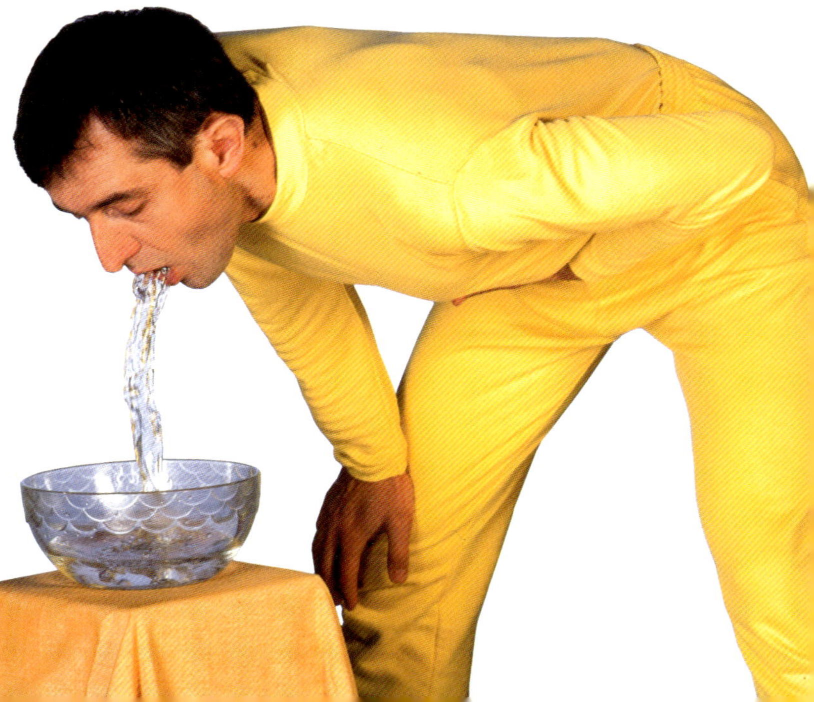

Sūtra Dhauti

Durchführung

Diese Technik, bei der zur Reinigung des Magens ein etwa 3 m langer und 10 cm breiter Baumwollstreifen verwendet wird, soll beim ersten Mal nur unter der Anleitung eines Yogalehrers von »Yoga im täglichen Leben« durchgeführt werden.

Gut für

Wie bei Jala Dhauti. Reinigt den Magen und hilft gegen Acidose (Übersäuerung). Reinigt zugleich die oberen Atemwege und hilft bei Asthma, Staub-, Pollen- und Gräserallergie.

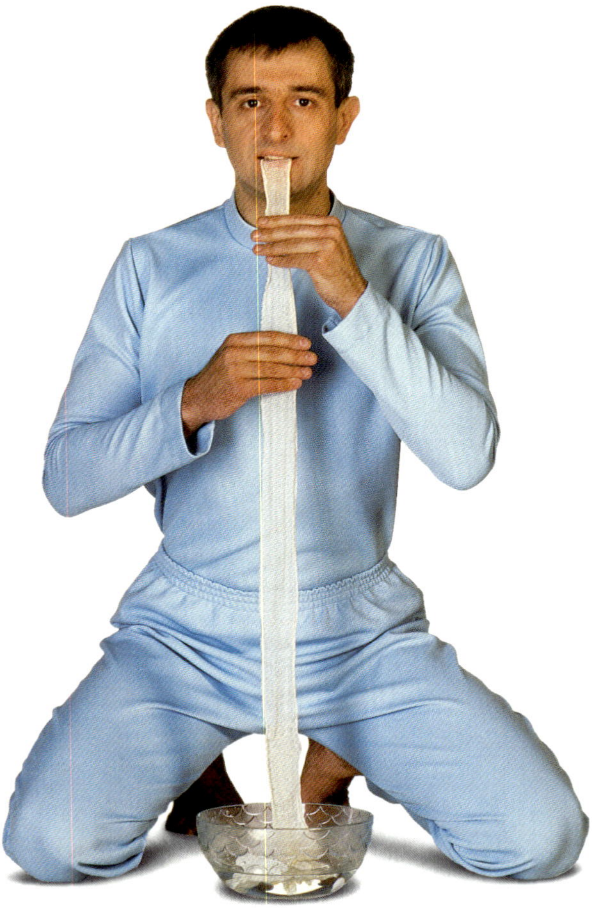

3. NAULI – Bauchmuskeldehnung

Es gibt eine Regel im Yoga, daß man wenigstens einmal pro Tag jeden Muskel bewegen sollte. Das löst Blockaden und bringt die Energie zum Fließen. Mit der Energie ist es wie mit dem Wasser: Wasser, das still steht, wird unrein und faul; fließendes Wasser hingegen bleibt rein. Wir sollten daher auch täglich unsere Bauchmuskeln und den Darm bewegen. Nauli unterstützt die Verdauung und Ausscheidung sehr wirkungsvoll.

Als Vorübung empfiehlt es sich, die folgende Technik durchzuführen:

3 | A AGNISĀRA KRIYĀ – Vorübung

Durchführung

Stehe mit leicht gegrätschten Beinen. ···› Atme durch die Nase tief ein. ···› Durch den Mund völlig ausatmend beuge die Knie etwas und stütze die Hände auf die Oberschenkel. ···› Strecke die Arme durch. Der Rücken ist gerade, der Kopf aufrecht. Laß die Bauchmuskeln locker. ···› Ohne zu atmen bewege nun die Bauchdecke 10–15 x kräftig und rasch nach innen und außen. ···› Durch die Nase einatmend richte dich wieder auf.

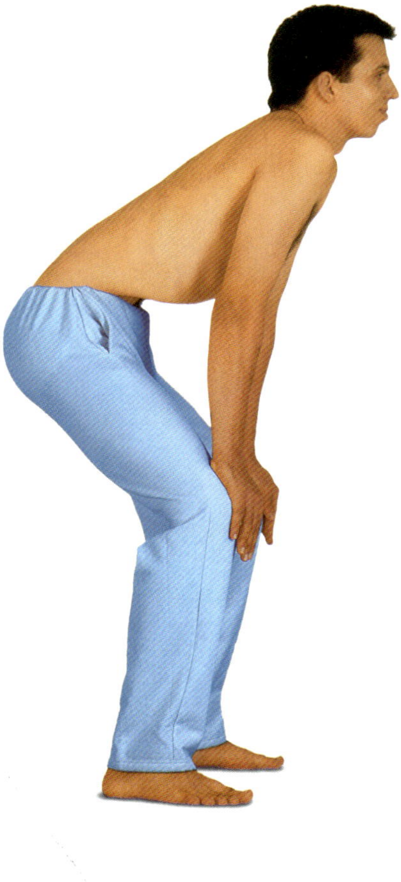

Wiederhole die Übung 3–5 x.

Gut für

Agnisāra Kriyā aktiviert das Manipūra Chakra und erweckt das »Verdauungsfeuer«. Es wirkt stoffwechselfördernd, stärkt das Immunsystem und hilft bei Diabetes.

Achtung

Nur mit leerem Magen durchführen! Während der Schwangerschaft, Menstruation und nach einer Bauchoperation nicht durchführen. Bei Krankheiten des Darms und der Bauchspeicheldrüse vorher den Arzt konsultieren.

Wenn einige Wochen lang Agnisāra Kriyā geübt wurde, kann man zum Training von Nauli übergehen.

Durchführung

Aufrecht mit leicht gegrätschten Beinen stehen. ···› Tief durch die Nase einatmen. ···› Durch den Mund ausatmend mit geradem Oberkörper vorbeugen. Leicht in die Knie gehen und dabei die Hände auf die Oberschenkel stützen. Die seitliche Bauchmuskulatur einziehen und den mittleren großen Bauchmuskel parallel dazu zusammenziehen. Dadurch entsteht eine starke Sogwirkung im ganzen Bauchraum. ···› Wenn der Impuls zum Einatmen kommt, einatmend wieder aufrichten. ···› Dieser Vorgang kann 5–6 x wiederholt werden bzw. so lange noch Kraft in der Bauchmuskulatur ist. ···› Mit etwas Übung gelingt es, den mittleren Bauchmuskel von rechts nach links und von links nach rechts zu verschieben und später auch in kreisende Bewegung zu versetzen.

Gut für

Nauli stärkt die Bauchmuskeln und massiert den Darm und die Organe im Unterleib. Reguliert den Blutdruck und wirkt vorbeugend gegen Diabetes. Hilfreich bei Sodbrennen und Hautkrankheiten (Akne).

Nauli ist eine der besten Übungen für unsere Gesundheit, denn es wirkt aktivierend und regulierend auf das gesamte Verdauungssystem. Zahlreiche Krankheiten haben ihren Ursprung im Verdauungssystem: Kopfschmerzen, Hautkrankheiten, Diabetes, manchmal auch Krebs. Giftstoffe und Schlacken, die nicht rechtzeitig ausgeschieden werden und im Körper lagern, verursachen diese Leiden.

Achtung

Mit nüchternem Magen üben. Bei Nieren- und Gallensteinen und in der Schwangerschaft nicht durchführen.

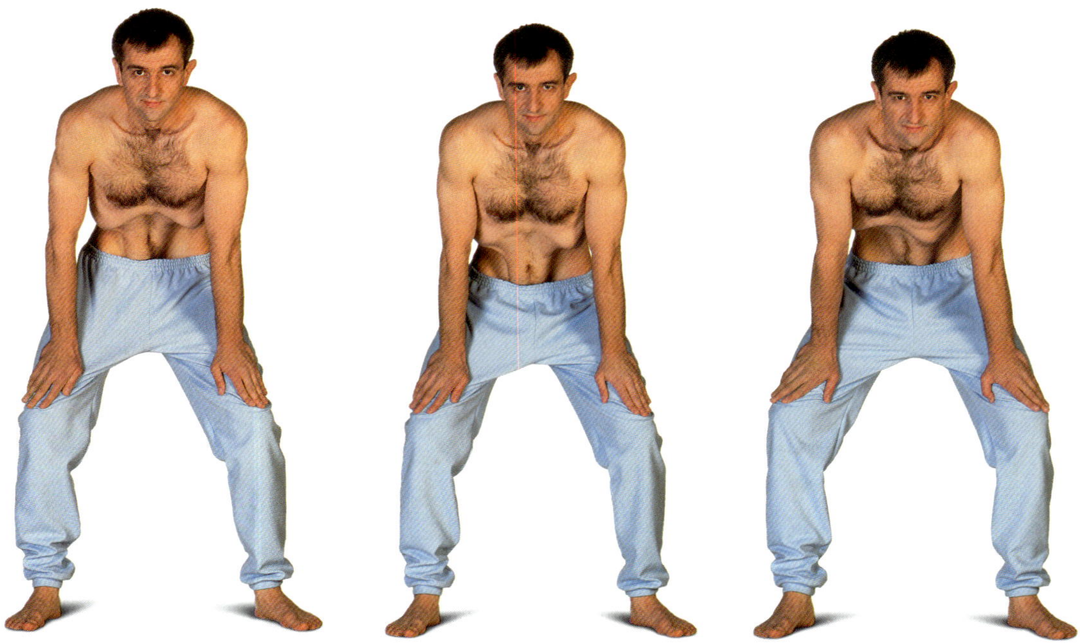

4. BASTI und SHANKA PRAKSHALANA – Vollkommene Reinigung des Darms

Während Dhauti den oberen Verdauungstrakt reinigt, bewirken Basti und Shanka Prakshalana eine vollständige Entleerung des Darms und gründliche Reinigung des gesamten Verdauungsapparates (vom Mund bis zum Enddarm).

4 A BASTI

In früheren Zeiten wurde Basti im Fluß in der Hocke sitzend durchgeführt. Mit Hilfe von Nauli wurde Wasser in den Darm gesaugt, und außerhalb des Flusses wieder ausgeschieden. Heute wird diese Technik meist als Einlauf (Klistier) angewandt, um den unteren Darmabschnitt zu reinigen.

4 B SHANKA PRAKSHALANA

Wird morgens mit nüchternem Magen durchgeführt und sollte die ersten 3 Mal unbedingt mit Anleitung eines Yogalehrers von »Yoga im täglichen Leben« geübt werden.

Durchführung

Sechs bis sieben Liter Wasser mit ca. 1/2 TL Meersalz pro Liter (bei hohem Blutdruck Diätsalz) auf 38–40° C erwärmen. Die Temperatur des Wassers soll während der ganzen Übung konstant gehalten werden. ···› Trinke zügig Glas für Glas die gesamte Wassermenge und führe nach jedem Glas fünf Streck- und Drehübungen, wie z. B. Trikonāsana, Triyak Bhujangāsana, Seitliches Beugen, Meru Prishthāsana, Tādāsana aus.

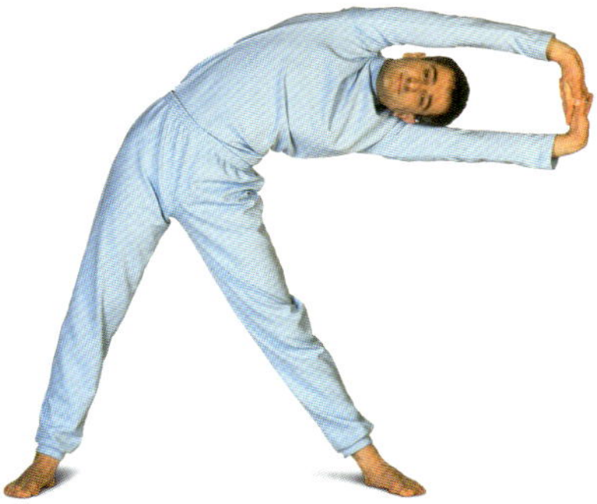

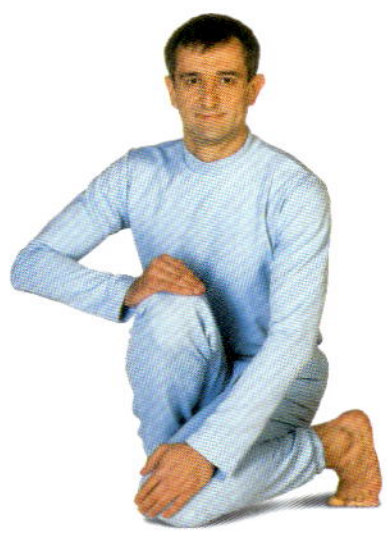

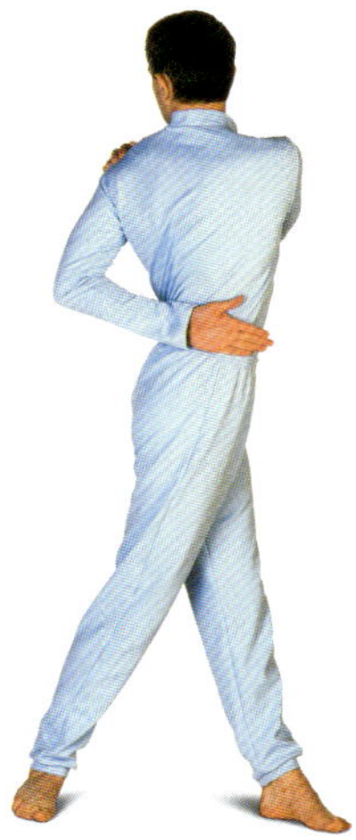

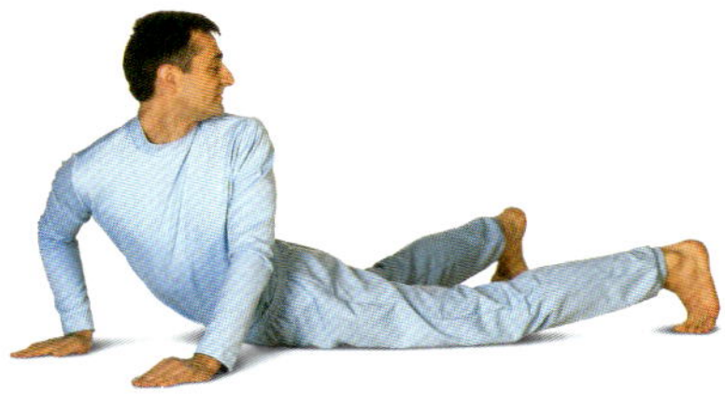

Ab dem fünften Glas suche die Toilette auf und führe Ashvinī Mudrā (Aftermuskeln zusammenziehen und locker lassen) durch. Diese Übung wirkt anregend auf die Darmperistaltik.

Wiederhole diesen Vorgang so lange, bis Stuhlgang erfolgt, und beende ihn erst, wenn das ausgeschiedene Wasser ganz sauber ist. Es darf gelblich sein, soll aber keine festen Teile mehr enthalten, und das nach mehreren Toilettengängen.

Reinige anschließend Magen, Speiseröhre und Bronchien mittels Dhauti (jedoch mit ungesalzenem Wasser) und führe abschließend Jala Neti als Vorbeugung gegen Kopfschmerzen durch. ⇢ Entspanne dich im Anschluß an Shanka Prakshalana ca. eine Stunde lang (decke dich dabei gut zu!), achte jedoch darauf, nicht einzuschlafen.

Achtung

Wichtig ist die anschließende Diät: ca. 1 Stunde nach Shanka Prakshalana sollte Khicheri gegessen werden, das du vor der Entspannung zubereitest.

Zubereitung von Khicheri

2 Tassen Basmati-Reis, 3/4 Tasse geschältes Mung Dal, 1/2 TL Kurkuma (Gelbwurzpulver), 1/2 TL Kreuzkümmel und Salz mit der dreifachen Menge Wasser zugedeckt weich dünsten lassen. Pro Teller Khicheri am Ende der Kochzeit 1 Eßlöffel Butter oder Butterschmalz unterrühren. Diese Speise wirkt wie ein Schutzfilm auf den ganzen Darm, daher soll möglichst viel davon gegessen werden. Danach 2 Stunden lang nicht trinken.

Diät

- In den folgenden Wochen sollen nur leicht verdauliche Speisen gegessen werden, da der Darm nach dieser Übung sehr empfindlich ist. Gemieden werden sollen 7 Tage lang Milch und Käse, rohes Obst und Gemüse, schwarzer Tee und Kaffee; 20 Tage lang blähende Speisen wie Bohnen, Karfiol oder Kohl, außerdem Knoblauch, Zwiebel, scharfe Gewürze sowie kohlensäurehaltige Getränke.
- Zumindest 40 Tage lang sind Fleisch, Fisch, Eier und Alkohol zu meiden. Für unsere Gesundheit wäre es am besten, überhaupt darauf zu verzichten.
- Es ist durchaus normal, wenn zwei bis drei Tage nach Shanka Prakshalana kein Stuhlgang erfolgt. Um die Darmperistaltik wieder anzuregen, ist es ratsam, an den folgenden Tagen Agnisāra Kriyā oder Nauli zu üben. Wer möchte, kann an den fünf darauffolgenden Tagen in der Früh warmes, ungesalzenes Wasser trinken (vier bis fünf Gläser) und nach jedem Glas dieselben Übungen wie bei Shanka Prakshalana durchführen.
- Shanka Prakshalana sollte 4 x im Jahr, jeweils zum Wechsel der Jahreszeiten durchgeführt werden, denn zu dieser Zeit ändert sich unser Biorhythmus. Zumindest aber sollte es 2 x jährlich durchgeführt werden: Mitte Oktober/Anfang November, Mitte März/Anfang April.

Gut für

Shanka Prakshalana reinigt das Blut, entgiftet den Körper und verhilft zu einer guten Verdauung. Es wirkt gegen Allergien (z. B. Heuschnupfen) und Hauterkrankungen (z. B. Akne, Neurodermitis oder Psoriasis). Weiters ist es hilfreich bei Frühjahrsmüdigkeit und wirkt ausgleichend auf das Gemüt.

Achtung

Unter dem fünfzehnten Lebensjahr, während der Menstruation und Schwangerschaft, bei Gallen- oder Nierensteinen, bei Nierenschwäche, bei schwerer Zuckerkrankheit, sehr niedrigem Blutdruck, Hernie, Blinddarmreizung, Magengeschwüren und akuter Gastritis, sowie bei geistigen Krankheiten darf Shanka Prakshalana nicht durchgeführt werden.

5. KAPĀLA BHĀTI PRĀNĀYĀMA
Stirnhöhlenreinigung

5 | KAPĀLA BHĀTI PRĀNĀYĀMA

Durchführung

- Kopf und Oberkörper leicht nach vorn beugen. Durch den Mund einatmen und den Atem in kurzen, kraftvollen Stößen 25–50 Mal durch die Nase ausblasen.
- Man kann diese Übung mit beiden Nasenlöchern zugleich, aber auch durch ein einzelnes Nasenloch machen, indem man den Kopf auf eine Seite neigt.
- Nach der Durchführung von Kapāla Bhāti soll man 1–2 Minuten lang entspannen.

Gut für

Wirkt erfrischend und verleiht neue Energie. Wirkt durchblutungsfördernd im gesamten Stirn- und Nasenbereich. Ist sehr hilfreich bei Neben- und Stirnhöhlenentzündungen. Reinigt die Nase, kräftigt die Atmungsorgane. Wirkt beruhigend und hilft gegen Streß. Vor der Meditation durchgeführt bringt es innere Ruhe.

Achtung

Am Anfang kann Kapāla Bhāti leichte Schwindelgefühle hervorrufen, die jedoch nach einiger Übung meist vergehen.

Alles, was du tust, kommt früher oder später zu dir selbst zurück. Du allein bist verantwortlich für alles, was geschieht. Dein Leben liegt in deiner Hand.
Fühle dich frei; fühle dich von nichts und niemandem abhängig. Sei hilfreich zu jedermann. Liebe deine Familie, deine Freunde und alle Lebewesen. Lebe ein positives, spirituelles und gesundes Leben.

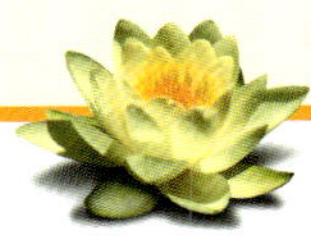

6. TRĀTAKA – Konzentration auf einen Punkt oder eine Kerzenflamme

6 | **TRĀTAKA**

Durchführung

- Setze dich in Meditationshaltung vor eine Kerze und schließe die Augen. Wiederhole wie bei der Meditation im Geist dein Mantra.
- Der Abstand zur Kerze soll ca. eine Armlänge sein. Am besten ist es, wenn der Docht sich in Brusthöhe befindet. Wenn die Kerze zu hoch steht, kann dies zu Spannungen im Augenbrauenzentrum oder Augenbrennen führen. Die Flamme soll unbeweglich sein, und nicht durch Zugluft zum Flackern gebracht werden.
- Öffne die Augen und blicke in die Flamme, ohne die Augenlider zu bewegen. Die Flamme hat drei Farbzonen: Unten am Docht ist sie rötlich, in der Mitte hellweiß und an der Spitze leicht rauchig. Konzentriere dich auf den oberen Bereich des hellsten Teils der Flamme.
- Schließe die Augen wieder. Wenn im Inneren das Abbild der Flamme erscheint, so konzentriere dich darauf; versuche jedoch nicht, das Bild zu verfolgen oder festzuhalten, sonst verschwindet es.
- Wiederhole die Übung 3 x.
- Die Übung soll langsam aufgebaut werden: Zu Beginn blickt man 10–15 Sekunden in die Flamme. Die Dauer wird in der Folge langsam gesteigert, sodaß man nach etwa einem Jahr 1 Minute lang in die Flamme blickt und sich ca. 4 Minuten mit geschlossenen Augen auf das innere Abbild konzentriert. Diese Dauer sollte keinesfalls überschritten werden.
- Man kann Trātaka auch mit einem weißen Punkt auf schwarzem Papier oder mit einem schwarzen Punkt auf weißem Papier üben. Wenn man sich auf einen weißen Punkt konzentriert, sieht man diesen mit geschlossenen Augen schwarz, und umgekehrt.

Gut für

Reinigt die Augen, stärkt die Augenmuskeln, verbessert die Sehkraft und das Gedächtnis. Hilft bei Einschlafschwierigkeiten und Bettnässen. Stärkt die Konzentrationskraft und ist daher empfehlenswert für Schulkinder. Entwickelt Intuition, Visualisationsfähigkeit und Willenskraft.

Achtung

Für Personen mit psychischen Problemen ist diese Übung nicht geeignet. Besonders bei einer Tendenz zu Schizophrenie und Halluzinationen darf Trātaka nicht geübt werden.

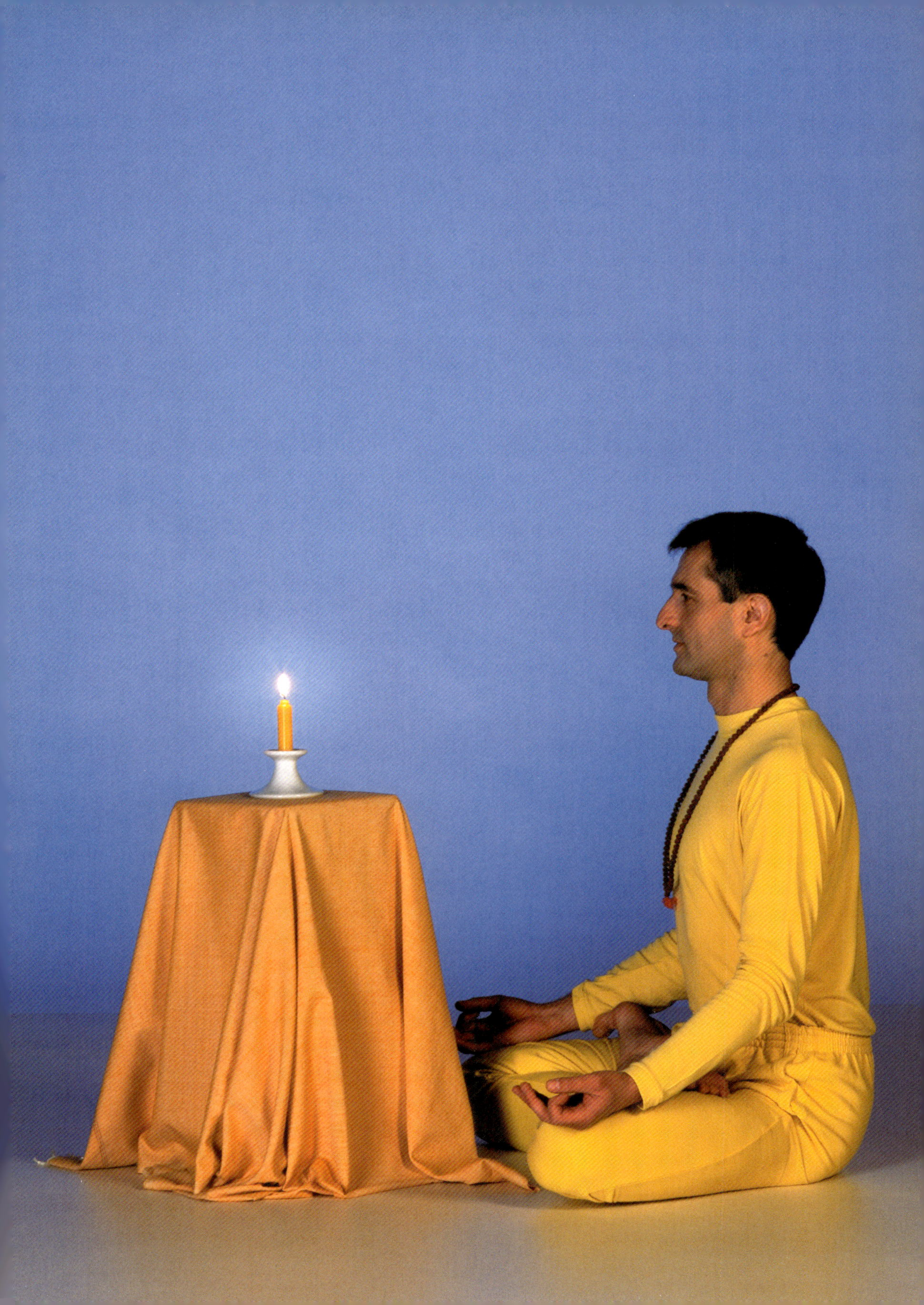

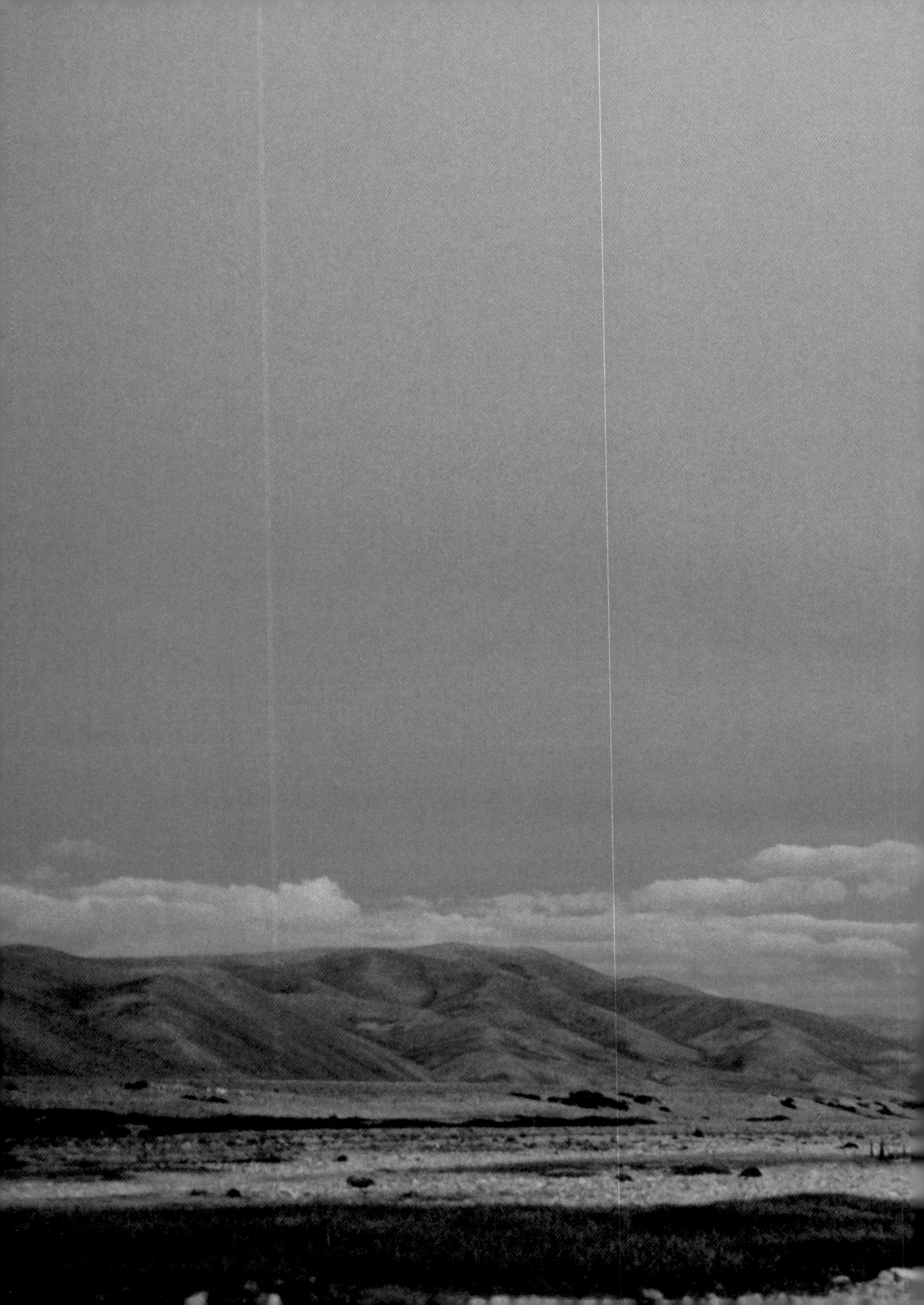

Reichtum bedeutet Glück, Freude, Liebe und Klarheit im Geist und im Herzen.
Verteile deinen Reichtum an alle Lebewesen.
So erfüllst du den Sinn des Lebens.

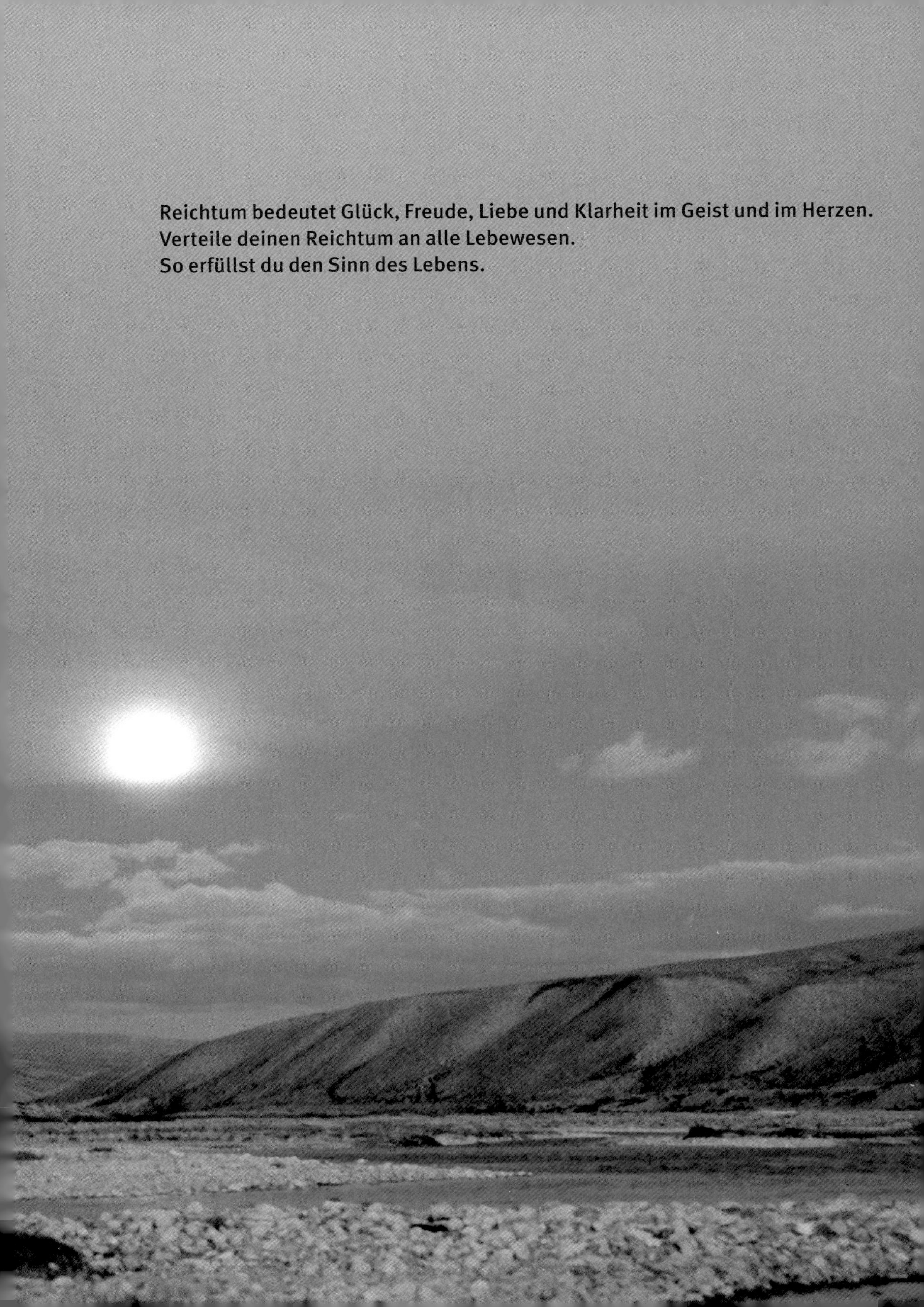

»Yoga im täglichen Leben« in der Gesundheitsvorsorge und Rehabilitation

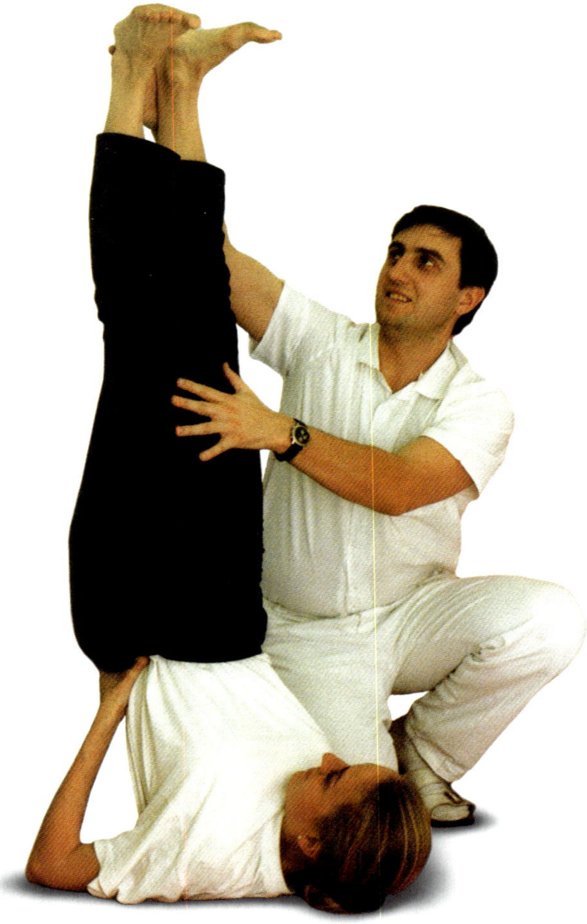

Verbesserung der Atemfunktion

Die Atmung spielt bei allen Yogatechniken und -übungen eine wesentliche Rolle. Untersuchungen haben ergeben, daß die meisten Menschen zu flach atmen. Dadurch wird der Körper unzureichend mit Sauerstoff versorgt, die Stoffwechselfunktion herabgesetzt und als Folge davon das körperliche Wohlbefinden erheblich beeinträchtigt.

Durch die Yoga-Entspannungs-, Körper- und Atemübungen wird der Atemvorgang bewußt gemacht und auf natürliche Weise vertieft. Durch regelmäßiges Üben lernt man nach und nach, die schlechten Atemgewohnheiten abzulegen und durch tiefes, entspanntes Atmen zu ersetzen. Dadurch gewinnt man nicht nur körperliche und geistige Gesundheit, sondern auch eine deutliche Steigerung der Abwehrkräfte und der Vitalität.

Unsere Atemweise beeinflußt nicht nur unser körperliches Wohlbefinden, sondern auch unsere Emotionen und geistige Harmonie. Bei Streß, Angst und Aufregung ist der Atem flach und schnell, während er in der Entspannung tief und langsam wird. Man kann durch bewußte und willentliche Vertiefung der Atmung in Streßsituationen die innere Balance zurückgewinnen. So kann man lernen, mit Hilfe ruhiger Atmung gelassener auf Belastungen und Probleme des Alltags und des Berufslebens zu reagieren und kann dadurch seine geistige und körperliche Stabilität positiv beeinflussen.

Durch die Übungsreihe »Yoga im täglichen Leben« können nicht nur zahlreiche Menschen zu einer gesünderen Atmung gelangen, auch bei Atemerkrankungen wie Asthma oder chronischer Bronchitis kann durch die Übungen Erleichterung und Hilfe gefunden werden.

Gerade bei Asthma spielt die psychische Komponente eine große Rolle, und durch Entspannung, Atemübung sowie Änderung des Lebensstils kann eine Heilung oder zumindest eine Besserung erreicht werden.

Bei Herz-Kreislauf-Erkrankungen

Ein vordringliches Ziel der Yogaübungen ist die Beseitigung von Risikofaktoren, welche die Wurzel der Herz- und Gefäßerkrankungen bilden. Falsche Ernährung, Streß und Bewegungsmangel sind typische Beispiele dafür. Durch stufenweise aufbauende, leichte Körperübungen wird der Kreislauf wieder stabiler, das Gefäßsystem tonisiert und die Herzarbeit ökonomisiert. Spezielle Atemübungen verbessern die Sauerstoffaufnahme und Kohlendioxidabgabe des Körpers, sodaß der Organismus allmählich wieder für ein natürliches Gleichgewicht von Sauerstoffbedarf und -angebot sorgen kann. Durch Entspannungsübungen erlangen die Patienten sowohl körperliche als auch geistige und psychische Entspannung.

Funktionsstörungen des Herz-Kreislauf-Systems sind eine weit verbreitete Erkrankung geworden, und laut statistischen Erhebungen zeigen die Zahlen der Herz- und Gefäßerkrankten in der ganzen Welt eine weiter ansteigende Tendenz. Daher wurden im System »Yoga im täglichen Leben« die Körper-, Atem- und Entspannungsübungen auch an diese Problematik angepaßt.

Frau Dozentin Dr. med. Jarmila Motajova von der Universität in Bratislava arbeitete im Rahmen einer wissenschaftlichen Studie über die Anwendung von Yogaübungen zur Rehabilitation Herzkranker fünf Jahre lang mit einer Patientengruppe, die gezielte Übungen aus dem System »Yoga im täglichen Leben« durchführte, und untersuchte die Teilnehmer dieser Gruppe regelmäßig. Der Erfolg der Yogaübungen zur

Festigung der Gesundheit von Herzkranken wurde durch ihre Messungen (Atem- und Pulsfrequenz, Blutdruck und weitere funktionelle Parameter) voll bestätigt.

Bei rheumatischen Beschwerden

Yogaübungen dienen nicht nur als hilfreiche Therapie bei bestehenden Beschwerden, sondern wirken auch prophylaktisch zur Verhinderung von Wirbelsäulenversteifungen und rheumatischen Veränderungen der Gelenke. Durch die Körperübungen werden verkürzte Muskeln gedehnt und geschwächte Muskeln gekräftigt, sodaß den Gelenken durch eine entsprechende Stabilität und Führung wieder der nötige Schutz zukommt. Die Gelenke werden in ihrem vollen Bewegungsausmaß, soweit es schmerzfrei möglich ist, beansprucht, sodaß die Beweglichkeit verbessert und die Durchblutung vermehrt wird. So gewinnt der Körper allmählich und auf natürliche Weise sein gesundes Bewegungsverhalten zurück.

Der Grund, weshalb zahlreiche Menschen unter den Folgen von rheumatisch bedingten Veränderungen der Knochen, Gelenke und Muskeln zu leiden haben, ist vielfach in der falschen Lebensweise zu finden. Überernährung, hoher Konsum von tierischem Eiweiß und Fett, Bewegungsmangel und schlechte Haltungs- und Bewegungsgewohnheiten führen zu degenerativen und entzündlichen Veränderungen, Versteifung und starken Schmerzen in den Gelenken und der Muskulatur.

Durch Atemübungen wird nicht nur der Stoffwechsel angeregt, sie üben auch eine harmonisierende Wirkung auf das vegetative Nervensystem aus und fördern die Entspannung und das körperliche Wohlbefinden.

Als Beispiel für die hohe Wirksamkeit von Yogaübungen sei ein signifikanter Test erwähnt, der im weltbekannten Kurort Piestany in der Slowakei durchgeführt wurde. Dort untersuchte ein Spezialistenteam, zusammengesetzt aus drei Ärztinnen, einer Psychologin und einer Yoga-Lehrerin, die Wirkung des Systems »Yoga im täglichen Leben« bei Patienten, die an der Bechterew'schen Krankheit litten.

Im Zuge dieser Studie konnten bei Patienten dieser Gruppe, die gezielte Körper- und Atemübungen aus dem System »Yoga im täglichen Leben« durchführten, gegenüber einer Kontrollgruppe, die mittels klassischer Rehabilitationsübungen und -techniken behandelt wurde, merkbar bessere Beweglichkeits- und Lungenparameter sowie eine wesentliche Milderung der Schmerzen festgestellt werden.

Der Erfolg der Übungsreihe »Yoga im täglichen Leben« bei Beschwerden des Bewegungsapparates ist hauptsächlich in der ganzheitlichen Betrachtung der Erkrankungen begründet. Die tiefgreifenden Wirkungen der Übungen führen nicht nur zur körperlichen Besserung; durch Entspannungsübungen erlangt der Patient auch geistige Entspannung. Er lernt, auf Streß und nervliche Belastungen gelassener zu reagieren, und kann dadurch seine beruflichen und familiären Aufgaben im Alltag leichter und besser bewältigen.

»Yoga im täglichen Leben« in der Physiotherapie

Erfahrungsbericht einer Physiotherapeutin

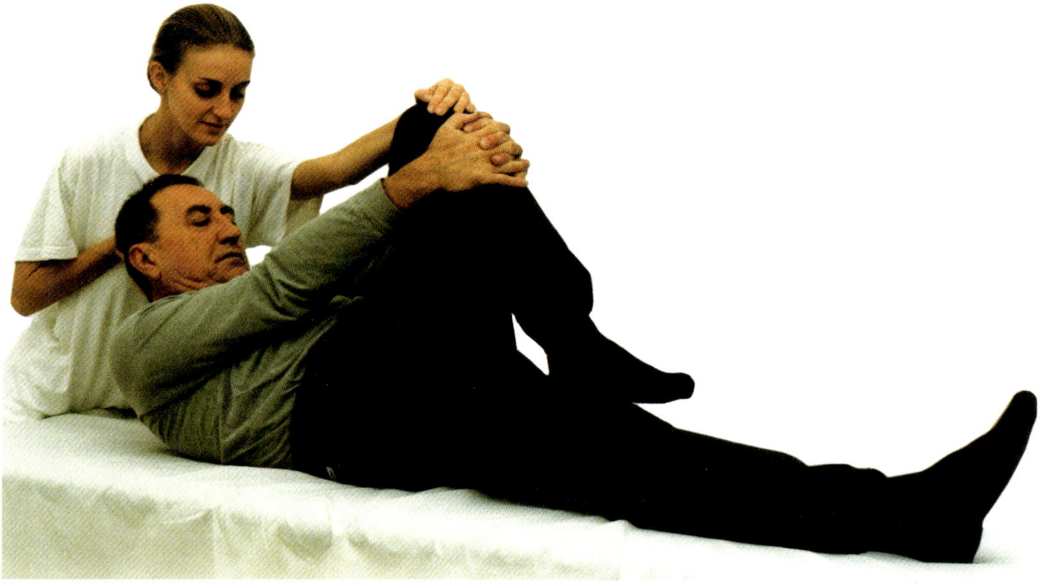

Mit dem stufenweise aufbauenden System »Yoga im täglichen Leben« wurde für uns westliche Menschen ein Weg geschaffen, Yoga in seiner ursprünglichen und reinsten Form zu erfahren. Je länger ich gemäß »Yoga im täglichen Leben« übe, desto weniger stellt sich mir die Frage der Integration von Yoga in die westliche Kultur. Yoga, und ich meine im speziellen »Yoga im täglichen Leben«, weist einen Weg zu Gesundheit und Harmonie. Yogaübungen stellen ein Gleichgewicht auf körperlicher, sozialer und geistiger Ebene her. Vollkommenes Gleichgewicht bedeutet vollkommene Gesundheit, und jede Methode, jede Wissenschaft, die dieses Ziel anstrebt, steht im Einklang mit dem Gedankengut von Yoga.

Als ich die Wohltaten von »Yoga im täglichen Leben« und den großen Wert für die Gesundheit an mir selbst erfuhr, wuchs in mir das Bedürfnis, diese Erkenntnisse in meine physiotherapeutische Arbeit einfließen zu lassen. Zahlreiche Rückmeldungen meiner Patienten bestätigten meine Überzeugung, daß die Integration von »Yoga im täglichen Leben« für meine Therapie eine wertvolle Bereicherung darstellt.

- »Ich kann mich immer besser und schneller entspannen, und aus dieser Fähigkeit kann ich nun viel Kraft schöpfen.«
- »Die Fähigkeit, den Atem bewußt wahrzunehmen und beeinflussen zu können, hat viel zu meinem Wohlbefinden beigetragen.«
- »Ich nehme mir jetzt Zeit für meine Übungen und habe gelernt, mich tief in meinen Körper einzufühlen. Dadurch gelingt es mir oft, unnötige Verspannungen wahrzunehmen und sie bewußt zu lösen.«

Die Bedeutung der Entspannung im System »Yoga im täglichen Leben«

Der Fähigkeit der Entspannung kommt in Yoga eine ebenso große Bedeutung zu wie der richtigen Durchführung der Übung. Jede Übungsstunde beginnt und endet mit einer kurzen Zeit der Entspannung.

Ebenso werden zwischen den Übungen Entspannungsphasen eingeschaltet. Der tiefe Sinn dieser Entspannungsübungen liegt darin, daß dem Körper ausreichend Zeit gegeben wird, auf die Übungen zu reagieren. Der Übende kann die harmonisierenden Wirkungen der Übungen bewußt nachspüren und ein feineres Gefühl für seine Körperfunktionen entwickeln. Yogaübungen sollen stets mit der Atmung koordiniert und mit großer Aufmerksamkeit durchgeführt werden, damit sich ihre ganzheitliche Wirkung auf Körper, Geist und Bewußtsein voll entfalten kann.

Seitdem ich nach dem System »Yoga im täglichen Leben« übe, habe ich auf Entspannung, Atmung und bewußte Durchführung von Bewegungen in meiner Therapie viel mehr Wert gelegt. Ich habe selbst erfahren, wie wichtig diese drei Aspekte für die Wiederherstellung des körperlichen und geistigen Gleichgewichtes sind und welche große Rolle sie für die Gesundheit spielen.

Durch weitere Erfahrungen mit vielen Patienten unterschiedlicher Diagnose kristallisierten sich für mich die Anwendungsbereiche von »Yoga im täglichen Leben« in der Physiotherapie deutlicher heraus, und ich lernte dabei den großen Wert und umfassenden Wirkungsbereich dieses Systems für die Gesundheit immer mehr zu schätzen.

»Yoga im täglichen Leben« als Ergänzung zur Physiotherapie

Die Übungen eignen sich für viele Patienten gut als Heimprogramm. Sie können vom Therapeuten ausgewählt und individuell angepaßt werden. Die anschaulichen und klaren Beschreibungen in Bild und Wort erleichtern den Patienten das selbständige Üben. Vielen Patienten empfehle ich, die Übungen von »Yoga im täglichen Leben« im Anschluß an die Physiotherapie durchzuführen. Sie bieten sich ausgezeichnet als tägliches Übungsprogramm an, wenn keine therapeutische Kontrolle mehr notwendig ist. Sie werden auch von den meisten meiner Patienten sehr gerne geübt, weil diese die positiven Wirkungen auf die Gesundheit wahrnehmen können.

»Yoga im täglichen Leben« in der Atemtherapie

In der Atemtherapie kommt den Yogaübungen ebenfalls große Bedeutung zu. Auf diesem Gebiet wird der Wert der Übungen auch von der westlichen Medizin geschätzt, und mir ist kein Buch über Atemtherapie bekannt, in dem nicht Yogaübungen zur Verbesserung der Atemfunktion empfohlen werden. Jeder Übungsteil von »Yoga im täglichen Leben« ist so aufgebaut, daß die Atemluft bei den unterschiedlichen Körperstellungen in alle Bereiche des Brustkorbs gelenkt wird, wodurch eine ausreichende Atmung gefördert und der Stoffwechsel angeregt wird. Die richtige Atmung ist eine wesentliche Voraussetzung für die Gesundheit, und daher wird ihr auch im Yoga große Beachtung geschenkt.

Vielen meiner Patienten empfehle ich, zusätzlich zu ihren Übungen Nādī Shodhana gemäß den Anweisungen von »Yoga im täglichen Leben« durchzuführen. Diese speziellen Atemübungen haben eine harmonisierende Wirkung auf Prāna, die Lebensenergie. Nādī Shodhana unterstützt eine gesunde Atemfunktion und bewirkt ein sehr angenehmes Gefühl der körperlichen und geistigen Ausgeglichenheit.

»Yoga im täglichen Leben« gegen Rücken- und Gelenkschmerzen

Das stufenweise System von Entspannungs-, Atem- und Körperübungen ist ein hilfreiches Übungsprogramm für Patienten, die schmerzhafte muskuläre Dysbalancen durch einseitige, körperbelastende Arbeitshaltungen und Bewegungen aufweisen. Die Übungen trainieren die Muskulatur des ganzen Körpers im systematischen Wechsel von Dehnen, Halten, Entspannen und Bewegen. Ist von ärztlicher Seite eine Schädigung der körperlichen Strukturen als Ursache für die Beschwerden ausgeschlossen worden, so führt das regelmäßige Üben gemäß »Yoga im täglichen Leben« zur Harmonisierung des muskulären Gleichgewichts, womit gleichzeitig eine Verbesserung unphysiologischer Haltungen und Bewegungen sowie der Durchblutung aller Körperbereiche einhergeht.

Da schlechte Haltungs- und Bewegungsgewohnheiten besonders die Wirbelsäule belasten, sind auch Verspannungen in diesem Bereich eine häufige Ursache von Rückenschmerzen, die aber auch auf Beine, Arme und Kopf ausstrahlen können. Daher wird bei den Āsanas meistens ein Teil oder die gesamte Wirbelsäule in die Übung miteinbezogen. Besonders jene Übungen, bei denen es zu einer Torsion (Drehung) der Wirbelsäule kommt, fördern speziell die Entspannung der tiefen Rückenmuskelschichten. Diese tiefliegenden Muskeln verbinden die einzelnen Wirbel miteinander und neigen daher sehr zu Verspannungen. Da sie einen schrägen Verlauf haben, können sie durch Torsionsübungen günstig beeinflußt werden. Dehnung und Kräftigung der Muskeln sollen kombiniert werden. Wird ein Muskel nur gedehnt, so verspannt und verkürzt er sich bei Belastung sofort wieder, wenn ihm die notwendige Kraft fehlt. Wird ein Muskel nur gekräftigt, so verliert er seine Dehnbarkeit und Elastizität, was sich durch verminderte Beweglichkeit der Gelenke bemerkbar macht.

Kräftige und gleichzeitig dehnbare Muskeln bilden außerdem einen wichtigen Schutz für die Gelenke und die Wirbelsäule. Diese Tatsache wird beim Aufbau der Yogaübungen stets beachtet. Daher können durch regelmäßiges Üben Gelenks- und Wirbelsäulenbeschwerden bereits nach wenigen Wochen verschwinden. Durch die Übung der Āsanas erhalten nicht nur die Muskeln, sondern auch die Bänder, Kapseln und Knorpeln die für ihre natürliche Funktion notwendigen Trainingsimpulse:

Die Bänder und das gelenkeumgebende Bindegewebe werden durch Muskelanspannung straffer und durch Dehn- und Streckübungen elastischer. Die Gelenksflüssigkeit, die für die Gelenksernährung zuständig ist, wird vermehrt von der inneren Schicht der Gelenkskapsel produziert. Knorpel, Bandscheiben und Menisci brauchen die ausgewogene Bewegung zum Erhalten der Elastizität.

Psychosomatische Wirkung von »Yoga im täglichen Leben«

Yogaübungen sind psychosomatische Übungen, das heißt sie beeinflussen Körper, Geist, Atem und Bewußtsein. Diese Tatsache ist für meine Arbeit eine große Bereicherung. Bei zahlreichen meiner Patienten sind Kopf-, Nacken- oder Rückenschmerzen einem nicht mehr bewältigbaren Streß zuzuschreiben. Viele Menschen wollen das jedoch nicht wahrhaben und suchen in physiotherapeutischen Maßnahmen vergeblich nach bleibender Besserung ihrer Beschwerden.

Besonders dann, wenn ein Erfolg der Therapie ohne eine innerliche Veränderung des Patienten unwahrscheinlich ist, wird die von einer Physiotherapeutin zu beachtende Abgrenzung des physischen vom psychischen Bereich schwierig. Durch »Yoga im täglichen Leben« habe ich erfahren, wie weitreichend, tief und wohltuend die Wirkungen der Yogaübungen sind. Die Körper-, Atem- und Entspannungsübungen harmonisieren alle physischen und psychischen Funktionen und führen auf natürliche Weise zur Gesundheit in allen Bereichen des menschlichen Daseins.

Yoga stellt nicht die Frage nach physischer oder psychischer Herkunft von Beschwerden, weil die Yogaübungen in jedem Fall den Menschen in seiner Ganzheit positiv beeinflussen. Gemäß meiner Erfahrungen ist für jene Patienten, die unter immer wiederkehrenden, streßbedingten Kopfschmerzen oder Rückenbeschwerden leiden, das System »Yoga im täglichen Leben« ein äußerst hilfreiches und wohltuendes Übungsprogramm.

»Yoga im täglichen Leben« ist in sich selbst vollkommen und bestätigt sich in seinen umfassenden, wohltuenden Wirkungen, die weit über das Physische hinausreichen. Dieses System ist daher, wie ich selbst erfahren konnte, eine große und sehr wertvolle Bereicherung für jeden gesundheitsbewußten Menschen.

Harriet Bucher
Dipl. Physiotherapeutin (Wien)

Vital und gesund bis ins hohe Alter durch »Yoga im täglichen Leben«

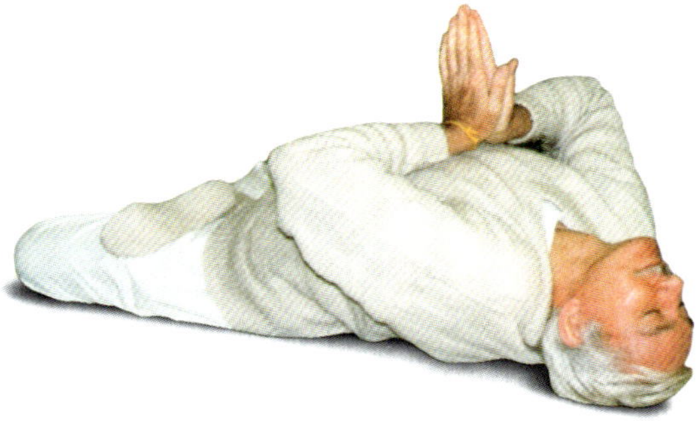

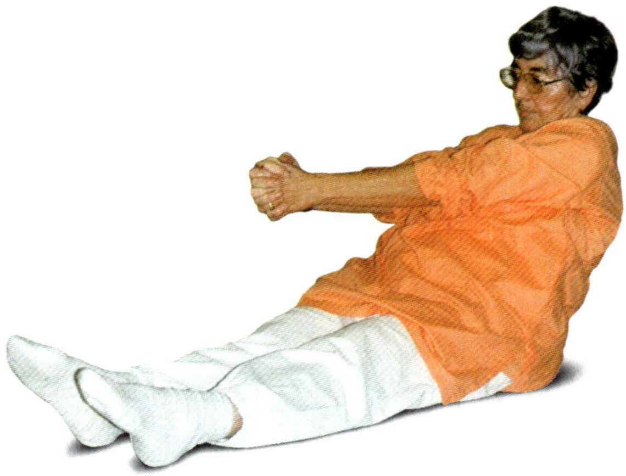

Durch regelmäßiges Praktizieren von Yoga ist es möglich, den Körper bis ins hohe Alter vital und gesund zu erhalten.

Yogaübungen haben einen medizinisch nachweisbaren stimulierenden und regulierenden Effekt auf Drüsen, Organe und Nerven sowie eine generell entschlackende und regenerierende Wirkung auf den ganzen Körper. So bewirkt beispielsweise bei der Durchführung der Āsanas der rhythmische Wechsel von Strecken und Dehnen sowie von Beugen und Zusammenziehen einzelner Körperteile, daß zunächst Blut und Lymphe aus den Gefäßen hinausgepreßt wird, um nach kurzer Drosselung der Blutzufuhr zu einer verstärkten Durchblutung der betreffenden Organe zu führen. Dies bewirkt eine bessere Versorgung mit Sauerstoff und Nährstoffen sowie einen beschleunigten Abtransport von Schlacken.

In der Dehnungsphase der Āsanas wird der Druck auf die Grundsubstanz, d. h. auf jenen Bereich zwischen den Zellen, der für die Informationsübermittlung sorgt, erhöht. Es kommt zu einem verbesserten Lymphabfluß, zur Entstauung des Gewebes und zur vermehrten Ausscheidung durch die Nieren. Die Lymphe sorgt für den Transport des Fettanteiles der Nahrung in das Blutgefäßsystem sowie für den Abtransport von Schlackenstoffen aus den Geweben. Sie ist von großer Bedeutung für die Infektabwehr. Prinzipiell bedeutet dies daher für die betreffenden Organe eine Optimierung ihrer Funktion und Verstärkung des Immunsystems. Die Haut, unser größtes Sinnesorgan, bleibt durch den Wechsel von Dehnung und Lockerung elastischer und damit jugendlicher.

Insbesonders die Umkehrhaltungen wie Viparītakaranī Mudrā, Sarvāngāsana und Shīrshāsana bewirken eine verbesserte Durchblutung der oberen Körperhälfte, venöse Entstauung im Bereich der unteren Körperhälfte und einen Anstieg des Blutdrucks. Auch dynamische Āsanas führen zu einem leichten Anstieg des Blutdrucks und zur Verbesserung von Durchblutungsstörungen. Die Entspannung nach den Āsanas (und natürlich in besonderem Maße die Tiefenentspannung des Yoga Nidrā) hingegen bewirkt eine bewußte Umschaltung vom Sympathikus auf Parasympathikus, also von Aktivität, Blutdruckanstieg und Pulsbeschleunigung auf Beruhigung, Blutdrucksenkung und Pulsverlangsamung.

Das vegetative Nervensystem, das normalerweise nicht bewußt beeinflußbar ist, reagiert somit indirekt auf entsprechende Übungen im Sinne der Herstellung eines Funktionsgleichgewichtes von Sympathikus und Parasympathikus. In derselben Weise wird das endokrine Drüsensystem reguliert. Dies bewirkt ein Gefühl des Wohlbefindens, der inneren Ausgeglichenheit und Harmonie und damit letztlich Gesundheit.

Dr. med. Ingrid Gebhardt (Salzburg)

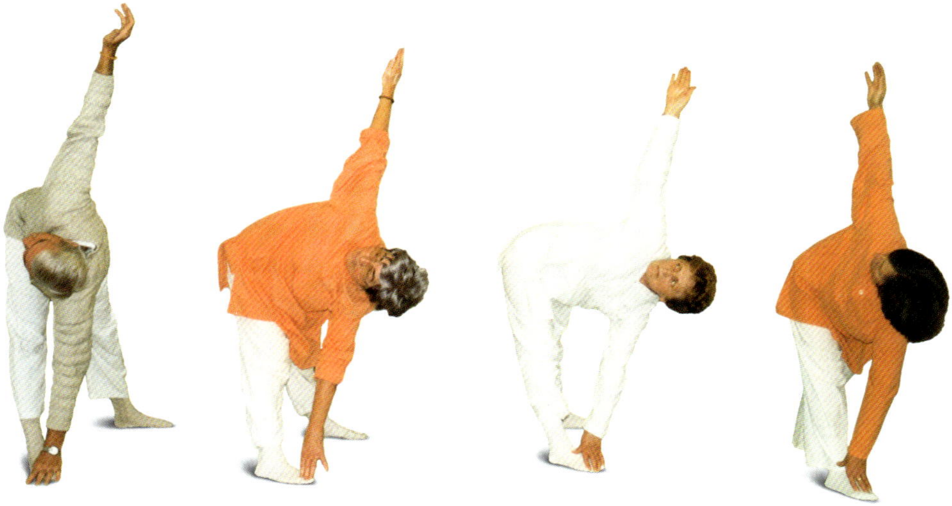

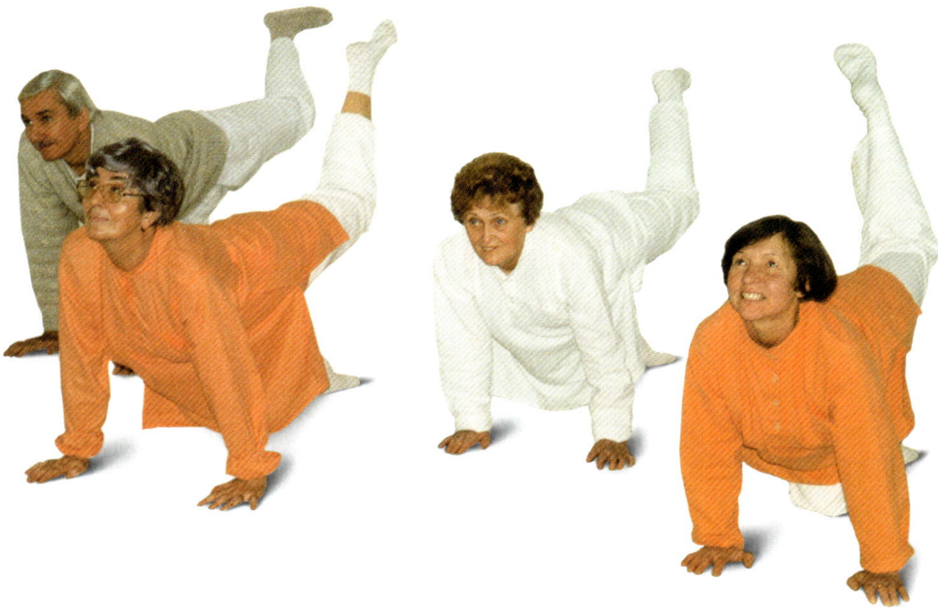

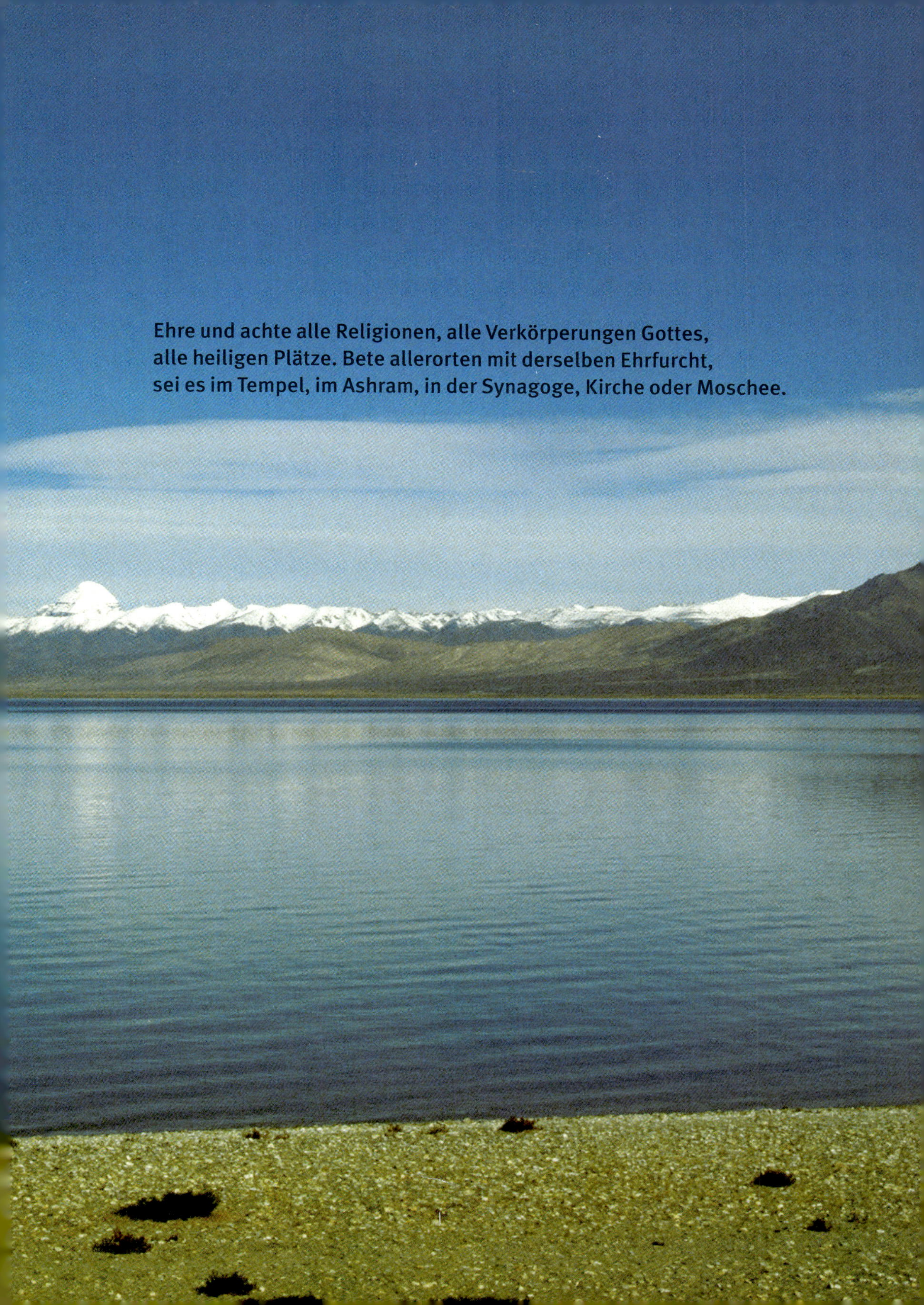

Ehre und achte alle Religionen, alle Verkörperungen Gottes, alle heiligen Plätze. Bete allerorten mit derselben Ehrfurcht, sei es im Tempel, im Ashram, in der Synagoge, Kirche oder Moschee.

Der Ursprung von »Yoga im täglichen Leben«

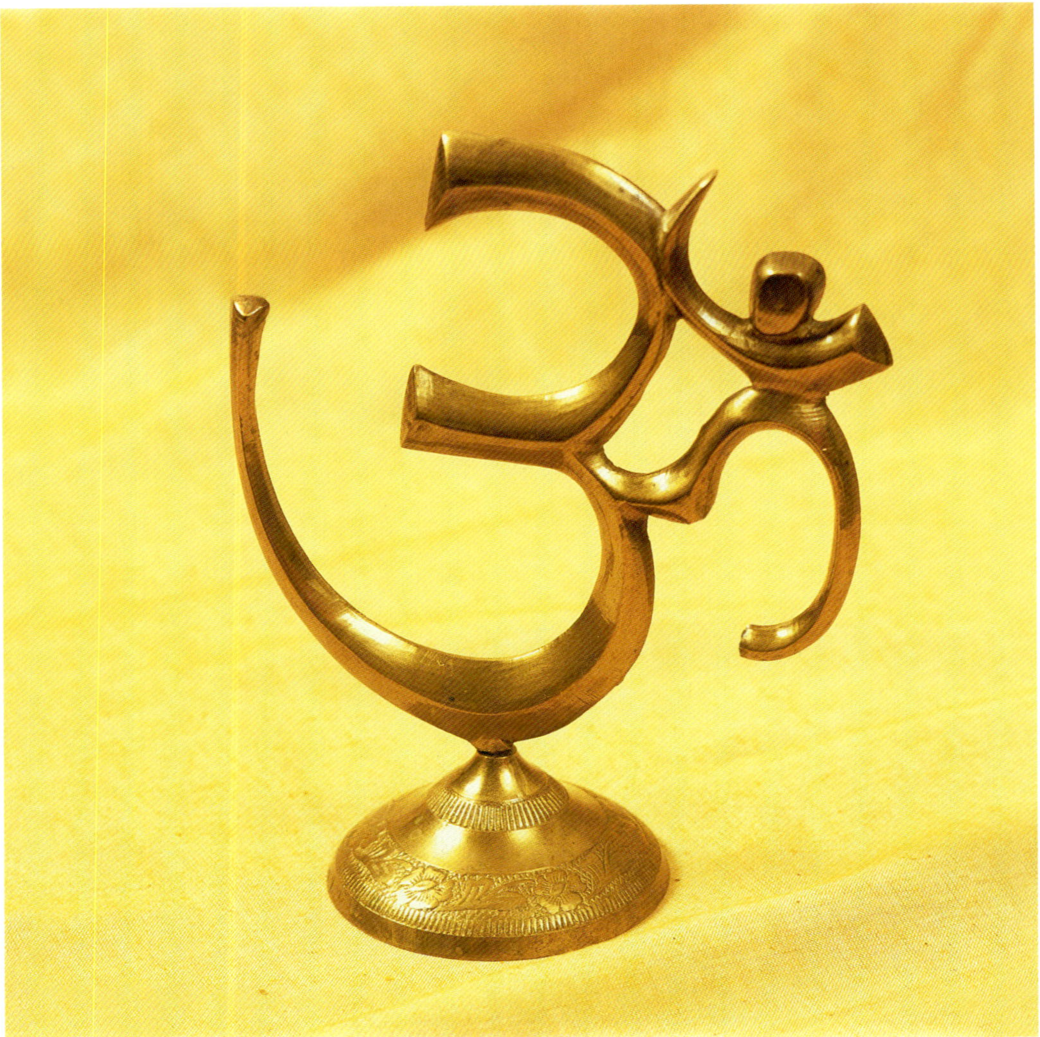

Schon in den ältesten spirituellen Schriften der Welt, den Veden, wird über Yoga geschrieben. Diese heiligen Überlieferungen wurden viele Generationen hindurch mündlich vom Meister zum Schüler weitergegeben. Dabei blieb die originale Botschaft wortgetreu erhalten, weil in Sanskritversen kein einziger Buchstabe verändert oder weggelassen werden kann, ohne daß das grammatikalische und versmäßige Gefüge gestört wird.

Wissenschaftler meinen, daß die ältesten Hymnen und philosophischen Texte bereits vor der Einwanderung der Vorfahren der heutigen Inder aus dem Norden in den indischen Subkontinent entstanden, also viele Tausend Jahre vor Christi Geburt. Nachdem sie über die Jahrhunderte mündlich tradiert worden waren, sammelte Maharishi Vyāsa (der deshalb auch Veda Vyāsa genannt wird) die vedischen Hymnen und legte sie in schriftlicher Form nieder. Insgesamt wurden von Maharishi Vyāsa vier Vedas aufgezeichnet: der Rig Veda, der Sāma Veda, der Yajur Veda und der Atharva Veda.*

Die Veden enthalten einerseits Hymnen, Gebete, Mantras und Anweisungen zur Ausführung von Zeremonien, andererseits tiefsinnige philosophische und spirituelle Abhandlungen über Leben und Tod, Materie und Geist, die Entstehung des Universums, über die Seele und Gott, ohne Beschränkung auf einen bestimmten Gottesbegriff oder eine bestimmte Gottheit.

Da die Veden nur den Eingeweihten verständlich waren, verfaßten die Yogis und spirituellen Meister Erklärungen und Kommentare dazu. Die bedeutendsten davon sind die Upanishaden. Sie enthalten philosophische Diskurse zwischen Meistern und ihren Schülern, welche die philosophische und spirituelle Essenz der Veden behandeln.

Aus den Veden und Upanishaden bildeten sich sechs philosophische Zweige (Shāstras), von denen drei einen direkten Zusammenhang mit Yoga aufweisen: Vedānta Shāstra, Sānkhya Shāstra und Yoga Shāstra. Im Vedānta findet sich die philosophische Lehre des Yoga**, im Sānkhya werden die naturwissenschaftlichen Grundlagen formuliert und im Yoga Shāstra beschreibt Rishi Patanjali (um 200 v.Chr.) die Prinzipien und Techniken des Rāja Yoga.

Eine weitere grundlegende Schrift des Yoga ist die Bhagavad Gita. Sie behandelt die Ethik, das Weltbild und die Erkenntnislehre des Yoga sowie praktische Anleitungen für die Erlangung von Selbsterkenntnis und Verwirklichung durch den Yogaweg.

Viele Heilige und spirituelle Meister pflegten und verbreiteten die Botschaft des Yoga.
(Hinweis des Verlegers)
Der Autor **Paramhans Swami Maheshwarananda** gehört ebenfalls einer Linie von Meistern an, durch welche die Botschaft des Yoga lebendig gehalten und weitergegeben wird. Diese Meister werden im folgenden vorgestellt:

Sri Alakh Puriji, der sagenumwobene Meister des Himalaya, von dem man sagt, er könne sich nach Wunsch materialisieren und dematerialisieren. Er wird begleitet von seiner Schülerschar, die mit ihm von Zeit zu Zeit erscheint und sichtbar wird.

* Historische Abschriften der Veden können im Völkerkunde Museum in Hamburg besichtigt werden.

** Der hervorragendste Philosoph des Vedānta war Sri Shankarāchārya (8. Jh. n. Chr.).

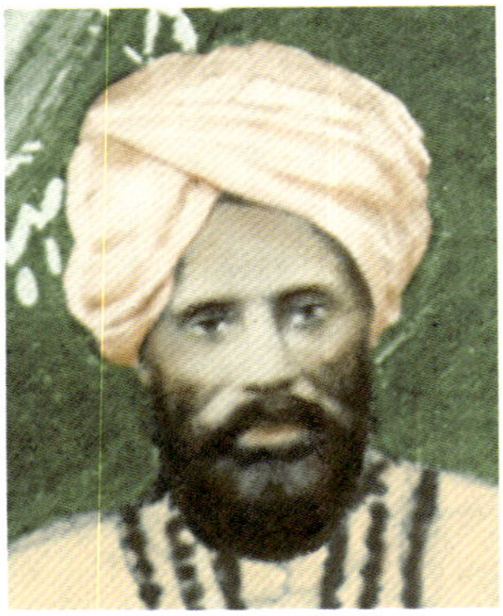

Einer unter ihnen ist **Paramyogeshwar Sri Devpuriji**, der als Verkörperung der Shivakraft verehrt wird. Sri Devpuriji wirkte ab Mitte des 19. Jahrhunderts im Bezirk Sikar, Rajasthan (Nordwestindien), bis er 1944 seinen Körper verließ.

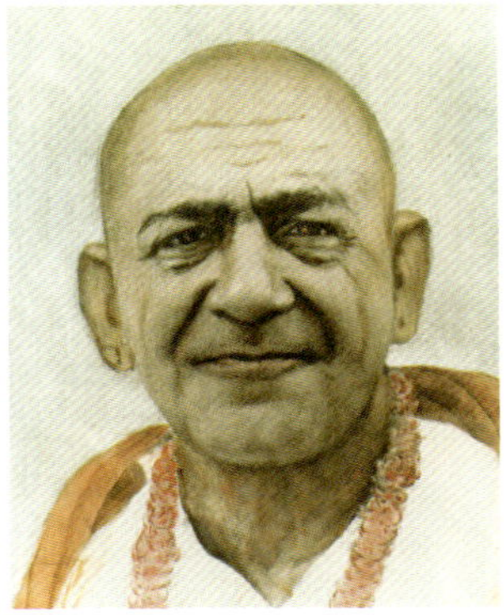

Er ist der Meister von **Sri Deep Narayan Mahaprabhuji**, der ebenfalls in Rajasthan lebte und lehrte. Sri Mahaprabhuji wurde bereits als Erleuchteter geboren, als Inkarnation göttlicher Liebe und Weisheit.
Die Essenz seiner Lehre lautet: »Liebe jedes Lebewesen zumindest ebenso sehr wie dich selbst.« Sri Mahaprabhuji verließ im Jahr 1963 im Alter von 135 Jahren diese Welt.

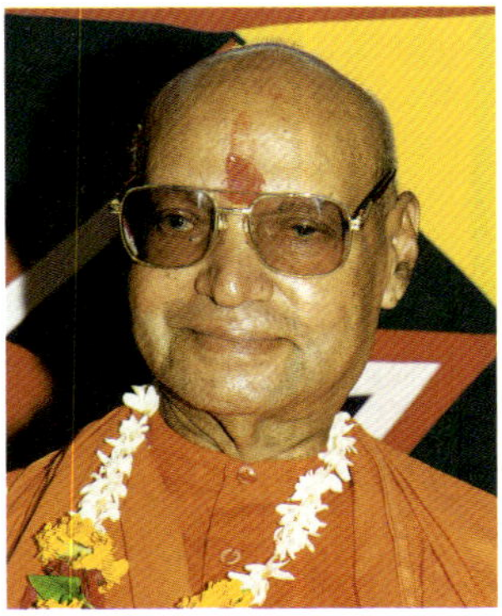

Sein spiritueller Nachfolger war **Paramhans Swami Madhavananda**, der in seinem Ashram in Rajasthan lebte und in Gebet und Meditation für das Wohl der Welt wirkte. Er schrieb die Lebensgeschichte seiner Meister in dem Buch »Lila-Amrit – Das göttliche Leben von Sri Mahaprabhuji« nieder. Am 31. Oktober 2003 verließ er diese Welt und ging in Mahasamadhi ein.

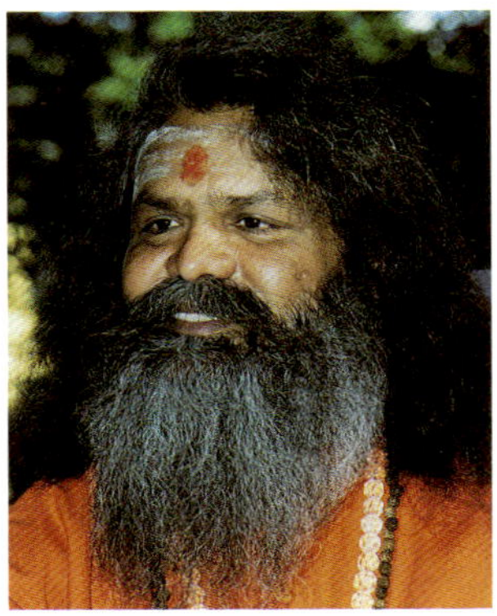

Sein Nachfolger, **Sri Mahamandaleshwar Paramhans Swami Maheshwarananda** (von seinen Schülern »Swamiji« genannt), trug die Botschaft des Yoga in den Westen, nach Europa, Amerika und Australien, und begründete das in diesem Buch vorliegende System »Yoga im täglichen Leben«. Für seine Verdienste zur Förderung körperlicher, geistiger, sozialer und spiritueller Gesundheit erhielt er international zahlreiche Ehrungen. In Indien wurden ihm die Ehrentitel »Doctor of Yoga« und »Professor of the Spiritual Science of Yoga« verliehen. Im April 1998 wurde er zum Mahamandaleshwar des Ordens des Maha Nirvani Akhara geweiht.

Die vier Yogawege

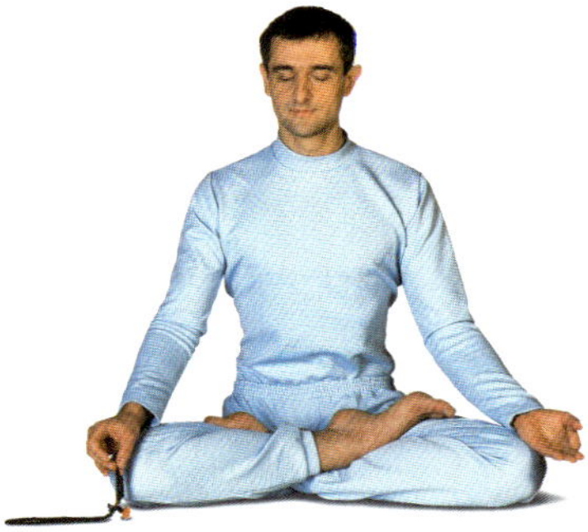

Rāja Yoga

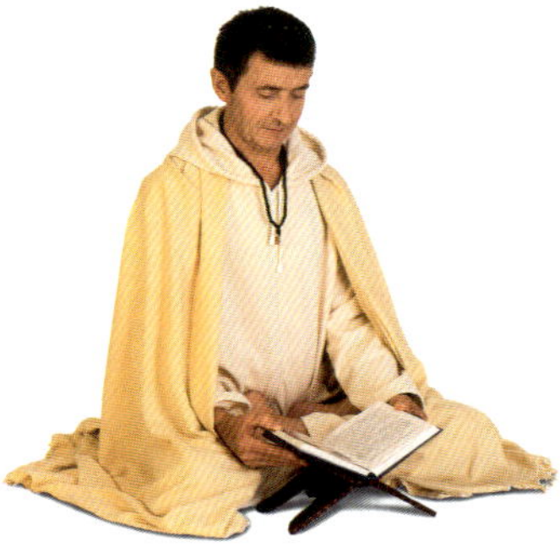

Gyāna Yoga

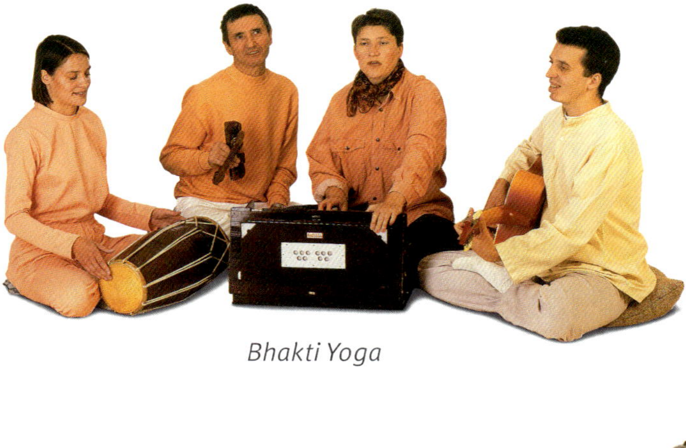

Bhakti Yoga

Karma Yoga

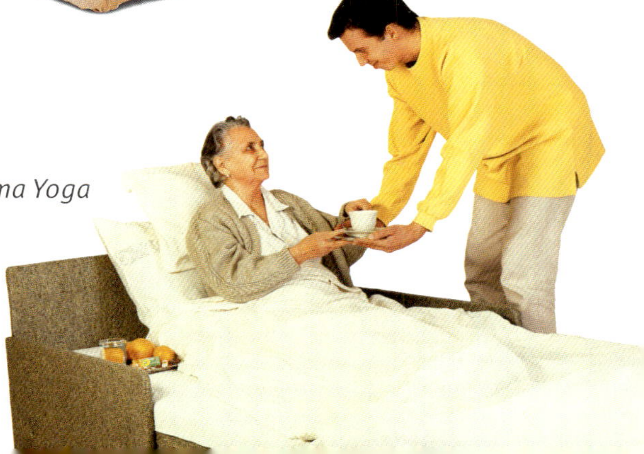

Wie wir selbst aus Erfahrung wissen, unterscheiden sich die Menschen in ihren Gefühlen, Gedanken, Zielen und Vorlieben. Dementsprechend gibt es vier Yogawege, die den unterschiedlichen Veranlagungen und Neigungen der Menschen entgegenkommen. Bevor wir uns den Yogawegen zuwenden, noch einige Grundgedanken zum Ziel des Yoga.

Unser Selbst (Ātma) entstammt dem Höchsten Selbst (Paramātmā). Das Wesen des Höchsten Selbst ist Glückseligkeit (Ānanda), und weil unser inneres Selbst Teil des Höchsten ist, strebt auch jeder Mensch danach, glücklich zu sein. Jeder, mag er an Gott glauben oder nicht, mag er sich dessen bewußt sein oder nicht, strebt letztlich nach Glück.

Wahrhafte und beständige Glückseligkeit (Ānanda) aber können wir in der äußeren Welt nicht finden; sie liegt in unserem inneren Selbst begründet. Nur durch Weisheit, Meditation und göttliche Gnade kann immerwährende Glückseligkeit erreicht werden, und sie wird nur von dem erlangt, der aufrichtigen Herzens danach strebt und sucht. Gottes Gnade ist überall und jederzeit mit uns, so wie die Sonne immer scheint, auch wenn der Himmel von Wolken verdeckt ist. Um Gott zu erkennen und seiner Gnade bewußt zu werden, müssen wir die Wolken der Unwissenheit aus unserem Bewußtsein vertreiben. Die vier Yogawege bieten uns die Methoden und Hilfsmittel dazu und führen uns so zu unserem Ziel.

1. KARMA YOGA

ist der Weg der Tat, Handlung. Jede Handlung übt eine Wirkung auf Körper, Geist und Bewußtsein aus und bringt ein Ergebnis hervor, das dem ethischen Wert und der Absicht, mit der sie ausgeführt wurde, entspricht.

2. BHAKTI YOGA

ist der Weg der Hingabe und Liebe zu Gott, zur ganzen Schöpfung – zu den Menschen ebenso wie zu den Tieren und zur gesamten Natur.

3. RĀJA YOGA

wird auch der »königliche Weg des Yoga« oder der »Achtstufige Pfad« genannt. Er ist der Weg der Selbstdisziplin und umfaßt unter anderem die uns bekannten Yogatechniken, wie Āsanas, Prānāyāmas, Meditation und Kriyā.

4. GYĀNA YOGA

ist der philosophische Weg. Das heißt, der Aspirant gelangt durch Studium, Übung und praktische Erfahrung zur Unterscheidung zwischen Wirklichkeit und Unwirklichkeit sowie zur Selbsterkenntnis.

Diese vier Yogawege stellen jedoch keine getrennten Pfade dar; sie sind vielmehr eng miteinander verbunden: Wenn wir an Gott denken und uns liebevoll den Mitmenschen und der Natur zuwenden, sind wir Bhakti-Yogis, indem wir anderen beistehen und helfen, Karma-Yogis; wenn wir meditieren und unsere Yogaübungen durchführen, Raja-Yogis; und im Nachdenken über den Sinn des Lebens und Forschen nach Wahrheit und Wirklichkeit, Gyāna-Yogis. Auf diese Weise können wir alle vier Yogawege in unser tägliches Leben einbeziehen.

1. KARMA YOGA

Das Wort »Karma« heißt »Tun«, »Handeln«. Jede unserer Aktivitäten – das Atmen, Sprechen, Bewegen, aber auch jeder Gedanke, jedes Wort – ist Karma.

Mit »Karma« wird aber auch das universelle Gesetz von Ursache und Wirkung bezeichnet. Alles, was wir tun, sprechen oder denken, ruft eine Wirkung hervor, die schließlich gemäß dem Gesetz der Entsprechung von Aktion und Reaktion in gleicher Weise auf uns selbst zurückwirkt. Was wir »Glück« nennen, ist das Resultat unserer früheren guten Taten, und was uns als Schicksalsschlag erscheint, ist die Rückwirkung vergangener negativer Handlungen.

Die Ereignisse unseres Schicksals treffen also nicht zufällig ein, sondern sind durch die Wirkungen unserer früheren und gegenwärtigen Taten verursacht und gelenkt. Das Schicksal ist durch unser Karma in der Weise vorherbestimmt, wie das Ziel eines abgeschossenen Pfeiles festgelegt und berechenbar ist – falls seine Bahn nicht durch ein anderes Ereignis abgelenkt oder korrigiert wird. Durch Übung von »Yoga im täglichen Leben«, positive Gedanken, Weisheit und selbstlose Taten können wir die Wirkungen unserer Karmas mildern und korrigieren und unser Schicksal allmählich zum Guten lenken.

Unsere jetzige Situation ist die Folge unserer Taten in der Vergangenheit, und durch unser gegenwärtiges Tun bestimmen wir unsere Zukunft. Indem wir dieses Verständnis erlangt haben, werden wir für das, was uns widerfährt, niemand anderem die Schuld geben, sondern selbst die Verantwortung übernehmen.

Wir unterscheiden zwei Arten von Karma:

- **Sakāma Karma,** eigennütziges Handeln
- **Nishkāma Karma,** uneigennütziges Handeln

Eigennütziges Denken und Handeln vertieft den Dualismus zwischen »mein« und »dein«, Selbstlosigkeit hingegen führt uns über die Grenze unseres kleinen Egos hinaus zur Einheit mit allem Sein. Sakāma Karma bindet uns an das Chorasi ka Chakra (Rad von Tod und Wiedergeburt), Nishkāma Karma befreit uns davon.

In Indien gelten der Regen, der Baum, der See und der Heilige als Sinnbilder für selbstloses Geben. Der Regen kommt allen gleichermaßen zugute, Menschen, Tieren und Pflanzen. Der Baum spendet seinen Schatten jedem, der Zuflucht sucht, und schenkt allen seine Früchte, sogar dem, der mit Steinen nach ihm wirft. Auch der See ist für alle da. Das Reh kann in ihm seinen Durst ebenso löschen wie der Tiger. Und ein Heiliger spendet seinen Segen allen ohne Unterschied.

Durch Nishkāma Karma schaffen wir kein neues Karma, sondern lösen sogar früheres Karma auf. Verstehen, Verzeihen, Geben und Helfen sind jene Handlungen, die uns aus dem Kreislauf des Karma befreien.

2. BHAKTI YOGA

Bhakti bedeutet Liebe und Hingabe zu Gott und Seiner Schöpfung, Respekt und Achtung vor allen Lebewesen und der gesamten Natur. Jeder Mensch kann Bhakti üben, ob jung oder alt, arm oder reich, gleich welcher Nation oder Religion. Der Bhakti Yoga-Weg führt uns sicher und ohne Umweg zum Ziel.

Bhakti Yoga beinhaltet auch die Verehrung einer Gottesgestalt. Gott ist überall. Er ist in uns und außerhalb von uns. Wir sind mit Ihm wie mit einem feinen Faden verbunden: dem Faden der Liebe. Gott ist universelle Liebe. Uns alle umgibt und durchströmt die Liebe göttlicher Gnade, wir sind uns dessen aber nicht bewußt. Wenn dieses Bewußtsein erweckt ist, wenn die göttliche Liebe einmal erfahren wird, wünscht man sich nichts anderes mehr. Dann wissen wir, daß wahre Liebe Gott bedeutet.

Ein Mensch ohne Bhakti ist wie ein Fisch ohne Wasser, ein Vogel ohne Flügel, eine Nacht ohne Mond und Sterne. Alle Wesen brauchen Liebe. Durch sie fühlen wir uns beschützt und glücklich wie ein Kind in den Armen der Mutter, wie ein Reisender am Ziel seiner langen, beschwerlichen Reise.

Es gibt zwei Arten der Bhakti:

- **Apara Bhakti,** selbstsüchtige Liebe
- **Para Bhakti,** universelle Liebe

Ein Bhakta nimmt alles, was ihm widerfährt, als Geschenk Gottes an. Er hat keine Wünsche oder Erwartungen und ergibt sich ganz dem Willen Gottes. Jede Lebenssituation, vor die ihn das Schicksal stellt, wird von ihm gutgeheißen und angenommen. Er erbittet nichts für sich selbst. Sein Gebet ist: »Gott, Dein Wille geschehe.«

Bevor wir jedoch diese hohe Stufe der Gottesliebe erreichen, ist unsere Bhakti mit selbstsüchtigen Gedanken durchmischt. Das heißt, daß wir Gott zwar lieben, aber auch etwas von Ihm erwarten. Manche wenden sich an Gott um Hilfe, wenn sie von Schmerz und Sorge geplagt werden. Andere beten um materielle Dinge, Geld, Ruhm oder beruflichen Aufstieg. Dabei sollten wir aber stets bedenken, daß wir diese Güter zurücklassen müssen, wenn wir die Erde verlassen, und sie daher keinen wirklichen und dauernden Wert besitzen. Spirituell Suchende beten um Weisheit und Gotteserkenntnis. Oft schaffen wir uns jedoch ein inneres Bild von Gott, wie Er unserer Meinung nach sein und handeln sollte, und sind deshalb nicht offen und bereit für eine göttliche Offenbarung.

In seinen Bhakti-Sūtras beschreibt der Weise Nārada die neun Elemente des Bhakti Yoga:

1. Satsang – gute, spirituelle Gesellschaft
2. Hari Kathā – über Gott hören und lesen
3. Shraddhā – Glauben
4. Īshvara Bhajana – Gottes Lob singen
5. Mantra Japa – Wiederholen von Gottes Namen
6. Shama, Dama – Zurückziehen und Kontrolle der Sinne in Bezug auf weltliche Dinge
7. Sānto ka Adar – gottgeweihten Menschen Ehre erweisen
8. Santosha – Zufriedenheit
9. Īshvara Pranidhāna – Hingabe zu Gott

Es gibt keinen spirituellen Weg ohne Bhakti. Wenn ein Student das Fach, das er gewählt hat, nicht liebt, wird er schwerlich den Studienabschluß schaffen. Ebenso können wir nur mit Liebe und Hingabe zu den Übungen, zu unserem Weg und unserem Ziel durchhalten und alle Hindernisse überwinden. Ohne Liebe zu allen Lebewesen und Hingabe zu Gott können wir die Einheit mit Ihm nicht erlangen.

3. RĀJA YOGA

Rāja heißt König. Ein König handelt selbständig, selbstsicher und selbstbewußt. So ist auch ein Raja-Yogi eigenständig, unabhängig und ohne Furcht. Rāja Yoga ist der Weg der Selbstdisziplin und Übung.

Der Rāja Yoga-Weg wird auch Ashtānga Yoga (achtstufiger Yoga) genannt, weil er in acht Teile gegliedert wird:

I. Yama – Selbstbeherrschung
II. Niyama – Disziplin
III. Āsana – Körperübungen
IV. Prānāyāma – Atemübungen
V. Pratyāhāra – Zurückziehen der Sinne
VI. Dhāranā – Konzentration
VII. Dhyāna – Meditation
VIII. Samādhi – vollkommene Verwirklichung

Die acht Stufen des Rāja Yoga stellen eine Anleitung zur systematischen Erlangung von innerer Ruhe, Klarheit, Selbstkontrolle und Erkenntnis dar.

I. Yama – Selbstbeherrschung

umfaßt fünf Prinzipien:

- Ahimsā – Nicht-Verletzen

  Ahimsā bedeutet, weder in Gedanken, noch mit Worten oder Taten einem Lebewesen Schmerz zuzufügen oder ihm zu schaden.
  Nicht-Verletzen heißt auch Nicht-Töten. Wenn wir Fleisch essen, so wurde ein Tier getötet. Daher ernährt sich ein Yogi aus Prinzip vegetarisch. Durch ihren Instinkt erfühlen Tiere Geschehnisse bereits einige Zeit voraus. Sie spüren, wenn sie geschlachtet werden sollen, und fühlen Todesangst. Angst- und Streßhormone werden ausgeschüttet. Diese verbleiben im Fleisch des geschlachteten Tieres und werden vom Menschen ahnungslos mitgegessen. Viele der scheinbar grundlosen Ängste, Neurosen und Psychosen haben ihre Ursache darin.

- Satya – Wahrhaftigkeit

  Die Wahrheit zu sagen, ist stets gut und richtig. Entscheidend ist jedoch, wie wir sie übermitteln. Wir können jemandem die Wahrheit wie ein Messer entgegen schleudern, wir können sie aber auch in liebevolle Worte kleiden. Um nicht gegen das vorhin genannte Prinzip von Ahimsā zu verstoßen, sollten wir die Worte Sri Mahaprabhujis beherzigen, der sagte: »Deine Worte sollen wie Blumen von deinen Lippen kommen.«

Wahrhaftig sein heißt auch, sich nicht zu verstellen, keine Ausreden und Ausflüchte zu gebrauchen. Wir können unser wahres Gesicht vielleicht eine Zeitlang vor den Augen der anderen verbergen, doch zumindest einer kennt unsere innere Wahrheit: wir selbst. Unser eigenes Bewußtsein ist Zeuge davon.

- Asteya – Nicht-Stehlen

  Asteya bedeutet, daß wir nichts wegnehmen sollen, was rechtmäßig einem anderen gehört. Damit sind nicht nur materielle Dinge gemeint, sondern auch das Stehlen geistigen Eigentums oder, jemanden einer Chance, Hoffnung oder Freude zu berauben. Auch die Ausbeutung der Natur und Zerstörung der Umwelt fällt unter dieses Prinzip.
- Brahmacharya – Reiner Lebenswandel

  Brahmacharya wird oft mit sexueller Enthaltsamkeit übersetzt. Es beinhaltet aber viel mehr. Brahmacharya bedeutet, die Gedanken immer Gott zuzuwenden. Das heißt nicht, daß wir unsere Pflichten in dieser Welt vernachlässigen sollen. Im Gegenteil, wir sollen sie mit großer Sorgfalt erfüllen, aber immer im Bewußtsein: »Nicht ich handle, Gott ist es, der handelt.«
- Aparigraha – Nicht-Besitz-Ergreifen

  Wir sollen Güter nicht ansammeln, sondern nur soviel nehmen und verwenden, wie wir zum Leben brauchen. Wer viel Besitz hat, hat auch viele Sorgen. Wir sind ohne Besitz geboren und werden allen Besitz zurücklassen, wenn wir diese Welt wieder verlassen. Nicht-Besitz-Ergreifen heißt auch, anderen Menschen Freiheit zu lassen und sich nicht an Dinge oder Personen zu hängen. Indem wir loslassen, befreien wir uns selbst, denn Freiheit geben bedeutet, auch selbst frei zu sein.

II. Niyama – Disziplin

besteht ebenfalls aus fünf Prinzipien:

- Shauca – Reinheit

  Damit ist nicht nur die äußere, sondern vor allem die innere Reinheit gemeint. Unsere Kleider, unser Körper, aber auch unser Fühlen und Denken sollen rein sein. Dasselbe gilt für den Umgang, den wir pflegen. Die Gesellschaft mit Menschen, die einen guten Einfluß auf uns ausüben, die spirituell sind und uns mit ihrer Weisheit unterstützen, ist für unsere Entwicklung sehr förderlich.
- Santosha – Zufriedenheit

  Zufriedenheit ist der größte Reichtum, den wir besitzen können. Der indische Dichter Tulsidas sagte: »Du magst Gold- und Edelsteinminen besitzen – innere Unzufriedenheit aber macht allen Reichtum zunichte.«

  Zufriedenheit können wir dann erlangen, wenn wir erkennen, daß alle Güter dieser Welt Enttäuschung bringen und innerer Reichtum uns viel glücklicher macht als äußerer Besitz.
- Tapas – Selbstbeherrschung, Selbstdisziplin

  Auch wenn uns im Leben Widrigkeiten und Hindernisse begegnen, sollen wir nicht aufgeben und mit fester Entschlossenheit den gewählten Weg weitergehen. Mit Selbstdisziplin, Geduld und Ausdauer kontinuierlich weiter zu üben, ist der Schlüssel zum Erfolg.
- Svādhyāya – Studium der heiligen Schriften

  Als Yoga-Aspirant sollen wir uns auch mit den überlieferten Schriften der Yogaphilosophie, wie der Bhagavad Gita, den Upanishaden, den Yoga Sūtras des Patanjali usw., befassen. Diese Schriften vermitteln uns wertvolles Wissen und stellen eine Hilfe auf unserem Weg dar.

- Īshvara Pranidhāna – Hingabe zu Gott

  Übergib alles, was du tust, dem göttlichen Selbst mit reiner Hingabe. Gott beschützt alle, die Ihm in Treue und Glauben ergeben sind.

III. Āsana – Körperübungen und
IV. Prānāyāma – Atemübungen

Indem der Rāja-Yogi seinen Körper und seinen Atem beherrscht, erlangt er auch Kontrolle über den Geist und erweckt dadurch jene inneren Kräfte, die ihn auf seinem spirituellen Weg weiterführen.

V. Pratyāhāra – Zurückziehen der Sinne

Der Yogi ist in der Lage, Geist und Sinne nach Belieben nach innen zu wenden oder nach außen zu richten, so wie eine Schildkröte ihren Kopf und ihre Gliedmaßen unter den Panzer einziehen und wieder hervorstrecken kann.

Wenn wir Pratyāhāra beherrschen, heißt das, daß wir unsere Sinne, augenblicklich und unabhängig von äußeren Gegebenheiten, von den äußeren Objekten zurückziehen können, uns diesen aber auch bewußt und mit voller Aufmerksamkeit zuwenden können, wenn wir dies wollen.

In den Grundstufen der Meditation üben wir Pratyāhāra, indem wir den Körper unbeweglich halten, die Augen schließen, den Geist beruhigen und die Aufmerksamkeit nach innen lenken.

Es gibt bestimmte Techniken, durch die wir Pratyāhāra üben können. So gibt es eine Meditationsübung, bei der wir zuerst die Aufmerksamkeit auf die äußeren Geräusche richten, ihre Beschaffenheit, Entfernung usw. feststellen und beobachten und uns dann allmählich in den »inneren Raum« zurückziehen und auf die Geräusche in unserem Körper (Herzschlag, Blutkreislauf ...) lauschen. Erst wenn wir die Stufe des Pratyāhāra beherrschen, können wir uns der eigentlichen Konzentration zuwenden.

VI. Dhāranā – Konzentration

Dhāranā bedeutet, Gedanken und Gefühle auf ein einziges Objekt zu konzentrieren. Normalerweise gelingt uns das nur für ganz kurze Zeit. Andere Gedanken kommen und lenken uns ab. Nicht selten werden wir uns unserer Unkonzentriertheit erst nach einigen Minuten bewußt.

Solange wir nicht fähig sind, uns zu jeder beliebigen Zeit und an jedem beliebigen Ort auf einen Gedanken oder ein Objekt zu konzentrieren, haben wir Dhāranā noch nicht gemeistert. Eine große Hilfe zur Steigerung der Konzentrationsfähigkeit ist Kerzenmeditation (Trātaka), bestimmte Āsanas und Prānāyāmas sowie Mantrawiederholung.

VII. Dhyāna – Meditation

Alle Meditationstechniken sind nur Vorübungen für die eigentliche Meditation. Meditation kann man nicht erlernen, so wie wir auch das Schlafen nicht »lernen« können. Der Schlaf kommt, wenn unser Körper ruht, und Meditation geschieht, wenn der Geist ruhig geworden ist.

In der Meditation gibt es keine Vorstellungen mehr, denn diese entstammen unserem Intellekt. Wir können das menschliche Gehirn mit einem mächtigen Computer vergleichen, der eine ungeheure Speicherkapazität besitzt. Alle Daten des Universums könnten dort gespeichert werden, und doch ist auch dieser »Computer« begrenzt. Er kann nur das wiedergeben, was ihm einprogrammiert wurde. In der Meditation aber erfahren wir das reine Sein. Sobald der Intellekt still ist und das individuelle Ego aufhört zu existieren, erstrahlt das göttliche Licht im Herzen, und wir sind eins mit ihm.

VIII. Samādhi – Vollkommene Verwirklichung

Im Samādhi vereinen sich Wissender, Wissen und Objekt. Der Wissende (= der Übende), sein Wissen (= was Gott ist) und das Objekt des Wissens (= Gott) werden eins.

Das bedeutet, man wird eins mit dem göttlichen Bewußtsein. Wer Samādhi erreicht, sieht ein überirdisches, strahlendes Licht, vernimmt einen himmlischen Klang und fühlt in sich grenzenlose Weite.

Wenn wir Samādhi erlangen, gleichen wir einem Fluß, der nach einer langen und beschwerlichen Reise endlich ins Meer einmündet. Nun sind alle Hindernisse überwunden, und der Fluß ist für alle Zeit mit dem Ozean vereint. Ebenso ist der Yogi nun am Ende seines Weges angelangt und wird eins mit dem höchsten Bewußtsein. Sein Bewußtsein findet auf ewig Ruhe, Frieden und Glückseligkeit – es ist befreit.

Diese Erfahrung ist mit Worten nicht wiederzugeben, denn

nur wer Milch gekostet hat, weiß, wie Milch schmeckt;
nur wer Schmerzen empfunden hat, weiß, was Schmerzen sind;
nur wer geliebt hat, weiß, was Liebe ist,
und so weiß nur derjenige, was Samādhi ist, der es erfahren hat.

In diesem Zustand löst sich alle Dualität auf. Es gibt weder Tag noch Nacht, weder Licht noch Dunkelheit, keine Eigenschaften oder Farben, alles ist eins im Höchsten Selbst. Diese Vereinigung der individuellen Seele mit dem kosmischen Selbst ist das Ziel des Yoga.

4. GYĀNA YOGA

Gyāna heißt Wissen. Gyāna Yoga ist der Weg, auf dem wir die Wirklichkeit durch Erkenntnis, Übung und Wissen erfahren.

Gyāna Yoga hat vier Prinzipien:

I. Viveka – rechte Unterscheidung
II. Vairāgya – Entsagung
III. Shatsampatti – die sechs Schätze
IV. Mumukshtvā – fortwährendes Streben nach Gott

I. Viveka – rechte Unterscheidung

Viveka ist die reinste Form des Wissens. Man kann es auch als die höchste Instanz unseres Gewissens bezeichnen. Unser Gewissen sagt uns, was richtig und was falsch ist. Meist wissen wir sehr wohl, was wir tun sollten, unsere selbstsüchtigen Wünsche erweisen sich jedoch meist als stärker und übertönen die Stimme des Gewissens in uns.

II. Vairāgya – Entsagung

Vairāgya bedeutet, sich innerlich von jeglichem Verlangen nach irdischem Besitz und Vergnügen loszulösen. Ein Gyāna-Yogi hat erkannt, daß alle weltlichen Freuden unwirklich und daher ohne bleibenden Wert sind. Er sucht nach dem Unveränderlichen, Ewigen, Höchsten: nach Gott.

Alles Irdische ist vergänglich und daher eine Form der Unwirklichkeit. Die Wirklichkeit ist der Ātma, das göttliche Selbst, das unzerstörbar, ewig und unveränderlich ist. Der Ātma ist vergleichbar mit dem Raum: Raum bleibt immer Raum; man kann ihn nicht verbrennen und nicht zerschneiden. Indem wir Wände aufstellen, schaffen wir einzelne, »individuelle« Abteile. Der Raum selbst verändert sich dadurch aber nicht, und wenn die Wände eines Tages wieder entfernt werden, bleibt nur der ungeteilte, endlose Raum.

III. Shatsampatti – Die sechs Schätze

Dieses Prinzip des Gyāna Yoga beinhaltet sechs Prinzipien:

- Sham – das Zurückziehen der Sinne und des Geistes
- Dama – Kontrolle der Sinne und des Geistes, sich Zurückhalten von negativen Aktionen, wie Stehlen, Lügen, negatives Denken
- Uparati – über den Dingen Stehen
- Titiksha – Standhaftigkeit, Disziplin und Überwindung aller Schwierigkeiten
- Shraddhā – Glauben und Vertrauen in die heiligen Schriften und Worte des Meisters
- Samādhāna – Zielstrebigkeit und Zielbewußtsein; was immer auch kommen mag, unser Streben bleibt einzig und allein auf unser Ziel gerichtet, und nichts vermag uns davon abzubringen

IV. Mumukshtvā – fortwährendes Streben nach Gott

Mumukshtvā ist die brennende Sehnsucht im Herzen, Gott zu erkennen und sich mit Ihm zu vereinen.

Das höchste und ewige Wissen ist Ātma Gyāna, die Erkenntnis unseres wahren Selbst. Selbsterkenntnis besteht in der Erfahrung, daß wir von Gott nicht getrennt sind, sondern mit Ihm und allem Lebendigen eins sind. Damit öffnet sich die Begrenzung unseres Intellekts, und uneingeschränkte, allumfassende Liebe erfüllt unser Herz. Dann wird uns auch klar, daß alles, wodurch wir anderen schaden, letztlich uns selbst trifft. Und so verstehen und befolgen wir schließlich das universelle Gebot: Ahimsā, Nicht-Verletzen. Auf diese Weise verbindet sich der Gyāna Yoga-Weg mit den Prinzipien des Bhakti Yoga, Karma Yoga und Rāja Yoga.

Der geistige Hintergrund
von »Yoga im täglichen Leben«

PRĀNA

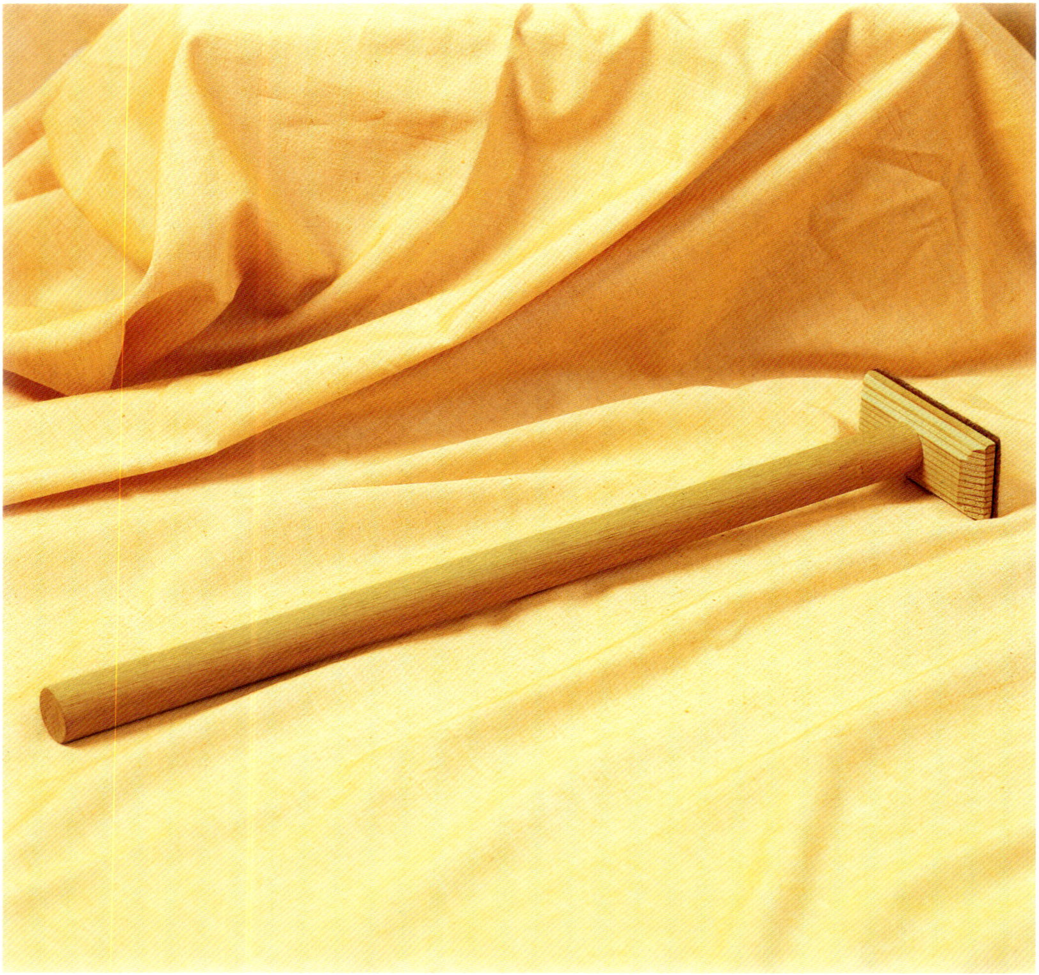

Prāna ist Kraft, Energie, Vitalität. Prāna ist das Fundament allen Lebens, die Energie der Lebenskraft, die das ganze Universum erfüllt. Alles, was existiert, wird von Prāna durchströmt.

Des weiteren ist Prāna das Verbindungsglied zwischen Materie, Bewußtsein und Geist und ermöglicht solcherart das Leben auf der materiellen Ebene. Es regelt all unsere Körperfunktionen, beispielsweise die Atmung, Sauerstoffversorgung, Nahrungsaufnahme, Ausscheidung u.v.m. Der Körper wirkt dabei wie ein Transformator, der aus dem Prānastrom die benötigte Energie aufnimmt, verteilt und wieder nach außen strahlt. Besitzt zum Beispiel ein Mensch oder ein Raum eine gesunde, harmonische Ausstrahlung, so sagt man: »Er hat gutes Prāna.« Krankheit hingegen resultiert aus einer Störung oder Blockierung des Prānaflusses. Indem wir die Fähigkeit entwickeln, Prāna zu kontrollieren, erlangen wir sowohl physische als auch psychische Gesundheit und Harmonie und erfahren darüber hinaus – bei entsprechend lange und konsequent durchgeführter Übung – eine Erweiterung unserer Bewußtseinsfähigkeiten.

Prāna wird nach seinen zehn Hauptfunktionen eingeteilt:
- **Die fünf Prānas:** Prāna, Apāna, Vyāna, Udāna, Samāna
- **Die fünf Upa-Prānas:** Naga, Kūrma, Devadatta, Krikala, Dhananjay.

Die fünf Prānas

PRĀNA

Prāna ist die spezielle Funktion des kosmischen Prāna, durch die der Körper mit dem lebensnotwendigen Sauerstoff versorgt wird. Seine Energie fließt von der Nase bis zur Höhe des Herzens.

Reine Atemluft ist für die Gesundheit sehr wichtig. Doch ist sie nicht allein ausschlaggebend. Einige Menschen sind krankheitsanfällig, obwohl sie sich oft in der frischen Luft aufhalten; andere hingegen, die in Räumen oder Gegenden mit relativ schlechter Luft leben, bleiben gesund. Unsere Gesundheit wird nicht nur von äußeren Faktoren, sondern auch vom inneren Zustand beeinflußt, von der Widerstandskraft und vom inneren Willen – Ātmabāla – der inneren Lebenskraft. Wenn Ātmabāla in uns stark ist, können uns äußere Einflüsse kaum etwas anhaben. Durch »Yoga im täglichen Leben« ist es möglich, unsere Vitalkraft zu stärken. Übungen zur Aktivierung der Prāna Shakti sind insbesonders Bhastrikā, Nādī Shodhana und Ujjāyī Prānāyāma.

APĀNA

Apāna Prāna wirkt auf den unteren Teil des Körpers vom Nabel bis zu den Fußsohlen und reguliert die Ausscheidung. Krankheiten, die Unterleib, Darm, Nieren, Harnwege, Beine usw. betreffen, resultieren aus einer Störung von Apāna Prāna. Zur Stärkung und Reinigung von Apāna Prāna dienen Nauli, Agnisāra Kriyā, Ashvinī Mudrā und Mūla Bandha.

VYĀNA

Vyāna Prāna fließt durch die Nervenbahnen. Es wirkt im ganzen Körper, insbesonders auf die Nādīs. Kreislaufstörungen, schwache Nerven oder ein Nervenzusammenbruch entstehen durch einen Mangel an Vyāna Prāna.

Durch Kumbhaka (Atemanhalten) wird Vyāna Prāna aktiviert und gestärkt. Bei einer natürlichen, entspannten Atmung halten wir ganz automatisch nach jeder Ein- und Ausatmung den Atem für ein oder zwei Sekunden an. Beim Prānāyāma wird das Anhalten des Atems bewußt und verlängert durchgeführt. Indem wir den Atem anhalten, stauen wir die Energie im Körper und lösen durch den entstehenden Druck energetische Blockaden auf. Kumbhaka regt das Nervensystem an. Jeder, der Kumbhaka kombiniert mit Mahā Bandha durchgeführt hat, kennt das angenehme Gefühl, das man im Anschluß daran hat. Nach dieser Übung wird man von einer wohltuenden Ruhe durchströmt und kann daher sehr gut meditieren. Dies bewirkt insbesonders Vyāna Prāna, das nun vermehrt durch den ganzen Körper fließt.

Es ist sehr empfehlenswert, die folgende Atemübung mehrmals täglich durchzuführen:

- 1 x tief einatmen und ausatmen,
- wieder einatmen und den Atem anhalten, solange es leicht möglich ist (bis 20, 30 usw. zählen),
- ausatmen und den Atem wieder einige Zeit anhalten.
- Diese Übung 4–5 x wiederholen. Die wohtuende Wirkung dieser einfachen Atemübung wird rasch merkbar, und unsere Nerven werden es uns danken.

UDĀNA

Udāna Prāna ist die aufsteigende Energie, die vom Herzen zum Kopf und Gehirn führt. Udāna Prāna begleitet die Erweckung der Kundalinī Shakti.

Mit Hilfe von Udāna Prāna trennt sich der astrale Körper vom physischen Körper. Durch ein starkes Udāna Prāna wird auch der Vorgang des Sterbens erleichtert. Durch die Kontrolle über Udāna Prāna kann man die Fähigkeit der Levitation erlangen und wird von Wasser, Erde, Steinen und anderen äußeren Hindernissen nicht mehr gehemmt.

Durch Atemübung kann es also möglich werden, auf dem Wasser zu gehen oder sogar in der Luft zu schweben. Die Fakire, die auf einem »Nagelbett« sitzen oder liegen, besitzen diese Fähigkeit der Kontrolle von Udāna Prāna. Auch jene Yogis, die im Dschungel oder in einer Höhle des Himalaya leben, werden durch die Kraft des Udāna Prāna vor Hitze, Kälte, Dornen, Insekten usw. geschützt.

Atemübungen wie Ujjāyī Prānāyāma und Bhramarī Prānāyāma, sowie Viparītakaranī Mudrā aktivieren dieses Prāna.

Bhramarī Prānāyāma:

- Mit den Fingern die Ohren verschließen, einatmen und beim Ausatmen durch die Nase wie ein Biene oder Hummel summen. (Der Mund bleibt geschlossen.)
- Nach ca. 5–7 Atemzügen bleibe mit normalem Atem bewegungslos sitzen und halte dabei die Ohren weiter verschlossen. Konzentriere dich auf den inneren Raum und lausche auf den inneren Klang.
- Diese Übung beruhigt die Nerven und Gedanken, fördert die Konzentration und bringt dich in Kontakt mit dir selbst.

SAMĀNA
Samāna ist ein sehr bedeutsames Prāna, das zwei Haupt-Chakras miteinander verbindet, und zwar Anāhata und Manipūra Chakra.

Samāna Prāna verteilt die Energie der Nahrung im Körper. Wie wir wissen, wirkt die Nahrung nicht nur auf den physischen Körper, sondern beeinflußt auch die Psyche und das Bewußtsein. Die Qualität unseres Prāna – und zwar jeder Art von Prāna – hängt unmittelbar mit der Qualität unserer Nahrung zusammen. Durch reine sattvisch-vegetarische Nahrung und Prānāyāma gewinnen wir ein gesundes und ausgeglichenes Körper- und Lebensgefühl.

Samāna Prāna wirkt im Manipūra Chakra, dessen Element das Feuer ist. Wenn ein Yogi Samāna Prāna kontrollieren kann, wird es in ihm zur reinen Flamme. Personen, deren Samāna Prāna völlig rein ist, sind von einer lichtvollen Aura umgeben, die sogar jener spürt, der nicht die Fähigkeit hat, die Aura zu sehen.

Dieses Prāna wird durch Agnisāra Kriyā und Nauli gestärkt. Wer diese zwei Kriyās übt, beugt Verdauungsschwierigkeiten und Zuckerkrankheit vor. Er hat auch große Chancen, von Infektionskrankheiten und Krebs verschont zu bleiben, weil das Feuer, das durch diese Übungen im ganzen Körper erweckt wird, alle Schwingungen reinigt und harmonisiert.

Die wirkungsvollste Technik zur Erweckung von Samāna Prāna ist Kriyā Yoga. Wer Kriyā Yoga übt, wird bemerken, daß dabei der Körper warm wird. Dies ist die Wirkung des aufsteigenden Samāna Prāna. Ein Hellsichtiger kann beobachten, wie bei jeder Runde die Aura des Kriyā-Übenden heller und stärker wird.

Die fünf Upa-Prānas

NAGA – Aufstoßen
Löst Blockaden von Prāna und Apāna und wirkt gegen die Gasbildung im Verdauungssystem. Das dauernde Unterdrücken von Naga kann zu Herzrhythmusstörungen führen. Eine weitere Funktion ist das Auslösen des Erbrechens bei Verdauungsstörungen zur Lösung der Blockade des Samāna Prāna.

KŪRMA – Lidschlag
Wirkt im Bereich der Augen und steuert das Öffnen und Schließen der Augenlider. Die Energie dieses Upa-Prāna ist aktiv, wenn wir wach sind, und regeneriert sich, wenn wir schlafen. Kūrma schützt die Augen, wenn sie durch das Eindringen von Staub, Fremdkörpern usw. gefährdet sind. Eine Störung dieses Upa-Prāna bewirkt unkontrolliertes Blinzeln, Zucken und Zittern der Lider. Stärkend und harmonisierend wirken Trātaka, Palmieren, OM-Singen und Āsanas, bei denen der Kopf vorgebeugt wird.

DEVADATTA – Gähnen
Die Funktion von Devadatta ist ähnlich der von Samāna Prāna. Beim Gähnen werden Gase ausgestoßen, dadurch wird die Müdigkeit nach dem Essen verringert. Bestimmte Nahrungsmittel, zum Beispiel Getreide, Zwiebel und Knoblauch, rufen Müdigkeit hervor. Manche Yogis nehmen daher nur Gemüse und etwas Milch oder Joghurt zu sich, um ihre Aktivität zu steigern und die Trägheit zu vermindern.

KRIKALA – Nießen

Öffnet Blockaden im Atmungssystem. Nießen kann auch Kopfschmerzen mindern, indem es Energieblockaden im Kopf- und Nackenbereich löst. Man soll das Nießen nicht unterdrücken, sonst können daraus Störungen in der Halswirbelsäule resultieren. Im Volksmund heißt es, wer laut und kräftig nießt, habe ein langes Leben, und schwaches Nießen zeuge von schwacher Lebenskraft.

DHANANJAYA – Öffnen und Schließen der Herzklappen

Dhananjaya hat seinen Sitz nahe dem Herzen. Es wirkt im ganzen Körper und unterstützt insbesonders die Herzmuskeln durch das Öffnen und Schließen der Herzklappen. Durch eine schwerwiegende Störung von Dhananjaya können Herzrhythmusstörungen und sogar ein Herzinfarkt verursacht werden.

An vier Stellen unseres Körpers fließt Prāna besonders intensiv: durch die Fußsohlen und die Handflächen. Die Füße stehen in enger Verbindung zum Element Erde und stellen die negative Polarisierung dar. Deshalb soll man sich in der Meditation nicht auf die Füße konzentrieren. Die Energie der Handflächen hingegen kommt vom Herzen. Sie steht in Verbindung mit dem Element Luft und bewirkt eine positive Polarisierung.

Ein Beispiel für die Übertragung von Prāna aus dem Herzen ist das Segenspenden. Der Segen ist ein transzendentaler Prozeß, in dem vom Anāhata Chakra kommende Energie durch das Auflegen oder Zuwenden der Handflächen auf den Empfänger übertragen wird. Es gibt eine Übung, bei der wir das Prāna in den Händen ganz deutlich spüren können:

Breite die Arme seitlich aus und richte dabei die Handflächen nach vorn. Bewege nun die gestreckten Arme in einem Halbkreis nach vorn und führe die Handflächen langsam aufeinander zu. Bleibe dabei völlig entspannt und verringere den Abstand zwischen den Händen ganz langsam, aber kontinuierlich. Während die Handflächen einander näher kommen, wirst du einen immer stärkeren Druck verspüren oder das Gefühl, als ob tausend kleine Nadeln die Handflächen durchdringen. Bringe die Handflächen so nahe zueinander, daß der Abstand nur noch etwa einen Zentimeter beträgt. Nun scheint es, daß durch die Energie, die aus den Händen strömt, die Hände förmlich zueinander gezogen werden. Das wird durch Prāna bewirkt. Wenn du nun die Hände wieder auseinander nimmst, spürst du am Handrücken ebenfalls eine Kraft, die entgegengesetzt wirkt. Auch das ist Prāna, denn Prāna fließt durch den ganzen Körper.

Durch das Netzwerk der »Nādīs« (Nerven) wird die Prāna-Energie im ganzen Körper verteilt. Es gibt 72.000 Nādīs; unter ihnen kommt drei Nādīs eine besondere Bedeutung zu. Diese drei Haupt-Nādīs sind:

- **IDA**, das »Mond-System«,
  das mit dem linken Nasenloch und dem Parasympathikus verbunden ist.
- **PINGALĀ**, das »Sonnen-System«,
  das mit dem rechten Nasenloch und dem Sympathikus verbunden ist.
- SUSHUMNĀ, der »Zentrale Nādī«,
  der im Rückenmarkkanal verläuft und mit dem Zentralnervensystem verbunden ist.

Die Übung von Āsanas und Prānāyāmas harmonisiert Idā und Pingalā und wirkt reinigend, stärkend und balancierend auf den Energiefluß in allen Nādīs. Durch Prānāyāma und Meditation wird der Energiefluß in Sushumnā verstärkt. Indem die spirituelle Energie des Sushumnā Nādī zu fließen beginnt, werden bestimmte Gehirnzentren und die Chakras aktiviert, die eine Entfaltung und Erweiterung des Bewußtseins in höhere geistige Ebenen bewirken.

Prāna selbst ist ganz rein und neutral, so wie das Quellwasser eines Flusses klar und sauber ist. In seinem Verlauf nimmt der Fluß aber zahlreiche Stoffe auf, die die Qualität des Wassers verändern. Genauso geschieht es mit dem Prāna. Reines Prāna fließt in den Körper ein, doch wie es ihn wieder verläßt, hängt von der jeweiligen Person ab, von ihren Gefühlen und Eigenschaften, aber auch von der Nahrung, die sie zu sich nimmt, sowie vom Raum und von der Gesellschaft, in der sie sich befindet. Die Qualität des Prāna, das von einem Menschen ausstrahlt, wirkt sowohl auf die Umgebung als auch auf ihn selbst.

Die Vitalität, die auch in den Blutkörperchen und den einzelnen Körperzellen vorhanden ist, bestimmt den Zustand des Körpers. Je mehr Zellen absterben, umso geschwächter ist man und umso schneller altert man. Mit dem Prāna verhält es sich ähnlich: Je mehr Sorgen wir uns machen, je bedrückter und mutloser wir uns fühlen, desto schwächer wird der Fluß des Prāna, was wiederum bedeutet, daß wir anfälliger für Krankheiten werden und schneller altern.

Wer hingegen ausgeglichen und zufrieden ist, dessen Vitalität wächst, der strahlt Kraft aus und überträgt diese auch auf seine Mitmenschen. Deshalb sollen wir uns immer bemühen, positives Prāna auszustrahlen.

Das Prāna, das wir aussenden – unsere »Ausstrahlung« oder »Aura« – ist für andere deutlich spürbar. Von welcher Art diese Ausstrahlung ist, hängt einerseits davon ab, wie rein unsere Gedanken und Gefühle sind, andererseits von unserem Biorhythmus und unserer körperlichen Verfassung. Geistige Unruhe, innere Spannung und Krankheiten sind ebenso in der Aura ablesbar wie ein harmonisches Gleichgewicht von Körper, Geist und Seele.

Am vorteilhaftesten für uns selbst und andere ist es, wenn wir positive, zuversichtliche, vertrauensvolle und gütige Gedanken pflegen. Schädlich ist vor allem eine negative, selbstzerstörerische und feindselige Denkungsart. Durch eine solche Geisteshaltung vergiften wir uns selbst. Ein Aspirant ist daher stets bemüht, seine Gedanken und Gefühle rein und positiv zu halten. Durch Meditation und Mantraübung wird das Prāna rein gehalten und durch Prānāyāma unsere Kapazität, Prāna zu speichern, erhöht.

Wenn die Seele den Körper verläßt und der Tod eintritt, entweicht auch die Lebensenergie aus dem Körper. Unsere Bestimmung ist es, eines Tages zu sterben, wir vergessen es nur immer wieder. Wenn wir sterben, lassen wir alles zurück, unseren Körper, Hab und Gut, die Freunde und auch die Feinde. Worin besteht dann der Sinn unseres Lebens? Der Sinn des Lebens besteht darin, die Wirklichkeit zu erkennen. Diese Wirklichkeit ist das göttliche Selbst (Ātma) in uns. Dieses suchen wir in der Meditation, wenn wir uns die Frage stellen: »Wer bin ich?« Indem wir unser Selbst erkennen, haben wir uns selbst verwirklicht.

Um dies zu erreichen, sind Körper- und Atemübungen allein allerdings zu wenig. Das ganze Leben muß sich am Guten orientieren. Indem wir frei von Haß, Gier, Zorn, Neid, Eifersucht, Leidenschaft und Anhänglichkeit werden und in Liebe, Harmonie und Verständnis mit uns selbst und der Umwelt leben, lösen sich unsere Probleme von selbst. Wenn tägliches Üben und eine positive Lebensweise derart miteinander verschmelzen, daß sie eins werden, wird unsere Übung wirksam und erfolgreich sein.

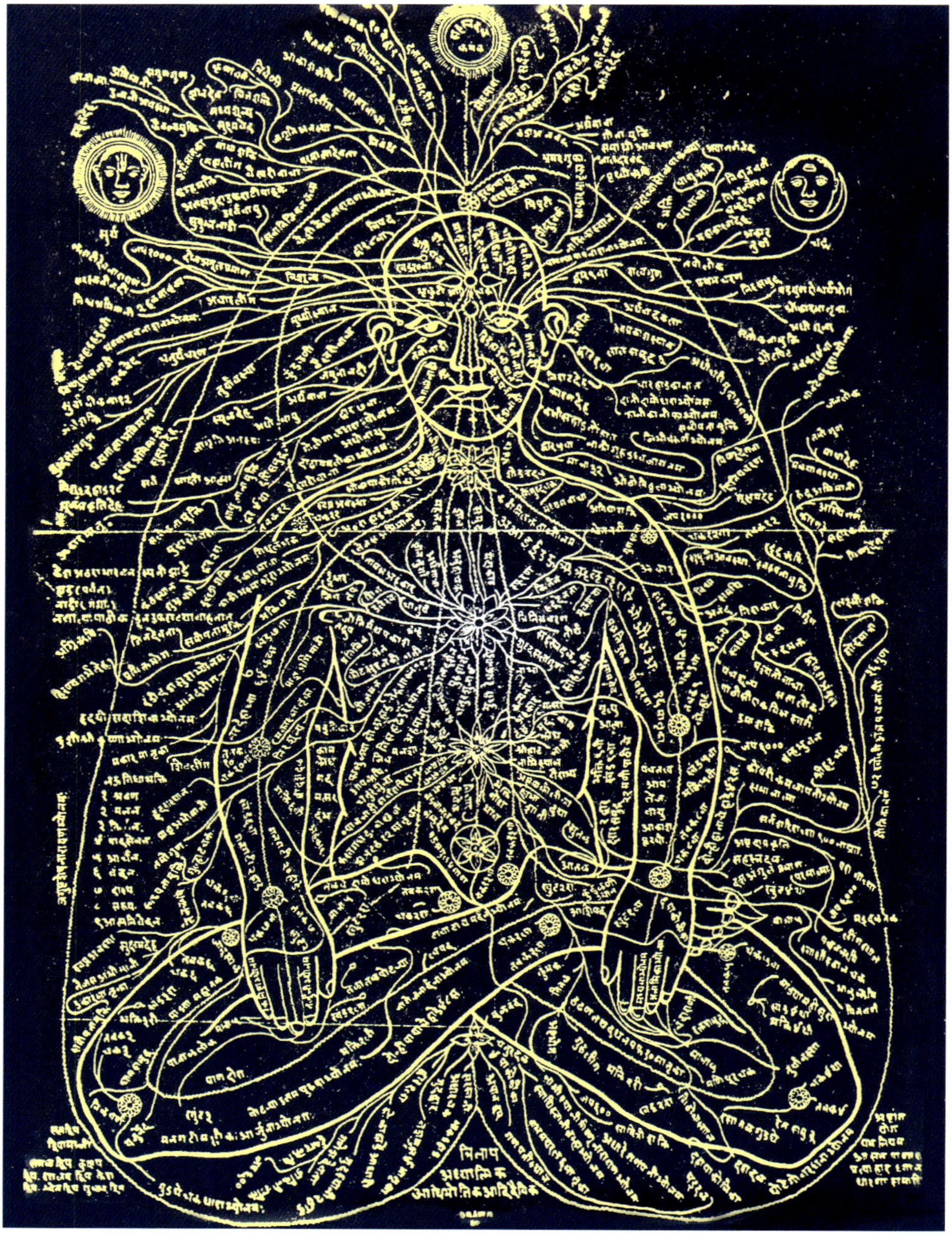

MANTRA

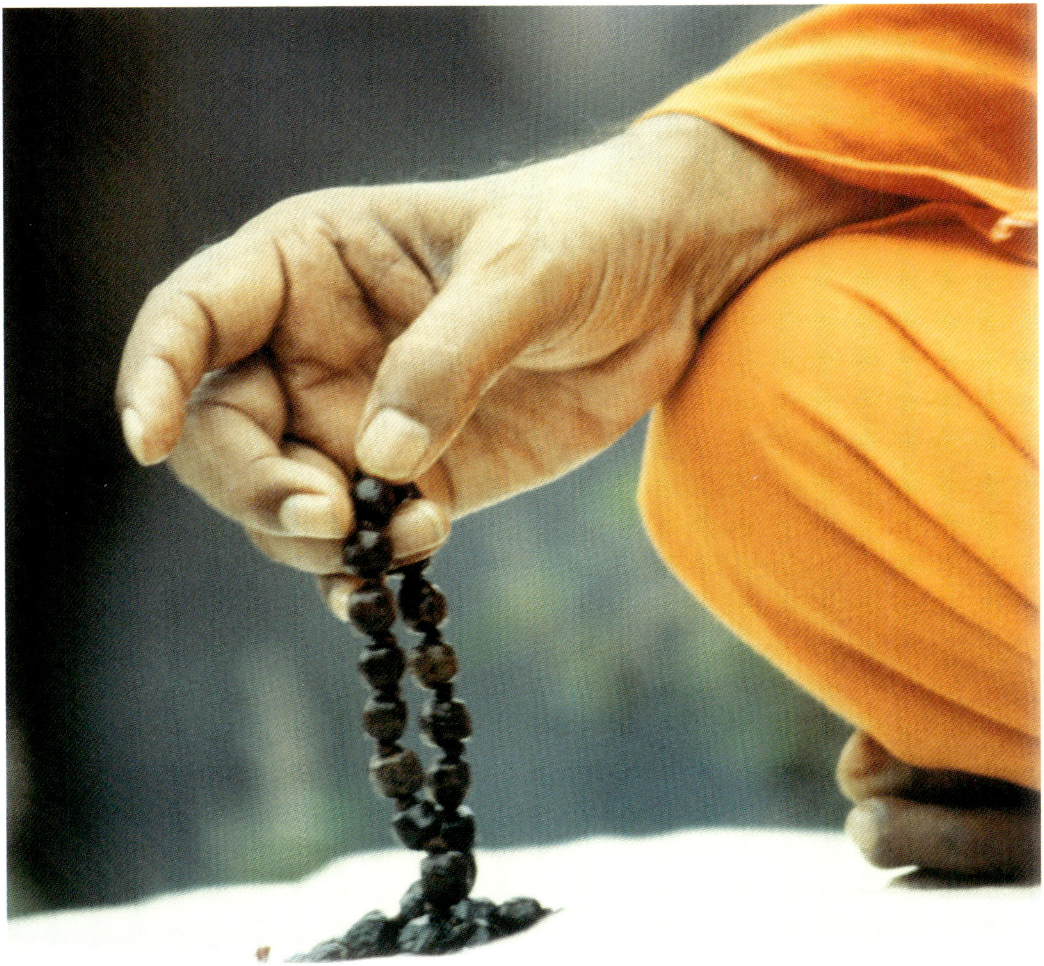

ॐ दीप ज्योति परब्रह्म दीपं सर्वे मोहनं ।
दीपं ना सजते सर्वं सन्धया दीपं सरस्वत्यम् ॥
ॐ शान्तिः शान्तिः शान्तिः

OM DĪP JYOTI PARABRAHMA	*Das Licht des OM ist das Licht Gottes.*
DĪPAṂ SARVE MOHANAṂ	*Es beseitigt das Dunkel der Unwissenheit.*
DĪPANAṂ SAJATE SARVAṂ SANDHYĀ	*Nur dieses Licht vertreibt die Finsternis.*
DĪPAṂ SARVASATYAṂ	*OM DIP ist das Licht von Weisheit und Wissen.*
OM ŚĀNTIḤ ŚĀNTIḤ ŚĀNTIḤ	*OM Frieden, Frieden, Frieden.*

Mantras sind Worte mit einer hohen und kraftvollen spirituellen Schwingungsenergie. In einem Bhajan heißt es: **»Wir geben und nehmen durch Worte. Wir verständigen uns und verstehen durch Worte.«**

Jedes Wort hat seine eigene Schwingung und löst gemäß seiner Bedeutung und Ausstrahlung eine entsprechende Wirkung sowohl in einem selbst als auch im anderen aus. Ein freundliches und höfliches Wort, wie zum Beispiel: »Würdest du bitte so gut sein, das für mich zu tun«, ruft eine ganz andere Reaktion hervor als die forsche Anrede: »Jetzt mach endlich, was ich gesagt habe!« Personen, Ort und Zeit sind dieselben, ebenso Mund, Zunge und Sprache. Den Unterschied machen nur die Worte aus.

Auch in der Astralwelt gibt es bestimmte Worte zur Verständigung und Kommunikation, und ebenso wie in unserer Welt sind dabei einige Regeln zu beachten.

Wenn wir mit jemandem telefonieren wollen und das eigene Telefon oder das des anderen außer Betrieb ist, kann kein Gespräch zustande kommen. Grundbedingung für die Verständigung ist also, daß sowohl die Sende- als auch die Empfangsstation funktionieren. Es muß aber noch eine Bedingung erfüllt sein. Auch wenn beide Telefone funktionstüchtig sind, der eine Gesprächspartner aber die Sprache des anderen nicht versteht, ist eine Kommunikation nicht möglich.

Auch die Tiere besitzen ihre eigene »Sprache«. Fische beispielsweise verständigen sich ohne Worte und Zeichen durch direkte Übermittlung der Energiewellen ihres Gehirns. Wenn wir im Wasser einen Schwarm von Fischen beobachten, erscheint es uns erstaunlich und unbegreiflich, wie perfekt sie ihre Bewegungen koordinieren. Sie schwimmen ganz dicht nebeneinander, ohne aneinanderzustoßen, und bewegen sich gleichzeitig und präzise in dieselbe Richtung.

In jeder Ebene gibt es also eigene Sprachen, die der Verständigung dienen. Ein Mantra ist, wie bereits gesagt, eine Folge von Wörtern, die in ihrer Gesamtheit einen Klang mit positiver Schwingung bilden. Wort bedeutet Klang, Klang erzeugt Vibration. Vibration ist Kraft, Kraft oder Energie bedeutet Leben, und wo Leben ist, ist auch Kreativität. Mantras sind also starke, kreative Energien mit einer alles durchdringenden und weitreichenden Ausstrahlung und Wirkung.

Das Wort oder der Klang ist die stärkste Kraft im Kosmos. Viele glauben, daß die Liebe die stärkste Kraft ist, doch das ist ein Irrtum. Irdische Liebe ist schwach und wechselhaft. Worte aber sind sehr mächtig. Worte können jemanden glücklich oder unglücklich machen. Sie können Liebe erwecken oder zerstören.

Sri Mahaprabhuji sagte: »Die Worte sollen gleich duftenden Blumen von Deinen Lippen kommen.« Und in einem Gedicht heißt es: »Durch Deine Worte sollst Du alle beglücken. Laß Frieden und Harmonie durch sie ausstrahlen und verbreiten.«

Jemandem etwas Freundliches zu sagen, kostet gar nichts. Ein hartes oder böses Wort kann aber sehr viel kosten. Deshalb kann es nur von Vorteil sein, in jeder Situation gütig und freundlich zu sprechen. Erscheint dies unmöglich, so ist es besser zu schweigen. Jedes unserer Worte sollten wir sorgfältig im Herzen erwägen, bevor wir es aussprechen, denn danach kann es keine Macht der Welt mehr zurückholen. Ein Sprichwort sagt: »Drei Dinge kehren nie wieder zurück: die Worte, die du gesprochen hast, die Gewehrkugel, die du abgeschossen hast, und die Seele, die den Körper verlassen hat.«

Die zwei Silben des Wortes Mantra bedeuten: Man = Geist, Tra = Befreiung. Das Mantra ist ein Klang, der den Geist von Furcht, Anhänglichkeit und Leid befreit. Ist der Geist einmal befreit, so lösen sich automatisch auch alle anderen Probleme, denn das größte Problem ist der Geist selbst.

Der Geist ist rastlos und stets mit unzähligen Dingen beschäftigt. Im Trubel des Alltags und der weltlichen Probleme finden wir oft keine Zeit, an Gott zu denken. Das Mantra verleiht dem Geist Ruhe und lenkt unsere Gedanken zu Gott.

Eine andere Bedeutung der Silbe »tra« ist Erfüllung. Ein Glas Wasser kann das Bedürfnis dessen erfüllen, der durstig ist. Von welcher Art aber ist der Durst, der den Geist quält, und wie kann dieser befriedigt werden? Wodurch wird der Geist gebunden, und wie können seine Verhaftungen gelöst werden?

Der Ātma, unser inneres Selbst, ist die Essenz des Kosmischen Selbst, dessen Natur Mahā-Ānanda, höchste Glückseligkeit ist. Deshalb ist auch der innerste Wesenszug jedes Individuums als Teil des Kosmischen Selbst Ānanda, Glückseligkeit.

Der Ātma wird nicht geboren und er ist unsterblich. Der Ātma, unser wahres Selbst, ist Sat-Chit-Ānanda, Wahrheit, Bewußtsein, Glückseligkeit. Der unstillbare Durst des Geistes verlangt danach, sich in dieser Glückseligkeit zu lösen. Erst wenn er in Ānanda eintaucht, kann er Frieden finden.

Es verhält sich wie beim Graben eines Brunnens: Bevor wir auf das ersehnte Wasser stoßen können, müssen wir harte Arbeit leisten und Erde, Steine und Felsen überwinden. Diese Hindernisse sind unsere täglichen Probleme und Schwierigkeiten, die wir zu bewältigen haben. Das Mantra kann uns helfen, unsere täglichen Sorgen und Probleme, Krankheiten und Leiden zu überwinden und Ānanda – bedingungslose Glückseligkeit – zu erfahren.

Yoga ist die Basis allen Wissens. Yoga bedeutet das Licht, Bewußtsein und Sein, das immer war, ist und sein wird. Durch das Prinzip des Yoga wird alles Sichtbare und Unsichtbare in Einklang, Harmonie und Balance gebracht. Es ist die Kraft, welche Wissen, Wissenden und Objekt des Wissens zur Einheit bringt. Die Yogis und Rishis entdeckten und erforschten dieses Wissen in der Meditation, um es zum Wohle der Menschen weiterzugeben. Auch die Symbole der Sanskritsprache und -schrift wurden in der Meditation erkannt und jedes von ihnen spricht eine bestimmte Ebene und Kraft im Universum an. Die Sanskrit-Mantras, die wir heute verwenden, entstammen der geistigen Arbeit der Yogis. Sie wurden von ihnen in der Meditation gefunden und an uns weiter übermittelt. Die Wirkung von Mantras in der originalen Sanskritsprache ist daher um ein Vielfaches stärker als in irgendeiner anderen Sprache.

Die Sanskritbuchstaben werden Devanāgarī genannt (Deva = Gottheit, Nagar = Bürger). Es ist die »Schrift der Götter«. Das bedeutet, daß diese Sprache seit Anbeginn der Welt besteht.
Es gibt mehrere Formen des Mantras.

1. Bhajan (spirituelles Lied)
Der Bhajan übermittelt spirituelle Weisheit, Klarheit. Bhajansingen inspiriert Sänger und Zuhörer, reinigt das Bewußtsein, erhebt die Gefühle und erweckt Hingabe (Bhakti).

2. Kirtan (Wiederholung von Gottes Namen in gesungener Form)
Diese Form der Mantraübung spricht vor allem unsere emotionelle Seite an. Die gefühlvolle Wiederholung des göttlichen Namens übermittelt starke spirituelle Energie und reinigt das Bewußtsein.

Grundsätzlich sollten Kirtans jedoch nicht länger als 5–10 Minuten lang gesungen werden. Zu lange andauerndes und mit zu viel Überschwang durchgeführtes Kirtan-Singen kann eine übermäßige Steigerung der Emotionalität bewirken und zu Trance, Realitätsverlust und ekstatischen Zuständen führen.

3. Gebet
Das Gebet ist eine zeremonielle Form des Mantra. Es ist eine »Zwiesprache mit Gott« und kann frei formuliert sein oder sich an einem Anlaß oder vorgegebenen Text orientieren (zum Beispiel Morgengebet, Abendgebet, Tischgebet). Im Gebet fühlen wir Gottes Anwesenheit sehr deutlich. Es hilft unsere Probleme zu lösen, entwickelt unsere Spiritualität, das Vertrauen in uns selbst und in Gott.

4. Heilmantra
Eine weitere Form des Mantra ist das Heilmantra. Disharmonien und Blockaden in den Nādīs oder Chakras drücken sich im Körper in Form von Krankheiten aus. Diese Zentren können durch Vibration, also auch durch Worte, beeinflußt werden. Die Schwingung des Mantra übt daher auch auf den physischen Körper eine wohltuende, harmonisierende, heilende Wirkung aus. Heilmantras entfalten ihre Wirkung jedoch nur bei Einhaltung einer bestimmten körperlichen und geistigen Disziplin. Um Mißbrauch zu verhindern, werden sie von den Wissenden nur mündlich weitergegeben und nicht niedergeschrieben.

5. Spirituelles Mantra
Ein wirksames spirituelles Mantra wird dem Schüler von einem verwirklichten Meister gegeben. Der Meister übermittelt es jenen Schülern, die ernsthaft an ihrer spirituellen Entwicklung arbeiten wollen und nach Moksha (Befreiung) streben. Man erhält es in der Mantra Dīkshā (»Mantra-Weihe«). Das spirituelle Mantra leitet uns auf dem geistigen Weg, vertieft die Konzentration und Meditation und hilft uns bei der Überwindung innerer Ängste und Unklarheiten. Es erweist sich auch als sehr hilfreich bei Nervosität, Streß, psychischer Unausgeglichenheit und schwierigen Lebenssituationen.

Auf dem spirituellen Weg ist das Mantra die Taschenlampe, die uns im Dunkel der Unwissenheit die Richtung weist. Es ist die Stütze, an die wir uns jederzeit halten können, die uns Kraft, Schutz und Hilfe gibt, wenn wir uns ratlos und verlassen fühlen.

Das Mantra ist die »Seele« der Meditation. Ohne Mantra bleibt unsere Meditation unerfüllt, so wie ein Körper ohne Seele. Ohne Mantra gehen alle spirituellen Bemühungen ins Leere.

6. Bīja Mantra

Nach langer kontinuierlicher Übung gelangt der Schüler zur Essenz des Mantras, das er vom Meister erhalten hat. Das Bīja Mantra wird in der Kriyā-Übung und tiefen Meditation angewendet.

Bīja bedeutet »Samen«. So wie der Samen eines Baumes alle Anlagen des Baumes auf kleinstem Raum zusammengefaßt enthält, so birgt das Bīja Mantra die Kraft des ganzen Universums in sich. Ob die Kraft des Mantras (Mantra Shakti) zur Verwirklichung gelangt, liegt nun am Schüler selbst. Wenn wir mit einem Stein ein bestimmtes Ziel treffen wollen, so hängt es von unserer Kraft, Konzentration und Zielsicherheit ab, ob unser Vorhaben gelingt. Ebenso kommt es auf den unerschütterlichen Glauben, die Disziplin, Zielgerichtetheit und Hingabe des Aspiranten an, ob er das Mantra in sich verwirklichen kann.

Ein Meister, der ein kleines Dorf besuchte, wurde von zwei Bauern um ein Mantra gebeten. Der Meister sagte, bevor er ihnen ein Mantra gebe, müßten sie eine Prüfung bestehen. Er gab jedem von ihnen eine Sojabohne mit dem Auftrag, diese gut zu bewahren, bis er wieder käme.

Der eine ging nach Hause und legte die Sojabohne in eine Schatulle, die er fest zuschloß. Dies schien ihm die sicherste Art, das kostbare Geschenk des Meisters aufzuheben.

Der andere aber dachte: »Wer weiß, wann der Meister wiederkommt. Bis dahin wird die Bohne vielleicht verderben oder verloren gehen.« So entschloß er sich, die Sojabohne in die Erde einzusetzen. Bald erschien eine Pflanze, die er sorgfältig goß und pflegte, sodaß sie zur Erntezeit eine Handvoll Bohnen trug.

Da der Meister nicht gekommen war, setzte der Bauer die Bohnen wiederum in die Erde ein und erntete im nächsten Sommer schon einen ganzen Sack voll Soja.

Als der Meister nach drei Jahren endlich wieder in das Dorf kam, baten die beiden ihn wieder um ein Mantra. »Gebt mir zuerst die Bohne zurück, die ich euch anvertraut habe«, wies er sie an.

Eilig holte der eine seine Schmuckschatulle – doch als er sie öffnete, lag darin nur eine tote Motte, die hineingeschlüpft war, die Bohne aufgefressen hatte und dann darin zugrunde gegangen war.

Der andere aber saß da und wartete. »Wo sind deine Bohnen?« fragte ihn der Meister. Der Bauer antwortete: »Deine Samen haben sich so vermehrt, daß ich sie nicht hierher schaffen kann. Wenn du aber die Güte hast, mit mir zu kommen, will ich sie dir zeigen.« Und er führte den Meister zu seinem Lagerraum, wo die Ernte von Hunderten Kilo Soja lag. Über diesen Schüler war der Meister hocherfreut, und er gab ihm ein Mantra, während der andere Bauer noch warten und lernen mußte.

Wer ein Mantra annimmt, um es bloß »in die Tasche« zu stecken und nicht zu üben, handelt so wie der Mann, der die Sojabohne in eine Kiste legte, wo sie von der »Motte der Zeit« gefressen wurde. Wer hingegen mit dem Mantra arbeitet, der vermehrt dessen Segenswirkung. Denn: Nur »Übung macht den Meister«.

Das Mantra kann sozusagen in »jeder Lebenslage« geübt werden. Auch während unserer täglichen Verrichtungen entspannt und beruhigt es den Geist und verhilft uns zu klaren und positiven Gedanken. Wie überall, soll man jedoch auch hierbei übertriebene und extreme Praktiken vermeiden und sich niemals etwas »aufzwingen«. Ein Yogi zu sein bedeutet auch, in jeder Hinsicht Maß zu halten, wie es in der Bhagavad Gita (6/16) steht: »Weder der, der zuviel ißt, noch der, der übermäßig fastet, weder der, der zuviel schläft, noch der, der zu viel wacht, meistert den Yoga.«

Grundsätzlich fügt ein spirituelles Mantra niemals und niemandem Schaden zu. Es kann höchstens ohne Wirkung bleiben, wenn die richtige innere Einstellung fehlt oder die Übung abgebrochen wird.

Mit dem Mantra wird unsere Übung und damit auch unser Leben erfolgreich. In unserem Herzen existiert dann etwas, das uns keiner jemals wieder wegnehmen kann. Wir werden uns nie mehr allein oder verlassen fühlen. Das Mantra beschützt uns in jeder Situation. Es erfüllt uns mit positiver Schwingung, wenn wir es denken oder sprechen und reinigt so unser inneres Selbst. Für die äußere Reinigung benutzen wir Wasser und Seife. Für die Reinigung von Geist, Bewußtsein und Intellekt dient uns das Mantra. Die reine Energie des Mantra entfernt alle Wolken, Schleier und Trübungen aus Bewußtsein und Gemüt. Es gibt uns die Möglichkeit, einen ständigen Kontakt zwischen unserem Selbst und Gott herzustellen und uns mit dem höchsten Bewußtsein zu verbinden.

Sri Tulsidasji sagt: Willst du innen und außen Erleuchtung finden, so lege auf die Schwelle deiner Zunge die glänzende Perle des göttlichen Namens (das Mantra).

DIE CHAKRAS

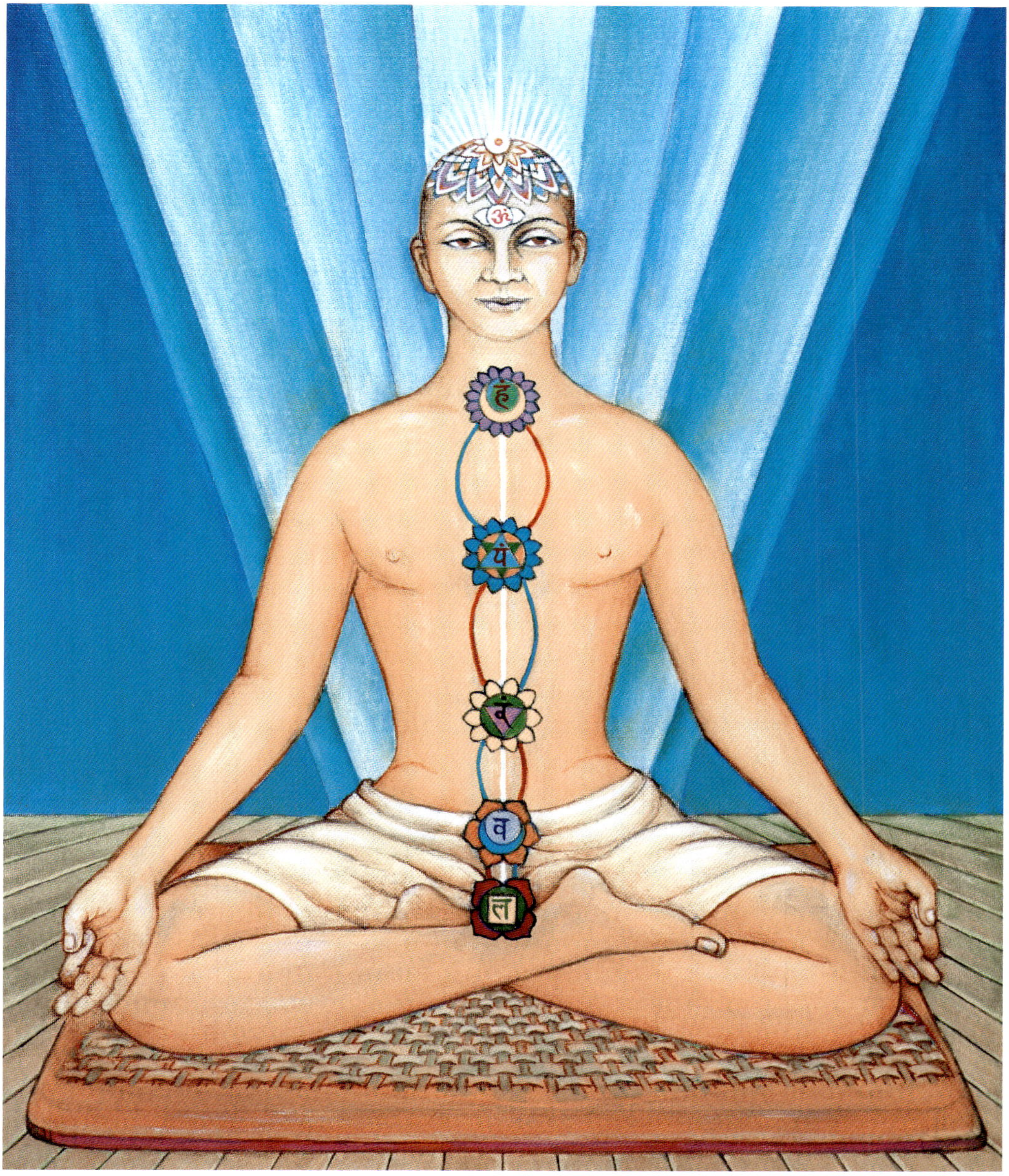

Chakras sind Energiezentren, durch die kosmische Energie in den Körper fließt. Durch Übung von »Yoga im täglichen Leben« können diese Zentren, die in jedem Menschen vorhanden sind, erweckt werden.

Die acht Haupt-Chakras*, von denen jedes mit bestimmten Aspekten unseres Daseins verbunden ist, sind:

- **MŪLĀDHĀRA CHAKRA** – Wurzelzentrum
- **SVĀDHISHTHĀNA CHAKRA** – Unterleibszentrum
- **MANIPŪRA CHAKRA** – Nabelzentrum
- **ANĀHATA CHAKRA** – Herzzentrum
- **VISHUDDHI CHAKRA** – Kehlkopfzentrum
- **ĀGYĀ CHAKRA** – Augenbrauenzentrum
- **BINDU CHAKRA** – Mondzentrum
- **SAHASRĀRA CHAKRA** – Scheitelzentrum

Es gibt noch zahlreiche weitere Chakras, die im ganzen Körper verteilt sind und deren Energie und Schwingung entsprechend ihrer Lage und Eigenschaften unterschiedlich sind.

Die Chakras wirken auf mehreren Ebenen unseres Daseins.

Die erste Ebene ist die physische. An den Stellen im Körper, wo sich ein Chakra befindet, liegen Drüsen, Organe und Nervenzentren, die durch Atemübungen, Meditation, Āsanas und Mantras aktiviert werden können, um den Körper gesund zu erhalten.

Die zweite Ebene ist die astrale Ebene. Die Schwingung und der Energiefluß der Chakras beeinflussen unser Bewußtsein, aber auch unsere körperliche Gesundheit. Falsche Ernährung, schlechte Gesellschaft und negative Gedanken vermindern oder blockieren die Chakra-Energie, wodurch im Bewußtsein und auch im Körper Störungen und Krankheiten entstehen können.

Im natürlichen Zustand bewegt sich die Energie der Chakras im Uhrzeigersinn. Mit ein wenig Übung kann man mit den Handflächen die Ausstrahlung der Chakras spüren und ihre Drehrichtung feststellen. Indem man mit der Hand etwa einen Zentimeter über jener Körperstelle, wo sich das Chakra befindet, für einige Minuten langsame Kreisbewegungen im Uhrzeigersinn durchführt, kann man die Drehung in die richtige Richtung lenken.

Die dritte Ebene der Chakras ist die spirituelle Ebene, aus der Intuition, Weisheit und Wissen empfangen werden können. Die Energie, die alle Chakras erweckt, heißt Kundalinī. »Kundalin« bedeutet Schlange, deshalb wird diese Energie auch »Schlangenkraft« genannt. Das Aufsteigen der Kundalinī ist vor allem ein Vorgang im Bewußtsein und besteht in der Erweiterung des Bewußtseins, Steigerung der Bewußtseinsklarheit und Vermehrung der Lebensenergie. Das Erwachen der Kundalinī bedeutet Befreiung von Unwissenheit, Illusion und Glaubensschwankungen. Es wird begleitet von der Entwicklung von Weisheit, Selbstdisziplin und Selbstkontrolle.

* Zur Vertiefung des Wissens über Chakras und Kundalinī siehe das Buch des Autors »Die Kraftzentren im Menschen«.

Zwischen den Zehen und dem unteren Ende der Wirbelsäule liegen die tierischen Chakras. Auf sie sollen wir uns nicht konzentrieren, um nicht die niedere Natur, die wir als Menschen bereits überwunden haben, wieder zu erwecken.

Entlang der Wirbelsäule befinden sich die fünf menschlichen und im Bereich des Kopfes die drei göttlichen Chakras. Ihre Ausstrahlung und Energie leiten uns auf dem spirituellen Entwicklungsweg. Auf diesem Weg werden wir mit all unseren Eigenschaften und Wesenszügen konfrontiert, bis wir diese ganz geläutert und gereinigt haben. Im Āgyā Chakra gelangen wir zur Selbsterkenntnis. Im Bindu Chakra erfahren wir die Unsterblichkeit des Ātma und im Sahasrāra Chakra findet die Entfaltung des höchsten Bewußtseins und Vereinigung des individuellen mit dem göttlichen Selbst statt.

Wir Menschen haben die einzigartige Chance im Leben, uns zum höchsten Bewußtsein zu erheben und zur Erkenntnis des Göttlichen zu gelangen. »Yoga im täglichen Leben« und die »Self-Inquiry-Meditation« weisen uns den Weg dahin.

Die Symbole und Eigenschaften der acht Haupt-Chakras

Jedem Chakra ist eine Lotusblüte, ein Symbol, ein Mantra, eine Farbe, ein Element, ein Tier und eine Gottheit zugeordnet. Diese Symbolbilder veranschaulichen seine Eigenschaften und Wirkungen und helfen uns, in der Meditation die Aspekte des Chakras intuitiv zu ergründen und zu erfühlen. Mit dem Mantra, das zu dem Chakra gehört, können wir die Energie des Chakras erwecken und stärken.

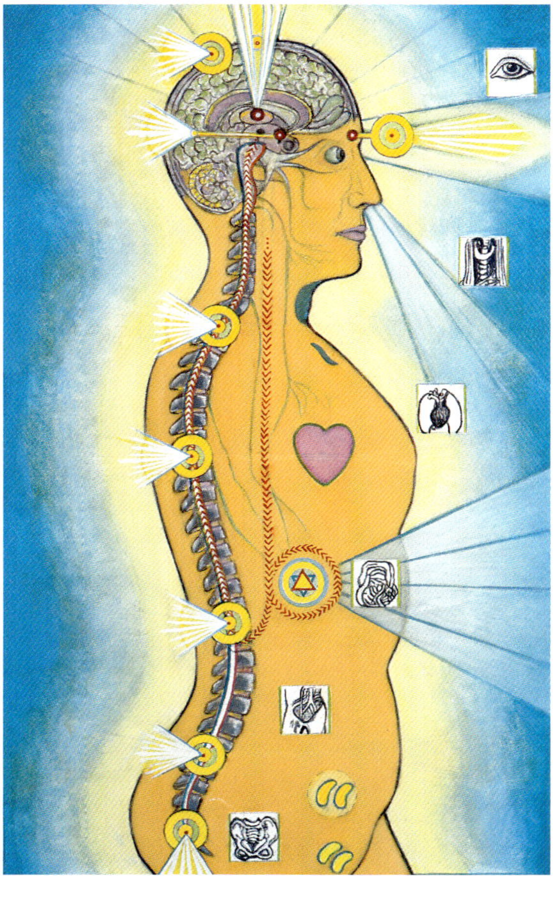

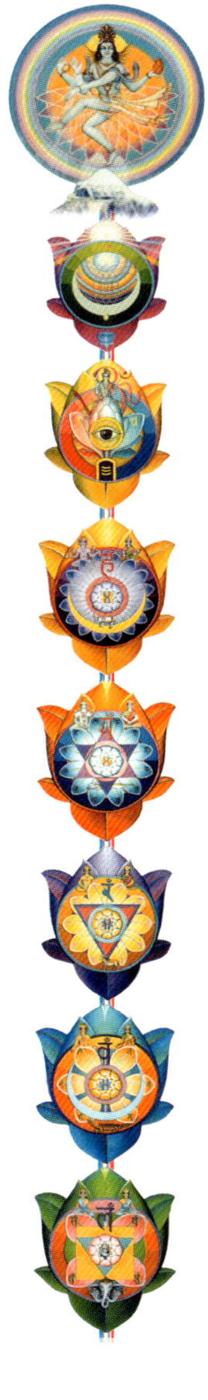

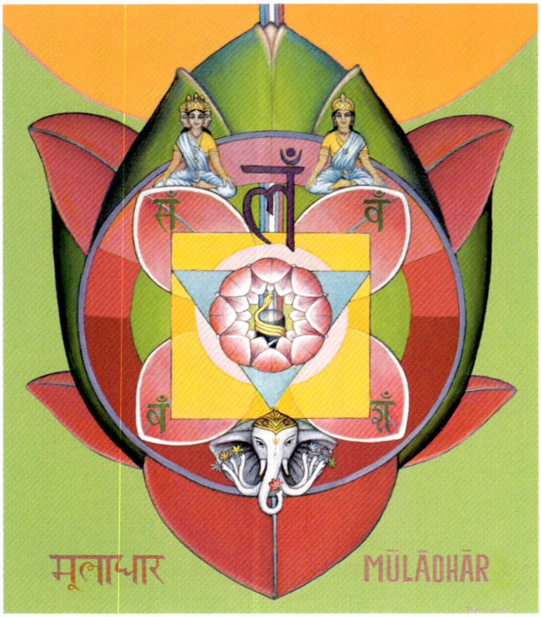

MŪLĀDHĀRA CHAKRA

Wurzelzentrum

mūla = Wurzel

ādhāra = Basis, Fundament

Das Mūlādhāra Chakra, das am unteren Ende des Steißbeines liegt, ist das erste der menschlichen Chakras. Sein Mantra ist LAM.

Das Mūlādhāra Chakra bildet die Grenze zwischen tierischem und menschlichem Bewußtsein. Es ist mit dem Unbewußten verbunden, wo unsere Handlungen und Erfahrungen aus früheren Leben gespeichert sind. Es bildet daher die Basis für die Entwicklung unserer Persönlichkeit und den Verlauf unseres Schicksals gemäß dem karmischen Gesetz. Die positiven Eigenschaften des Mūlādhāra Chakras sind Vitalität, Lebenskraft, Entwicklung; seine negativen Aspekte Trägheit, Triebhaftigkeit und Ichbezogenheit.

Die Gottheit dieses Chakras ist Gott Shiva in seiner Erscheinungsform als »Herr der Tiere« (Pashupati Mahādeva), womit die Überwindung der niederen Eigenschaften angezeigt wird.

Im Bild des Mūlādhāra Chakras befindet sich ein Lotus mit vier Blättern. Diese stehen für die vier inneren Funktionen: Geist (Manas), Intellekt (Buddhi), Bewußtsein (Chitta) und Ego (Ahamkāra), die in diesem Chakra ihre Wurzeln haben.

Leben ist Bewußtsein, und Bewußtsein strebt nach Evolution. Die Symbole des Mūlādhāra Chakras sind durch Energie und Aufwärtsbewegung charakterisiert. Seine Farbe ist Rot, die Farbe der Shakti. Shakti bedeutet Erweckung, Bewegung, Entwicklung, Energie. Rot symbolisiert die Erweckung des schlafenden Bewußtseins zum aktiven, wachen Bewußtsein.

Ein weiteres Symbol dieses Chakras ist ein auf der Spitze stehendes Dreieck. Es hat zwei Bedeutungen. Einerseits zeigt es an, daß die kosmische Energie wie in einen Trichter hineingezogen und nach unten geleitet wird. Andererseits können wir darin die Ausdehnung nach oben sehen. Die nach unten gerichtete Spitze ist der Ausgangspunkt, der Samen; die aufwärts strebenden Seiten zeigen die Entfaltung des Bewußtseins zum menschlichen Bewußtsein an.

Das Tier, das dem Mūlādhāra Chakra zugeordnet ist, ist ein Elefant mit sieben Rüsseln. Der Elefant ist ein Symbol der Weisheit. Die sieben Rüsseln stehen für die sieben Schätze der Erde (Saptadhatus). Das Element des Mūlādhāra Chakras ist die Erde, unsere Basis und »Mutter«, die uns mit Energie und Nahrung versorgt.

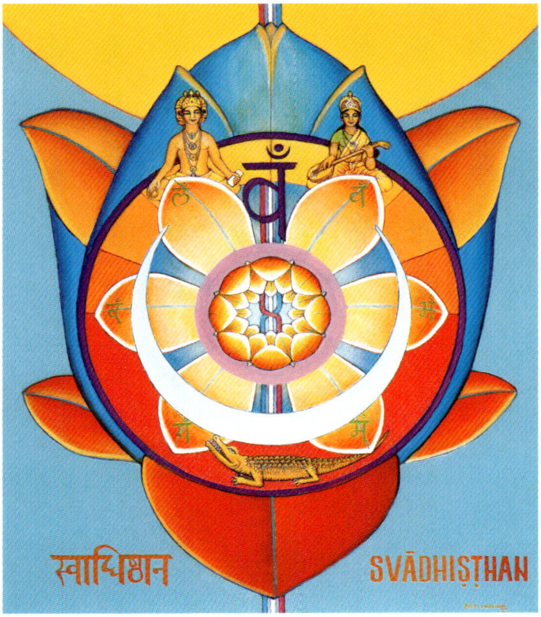

SVĀDHISHTHĀNA CHAKRA
Unterleibszentrum
sva = Selbst
adhishthāna = Ort

Das Svādhishthāna Chakra liegt am unteren Ende des Kreuzbeines. Sein Mantra ist VAM.

Das Svādhishthāna Chakra kennzeichnet die zweite Stufe unserer Entwicklung. Die Evolution des Bewußtseins zum rein menschlichen Bewußtsein nimmt ihren Anfang im Svādhishthāna Chakra. Es ist der Sitz des Unterbewußtseins, in dem alle Erfahrungen und Eindrücke unseres Lebens bis zum Beginn unseres Daseins im Mutterleib gespeichert sind.

Das Mūlādhāra Chakra ist der Speicher, in dem unsere Karmas liegen, ihre Aktivierung aber beginnt vom Svādhishthāna aus. Ob wir unsere Anlagen zum Guten oder Schlechten verwenden, hängt jedoch nur von uns selbst ab. Die Erweckung des Svādhishthāna Chakras bringt Klarheit und Entfaltung der Persönlichkeit, doch müssen wir unser Bewußtsein zuvor von negativen Qualitäten reinigen. Der Lotus des Svādhishthāna Chakras hat sechs Blätter. Sie stehen stellvertretend für unsere schlechten Eigenschaften, die es zu überwinden gilt: Zorn, Haß, Eifersucht, Grausamkeit, Begierde und Hochmut. Weitere niedere Eigenschaften dieses Chakras, die hemmend für unsere Entwicklung wirken, sind Trägheit, Angst, Zweifel, Rachsucht, Neid und Gier.

Das Tiersymbol des Svādhishthāna Chakras ist das Krokodil. Es steht für Faulheit, Gefühllosigkeit und die Gefahr, die in diesem Chakra schlummert. Ebenfalls ein Sinnbild verborgener Gefahren ist das Element des Svādhishthāna, das Wasser. Es ist weich und nachgiebig, besitzt jedoch eine ungeheure Kraft, wenn es außer Kontrolle gerät. Ebenso ist es mit der Energie des Svādhishthāna Chakras. Wenn negative Emotionen aus dem Unterbewußtsein ins Bewußtsein aufsteigen, können diese uns völlig aus dem Gleichgewicht bringen.

Die Gottheiten dieses Chakras sind Brahmā, der Schöpfer, und seine Tochter Sarasvatī, die Göttin der Weisheit und schönen Künste. Die Farbe des Svādhishthāna ist Orange, die Farbe der Morgendämmerung, die das Aufsteigen des Bewußtseins symbolisiert. Orange ist die Farbe der Aktivität und Reinigung. Sie zeigt die positiven Qualitäten an, die sich in diesem Chakra entfalten, wenn wir es gemeistert haben: Freude, Zuversicht, Selbstbewußtsein und Tatkraft.

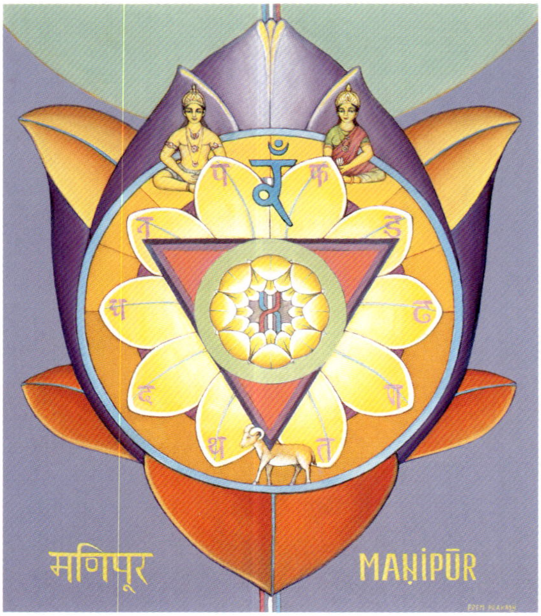

MANIPŪRA CHAKRA

Nabelzentrum

mani = Juwel

pūra = Platz, Stadt

Das Manipūra Chakra befindet sich hinter dem Nabel im Bereich des Solarplexus. Sein Mantra ist **RAM**.

Im Manipūra Chakra können wir die Aspekte des Svādhishthāna Chakras überwinden und tilgen, denn im Manipūra Chakra werden uns viele kostbare Schätze zuteil.

Die Eigenschaften, die wir in diesem Chakra erlangen, sind Klarheit, Selbstbewußtsein, Glückseligkeit, Selbstsicherheit, Erkenntnis, Weisheit und rechte Entscheidung. Die Farbe des Manipūra Chakras ist Gelb, sein Tiersymbol ist der feurige Widder. Denn das Element des Manipūra Chakras ist das Feuer. Deshalb nennt man es auch das Feuer- oder Sonnenzentrum. Das Feuerelement zeigt sich im Körper als Körperwärme. Das Manipūra Chakra steuert unseren Energiehaushalt. Seine Entsprechung im Körper ist der Solarplexus. Das Manipūra Chakra ist das Zentrum der Lebensenergie. Es wirkt wie ein Magnet, der Prāna aus dem Kosmos anzieht. Als Sitz des Verdauungsfeuers regelt das Manipūra Chakra die Funktion der Verdauungsorgane. Ein starkes und aktives Manipūra Chakra festigt unsere Gesundheit. Wenn die Energie ohne Blockierung und Behinderung frei und rein fließen kann, wirkt das Manipūra Chakra wie ein Kraftwerk, das uns fortwährend mit Lebensenergie versorgt. Es gibt uns Ausgeglichenheit, Stärke und Aktivität.

Blockaden in diesem Zentrum können jedoch zahlreiche gesundheitliche Störungen verursachen (wie Kreislauferkrankungen, Blutdruckschwankungen, Diabetes).

Ein weiteres Symbol des Manipūra Chakras ist ein mit der Spitze nach unten gerichtetes Dreieck. Es zeigt Ausbreitung der Energie, Wachstum und Entwicklung an. Der Lotus des Manipūra hat zehn Blütenblätter, die für die zehn Prānas, Lebenskräfte, stehen, durch die alle Funktionen im Körper gesteuert und genährt werden. Die Aktivierung des Manipūra Chakras befreit von negativen Energien, reinigt und stärkt die Qualität der Lebenskraft.

Die Gottheiten des Manipūra Chakras sind Vishnu und Lakshmī. Gott Vishnu symbolisiert das entfaltete menschliche Bewußtsein, das keine tierischen Züge mehr in sich birgt. Die Göttin Lakshmī steht für materiellen und geistigen Wohlstand, der mit Gottes Segen blüht und gedeiht.

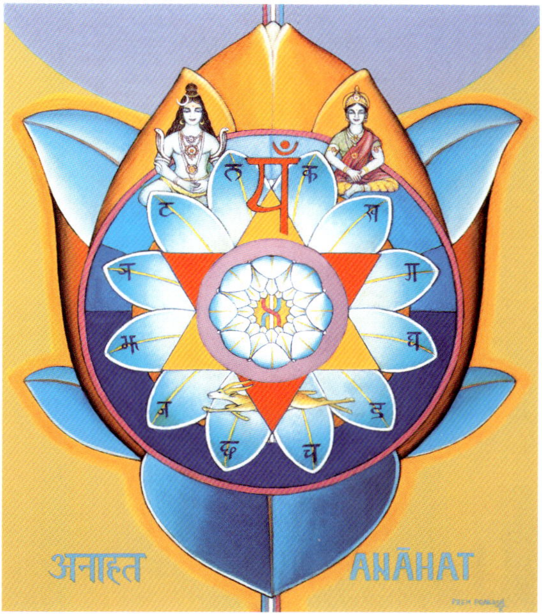

ANĀHATA CHAKRA

Herzzentrum

anāhata nāda = endloser Klang

Das Anāhata Chakra befindet sich in der Mitte der Brust, nahe dem Herzen. Sein Mantra ist **YAM**.

Die Farbe des Anāhata Chakras ist Hellblau, die Farbe des Himmels, und sein Element ist die Luft. Luft symbolisiert Weite und Ausdehnung. In diesem Chakra kann sich unser Bewußtsein in die Unendlichkeit ausdehnen.

Das Anāhata Chakra ist der Sitz des göttlichen Selbst (Ātma). Die zwölf Blätter des Lotus im Anāhata Chakra symbolisieren die göttlichen Eigenschaften des Herzens: Glückseligkeit, Friede, Harmonie, Liebe, Verständnis, Mitgefühl, Klarheit, Reinheit, Einheit, Barmherzigkeit, Güte und Verzeihung. Das Herzzentrum ist aber auch das Zentrum der Emotionen und Gefühle. In seinem Symbolbild finden sich zwei sternförmig ineinandergreifende Dreiecke, von denen eines mit der Spitze nach unten und eines nach oben weist. Wenn die Energie des Anāhata Chakras zum spirituellen Bewußtsein hinauffließt, drücken sich unsere Gefühle als Bhakti, reine göttliche Liebe und Hingabe aus. Sinkt unser Bewußtsein jedoch in die Sphäre weltlicher Leidenschaft hinab, so geraten unsere Emotionen in Verwirrung und Ungleichgewicht und wir werden von Begierde, Eifersucht, Traurigkeit und Verzweiflung überwältigt.

Anāhata ist der Sitz der Poesie und Dichtkunst. Wer sich auf dieses Chakra konzentriert, kann sein Talent als Schriftsteller und Dichter entwickeln. Eine weitere Kraft, die vom Anāhata Chakra ausgeht, ist die Sankalpa Shakti (Kraft der Wunscherfüllung). Wenn du einen Wunsch erfüllt haben möchtest, dann konzentriere dich im Herzen auf ihn. Je reiner dein Anāhata Chakra ist, desto schneller werden deine Wünsche in Erfüllung gehen.

Das Tiersymbol des Anāhata Chakras ist die Antilope, die uns zur Aufmerksamkeit und Wachheit mahnt. Die Gottheiten dieses Chakras sind Shiva und Pārvatī, die Bewußtsein und Natur symbolisieren, welche in diesem Zentrum zusammenfinden und harmonisch zusammenwirken sollen.

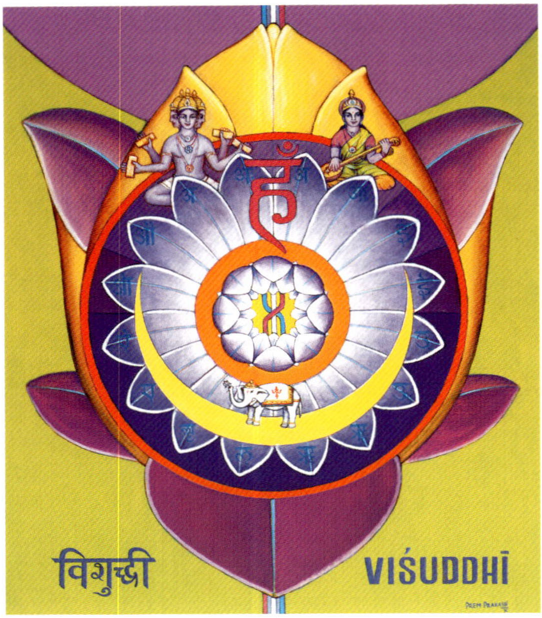

VISHUDDHI CHAKRA

Kehlkopfzentrum

vis = Unreinheit, Gift
shuddhi = Reinigung

Das Vishuddhi Chakra befindet sich im Bereich des Kehlkopfs. Sein Mantra ist HAM, seine Farbe Violett. Im Vishuddhi Chakra erreichen wir die fünfte Stufe, das fünfte Element: Ākāsha (Raum).

Das Vishuddhi Chakra ist der Ausgangspunkt des Udāna Prāna. Eine Funktion dieses Prāna ist es, den Körper während der Atmung von Giftstoffen zu reinigen. Von daher ist der Name dieses Chakras abgeleitet. Es bewirkt aber nicht nur eine Reinigung auf der körperlichen Ebene, sondern hilft uns auch, Psyche und Geist zu reinigen. Alle Probleme, die wir verdrängt haben, alle unangenehmen Erfahrungen, die wir im Laufe unseres Lebens »hinuntergeschluckt« haben, existieren weiter im Unterbewußtsein, so lange, bis wir sie noch einmal konfrontieren und dann mit Weisheit lösen oder reinigen können.

Die Gottheit des Vishuddhi Chakras ist Brahmā, der Schöpfer, Symbol des Bewußtseins. Wenn das Bewußtsein in der Meditation sich in Ākāsha löst, erlangen wir Wissen und Weisheit. Als Symbole dafür sehen wir im Bild des Vishuddhi Chakras einen weißen Elefanten und den Mond als Symbol für den Geist.

Das Vishuddhi Chakra vermittelt ein uneingeschränktes Gefühl von Glück und Freiheit. Wir können in ihm unsere Fähigkeiten zur Wirkung kommen lassen. Eine klare Stimme, Gesangs- und Redekunst, ausgewogene Gedanken und Gefühle kennzeichnen diese Entwicklungsstufe.

So lange wir in unserer Entwicklung noch nicht so weit fortgeschritten sind, kann dieses Chakra uns auch Schwierigkeiten bereiten. Durch Blockierungen im Vishuddhi Chakra können Angstgefühle, Gefühle von Unfreiheit und Einschränkung, Schilddrüsenprobleme, Halsprobleme, physisch unbegründete Schwierigkeiten beim Schlucken oder Blockaden beim Sprechen, Nervosität und Lampenfieber entstehen. Das Vishuddhi Chakra hat sechzehn Blütenblätter. Eine Bedeutung sind die sechzehn Fähigkeiten, die der Mensch entwickeln kann. Die Zahl 16 kann auch mit den 16 Vokalen des Sanskrit-Alphabets in Zusammenhang gebracht werden, denn das Vishuddhi Chakra ist ein Zentrum des Klanges. In diesem Zentrum kann die Vāk Siddhi verwirklicht werden, die außerordentliche Fähigkeit, daß die Worte, die man ausspricht, Wirklichkeit werden.

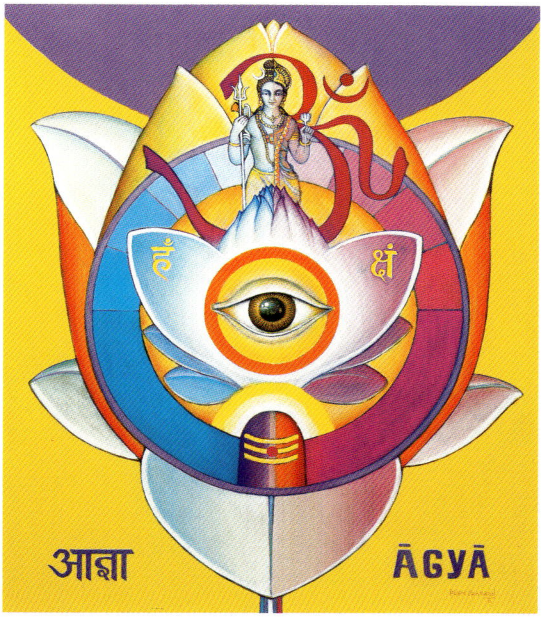

ĀGYĀ CHAKRA

Augenbrauenzentrum

āgyā = Befehl oder Wissen

Das Āgyā Chakra liegt in der Mitte der Stirn zwischen den Augenbrauen und wird auch »Drittes Auge« genannt. Das Āgyā Chakra ist das Zentrum der Klarheit und Weisheit. Es bildet die Grenze zwischen dem menschlichen und göttlichen Bewußtsein. In ihm treffen die drei Haupt-Energiebahnen (Nādīs) zusammen: Idā (Mond-Nādī), Pingalā (Sonnen-Nādī) und Sushumnā (Zentraler Nādī). Wenn sich ihre Energie im Āgyā Chakra vereinigt und weiter aufsteigt, erreichen wir Samādhi, das höchste Bewußtsein.

Das Mantra des Āgyā Chakras ist OM, der Urklang der Schöpfung. Sein Element ist das Element des Geistes, Anupada Tattva. Ein zentrales Symbol im Bild des Āgyā Chakras ist der Shiva Lingam, das Sinnbild schöpferischen Bewußtseins. In diesem und den weiteren Chakras findet sich kein Tiersymbol mehr, da ab dieser Stufe nur reine menschliche und göttliche Eigenschaften vorhanden sind.

Dieses Chakra hat eine milchig-weiße oder rauchige Farbe, die anzeigt, daß das Bewußtsein zwar zum größten Teil, aber doch noch nicht gänzlich gereinigt ist. Die Lotusblüte des Āgyā Chakras hat zwei Blütenblätter und zeigt an, daß es in dieser Bewußtseinsstufe »nur mehr zwei« gibt: Ātma (Selbst) und Paramātmā (Gott). Die Gottheiten des Āgyā Chakras sind Shiva und Shakti, in einer Gestalt vereint. Dies bedeutet, daß im Āgyā Chakra Bewußtsein und Natur bereits vereint, jedoch noch nicht zur völligen Einheit verschmolzen sind.

Die Eigenschaften dieses Chakras sind Einheit (Ekatā), Leere (Shūnya), Wahrheit (Sat), Bewußtsein (Chit) und Glückseligkeit (Ānanda). In ihm öffnet sich das »Auge des Wissens«, und wir erschauen die Wirklichkeit des Selbst. Das Āgyā Chakra wird deshalb auch als »Drittes Auge« bezeichnet. Das »Dritte Auge« ist ebenfalls ein Symbol der Weisheit und zugleich ein Attribut Gott Shivas.

Das Āgyā Chakra ist der Sitz des »inneren Meisters«. Es zeigt an, daß Weisheit und Wissen im Handeln verwirklicht sind. Der egozentrische Intellekt hat sich der höheren ethischen Vernunft und Entscheidungskraft (Viveka) gebeugt. Blockaden in diesem Chakra führen jedoch zum gegenteiligen Effekt, durch sie kann die Überlegungs- und Entscheidungskraft gemindert und in die Irre gelenkt werden.

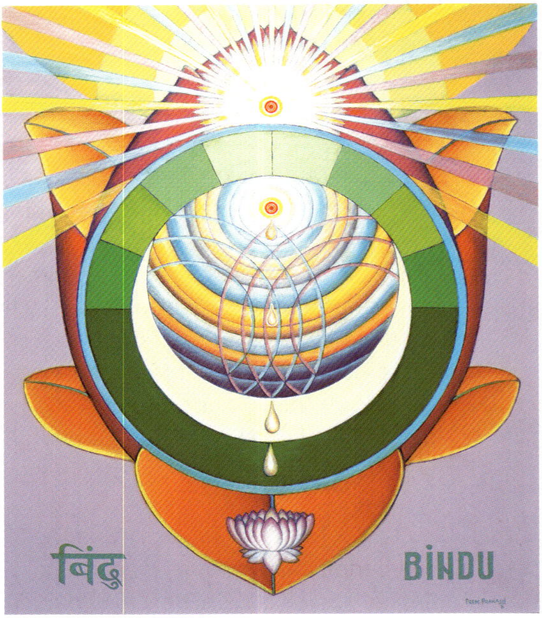

BINDU CHAKRA

Mondzentrum

bindu = Punkt, Tropfen

Das Bindu Chakra befindet sich unter dem Haarwirbel am Hinterkopf. Der Lotus des Bindu Chakras hat 23 Blätter. Sein Symbol ist der Mond, der das Wachstum der Vegetation unterstützt. In der Bhagavad Gita sagt Gott Krishna: »In dem ich zum Nektar spendenden Mond werde, nähre ich alle Pflanzen.« (15.13)

Sein Mantra ist **SHIVOHAM** (»Ich bin Shiva«) und seine Gottheit Lord Shiva, der die Mondsichel im Haar trägt. Dieses Chakra besitzt keine Färbung, es ist farblos und transparent.

Das Bindu Chakra ist ein wichtiges »Gesundheitszentrum«, das uns zur körperlichen, psychischen und geistigen Gesundung verhilft. Es unterstützt die Sehkraft, beruhigt die Emotionen und verhilft uns zu innerer Harmonie und Klarheit. Mit Hilfe dieses Chakras vermögen wir Hunger und Durst zu kontrollieren und ungesunde Essensgewohnheiten zu überwinden. Auch bei Depressionen, Nervosität, Angstgefühlen und Beklemmungen in der Herzgegend kann die Konzentration auf das Bindu Chakra helfen.

Das Bindu Chakra verleiht körperliche und geistige Gesundheit, Vitalität und Jugend, denn in ihm wird »Amrita«, der »Nektar der Unsterblichkeit«, erzeugt. Gewöhnlich fließt dieser Nektar ins Manipūra Chakra hinab und wird in dessen Feuer verbrannt, ohne vom Körper genutzt werden zu können.

Die Rishis der alten Zeit suchten daher nach einer Methode, den kostbaren Nektar aufzufangen und dem Körper nutzbringend zuzuführen. Sie fanden heraus, daß der Nektarfluß mit Hilfe des Vishuddhi Chakras und der Zunge kontrolliert werden kann. Die Zunge besitzt subtile Energiezentren, von denen jedes eine Verbindung und Entsprechung zu einem Körperteil oder Organ hat. Gelingt es, den Nektar im Vishuddhi Chakra aufzuhalten, mit der Zunge einzufangen und wie eine homöopathische Arznei langsam zu lösen, so verbreitet sich seine segensreiche Wirkung durch die dort befindlichen Energiekanäle im ganzen Körper.

Durch die Yogatechnik des Ujjāyī Prānāyāma mit Khecharī Mudrā ist es möglich, diesen Nektar dem Körper zuzuführen, sodaß er seine heilsame Wirkung entfalten kann.

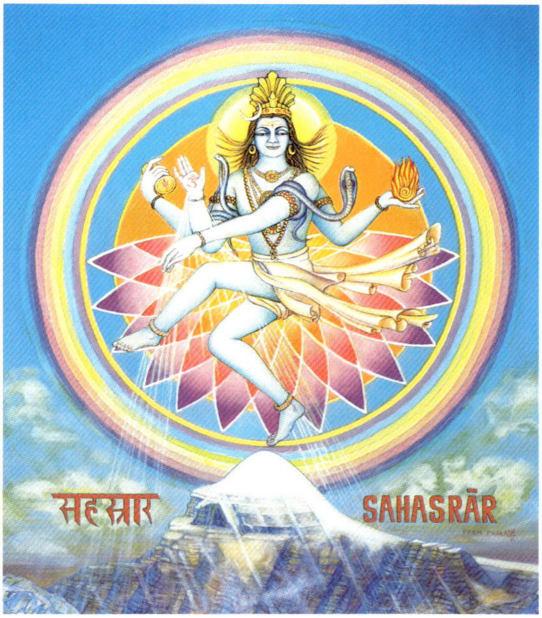

SAHASRĀRA CHAKRA

Scheitelzentrum

sahasrāra = tausend, unendlich

Das Sahasrāra Chakra liegt an der Spitze des Kopfes. Es wird auch »Tausendblättriger Lotus«, »Brahmarandhra« (Tor zu Gott) oder »Zentrum der Millionen Strahlen« genannt, denn es strahlt ein Licht wie die Sonne aus. Kein anderes Licht reicht auch nur im mindesten an die Leuchtkraft der Sonne heran. Ebenso verblaßt auch die Energie und Ausstrahlung aller anderen Chakras vor dem Glanz des Sahasrāra Chakras.

Im Sahasrāra Chakra existiert eine bedeutsame Kraft – Medhā Shakti. Medhā Shakti ist ein Hormon, das die Funktionen des Gehirns wie Gedächtnis, Konzentration und Auffassungsgabe beeinflußt. Durch Yogaübung kann die Medhā Shakti aktiviert und gestärkt werden. Das Sahasrāra hat keine spezielle Farbe oder Eigenschaft. Es ist reines Licht, das alle Farben enthält. Die Energie aller Nādīs strömt in diesem Zentrum zusammen, wie tausende Flüsse, deren Wasser sich ins Meer ergießen. Hier ist der Sitz Shivas, des höchsten Selbst. Die Erweckung des Sahasrāra Chakras bedeutet Offenbarung des göttlichen Glanzes und Erlangung des höchsten Bewußtseins. So wie beim Aufgang der Sonne die Nacht weicht, so schwindet die Unwissenheit bei der Erweckung des Sahasrāra Chakras.

Dieses Chakra stellt das Ziel des Yoga dar, die Selbstverwirklichung und Gottverwirklichung. Wer dies erreicht, ist von allem Karma befreit und erlangt Moksha, Befreiung aus dem Rad der Wiedergeburt. In der Meditation gelangt der Yogi in diesem Chakra zum Samādhi, dem höchsten Bewußtsein. Im Nirvikalpa Samādhi endlich, der höchsten Stufe des Samādhi, kommt der Geist völlig zur Ruhe und findet seine Erfüllung in der Vereinigung von Wissen, Wissendem und Objekt des Wissens.

Im Sahasrāra Chakra erblüht der tausendblättrige Lotus als Symbol der vollkommenen Entfaltung des Bewußtseins. Die Gottheit dieses Chakras ist Shiva in der Form reinen, höchsten Bewußtseins. Sein Element ist Ādi Tattva, das höchste, spirituelle Tattva, und sein Mantra, ebenso wie das des Āgyā Chakras, der Urklang OM.

Der geistige Hintergrund von »Yoga im täglichen Leben«

Das Licht des Lebens

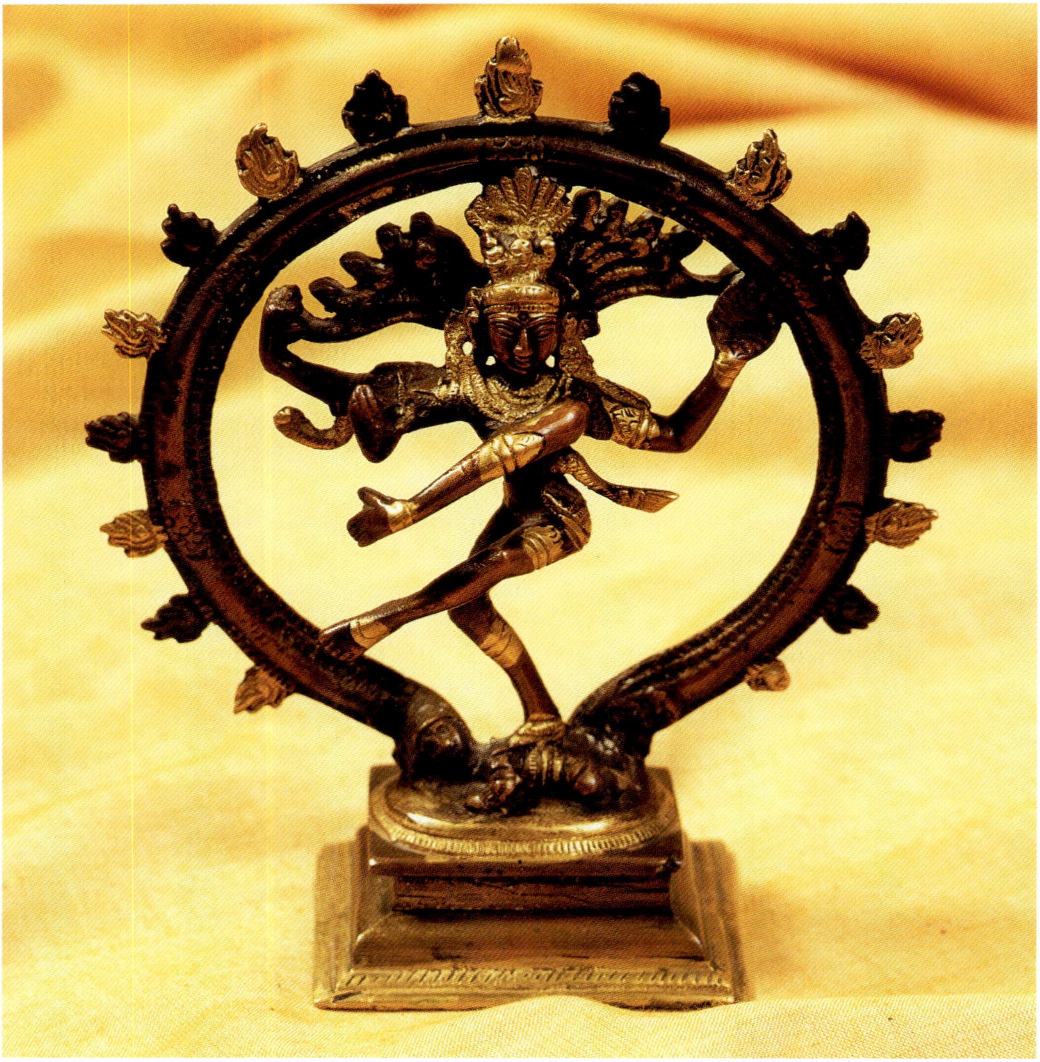

Das kosmische Selbst wird im Sanskrit ĀTMA genannt. Im Unterschied zur individuellen Seele ist der Ātma universell. Er ist das »Licht des Lebens« in allen Wesen.

Die Beziehung zwischen Ātma, Individuum, Geist und Bewußtsein kann durch den Vergleich mit einer Lampe anschaulich gemacht werden:
Der Ātma ist das Licht, die Glühbirne ist das Individuum, und die Lichtstrahlen, die von der Lampe ausgehen, nennen wir Geist. Im Englischen kann man Geist mit »spirit of the soul« übersetzen, und in dieser Bezeichnung wird klar, daß der Geist vom Ātma ausgeht. Dieser Geist oder Spirit besitzt Eigenschaften wie klar oder unklar, stark oder schwach, verwirrt, lebendig, schöpferisch, träge usw. Der Ātma aber ist ohne Attribute, vergleichbar dem wolkenlosen Himmel, dem Wasser ohne Wellen, der weißen Leinwand. Die Wolken am Firmament, die Wellen im See, der Film, der auf die Leinwand projiziert wird, entsprechen den Regungen des Geistes. Unser Bewußtsein identifiziert sich meist mit diesen und nimmt den »Hintergrund«, den Ātma, gar nicht wahr.

Das Bewußtsein können wir in dem Symbolbild von der Lampe mit dem Lampenschirm vergleichen. Wieviel Licht eine Lampe ausstrahlt, hängt einerseits davon ab, wieviel Energie oder Licht die Glühbirne aufzunehmen imstande ist, andererseits von welcher Beschaffenheit der Lampenschirm ist. Je nachdem, ob dieser rein und klar und daher lichtdurchlässig ist oder aber staubig, verschmutzt und trübe, kann mehr oder weniger Licht nach außen dringen.

Geist und Bewußtsein sind also nicht das Selbst, sondern die Ausstrahlung des Selbst, das, was davon manifestiert oder verwirklicht wurde. Das Licht des Ātma ist immer unverändert, strahlend und rein. Von der Qualität unseres Bewußtseins, die von unseren Gedanken, Gefühlen, Eigenschaften und Taten geprägt wird, hängt es nun ab, inwieweit dieses Licht nach außen wirken kann. Negative Eigenschaften und Unwissenheit verdunkeln unser Phänomen; Wissen, Weisheit, Liebe – gute Eigenschaften also – erhellen es. Je höher unser Bewußtsein entwickelt ist, je klarer, reiner und durchlässiger es ist, desto heller strahlt das Licht durch. Ist das Bewußtsein ganz rein und fleckenlos, sodaß das Licht des Ātma in seiner ganzen Schönheit und Pracht ausstrahlen kann, so sprechen wir von Erleuchtung oder Verwirklichung. Wenn eine Person heilig ist, das heißt wenn sie völlig rein und klar und zu einem wahren Kanal Gottes geworden ist, so verbreitet sie Licht, Liebe, Güte, Weisheit und Klarheit. (Darauf weist zum Beispiel der Heiligenschein auf den Heiligendarstellungen hin.) Wenn aber viele Schichten des Karma und der Unwissenheit den Ātma verhüllen, kann das göttliche Licht nicht durchkommen.

Der Ātma, unser inneres Selbst, ist die Essenz des Kosmischen Selbst, dessen Natur Mahā-Ānanda, höchste Glückseligkeit ist. Deshalb ist auch Ānanda (Glückseligkeit) der innerste Wesenskern jedes Individuums.

Körper, Sinnesorgane, Intellekt und Geist sind Werkzeuge des Ātma. In einem Bhajan sagt Paramhans Swami Madhavanandaji:

Meine Brüder, ich sah eine wundervolle Kutsche (Körper), gezogen von zehn Pferden (Sinne). Buddhi (Intellekt) war der Zügel, der die Pferde kontrollierte, und Manas (Geist) war der Kutscher, der die Zügel führte. Im Inneren saß Ātma selbst, der König, begleitet von Viveka (rechte Entscheidung), seinem getreuen Minister. Im Innern der Kutsche erklingt das Spiel verschiedener Instrumente (Sinneseindrücke, Gedanken). Erleuchtet wird sie durch das Licht des Wissens.

Viveka ist die feinste Form des Intellekts. Sie wägt die Gefühle, Gedanken und Erfahrungen ab und entscheidet gemäß der Wahrheit und nicht aufgrund selbstsüchtiger Wünsche, wie es der Verstand gewöhnlich tut.

Licht ist ein Symbol für Wissen, Dunkelheit bedeutet Unwissenheit. Wo Licht erscheint, verschwindet gleichzeitig die Dunkelheit. Ebenso ist es mit dem Wissen: Wenn es in uns erwacht, ist die Unwissenheit sogleich getilgt.

- **Wer sind wir?** Der Körper? Dies zu glauben ist Nicht-Wissen.

- **In Wirklichkeit sind wir reines Bewußtsein!**

Wir sind weder Haut, noch Knochen, Blut, Fleisch, Nerven oder Drüsen. Wir sagen: »Dies ist mein Blut, dies sind meine Glieder, meine Gefühle, Gedanken, Vorstellungen und Erfahrungen.« Doch wer ist es, der so über sich spricht? Wer ist es, der stets – bewußt oder unbewußt – wiederholt: »ich« und »dies ist mein«?

Nehmen wir als Beispiel eine Zwiebel. Wir halten sie in der Hand und identifizieren sie ohne weitere Überlegung einfach als »Zwiebel«. Entfernen wir nun eine Schale nach der anderen, so nennen wir die einzelnen Teile nicht mehr »Zwiebel«, sondern »Zwiebelschalen«. Wo ist nun aber die »Zwiebel« geblieben? Ist »Zwiebel« nur ein Name für die Summe dieser Schalen? Dies kann wohl nicht so sein. Eine Zwiebel, aus welcher eine ganze Pflanze entsteht, wenn man sie einsetzt, ist etwas viel Umfassenderes, höher Organisiertes als die bloße Zusammenfügung einzelner Hüllen!

Auch der Ātma ist unendlich viel mehr als bloß die Summe seiner Teile. Der Ātma lebt in uns. Niemand kann sehen, wie er in den Mutterleib eintritt oder wie er den Körper eines Sterbenden verläßt. Er kommt und geht, die Körper wechselnd, so wie wir die Kleider tauschen. Das Selbst wird nie geboren, es ist unsterblich, ewig, göttlich und unveränderlich. Der Ātma braucht sich nicht zu entwickeln, er ist vollkommen. Nur das Bewußtsein muß gereinigt und entwickelt werden, damit es sein eigentliches Wesen erkennen kann.

Der Ātma ist das Leben selbst, reine Energie. Im Samen eines Baumes beispielsweise ist der ganze Baum als feinstes, konzentriertes Energiemuster bereits angelegt – diese Energie, die alles hervorbringt und aus der alles entsteht, ist der Ātma.

Der Ātma ist die Essenz Gottes. Er ist nicht göttlich, sondern Gott selbst; nicht heilig, sondern die Heiligkeit selbst. Der Ātma ist wie ein Licht, eine unauslöschliche Flamme. Dieses Licht in uns wird nur durch unsere Karmas verhüllt und verborgen, so wie Feuer durch Rauch verdeckt oder ein Diamant durch Staub und Schmutz unkenntlich gemacht wird.

Jede Flamme, sei sie eine Kerzenflamme, eine Fackel oder ein brennender Holzstoß, ist in ihrer Essenz dasselbe – sie muß sich nicht entwickeln, sie ist und bleibt immer Feuer. Der Unterschied liegt in der Quantität, nicht in der Qualität, und auch im kleinsten Funken steckt ein unendliches Potential an Energie. Wenn viele Flammen sich vereinen, so bilden sie eine gewaltige Kraft, eine Sonne, und das Licht, das davon ausgeht, ist unermeßlich stark. Wir sprechen dann von einem Mahātmā (= »große Seele«), einem Heiligen oder einer göttlichen Inkarnation.

In der Vedānta-Philosophie, der grundlegenden Philosophie des Yoga, wird der Ātma als Sat-Chit-Ānanda beschrieben (Sat = Wahrheit, Chit = Bewußtsein, Ānanda = Glückseligkeit). Der Ātma oder das Selbst ist also Wahrheit, es ist bewußt und glückselig. Und dieses Selbst ist das Selbst aller Wesen.

Viele fragen, was sie während der Meditation denken und worauf sie sich konzentrieren sollen. Anfangs konzentriert man sich auf den Atem, auf den Körper oder auf die Entspannung der Muskeln; später denkt man an den Vollmond, an den Sonnenaufgang oder Ähnliches. Doch wahre Meditation ist Ātma Chintana, das heißt, an den Ātma denken. Denken wir nicht an unseren Körper, dem der Meditationssitz Schwierigkeiten bereitet. Geben wir bei äußeren und inneren Schwierigkeiten nicht nach, sondern überwinden wir diese, indem wir unsere Vorstellungen, Wünsche und Gedanken aufgeben. Bemühen wir uns nicht um Visionen von Licht, Sonnenaufgang usw., um das Aufsteigen der Kundalinī, Öffnen der Chakras oder Erlangen übersinnlicher Kräfte. All das sind nur Anfangsstufen. Klammern wir uns nicht an solche Vorstellungsweisen; meditieren wir nur mit Ātma Chintana. Seien wir uns dessen ständig bewußt, spüren und erleben wir es. Um den Geist zur Ruhe zu bringen und unsere Konzentrationskraft zu stärken, verwenden wir ein Mantra als Hilfe. Dadurch wird der Geist gereinigt und von Ballast befreit, sodaß der Ātma hervortreten kann.

Wenn der Yogi zur Stufe der Wirklichkeit kommt, dann denkt er nur eines:

»Wer bin ich?«

Solcherart denkt ein Yogi während der Meditation, in jeder Situation und in jedem Augenblick. Dies ist der Ruf seines Selbst, der Gesang seines Herzens.

Ein Yogi denkt nicht: »Oh Herr, ich bemühe mich mit aller Kraft, zu Dir zu gelangen.«, sondern er bittet: »Komm nah zu mir, mein Gott!«. Wir Menschen fühlen uns oft schwach und hilflos. Wir meinen, Gott sei fern und schwer erreichbar. Gott aber ist allmächtig. Er findet bestimmt einen Weg zu uns.

Hegen wir in der Meditation stets erhebende und zuversichtliche Gedanken; denn Gedanken stellen eine immense Kraft dar, die alles bewirken kann. Wenn wir in der Meditation fortschreiten, entwickelt sich unsere geistige Wahrnehmungsfähigkeit. Geist und Bewußtsein werden zu den Augen des Selbst. So wie beim Autofahren die Scheinwerfer die Straße vor uns erleuchten, so durchstreift dann unser Geist das gesamte Universum (Astralwanderung). Der Geist schenkt uns alle Erfahrungen und übermittelt uns jegliches Wissen.

Der erste Schritt ist, daß wir unser Selbst in jedem Lebewesen, in jedem Atom, in allen Planeten und Sternen erkennen. Das bedeutet, daß wir so weit kommen sollen, daß wir uns mit allem identifizieren können. Das ist nicht körperlich zu verstehen. Wir sollen uns nicht mit der Person, Nationalität oder Hautfarbe der anderen identifizieren, sondern zu jener Einheit finden, die all diese Äußerlichkeiten transzendiert.

In der Welt herrscht Dualismus – ein Weiser aber erkennt die Einheit in den verschiedenen Formen. Wenn er vor sich zwei Krüge sieht, so ist er sich dessen bewußt, daß das Material, aus dem beide gemacht sind, dasselbe ist, nämlich Ton. So sieht der Selbstverwirklichte, der Gottbewußte, nicht die äußere Form, sondern die ihr innewohnende Wirklichkeit, den Ātma, das Selbst.

Es genügt jedoch nicht, dies nur mit dem Verstand zu erfassen, man muß es vielmehr tief innen fühlen und erfahren. Wenn wir den Ruf des Ātma vernommen haben, dann wünschen wir uns keine Siddhis* und Wunder mehr. Dann brauchen wir keinen anderen mehr, um glücklich zu sein. Dann suchen wir nicht jemanden, der uns die Hand reicht, sondern strecken selbst anderen unsere hilfreiche Hand hin, weil wir wissen:

»Ich bin der Ātma, und dieses Selbst lebt auch im anderen. Wir sind nicht zwei, sondern eins. Wir leben zwar in verschiedenen Körpern, der Körper aber ist vergänglich, und die Wirklichkeit besteht in der Einheit, die unvergänglich ist.«

Wir helfen uns selbst, wenn wir den Dualismus in unserem Denken überwinden. So lange Dualismus vorhanden ist, halten wir uns für abgetrennt und einsam – das ist jedoch eine Täuschung.

Dann aber erkennen wir, daß die Welt eine Erscheinung unseres Verstandes ist. In Wirklichkeit hat er die Welt, so wie wir sie vor uns sehen, geschaffen. Wir erkennen, daß alles Erschaffene veränderlich und vergänglich ist, wie Wellen des Ozeans. So wie die Wellen wieder im Ozean versinken und eins mit Ihm werden, so wird eines Tages auch diese Welt verschwinden und wir werden überall nur Eines sehen: Gott, den Höchsten, den Ātma.

Führe also in der Meditation stets Ātma Chintana durch. Fühle, daß du stark, rein, glücklich und unsterblich bist. Du bist das Selbst! Im Selbst existiert weder Angst noch Traurigkeit oder Schuld.

Deswegen sollen wir das weltliche Leben nicht verdammen. Schließlich leben wir in dieser Welt, und sie bietet uns auch wunderschöne Erfahrungen. Machen wir uns also das Leben nicht selbst schwer. Freuen wir uns des Lebens und lösen wir uns von Selbstvorwürfen, indem wir uns ehrlich bemühen, auf dem rechten Weg zu bleiben.

Erlebe das Jetzt, die Gegenwart. Grüble nicht nach über die Vergangenheit; das Gestern ist vorbei und kommt nicht mehr zurück. Träume auch nicht von einer »besseren« Zukunft. Sie ist noch nicht da, und wir werden sie auch niemals erreichen. Denn es ist immer nur Gegenwart. Morgen bleibt morgen und übermorgen bleibt stets übermorgen – wir erleben immer nur das Jetzt. Wenn wir dessen gewahr werden, haben wir die Zeit überwunden und leben in unserer Mitte als Beobachter und Zeuge aller Veränderungen. Das Selbst ist unveränderlich, die von ihm ausgehende Energie bewegt den Kosmos, erschafft, erhält und erlöst.

Unser Ātma ist das göttliche Selbst –
mögen dies alle erkennen und Ihm ihre Liebe schenken.

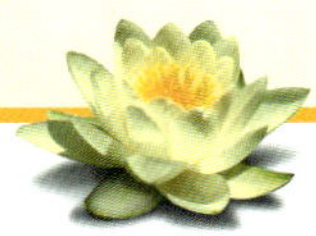

* Siddhis = übernatürliche Kräfte

Die vegetarische Ernährung

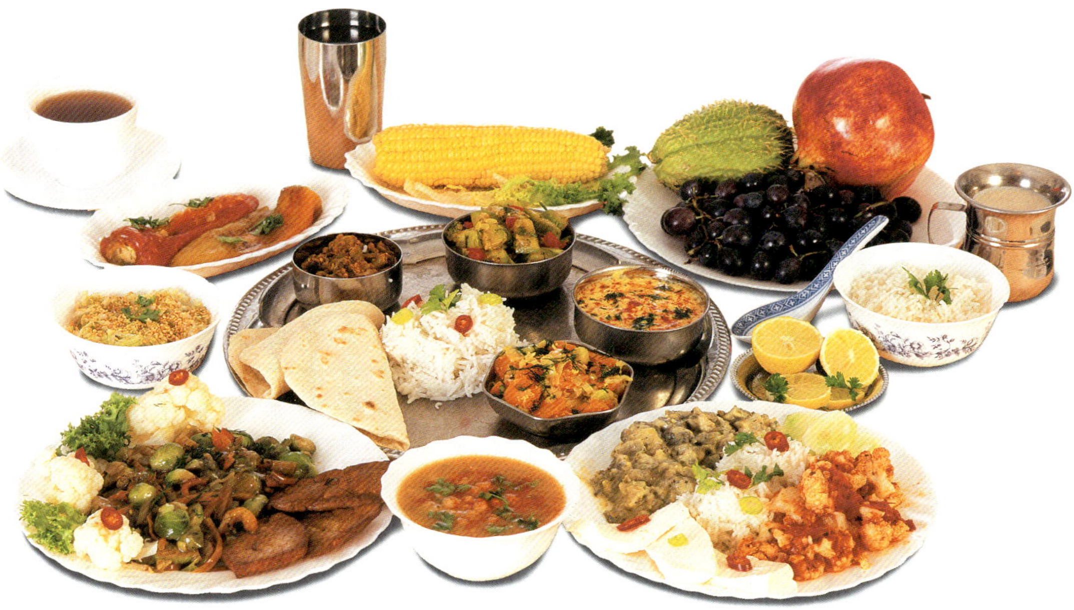

Richtige Ernährung ist ein grundlegender Faktor für unsere Gesundheit und geistige Entwicklung. Gemäß den drei Gunas* gibt es sattvische, rajasische und tamasische Nahrung**.

Tamasische Nahrung,
wie Fleisch, Fisch, Eier, Alkohol, Konserven und alte, aufgewärmte Speisen, macht uns träge und apathisch.

Rajasische Lebensmittel
machen uns unruhig und aggressiv, zum Beispiel übermäßig gewürztes Essen, übermäßiger Genuß von Schokolade oder Kaffee.

Sattvische Nahrungsmittel
hingegen rufen ein ausgeglichenes und harmonisches Gefühl in Körper und Gemüt hervor. Dies geschieht durch eine lakto-vegetabile Vollwertkost – indem wir uns von Getreide, Gemüse, Hülsenfrüchten, Obst, Nüssen, Samen, Milch und Milchprodukten ernähren. Vegetarische Nahrung entgiftet, reinigt und entschlackt den Körper und macht uns widerstandsfähiger gegen Krankheiten.

Yogis sind aus mehreren Gründen Vegetarier. Neben den gesundheitlichen Aspekten liegt der Hauptgrund darin, daß alle Lebewesen, auch die Tiere, Kinder Gottes sind, das heißt unsere Brüder und Schwestern. Gott ist unser aller Schöpfer, und Sein Licht lebt als Seele im Menschen wie im Tier.

VIŚVA PRĀṆI MERI ĀTMA HAI
Alle Lebewesen sind mein Selbst.

Das Tier fühlt Angst und Schmerzen ebenso wie wir Menschen. Es möchte glücklich sein, wie wir, und fürchtet den Tod genauso wie wir. In diesem Bewußtsein der Einheit aller Lebewesen wird im Yoga das Töten und Essen von Tieren abgelehnt.

Ein Sprichwort sagt: »Der Mensch ist, was er ißt.«
Die Entwicklung der Eigenschaften eines Menschen wird hauptsächlich von zwei Faktoren bestimmt: Gesellschaft und Nahrung. Falsche Ernährung macht nicht nur physisch krank, sondern verwirrt auch Geist und Verstand. Sie zerstört die Prāna-Energie und erzeugt Aggressionen, Depressionen und Ängste.

So wie wir mit jeder Faser unseres Wesens am Leben hängen und Freiheit und Glück zu den höchsten Gütern des Daseins zählen, so möchte auch jedes Tier frei sein und glücklich leben.

Hunde, Kühe und Vögel fühlen oft bevorstehende Naturkatastrophen. Tiere wissen instinktiv auch den Zeitpunkt ihres eigenen Todes im voraus. Schon einige Tage bevor sie ins Schlachthaus gebracht werden, fühlen sie Angst und Unruhe. Die Todesangst breitet sich im ganzen Körper aus, und die Drüsen produzieren Hormone der Flucht und Abwehr. Wir können diese feinen Stoffe, die im toten Körper gespeichert sind, nicht sehen, doch wir nehmen unweigerlich die Todesangst der Tiere in uns auf, wenn wir ihr Fleisch verzehren. Außerdem nehmen wir mit dem tierischen Prāna auch die tierischen Qualitäten und das tierische Bewußtsein auf und behindern damit unsere geistige Entwicklung. Die Aggressionen und Ängste dringen tief ins Unterbewußtsein

* Guna = Eigenschaft, Qualität

** sattva - rein, harmonisch, klar, ausgeglichen, friedlich
rajas - aggressiv, ruhelos, feurig, leidenschaftlich
tamas - faul, träge, dunkel, unwissend

und steigen in unserer eigenen Todesstunde wieder ins Bewußtsein empor. Auch in der Meditation oder im Gebet, wenn wir uns tief in unser Inneres senken, kommt es vor, daß wir auf diese Ängste stoßen. Deshalb haben viele Menschen eine unerklärliche Angst vor Religion und Meditation.

Irgendwann aber müssen wir durch diese unbewußten Ängste hindurch. Entweder wir reinigen uns bewußt durch Meditation, Gebet und gute Werke oder wir durchleben die Angst nochmals in unserer Todesstunde. Dann allerdings können wir nichts mehr dagegen unternehmen. Dann erfüllt sich das Schicksal gemäß dem Gesetz des Karma, vergleichbar der Situation eines Bergsteigers, dessen Seil reißt und der in die Tiefe stürzt. In diesem Moment hat sein Wille keine Macht mehr – er fällt, ob er will oder nicht.

Weise und Yogis achten nicht nur darauf, was sie essen, sondern auch, woher die Lebensmittel gekommen sind. Wurden sie anderen weggenommen oder sonstwie unrechtmäßig erworben? Auch diese Umstände erzeugen negative Schwingungen in dem, der solche Nahrung ißt, und können innere Störungen verursachen.

Guru Nanak kam einmal in ein Dorf, wo er von einem Kaufmann und einem Bauern empfangen und zum Essen eingeladen wurde. Der Geschäftsmann brachte ein reich gedecktes Tablett, voll erlesener Köstlichkeiten. Der Bauer hingegen bot ein einfaches Mahl mit Brot, Zwiebeln und Oliven an. Guru Nanak griff nach dem Teller, den ihm der Bauer reichte, und aß dessen Brot.

Der Kaufmann war tief gekränkt und fragte sich, weshalb sein Essen verschmäht wurde. Guru Nanak, der seine Gedanken lesen konnte, sagte:
»In deinem Essen, Kaufmann, ist Blut enthalten, in der Speise des Bauern jedoch Milch. Und wie du weißt, esse ich kein Blut.« Bestürzt versicherte der Kaufmann, daß er rein vegetarische Speisen gebracht hätte und auch seine Familie streng nach diesem Prinzip lebe.

Da nahm Guru Nanak mit einer Hand ein Stück Brot vom Teller des Bauern und mit der anderen eines vom Tablett des Kaufmanns. Er drückte beide Brote fest zusammen, und siehe da, aus dem Brot des Kaufmanns tropfte Blut, während aus dem anderen Milch floß. Darauf sagte Guru Nanak zu ihm: »Du hast deinen Reichtum durch Betrug und Ausbeutung erworben, jener aber hat sein Geld durch harte und ehrliche Arbeit verdient.«

Der Koch und das Essen stehen in unmittelbarer Wechselwirkung zueinander. Deshalb sollen wir mit Liebe kochen und die Speisen mit positiven Gedanken zubereiten. Wir Menschen können, im Gegensatz zu den Tieren, mit freiem Willen, durch Buddhi (Intellekt) und Viveka (rechte Entscheidung) unseren Weg bewußt wählen. Wir sollen dabei sorgfältig auf richtige Ernährung und guten Umgang achten. Diese beeinflussen unsere Eigenschaften und Gemütslage weit mehr, als wir uns vorstellen können. Entsprechend der Qualität der Nahrung und der Gesellschaft richtet sich unsere Denk- und Handlungsweise und damit auch unser Karma aus.

Wie können wir unsere Haustiere, Hunde, Meerschweinchen, Hamster oder Katzen zärtlich verwöhnen und gleichzeitig nichts dabei finden, Brathuhn, Fischfilet, Rinds- oder Schweinsschnitzel zu kaufen und zu verzehren? Viele Menschen bedenken nicht, daß für ihre »Gaumenfreude« fühlende, beseelte Lebewesen gequält und geopfert werden.

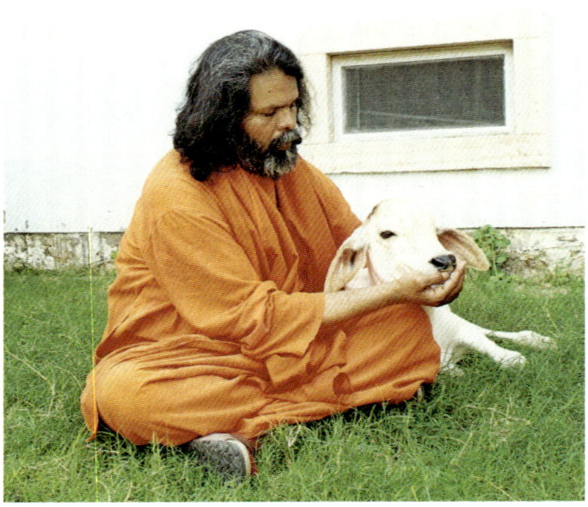

Der Gottverwirklichte sagt: »Wenn du Leben nicht geben kannst, hast du auch kein Recht, es wegzunehmen.« Jedes Lebewesen, Mensch oder Tier, das gewaltsam getötet wird, bevor es die ihm vorbestimmte Zeit durchlebt hat, muß möglicherweise einen langen Umweg durch die astralen Ebenen gehen, bevor es wieder eine Verkörperung erlangt, in der es sein Schicksal erfüllen kann. Deshalb lädt ein Mensch, der den Tod eines Lebewesens verursacht oder sein eigenes Leben zerstört, ein sehr schweres Karma auf sich. Fleischnahrung ist tote Nahrung, und wer Totes ißt, erzeugt auch in sich Tod. Vegetarische Ernährung hingegen vermittelt uns die Basis für Vitalität, Gesundheit und geistige Entwicklung. Vom gesundheitlichen ebenso wie vom spirituellen und ethischen Standpunkt ist Fleischnahrung daher die schlechtestmögliche Ernährungsweise. Jeder, der ein wenig tiefer nachdenkt und die Empfindungen anderer Lebewesen nachfühlen kann, wird dies begreifen.

Fleisch zu »produzieren« ist nicht nur Tierquälerei, sondern zugleich auch eine ungeheure Verschwendung von Nahrungsmitteln. Um 1 kg Fleisch zu erhalten, müssen zwischen 7 und 15 kg Getreide und Hülsenfrüchte aufgewendet werden. Der Großteil des von unseren Bauern erzeugten Getreides wird also nicht für die Ernährung von Menschen, sondern für die Fütterung von Tieren verwendet. Weiters gehen 90% des Proteins und 99% der Kohlehydrate verloren, wenn Getreide erst in Form von Fleisch zur menschlichen Nahrung wird.

Mastbetriebe sind eine große Belastung für die Umwelt. Um 1 kg Weizen anzubauen, werden ca. 60 Liter Wasser benötigt; die Produktion von 1 kg Fleisch benötigt hingegen zwischen 2.500 und 6.000 Liter Wasser, das dann, vermischt mit Pestizidrückständen, als Jauche in den Boden und damit auch in das Grund- und Trinkwasser gelangt. Ökologen haben errechnet, daß durch die Fleischproduktion zehnmal mehr Verschmutzung verursacht wird als durch Privathaushalte und dreimal mehr als durch die Industrie.

Für einen einzigen »Burger« müssen vier bis fünf Quadratmeter Regenwald – eine der kostbarsten Ressourcen der Menschheit – in Weide- oder Ackerland umgewandelt werden. Von jener Menge Landes, die benötigt wird, einen Fleischesser zu ernähren, könnten zwanzig Vegetarier ernährt werden.

Verzicht auf Fleischkonsum ist also nicht nur eine Frage der Ethik, sondern auch eine Frage unseres eigenen Überlebens auf diesem Planeten. Hungersnöte in großen Teilen der Welt, Grundwasserproblematik, weltweite Vernichtung wertvoller Ressourcen, Bodenerosion und damit zusammenhängende Wetterkatastrophen sind Probleme, die unmittelbar durch unser Ernährungsverhalten beeinflußt werden.

Wir sollten uns sehr deutlich bewußt machen, in welch einzigartigem und hochempfindlichem Gleichgewicht sich das Leben auf diesem Planeten befindet und daß

wir Menschen aus Unwissenheit, Geldgier, Bequemlichkeit oder Desinteresse dabei sind, diese Ausgewogenheit zu zerstören.
Der Dichter und Humanist Leo Tolstoi formulierte sehr treffend: »So lange es Schlachthöfe gibt, wird es auch Schlachtfelder geben!« Denn wie können wir in der Welt Frieden und Glück auch nur ansatzweise realisieren, während wir unsere »kleinen« Brüder, die Tiere, millionenfach quälen und töten? Unser Dharma* besteht darin zu helfen, zu schützen und zu fördern, und nicht darin auszubeuten und zu zerstören. Das oberste Gesetz für uns Menschen läßt sich in einem Satz zusammenfassen:

AHIMSĀ PARAMO DHARMA

Nicht–Verletzen ist das höchste Prinzip.

Es gibt keine größere Sünde, als zu töten und zu verletzen. Wenn wir kein Mitgefühl mit den Schmerzen haben, die ein Tier beim Schlachten erleidet, und unsere Augen vor seiner Qual verschließen, dann ist es kein Wunder, daß wir unter grausamen Kriegen, der Zerstörung der Umwelt und zahlreichen Katastrophen und Krankheiten leiden müssen.

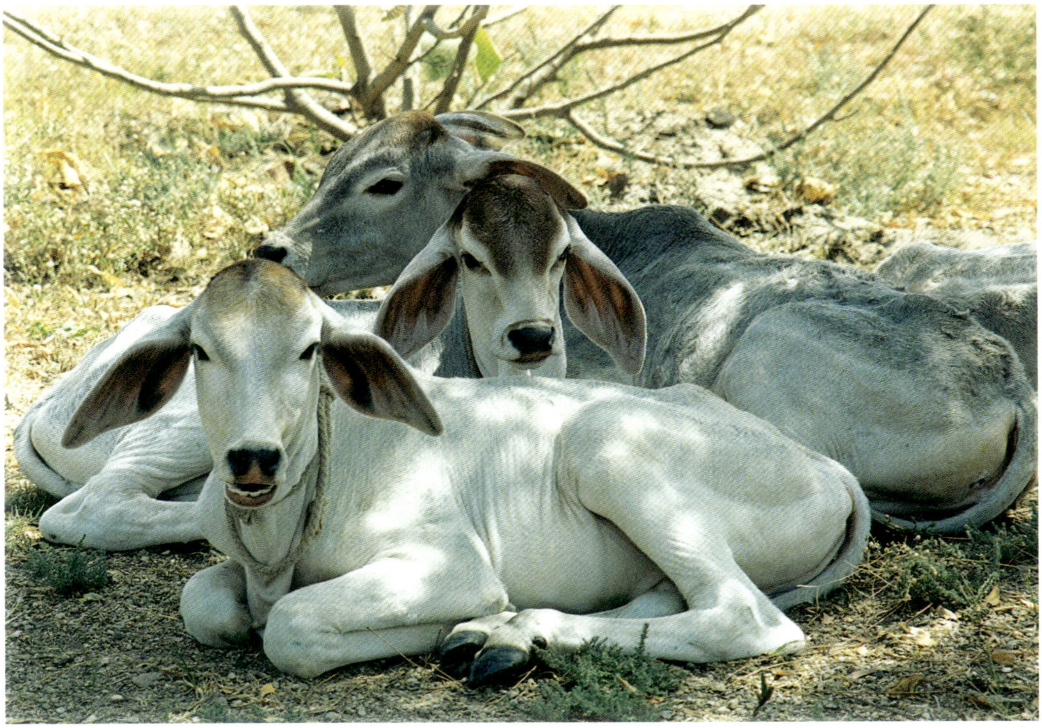

* Religion, Aufgabe, Pflicht

Fasten

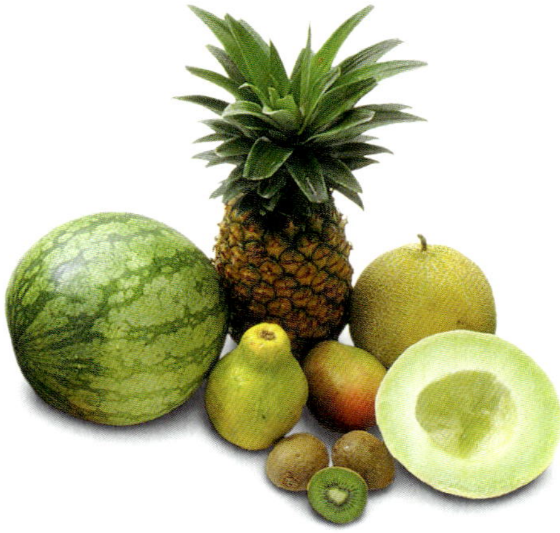

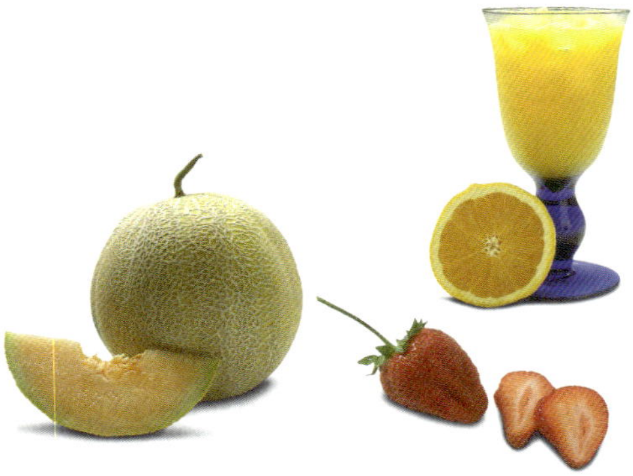

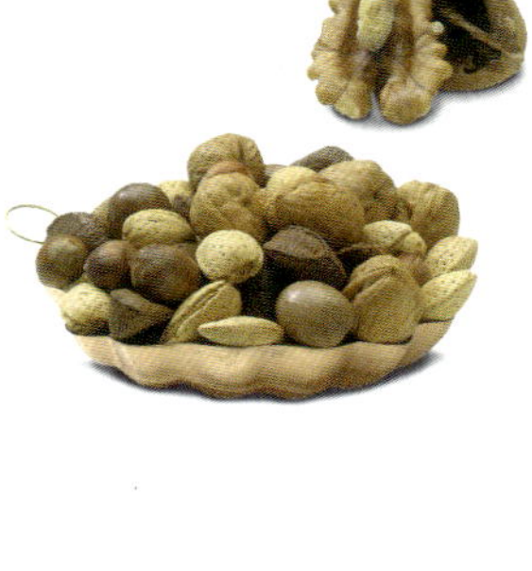

Es gibt zwei grundlegende Motive, aus denen man fasten kann:

1. **zur Entwicklung von Willenskraft und Spiritualität**

2. **aus gesundheitlichen Gründen zur**

- Entschlackung
- Gewichtsabnahme
- Beseitigung von Schlafstörungen
- Erlangung innerer Harmonie
- Überwindung von Müdigkeit

Längeres Fasten soll nur unter Aufsicht durchgeführt werden: spirituelles Fasten unter Anleitung des Meisters, Fasten für das physische Wohlergehen unter ärztlicher Kontrolle. Hier soll vor allem die erstgenannte Art des Fastens behandelt werden. Will man aus gesundheitlichen Gründen und zur Gewichtsabnahme fasten, so kann man dies gemäß ärztlicher Empfehlung jederzeit tun; beim Fasten zur Entwicklung der Spiritualität sind jedoch bestimmte Regeln und Zeitpunkte zu beachten. Beim spirituellen Fasten sind die geistige Haltung sowie die Vorbereitung und Gestaltung des Fasttages von großer Bedeutung. Alle Dinge, die bewußt durchgeführt werden, üben eine weitaus größere Wirkung auf Geist und Psyche aus als unbewußte Tätigkeiten.

Für spirituelle Aspiranten bedeutet Fasten nicht nur, auf eine oder zwei Mahlzeiten zu verzichten, sondern vor allem, schlechte Gewohnheiten, Eigenschaften und Gedanken zu überwinden und sich geistig und körperlich von unnötigen Beschäftigungen zurückzuhalten. Der Fasttag soll ein bewußtes, selbstloses, körperliches und geistiges Opfer sein. Würde die ganze Menschheit vegetarisch leben und einen Tag in der Woche fasten, so wären das Hungerproblem sowie viele Gesundheitsprobleme in der Welt gelöst.

Fasten hat keine religiösen Gründe, sondern ist eine Schulung der Selbstdisziplin und eine Möglichkeit zur besseren Selbsterkenntnis. Man stärkt seine inneren Kräfte und kann so das Leben im Altag besser bewältigen. Man lernt die eigenen Gedanken kennen und stärkt die Fähigkeit, das, was man sich vorgenommen hat, auch durchzuhalten.

Die Schulung des Durchhaltevermögens bei einer selbstgestellten Aufgabe ist für Yoga-Aspiranten besonders wichtig, um die täglichen Übungen regelmäßig und ohne innere »Diskussion« durchführen zu können. Durch Fasten gewinnt man Sensibilität und Intuition. Man erhebt sich über die grobstoffliche Ebene und intensiviert den Kontakt zu den subtilen Elementen und Sphären. Dadurch kann man die Ausstrahlungen und Wirkungen der kosmischen Kräfte besser verstehen.

Die Tage, an denen man fasten soll, sind gemäß den Positionen der Planeten und den Phasen des Mondes festgelegt. Die Planeten üben einen großen Einfluß auf unser Leben aus, ganz besonders groß ist jedoch der Einfluß der wechselnden Mondphasen auf den Fluß der Energie im Kosmos.

Vom Weltall wirken zwei starke Kräfte auf die Erde ein: die Kraft der Sonne und die des Mondes. Die Sonne symbolisiert das Bewußtsein und der Mond die Gefühle und Emotionen. Gefühle sind tausendmal stärker als das Bewußtsein. Sie sind jene Energie, welche die Welt verändert und bewegt.

Die Strahlung der Sonne ist konstant, deshalb ist ihre Wirkung auch immer gleich stark. Die Wirkung des Mondes ist jedoch hunderte Male stärker, allerdings auch weitaus wechselhafter als die der Sonne. Die Mondphasen beeinflussen sowohl die Natur als auch das Bewußtsein.

Der Ozean wird oft als Symbol für inneren Frieden verwendet, weil er in seiner Tiefe stets unbewegt und ruhig ist. Zur Zeit des Vollmondes jedoch, wenn die Strahlung am stärksten ist, wird sogar er in Bewegung versetzt. Die höchsten Wellen und heftigsten Stürme treten meist einige Tage vor und einige Tage nach dem Vollmond auf.

Auch bei den Tieren und Menschen macht sich der Mond bemerkbar. Katzen, Hunde, Wölfe, Tiger und auch viele Menschen sind in den Vollmondnächten besonders unruhig. Sie werden von Emotionen heimgesucht und bewegt wie die Wellen des Ozeans. Frauen sind besonders stark betroffen. Sie können an diesen Tagen gefühlsbetont, manchmal depressiv, nervös und reizbar sein. Der Mond stellt das weibliche Prinzip dar und verstärkt daher die natürliche Veranlagung. Gefühlsäußerungen bedeuten jedoch keinen Verlust an Kraft, sondern ein Fließen der Energie.

Warum verfallen manche Menschen bei Vollmond in Depressionen?

Diejenigen, die depressiv werden, sind nicht imstande, ihre Gefühle und ihren Schaffensdrang nach außen strömen zu lassen. Ihre Energie ist blockiert, deswegen fühlen sie sich nervös, gereizt und mutlos. Gerade an den Tagen um den Vollmond besteht jedoch die große Chance, sich innerlich zu reinigen. Durch die starke Energie, die in diesen Tagen in uns hineinströmt, können Energieblockaden gelöst und die Energie wieder zum Fließen gebracht werden.

Dies funktioniert wie bei einem Abfluß oder einem Kanal, in dem sich viel Abfall angesammelt hat und der dadurch verstopft ist. Um ihn zu reinigen, nimmt man einen Schlauch und spült den Abfluß mit einem starken Wasserstrahl durch, sodaß aller Unrat hinausgeschwemmt wird. Ebenso wirkt der Energiestrom des Mondes auf blockierte Gefühle und Komplexe. Indem wir die Wirkung durch Mantraübung und Fasten verstärken, reinigen wir speziell bei Vollmond unsere inneren Funktionen (Antahkarana), Geist, Intellekt, Bewußtsein und Ego.

Ebenso wie die Vollmondnacht hat auch die Nacht des Dunkelmondes ihre spezifische Wirkung. Bei Dunkelmond geschieht gerade das Gegenteil zur Vollmondnacht, alle inneren Bewegungen und Gefühlsregungen werden zurückgedrängt und gehemmt. Durch wohltätige Handlungen (Paramārtha) können an diesem Tag die blockierten Emotionen gelöst und gereinigt werden.

Paramārtha bedeutet uneigennütziges Handeln, etwas für andere zu opfern. Man gibt zum Beispiel die Hälfte seines Essens oder eine andere Spende für notleidende Tiere oder bedürftige Mitmenschen. Mit anderen Worten, man gibt andern etwas von seinem persönlichen Hab und Gut ab.

In den mondlosen Nächten soll man bestimmte Tätigkeiten vermeiden, zum Beispiel Pflanzen einsetzen oder beschneiden, den Grundstein für ein Haus legen, weil das gegen Naturgesetze verstößt. Auch wenn man diese unwissentlich verletzt, wird man Mißerfolg ernten.

Der Mondzyklus läuft folgendermaßen ab:

Er beginnt mit dem Vollmondtag, wobei dieser jedoch selbst nicht mitgezählt wird. Die 15 Tage nach dem Vollmond werden die »dunklen Nächte« genannt. Bereits am Tag nach Vollmond schwächt sich der Einfluß des Mondes ab und nimmt weiter ab, bis zum 11. Tag. In diesen letzten vier Tagen kehrt sich der Einfluß des Mondes schließlich in die gegenteilige Wirkung um.

Am 15. Tag nach dem Vollmond wird der Mond am Himmel unsichtbar; es ist »Dunkelmond«. Zwei Tage später erblicken wir ihn wieder ganz schmal als »Neumond«. In Wirklichkeit erscheint er schon am 1. Tag wieder, doch ist seine Sichel so dünn, daß wir sie nicht sehen können. Mit freiem Auge ist er erst am 2. Tag sichtbar und beginnt von da an wieder langsam zuzunehmen; nun beginnen die »mondhellen Nächte«.

Ab dem 11. Tag entfaltet sich wiederum die Wirkung des Vollmondes; am 15. Tag nach Dunkelmond ist der Mond voll und der Mondzyklus vollendet.

Außer dem Tag des Vollmondes und Dunkelmondes sind der 2. und 11. Tag jeder Mondphase, an denen der Mond seine Wirkung verändert, für spirituelle Fasttage besonders geeignet. Das Fasten an den Tagen, an denen der Einfluß des Mondes sich ändert, wirkt durch den verstärkten Fluß der Energie besonders reinigend, in körperlicher wie auch in geistiger Hinsicht.

Ein weiterer Grund des Fastens ist die Entwicklung der Willenskraft. Wenn man etwas unbedingt erlangen oder tun will, fastet man so lange, bis man dieses Ziel erreicht hat. Manche Menschen, die etwas Bestimmtes verwirklichen wollen, legen ein Gelübde ab, so lange zu fasten, bis sie ihr Ziel erreicht haben. Durch die Kraft ihrer Willensanstrengung erfüllt sich ihr Wunsch schließlich.

Wenn man einen ganzen Tag nicht ißt, bedeutet das natürlich, daß man hungrig ist. Man würde gerne essen, doch man bezähmt das Verlangen der Sinne mit seiner Willenskraft. (Solange der Wille nicht stark genug ist, kann man etwas Obst oder Milch zu sich nehmen.)

Fasten bedeutet jedoch nicht nur das Trainieren der Willenskraft, sondern auch zu lernen, auf etwas zu verzichten. Deshalb soll man an diesem Tag sein Essen anderen opfern.

Am Fasttag fühlt man sich physisch und psychisch leicht und entspannt. Man kann sich leichter konzentrieren, die Gefühle werden klar und intensiv, und man kann seine Energie bewußter einsetzen und lenken.

Die Durchführung des spirituellen Fasttages

Wie soll man einen spirituellen Fasttag beginnen, durchführen und beenden?

Da du bereits weißt, daß du an diesem Tag fasten wirst, kaufst du am Vortag keine Lebensmittel mehr ein und stellst dich innerlich auf das Fasten ein.

In der Früh zündest du eine Kerze an, machst deine Morgenmeditation und danach einige Āsanas. Danach liest du noch ein Kapitel aus einem heiligen Buch. Dann gehst du zu deiner Arbeit.

Du bist den ganzen Fasttag über dessen eingedenk, daß du für deine geistige und spirituelle Entwicklung fastest und dir das Versprechen gegeben hast, an diesem Tag nicht zu essen. Du wirst dich glücklich und in deinem Selbstbewußtsein positiv bestärkt fühlen, wenn du deinen Vorsatz zu fasten einhalten kannst.

Sei dir stets bewußt, daß dies ein besonderer Tag ist und versuche an diesem Tag, den Mitmenschen besonders freundlich und positiv zu begegnen.

Wenn du nach der Arbeit nach Hause kommst, wäschst du dich wieder, kleidest dich um und beginnst, Prasad* vorzubereiten. Dieses ist traditionellerweise eine Süß- oder Milchspeise, wie Milchreis (Kir), süßer Grieß (Halwa) oder etwas Ähnliches. Daneben kochst du für dich und deine Familie das normale Abendessen. Das Prasad und auch das Essen bereitest du mit besonderer Liebe und positiven Gedanken zu, unter Rezitation von Mantras oder Singen spiritueller Lieder. Wenn du mit dem Kochen fertig bist, gehe zu deinem Altar oder Meditationsplatz, stelle Blumen oder Früchte und das Prasad dorthin und zünde eine Kerze und ein Räucherstäbchen an.

Licht symbolisiert die Anwesenheit des Höchsten, es steht für Erkenntnis und Weisheit. Die Blumen, Früchte und Räucherstäbchen sollen eine Opfergabe für die guten Kräfte im Universum (Devas) sein.

Dann setze dich – allein oder mit der Familie und gleichgesinnten Freunden – vor den Altar und lies einen spirituellen Text, singe ein spirituelles Lied und sprich ein Gebet. Dann wird das Prasad ausgeteilt mit dem folgenden Mantra:

OM BRAHMĀRPAṆAṂ BRAHMA HAVIR, BRAHMĀGNAU BRAHMAṆĀ HUTAM
BRAHMAIVA TENA GANTAVYAṂ, BRAHMA KARMA SAMĀDHINĀ

Die Opferhandlung ist Brahman (Gott).
Das Opfer (Nahrung) ist Brahman.
Der das Opfer darbringt, ist Brahman.
Das Feuer (der Verdauung) ist ebenso Brahman.
Brahman wird von dem erreicht, der in allen Werken Ihn erkennt.

Anschließend nimmst du das Abendessen ein und beschließt so den Fasttag.

Spirituelle Aspiranten und Yogis leben stets vegetarisch, das heißt, sie essen kein Fleisch, keinen Fisch und keine Eier. Sie meiden ebenfalls Alkohol und jede Art von Drogen. Falls du diese Regeln (noch) nicht dauernd befolgst, solltest du dies wenigstens am Fasttag, einmal in der Woche bzw. einmal im Monat, bei Vollmond, tun.

Zusammenfassung

Grundsätzlich ist zu empfehlen, an einem Tag der Woche (am Montag – Tag des Mondes und Gott Shivas – oder am Donnerstag – Tag des Jupiters und des Meisters) sowie am Vollmondtag einen spirituellen Fasttag einzuhalten.

Wesentlich für einen spirituellen Fasttag ist nicht nur, daß man einen Tag lang keine oder nur eine Mahlzeit zu sich nimmt, sondern die positive und spirituelle Einstellung, mit der man diesen Tag verbringt. Erst dadurch wird der Fasttag zur spirituellen Übung, die die geistige Entwicklung fördert.

Am Fasttag soll man tagsüber jede feste Nahrung meiden und nur gegen 17 Uhr eine leichte Mahlzeit (Milchreis, Halwa, Reis, Gemüse u.ä.) zu sich nehmen. Ist dies aus konstitutionellen oder gesundheitlichen Gründen nicht möglich, wenn zum Beispiel

* Prasad = geweihte Speise

starkes Schwächegefühl oder Kopfschmerzen auftreten, kann man zwischendurch etwas Milch oder Obst zu sich nehmen.

Kräutertee oder Wasser kann man selbstverständlich jederzeit nach Bedarf trinken. Wenn es die gesundheitliche Verfassung nicht erlaubt, einen ganzen Tag zu fasten, zum Beispiel bei Diabetes, kann man auch nur eine Mahlzeit auslassen.

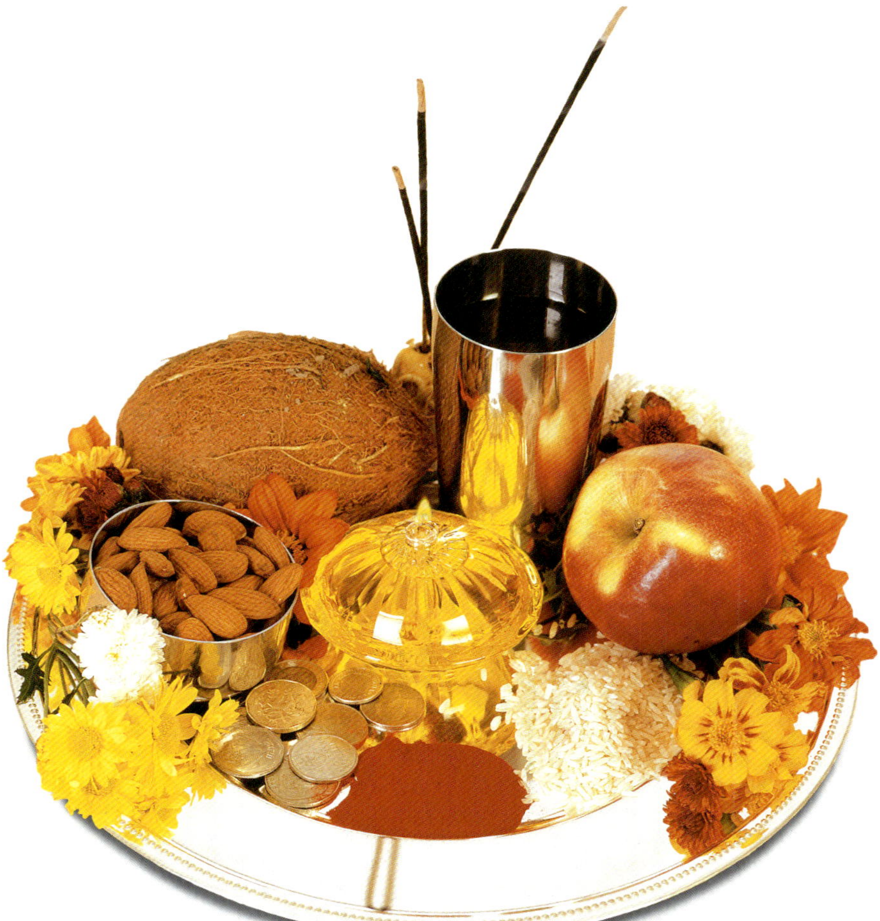

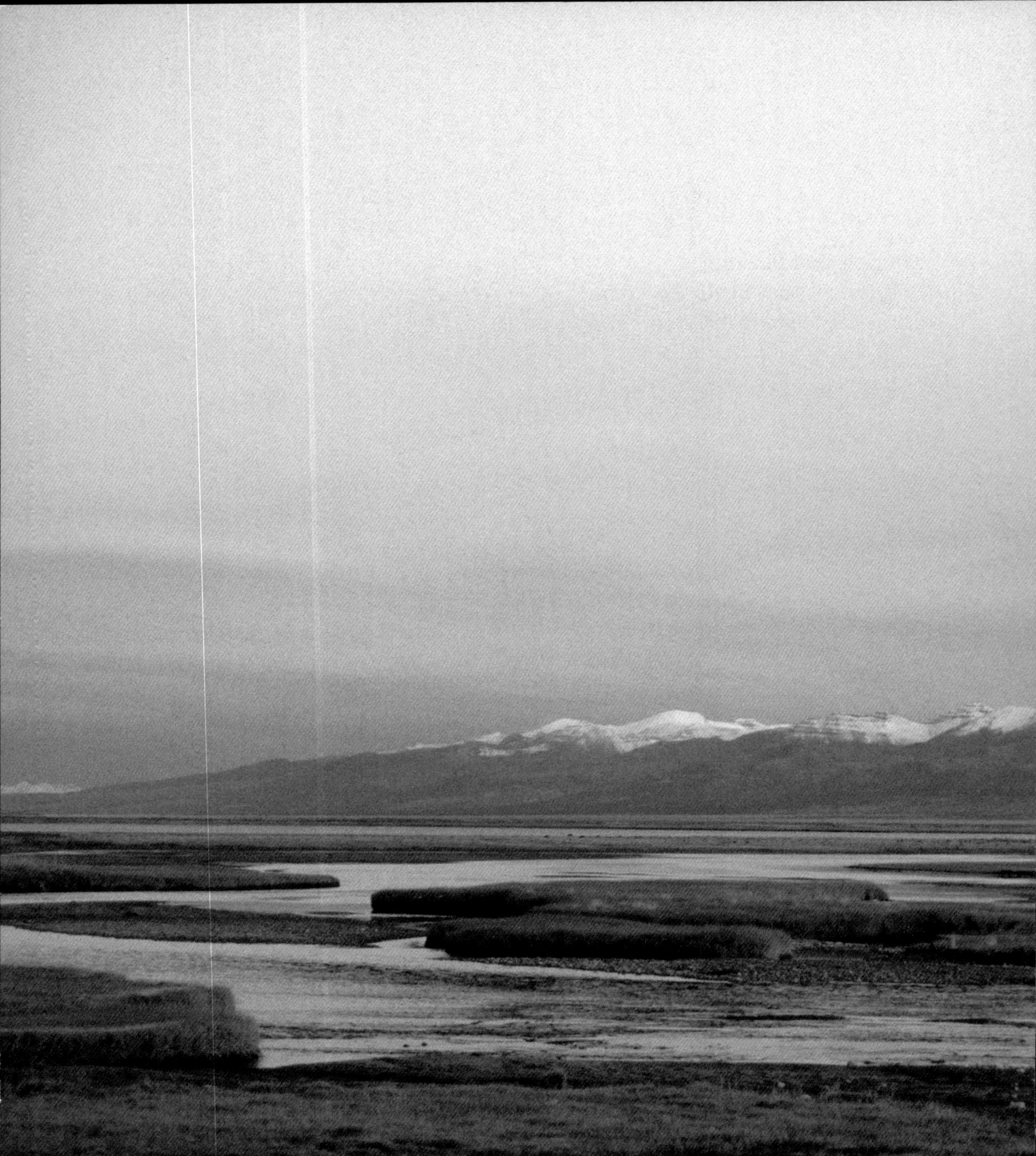

Ohne Selbstdisziplin gibt es keine Kontinuität und ohne Kontinuität keinen Erfolg.
Disziplin ist der Schlüssel zum Erfolg. Ungeduld kann so vieles zerstören.
Übe dich deshalb in Geduld und Weisheit.

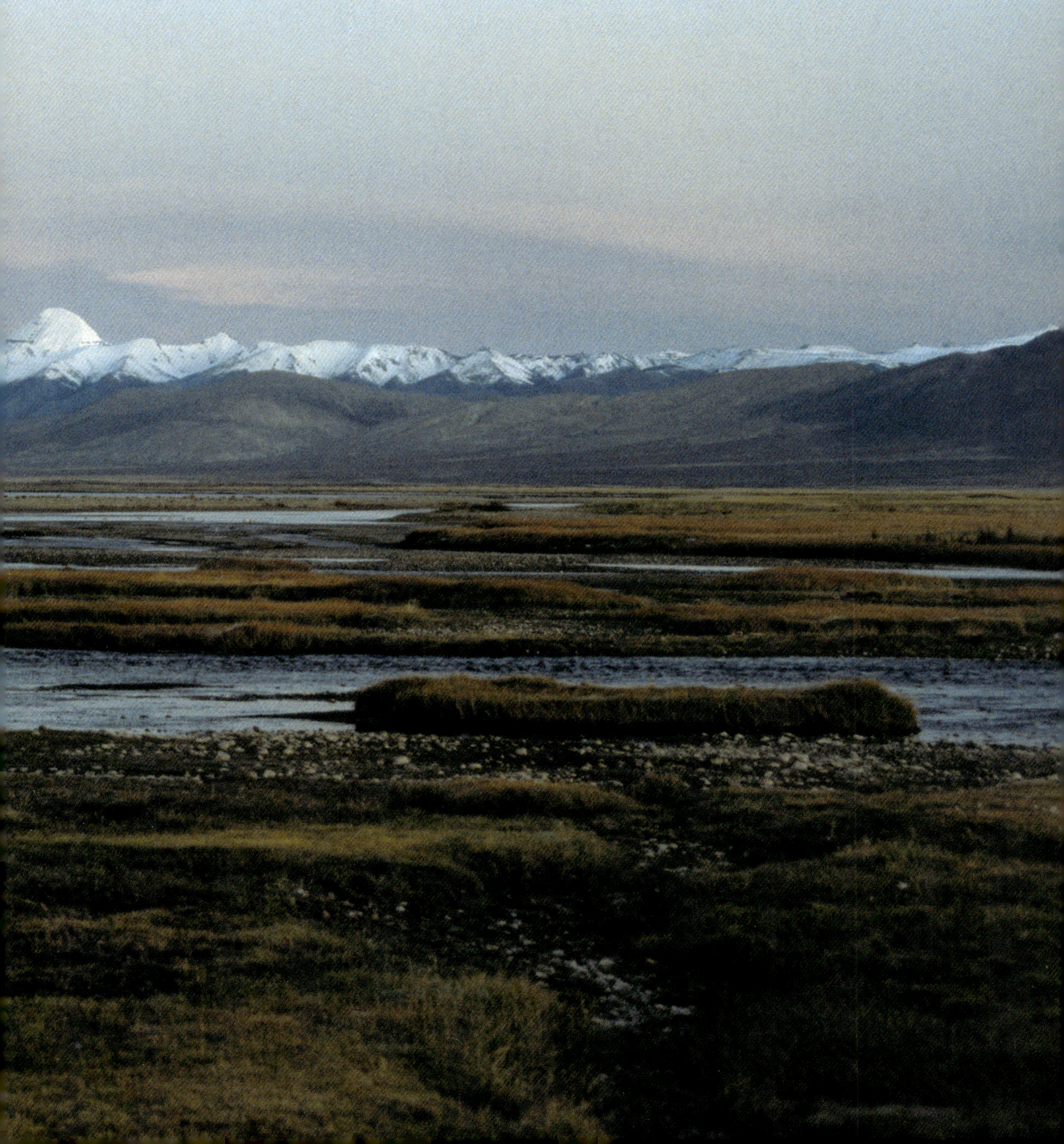

Āsanas, die auf den Kopfbereich wirken

Verbesserung der Durchblutung des Kopfes

2–1	Shashankāsana	Hase
2–12	Dvikonāsana	Zweifaches Dreieck
2–16	Sumeru Āsana	Mount Everest-Stellung
4–8	Yoga Mudrā	Vorbeugen im Fersensitz
4–13	Vrikshāsana	Baum
6–4	Pāda Prasara Puranutthānāsana	Kopf-Fuß-Grätsche
6–9	Shīrshāsana	Kopfstand
8–18	Padma Vrishchikāsana	Skorpion im Lotus

Entspannung der Augen und Verbesserung der Sehkraft

Alle Āsanas, die die Durchblutung des Kopfes verbessern; außerdem:

2–8	Ākarna Dhanurāsana	Bogen spannen

Āsanas, die auf den Halsbereich und die Schilddrüse wirken

Entspannung der Nacken- und Halsmuskeln

1–1/4	Sarva Hitta Āsana	Drehen des Kopfes
1–2/9	Sarva Hitta Āsana	Wirbelsäulenstreckung
1–2/10	Sarva Hitta Āsana	Wirbelsäulenbeugung
1–3/9	Sarva Hitta Āsana	Nackenentspannung

Kräftigung der Nackenmuskeln

4–6	Bhūmi Pāda Mastakāsana	Gruß zur Erde
4–13	Vrikshāsana – Variation	Baum – Variation
6–4	Pāda Prasara Puranutthānāsana	Kopf-Fuß-Grätsche
7–4	Bhujangāsana – Variation	Kobra – Variation

Aktivierung der Schilddrüse

1–2/9	Sarva Hitta Āsana	Wirbelsäulenstreckung
5–6	Sarvāngāsana	Schulterstand
7–6	Sarvāngāsana – Variation	Schulterstand – Variation
8–11	Padma Matsyāsana	Fisch im Lotus
8–14	Padma Sarvāngāsana	Lotus im Schulterstand

Kräftigung der Stimmbänder und Verbesserung der Artikulation

4–15	Simhāsana	Löwe
5–9	Matsyāsana	Fisch
6–2	Noka Sanchalanāsana	Rudern

Āsanas, die auf den Brustkorb und die Lungen wirken

Streckung der Brustwirbelsäule und Beseitigung eines Rundrückens

1–2/14	Sarva Hitta Āsana	Schwimmbewegungen
1–5/7	Sarva Hitta Āsana	Waagrechte Armbewegungen
2–8	Ākarna Dhanurāsana	Bogen spannen
2–14	Setu Āsana	Brücke
4–3	Gomukhāsana	Kuhmaul
8–4	Bandha Padmāsana	Geschlossener Lotus

Kräftigung der Lungen und Vertiefung der Atmung

1–2/13	Sarva Hitta Āsana	Dehnung des Brustkorbs
2–1	Shashankāsana	Hase
2–6	Hasta Utthānāsana	Arme über dem Kopf kreuzen
2–8	Ākarna Dhanurāsana	Bogen spannen
3–7	Trikonāsana	Triangel

Āsanas, die auf den Lendenbereich und die Nieren wirken

Entspannung der Muskeln der Lendenwirbelsäule und Vermeidung von Ischiasbeschwerden

1–1/15	Pavana Muktāsana – Variation	Knie zum Kopf ziehen
1–3/15	Sarva Hitta Āsana	Knie zum Körper ziehen
1–4/6	Sarva Hitta Āsana	Drehung in Rückenlage
2–1	Shashankāsana	Hase
2–16	Sumeru Āsana	Mount Everest-Stellung

Förderung der Nierenaktivität

1–1/6	Sarva Hitta Āsana	Seitliches Rollen
2–2	Meru Ākāranāsana	Dehnung der Wirbelsäule
2–15	Hasta Pādāngushthāsana	Hand-Fuß-Streckung
4–1	Triyak Bhujangāsana	Schlangendrehung
5–1	Paschimottānāsana	Rückendehnung
5–4	Bhujangāsana	Kobra
5–5	Shalabhāsana	Heuschrecke

Gegen Wanderniere

8–13	Ardha Padma Sarvāngāsana	Halblotus im Schulterstand
8–15	Padma Pindāsana	Doppelt geschlossener Lotus

Entspannung des Rückens

1-1/5 und 1-2/6	Sarva Hitta Āsana	Torsionsübungen
1-1/6	Sarva Hitta Āsana	Seitliches Rollen
1-5/9	Sarva Hitta Āsana	Vorbeugen mit gestreckten Armen
2-1	Shashankāsana	Hase
2-3	Bhūnamanāsana	Erdengruß
2-7	Utthita Lolāsana	Oberkörper schwingen

Förderung der Beweglichkeit der Wirbelsäule

1-1/17	Mārjārī	Katze
7-1	Khatu Pranām	Gruß an Khatu
2-9	Meru Prishthāsana	Oberkörper drehen
3-1	Vyāghrāsana	Tiger
4-1	Triyak Bhujangāsana	Schlangendrehung
5-7	Dhanurāsana	Bogen
5-10	Ardha Matsyendrāsana	Drehsitz

Kräftigung des Rückens

1-5/16	Sarva Hitta Āsana	Kopf und Beine heben
2-11	Katichakrāsana	Ziehbrunnen
2-14	Setu Āsana	Brücke
3-4	Ushtrāsana	Kamel
6-7	Chakrāsana	Rad
7-4	Bhujangāsana – Variation	Kobra - Variation
7-7	Vīrāsana – Variation	Heldenpose - Variation

Dehnung der Rückenmuskeln

1-6/11	Sarva Hitta Āsana	Vorbeugen im Sitzen
5-1	Paschimottānāsana	Rückendehnung
5-8	Halāsana	Pflug

Gegen Schiefhaltung und Skoliose

1-2/17	Sarva Hitta Āsana	Seitliches Beugen des Oberkörpers
1-3/10	Sarva Hitta Āsana	Seitliche Neigung
3-7	Trikonāsana	Triangel
4-3	Gomukhāsana	Kuhmaul
4-4	Kashyapāsana	Benannt nach Rishi Kashyapa

Kräftigung der Bauch- und Rückenmuskeln

1-2/7	Sarva Hitta Āsana	Kopf heben
1-2/12	Sarva Hitta Āsana	Mahlen
1-6/8	Sarva Hitta Āsana	Rudern

Āsanas, die auf den Bauch und die Bauchorgane wirken

Kräftigung der Bauchmuskulatur

2–4	Ashva Sanchalanāsana (A)	Reiterübung
4–5	Santulanāsana	Gleichgewichtsstellung
8–7	Garbha Pindāsana	Embryo

Gegen Verdauungsstörungen

1–2/8	Pavana Muktāsana – Variation	Knie zum Körper ziehen
1–3/7	Sarva Hitta Āsana	Boot
2–9	Meru Prishthāsana	Oberkörper drehen
4–1	Triyak Bhujangāsana	Schlangendrehung
4–5	Santulanāsana	Gleichgewichtsstellung
4–8	Yoga Mudrā	Vorbeugen im Fersensitz
7–4	Bhujangāsana – Variation	Kobra – Variation

Aktivierung der Bauchspeicheldrüse (gegen Diabetes)

4–3	Gomukhāsana	Kuhmaul
5–1	Paschimottānāsana	Rückendehnung
5–8	Halāsana	Pflug
5–10	Ardha Matsyendrāsana	Drehsitz
6–8	Mayūrāsana	Pfau
8–12	Padma Bakāsana	Kranich im Lotus

Āsanas, die auf das Becken und die Beckenorgane wirken

Durchblutung und Aktivierung der Organe im Unterleib

1–3/6	Pavana Muktāsana - Variation	Knie zum Kopf ziehen
2–13	Utthānāsana	Aufrichten aus der Hocke
2–14	Setu Āsana	Brücke
2–15	Hasta Pādāngushthāsana	Hand-Fuß-Streckung
3–2	Skandharāsana	Schulterpose
3–3	Viparītakaranī Mudrā	Halber Schulterstand
3–5	Garudāsana	Adler

Besonders nach der Entbindung empfohlen

3–1	Vyāghrāsana	Tiger
7–6	Sarvāngāsana – Variation	Schulterstand – Variation

Gegen Menstruationsbeschwerden

1–3/6	Pavana Muktāsana – Variation	Knie zum Kopf ziehen
2–13	Utthānāsana	Aufrichten aus der Hocke
2–14	Setu Āsana	Brücke
6–7	Chakrāsana	Rad

Entspannung der Ilio-Sakralgelenke (Kreuz-Darmbeingelenke des Beckens)

1–4/6	Sarva Hitta Āsana	Drehung in Rückenlage
1–6/6	Sarva Hitta Āsana	Torsion mit aufgestellten Beinen, Variation B
7–2	Ekapāda Yoga Mudrā	Ein-Bein-Yoga Mudrā

Kräftigung der Beckenmuskeln

2–14	Setu Āsana	Brücke
3–2	Skandharāsana	Schulterpose
3–4	Ushtrāsana	Kamel
5–5	Shalabhāsana	Heuschrecke
7–3	Ardha Utthāna Kati Āsana	Drehung im Kniestand

Āsanas für Arme und Hände

Kräftigung der Arme und Schultern

1–4/11	Sarva Hitta Āsana	Seil ziehen
1–5/7	Sarva Hitta Āsana	Waagrechte Armbewegungen
1–6/8	Sarva Hitta Āsana	Rudern
2–16	Sumeru Āsana	Mount Everest-Stellung
4–4	Kashyapāsana	Benannt nach Rishi Kashyapa
4–10	Bakāsana	Kranich
8–5	Tādāgī Mudrā	Erhobener Lotus

Entspannung und Förderung der Beweglichkeit der Schultern

1–5/8	Sarva Hitta Āsana	Kraulen
1–1/7	Sarva Hitta Āsana	Hochziehen der Schultern
1–1/8	Sarva Hitta Āsana	Schulterkreisen
1–1/9	Sarva Hitta Āsana	Schulterkreisen mit gebeugten Armen
2–6	Hasta Utthānāsana	Arme über den Kopf kreuzen
2–12	Dvikonāsana	Zweifaches Dreieck
4–3	Gomukhāsana	Kuhmaul

Beweglichkeit der Ellbogengelenke

1–1/11	Sarva Hitta Āsana	Arme beugen und strecken
1–4/12	Sarva Hitta Āsana	Arme beugen und strecken

Durchblutung der Hände und Beweglichkeit der Fingergelenke

1–3/12	Sarva Hitta Āsana	Arm- und Handübungen
1–4/11	Sarva Hitta Āsana	Seil ziehen
1–6/8	Sarva Hitta Āsana	Rudern

Āsanas für die Beine und Füße

Kräftigung der Beinmuskeln

1–4/7	Sarva Hitta Āsana	Radfahren
1–1/13	Sarva Hitta Āsana	Unterschenkel anspannen
1–6/10	Sarva Hitta Āsana	Oberschenkel anspannen
2–13	Utthānāsana	Aufrichten aus der Hocke
2–14	Setu Āsana	Brücke
5–5	Shalabhāsana	Heuschrecke

Verbesserung der Beinstabilität

1–1/12	Sarva Hitta Āsana	Gewicht verlagern
1–3/15	Sarva Hitta Āsana	Knie zum Körper ziehen
3–5	Garudāsana	Adler
3–8	Ekapāda Utthānāsana	Ein- Bein-Stellung
3–9	Hansāsana	Schwan
4–9	Shirāngushthāsana	Seitliches Beugen zu den Zehen

Verbesserung der Beweglichkeit der Hüftgelenke

1–1/15	Pavana Muktāsana – Variation	Knie zum Kopf
1–1/16	Sarva Hitta Āsana	Halber Schmetterling
1–4/10	Sarva Hitta Āsana	Schmetterling
1–6/6	Sarva Hitta Āsana	Torsion mit aufgestellten Beinen, Variation B
1–6/14	Mandukī Āsana	Frosch
2–2	Meru Ākāranāsana	Dehnung der Wirbelsäule
6–5	Kūrmāsana	Schildkröte

Dehnung der Hüftbeugemuskeln

3–2	Skandharāsana	Schulterpose
3–4	Ushtrāsana	Kamel
3–9	Hansāsana	Schwan
4–12	Ashva Sanchalanāsana (B)	Reiterstellung
7–3	Ardha Utthāna Kati Āsana	Drehung im Kniestand
7–6	Sarvāngāsana – Variation	Schulterstand – Variation

Kräftigung der Hüftmuskeln

2–14	Setu Āsana	Brücke
3–1	Vyāghrāsana	Tiger
3–2	Skandharāsana	Schulterpose
4–4	Kashyapāsana	Benannt nach Rishi Kashyapa

Gegen Hüftdysplasie

8–2	Gorakhāsana	Benannt nach Yogi Gorakha
8–3	Padma Parvatāsana	Lotus-Berg
8–9	Gupta Padmāsana	Versteckter Lotus

Verbesserung der Beweglichkeit und Durchblutung der Kniegelenke

1–4/7	Sarva Hitta Āsana	Radfahren
2–4	Ashva Sanchalanāsana (A)	Reiterübung
6–6	Mrigāsana	Reh

Förderung der Beweglichkeit und Durchblutung der Füße und Kräftigung des Fußgewölbes

1–4/14	Sarva Hitta Āsana	Fuß- und Zehenübungen
1–4/15	Sarva Hitta Āsana	Auf Zehen und Fersen gehen
1–6/16	Sarva Hitta Āsana	Krähengang
3–6	Vīrāsana	Heldenpose
4–11	Pādāngushthāsana	Ein-Bein-Hocke
4–14	Tādāsana	Palme
7–7	Vīrāsana – Variation	Heldenpose – Variation

Āsanas, die auf das Herz-Kreislaufsystem wirken

Anregung des Kreislaufs

7–1	Khatu Pranām	Gruß an Khatu
1–6/8	Sarva Hitta Āsana	Rudern
1–6/16	Sarva Hitta Āsana	Krähengang
2–7	Utthita Lolāsana	Oberkörper schwingen
2–9	Meru Prishthāsana	Oberkörper drehen
3–10	Sūrya Namaskāra	Sonnengebet

Förderung des Venenrückflusses

1–4/7	Sarva Hitta Āsana	Radfahren
1–4/14	Sarva Hitta Āsana	Fuß- und Zehenübungen
1–4/15	Sarva Hitta Āsana	Auf Zehen und Fersen gehen
3–3	Viparītakaranī Mudrā	Halber Schulterstand
5–6	Sarvāngāsana	Schulterstand
7–6	Sarvāngāsana – Variation	Schulterstand – Variation

Gegen niedrigen Blutdruck

7–1	Khatu Pranām	Gruß an Khatu
1–5/17	Sarva Hitta Āsana	Kopf und Beine heben
2–9	Meru Prishthāsana	Oberkörper drehen
3–2	Skandharāsana	Schulterpose
3–3	Viparītakaranī Mudrā	Halber Schulterstand
4–10	Bakāsana	Kranich

Āsanas, die der Verbesserung des Allgemeinzustandes dienen

Aktivierung des ganzen Körpers

7–1	Khatu Pranām	Gruß an Khatu
2–4	Ashva Sanchalanāsana (A)	Reiterübung
2–7	Utthita Lolāsana	Oberkörper schwingen
2–9	Meru Prishthāsana	Oberkörper drehen
2–16	Sumeru Āsana	Mount Everest-Stellung
3–3	Viparītakaranī Mudrā	Halber Schulterstand
4–14	Tādāsana	Palme

Beruhigung und Harmonisierung des Nervensystems

7–1	Khatu Pranām	Gruß an Khatu
1–3/14	Sarva Hitta Āsana	Arme heben und senken
2–1	Shashankāsana	Hase
2–6	Hasta Utthānāsana	Arme über dem Kopf kreuzen
3–6	Vīrāsana	Heldenpose
4–8	Yoga Mudrā	Vorbeugen im Fersensitz
5–11	Ekapāda Pranāmāsana	Gruß auf einem Bein
6–6	Mrigāsana	Reh

Förderung der Konzentration

7-1	Khatu Pranām	Gruß an Khatu
2–1	Shashankāsana	Hase
2–8	Ākarna Dhanurāsana	Bogen spannen
3–5	Garudāsana	Adler
3–6	Vīrāsana	Heldenpose
4–8	Yoga Mudrā	Vorbeugen im Fersensitz
7–7	Vīrāsana – Variation	Heldenpose – Variation

Gegen Depressionen

7–1	Khatu Pranām	Gruß an Khatu
2–1	Shashankāsana	Hase
3–3	Viparītakaranī Mudrā	Halber Schulterstand
3–10	Sūrya Namaskāra	Sonnengebet
4–5	Santulanāsana	Gleichgewichtsstellung
4–10	Bakāsana	Kranich
6–8	Mayūrāsana	Pfau

Verbesserung des Gleichgewichts

1–3/15	Sarva Hitta Āsana	Knie zum Körper ziehen
2–2	Meru Ākāranāsana	Dehnung der Wirbelsäule
3–5	Garudāsana	Adler
3–8	Ekapāda Utthānāsana	Ein-Bein-Stellung
3–9	Hansāsana	Schwan
4–4	Kashyapāsana	Benannt nach Rishi Kashyapa
4–11	Pādāngushthāsana	Ein-Bein-Hocke

Hinweise zur Schreibweise und Aussprache der Sanskritwörter:

Im Text wurde eine vereinfachte Umschrift gewählt, in der nur die langen Vokale ā, ī und ū gekennzeichnet sind. Die Sanskritbegriffe wurden wie Eigennamen behandelt und daher groß geschrieben. Folgende Buchstaben und Buchstabenkombinationen sind abweichend vom Deutschen auszusprechen:

c und ch (z. B. in Chakra) = tsch wie in klatschen
j (z. B. in Jala) = dsch wie in Landschaft
sh (z. B. in Shakti) = sch wie in rasch
y (z. B. in Yoga) = j wie in jemand

Die h-Laute in Konsonatenverbindungen werden gesprochen, wie z. B. in Rathaus
Die kurzen a-Laute am Wortende werden nicht gesprochen, z. B. Prānāyāma = ausgesprochen *Prānāyām*, Dhanurāsana = ausgesprochen *Dhanurāsan*.

Wenn der Indexbegriff auf mehreren Seiten zu finden ist, bezeichnet der * vor der Seitenzahl jene Seite, wo der Begriff ausführlicher erklärt wird. Bei den Übungen sind in der Klammer die Stufen- und Übungsnummer angegeben. Zum Beispiel bedeutet die Zahlenfolge »[1–6/14] 95« nach »Mandukī Āsana«, daß dies die 14. Übung im 6. Teil der 1. Stufe ist, und sie auf Seite 95 zu finden ist.

Index

A

B

C

D

E

F

G

H

I

J

K

L

M

N

O

P

R

S

T

U

V

W

Y

Z

Weitere Bücher von Paramhans Swami Maheshwarananda

Die verborgenen Kräfte im Menschen – Kundalinī und Chakras
ISBN 3-85052-130-1, Ibera Verlag/European University Press
ISBN 3-85052-197-4, Englisch, Ibera Verlag/European University Press
ISBN 8-02041-141-0, Tschechisch, Mlada Fronta, Prag
Dieses Buch bietet einen tiefen Einblick in die Funktions- und Wirkungsweise der Energiezentren in unserem Körper, in die verborgenen Kräfte in uns, die unser Schicksal formen. Es führt und Schritt für Schritt auf eine Reise zu unserem wahren Selbst.

Yoga gegen Rückenschmerzen
ISBN 3-85175-709-2, Verlag für medizinische Wissenschaften, Wilhelm Maudrich
Einfache und wirksame Yogaübungen, um Rückenschmerzen zu heilen oder zu lindern. Jede Übung ist ausführlich erklärt und illustriert, so daß auch eine Durchführung zu Hause möglich ist. Besonders hilfreich ist die Zusammenstellung der Übungen nach ihrer Einwirkung auf die verschiedenen Wirbelsäulenabschnitte.

Ein gesundes Herz durch Yoga im täglichen Leben
ISBN 3-85052-155-9, Ibera Verlag/European University Press
Ein wohltuendes und ausgewogenes Programm zur Anregung und Harmonisierung des Herz-Kreislaufsystems.

Hoher Blutdruck – Hilfe durch Yoga im täglichen Leben
ISBN 3-85052-156-7 – Ibera Verlag/European University Press
Das System "Yoga im täglichen Leben" ist eine ideale Methode zur Regulierung des Blutdrucks. Die Übungen, die in diesem Buch vorgestellt und beschrieben werden, sind sehr wirkungsvoll für die Erlangung und Erhaltung eines gesunden Blutdrucks.

Yoga für Gelenke
ISBN 3-43103-555-8, Verlag Ehrenwirth
Durch tägliche Yogaübungen lassen sich Gelenksbeschwerden vermeiden, bessern oder sogar ganz beseitigen. Dieses Buch zeigt die häufigsten Ursachen für Gelenksbeschwerden auf und gibt Anleitungen zu Entspannungs-, Atem- und Körperübungen zur Verbesserung der Beweglichkeit und Linderung von Schmerzen.

Yoga mit Kindern
ISBN 3-85052-??? , Neuauflage im Ibera Verlag/European University Press
Ein Übungsbuch für Eltern, LehrerInnen und die mit Kindern gemeinsam Yoga üben wollen. Illustrierte Anleitungen für Yoga-Übungen mit Babys, Kleinkindern und Schulkindern.

Paramhans Swami Madhavananda
Lila-Amrit – Das göttlichen Leben von Sri Mahaprabhuji
ISBN 3-85052-104-4, Ibera Verlag/European University Press
Die Lebensgeschichte von Bhagwan Sri Deep Narayan Mahaprabhuji (1828-1963). Sein Leben war erfüllt mit wunderbaren Ereignissen. Dieses Buch, niedergeschrieben von seinem spirituellen Nachfolger, der selbst Zeuge der Wunder war, gibt dem Leser ein faszinierendes und inspirierendes Porträt eines großen Heiligen und göttlichen Meisters.

Kontaktadressen der »Yoga im täglichen Leben«® - Zentren

http://www.yogaindailylife.org

EUROPA

Österreich

International Sri Deep Madhavananda Ashram
Yoga im täglichen Leben Zentrum – Wien
Schikanedergasse 12/13, 1040 Wien
Trubelgasse 17-19, 1030 Wien
Tel.: +43-1-586 74 45, Fax: +43-1-587 35 89
e-mail: vienna@yogaindailylife.org
www.yoga-im-taeglichen-leben.at

Yoga im täglichen Leben – Oberösterreich
Waltherstraße 26, 4020 Linz
Tel. & Fax: +43-732-785 341
e-mail: linz@yogaindailylife.org

Yoga im täglichen Leben – Kärnten
Renngasse 7, 9020 Klagenfurt
Tel. & Fax: +43-463-59 70 70
e-mail: klagenfurt@yogaindailylife.org

Hauptplatz 14, 9500 Villach
Tel. & Fax: +43-4242-25 70 70
e-mail: villach@yogaindailylife.org

Yoga im täglichen Leben – Salzburg
Stauffenstr. 17, 5020 Salzburg
Tel. & Fax: +43-662-87 93 93
e-mail: salzburg@yogaindailylife.org

Deutschland

Yoga im täglichen Leben – Hamburg
Swami Maheshwarananda Ashram
Mühlendamm 78-80, 22087 Hamburg
Tel. : +49-40-511 90 74
Fax.: +49-40-226 93 706
e-mail: hamburg@yogaindailylife.org
www.yoga-im-taeglichen-leben.de

Schweiz

Yoga im täglichen Leben – Zürich
Tel: +41-01-281 01 81
E-Mail: monika.jungwirth@gud.stzh.ch

Weitere europäische Länder:

Joga u svakodnevnom životu – Bosnien
Tel. & Fax: +387-33-20-17-22, +387-61-188-424
e-mail: yogamurti@lsinter.net

Association Française Yoga in Daily Life – Frankreich
Tel.: +33-1-425 789 66
Fax: +33-680 466 77
e-mail: yidl_fr@hotmail.com
www.yoga-in-daily-life-france.org

Yoga in Daily Life – Großbritannien
Sri Swami Madhavanandaji Ashram
133 Salusbury Road, Queens Park
London. NW6 6RN
Tel. & Fax: +44-20-732 87 163
e-mail: london@yogaindailylife.org

Yoga nella vita quotidiana – Italy
Tel. & Fax: +39-49-630 451
e-mail: omyoga@tin.it

Joga u svakodnevnom životu – Kroatien
Sri Devpuriji Ashram
Jurišićeva 3/IV, 10000 Zagreb
Tel. & Fax: +385-1-481 26 24
Fax: +385-1-481 35 27
e-mail: zagreb@yoga-in-daily-life.org
www.yoga-in-daily-life.hr

Yoga in het Dagelijks Leven – Niederlande
Tel.: +31-162-445 315
Fax: +31-162-437 371
e-mail: info@yoga-in-daily-life.nl
www.yoga-in-daily-life.nl

Joga w Życiu Codziennym, Centrum Jogi – Polen
Tel.: +48-22-423 9789
e-mail: joga@and.pl
www.joga-w-zyciu-codziennym.pl

Joga u svakodnevnom životu – Serbien
Futoška, 21000 Novi Sad
Tel.: +381-21- 423 211
e-mail: yidl.yu@panline.net
www.yoga-in-daily-life.org.yu

Joga v dennom živote – Slowakei
Palackého 19, 03608 Martin
Tel.: +421-43-428 18 50
Fax: +421-43-428 15 15
e-mail: slovakia@yoga.sk
www.yoga.sk

Joga v vsakdanjem življenju – Slowenien
p.p. 2932, 1001 Ljubljana
Tel.: +386-1-505 85 51
Fax: +386-1-514 11 29
e-mail: info@joga-ljubljana.org
www.joga-v-vsakdanjem-zivljenju.org

Yoga en la vida cotidiana – Spanien
Calle Llull 48-52, Atico 1a, 08005 Barcelona
Tel.: +34-93-356 81 81
e-mail: yidl-bcn@yoga-en-la-vida-cotidiana.org
www.yoga-en-la-vida-cotidiana.org

Jóga v denním životě – Tschechische Republik
Living Light Mahaprabhudeep Satsang Foundation
Zámecká 202, 768 04 Střílky
Tel.: +420-573-375 113
Fax: +420-573-375 285
e-mail: ashram@yoga.cz
www.yoga.cz

Yoga in Daily Life – Ukraine
Tel. & Fax: +380-472-638 201
e-mail: yoga-idl@ukr.net
www.yogaindailylife.org.ua

Jóga a Mindennapi Életben – Ungarn
Józsefvárosi Sport Club, Baross u. 121,
1089 Budapest
Tel.: +36-1-477 00 33, +36-20 956 28 82
Fax: +36-1-303 83 42
e-mail: joga@joga.hu
www.joga.org

INDIEN

OM Vishwa Deep Gurukul Swami Maheshwarananda Ashram Education & Research Center
Jadan, Dist. Pali, Rajasthan
Tel.: +91-2935-274 071
Fax: +91-2935-274 008
e-mail: omdeep@sancharnet.in

Sri Devpuriji Ashram
5th Floor, Ridge Castle
895-C2, Ward No. 8, Mehrauli
New Delhi 110030
Tel.: +91-11-2664 1770
Fax: +91-11-2664 5306
e-mail: delhi@yogaindailylife.org

Vishwa Guru Deep Ashram
Shyam Nagar, Sodala,
Jaipur 302 019, Rajasthan
Tel. & Fax: +91-141-2293 856, 2293 638
e-mail: jaipur@yogaindailylife.org

Sri Devpuriji Sanatan Dharma Hindu Sannyas Ashram
Vill. Kailash, Dist. Sikar, Rajasthan

AUSTRALIEN

Yoga in Daily Life, National Centre – Sydney
Paramhans Swami Maheshwarananda Ashram
The Australian Association of Yoga in Daily Life
102 Booth Street, Annandale
NSW 2038, Sydney, Australia.
Tel.: +61-2-9518 7788
Fax: +61-2-9518 7799
e-mail: australia@yogaindailylife.org.au
http://www.yogaindailylife.org.au

NEUSEELAND

Yoga in Daily Life, National Centre – Wellington
P.O. Box 11-628, Wellington
Tel.: +64-4-801 7012
Fax: +64-4-801 7023
e-mail: info@yogaindailylife.org.nz
www.yogaindailylife.org.nz

USA

Yoga In Daily Life® – Washington
2402 Mt. Vernon Ave., Alexandria, VA 22301
Tel.: +01-703-299 89 46
Fax: +01-703-299 90 51
e-mail: alexandria@yogaindailylifeus.org
www.yogaindailylifeus.org

KANADA

Yoga in Daily Life – Vancouver
Tel.: +1-604-646 01 34
e-mail: contact@vanyoga.com
www.vanyoga.com

SÜDAFRIKA
Yoga in Daily Life – South Africa
Tel.: +27-11-646 82 91
e-mail: yidlsa@mweb.co.za

Paramhans Swami Maheshwarananda

»Yoga im täglichen Leben«® - Das System

Erhältlich in den folgenden Sprachen:

Deutsch	ISBN 3-85052-009-9
Englisch	ISBN 3-85052-000-5
Französisch	ISBN 3-85052-010-2
Kroatisch	ISBN 3-85052-004-8
Serbisch	ISBN 3-85052-005-6
Slowakisch	ISBN 3-85052-002-1
Slowenisch	ISBN 3-85052-006-4
Spanisch	ISBN 3-85052-007-2
Tschechisch	ISBN 3-85052-003-X
Ungarisch	ISBN 3-85052-001-3

Ibera Verlag, European University Press
Wien, Austria

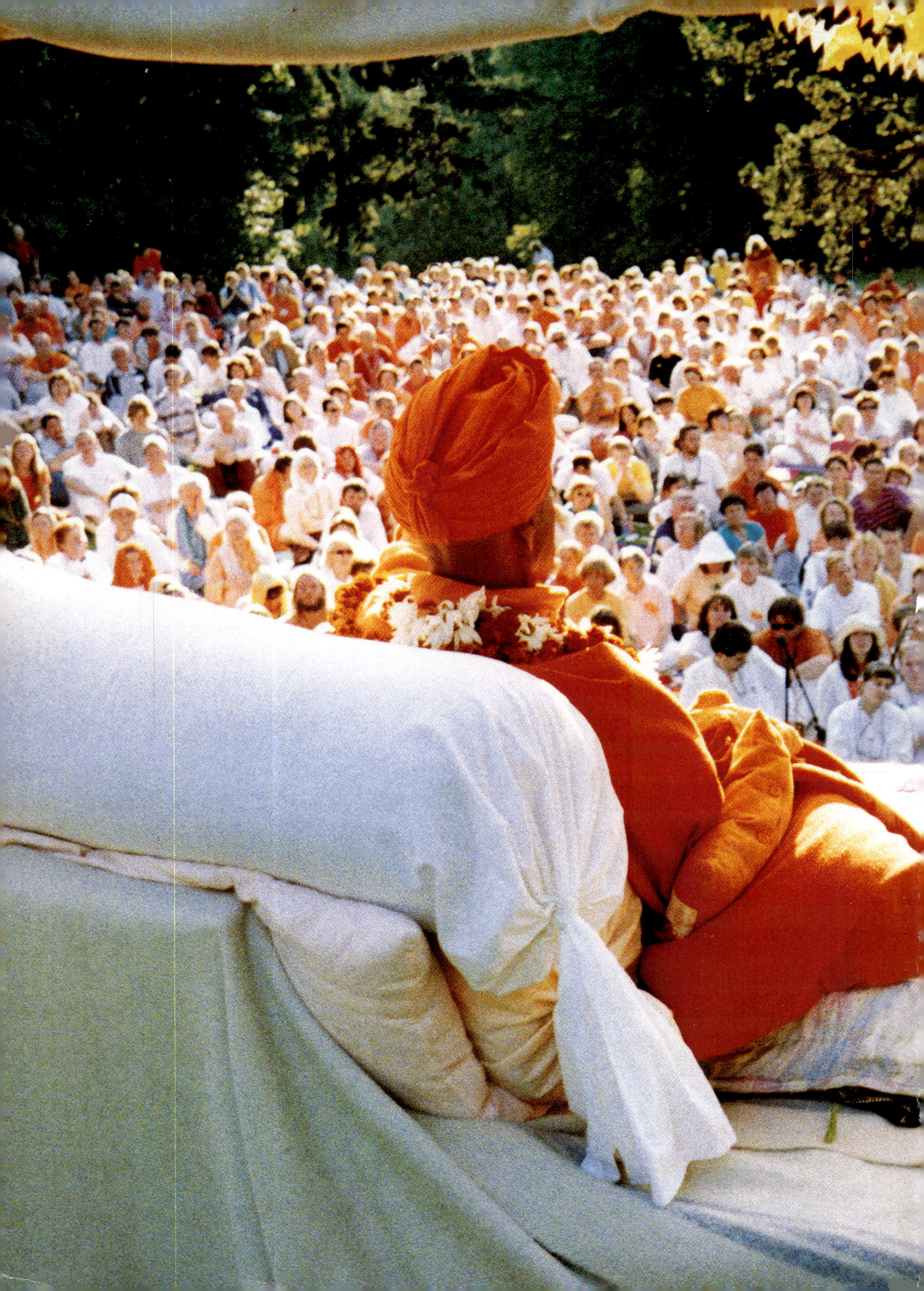